全国卫生专业技术资格考试通关宝典

内科学（中级）资格考试
精选题集 与解析

卫生专业职称考试研究专家组　组织编写
吴春虎　主　编

中国健康传媒集团
中国医药科技出版社

内 容 提 要

　　本书严格按照新版内科学（中级）考试大纲的要求编写，内容主要涉及常见症状与体征、体格检查、心血管内科学、呼吸内科学、消化系统疾病、肾内科学、神经内科学、内分泌学等。针对高频考点选题，题型全面，题量丰富，题目的难易程度适中，方便考生随学随测，检测学习成果。部分重点、难点题日附有详尽解析，使考生透彻理解知识点，轻松掌握答题关键。本书是全国卫生专业技术资格考试考前冲刺的制胜题集。

图书在版编目（CIP）数据

　　内科学（中级）资格考试精选题集与解析/卫生专业职称考试研究专家组组织编写；吴春虎主编 . —北京：中国医药科技出版社，2022.9

　　全国卫生专业技术资格考试通关宝典

　　ISBN 978 – 7 – 5214 – 3330 – 2

　　Ⅰ . ①内… 　Ⅱ . ①卫… 　②吴… 　Ⅲ . ①内科学 – 资格考试 – 题解 　Ⅳ . ①R5 – 44

　　中国版本图书馆 CIP 数据核字（2022）第 151510 号

美术编辑　陈君杞

责任编辑　刘　鹤　高延芳

版式设计　友全图文

出版　**中国健康传媒集团** | **中国医药科技出版社**

地址　北京市海淀区文慧园北路甲 22 号

邮编　100082

电话　发行：010 – 62227427　邮购：010 – 62236938

网址　www.cmstp.com

规格　787 × 1092 mm $\frac{1}{16}$

印张　31 $\frac{3}{4}$

字数　691 千字

版次　2022 年 9 月第 1 版

印次　2022 年 9 月第 1 次印刷

印刷　三河市万龙印装有限公司

经销　全国各地新华书店

书号　ISBN 978 – 7 – 5214 – 3330 – 2

定价　**96.00 元**

获取新书信息、投稿、为图书纠错，请扫码联系我们。

前 言

根据《关于加强卫生专业技术职务评聘工作的通知》（人发〔2000〕114号）等相关文件精神，自2001年起卫生专业初、中级技术资格以考代评工作正式开展。专业技术资格考试原则上每年进行1次，一般在4月中旬举行。考试科目包括"基础知识""相关专业知识""专业知识""专业实践能力"，各科目的考试成绩满分为100分，成绩达到60分即为合格，考试成绩有效期为2年。考生在2年内通过4个科目者可申请相应的专业技术资格。

为帮助广大考生顺利通过考试，我们特别组织专家编写了《内科学（中级）资格考试精选题集与解析》。本书以新版考试大纲的要求为依据，按照高频考点基本全覆盖、重难点突出的原则，合理安排题量、题型，帮助考生巩固知识点，提高专业知识水平。

全面模拟考试真题是本书的一大特点。结合考试大纲，挑选经典试题，其仿真度极高，使考生练习更具针对性，并且在部分重点、难点题目后附有详细解析，提供答题思路和方法，帮助考生达到强化训练之目的。此外，与本书配套的《内科学（中级）资格考试全真模拟试卷与解析》题型与试题难度紧贴真题，并附精选解析，利于考生熟悉命题规律，查漏补缺，轻松备考。

为使考前复习更高效，本书免费赠送优质视频课程，考生可扫码获取，课程内容实用性强，是考试顺利通关的得力助手。

为表示对读者的感谢与支持，微信搜索查找账号：xtyxcn，可免费获取学习资料及答疑解惑服务！

总之，本书是考生复习备考的必备辅导书。由于编者水平有限，书中难免有疏漏之处，诚请考生批评指正。

微信扫码领取
免费课程

目 录

第一篇 内科基础知识

第二篇　心血管内科学

第三篇　呼吸内科学

第四篇　消化系统疾病

第五篇　肾内科学

第六篇　神经内科学

第七篇　内分泌学

第十一篇　风湿与临床免疫学

第十二篇　职业病学

第十三篇　医疗机构从业人员行为规范与医学伦理学

第一篇
内科基础知识

第一章 常见症状与体征

第一节 发 热

一、单选题：以下每道试题有五个备选答案，请选择一个最佳答案。

1. 常见发热伴肝脾肿大的疾病是
   - A. 药物热
   - B. 急性肾盂肾炎
   - C. 疟疾
   - D. 肺结核
   - E. 麻疹

2. 有关正常人体温的描述，不正确的是
   - A. 正常人体温受体温调节中枢调控
   - B. 正常人的体温一般在 36℃ ~ 37℃（腋温）
   - C. 上午体温较下午略高
   - D. 每天体温波动不超过 1℃
   - E. 高温环境下体温可稍增高

3. 发热伴皮肤黏膜出血、淋巴结肿大常见于
   - A. 急性白血病
   - B. 病毒性肝炎
   - C. 胆道感染
   - D. 斑疹伤寒
   - E. 干酪性肺结核

4. 一般发热最常见的病因为
   - A. 变态反应
   - B. 感染性疾病
   - C. 无菌性坏死组织吸收
   - D. 内分泌代谢障碍
   - E. 体温调节中枢功能失调

5. 直接作用于体温调节中枢引起发热的物质是
   - A. 病原体产生的外源性致热原
   - B. 病原体产生的内源性致热原
   - C. 血液中白细胞产生的外源性致热原
   - D. 血液中白细胞产生的内源性致热原
   - E. 血液中白细胞及病原体的代谢产物

6. 产热过多所致的发热常见于
   - A. 大出血
   - B. 白血病
   - C. 药物热
   - D. 风湿热
   - E. 甲状腺功能亢进症

7. 中度发热的口腔温度是
   - A. 37℃ ~37.2℃
   - B. 37.3℃ ~37.9℃
   - C. 38.1℃ ~39℃
   - D. 39℃ ~40.9℃
   - E. 41℃ 以上

8. 属外源性致热原的物质为
   - A. 中性粒细胞
   - B. 嗜酸性粒细胞
   - C. 抗原抗体复合物
   - D. 白细胞介素 -1
   - E. 单核细胞

9. 先昏迷后发热常见于
   - A. 脑出血
   - B. 败血症
   - C. 流行性出血热
   - D. 流行性乙型脑炎
   - E. 流行性脑脊髓膜炎

10. 患者男，25 岁，突然发热，体温 40℃，左肩胛下区发浊，听诊闻及支气管肺泡呼吸音，血白细胞 20×10^9/L。应诊断为
    - A. 左上叶肺不张
    - B. 左下叶大叶性肺炎
    - C. 左下叶支气管扩张

D. 左侧大量胸腔积液

E. 左侧气胸

11. 感染性发热最常见的病原体是

A. 病毒　　　　B. 立克次体

C. 细菌　　　　D. 真菌

E. 肺炎支原体

12. 下列发热不伴结膜充血的疾病是

A. 麻疹　　　　B. 流行性出血热

C. 结缔组织病　D. 斑疹伤寒

E. 钩端螺旋体病

13. 患者女，28 岁，发热伴腹泻 7 天。查体：体温 40℃，皮肤玫瑰疹。该患者可能的诊断是

A. 食物中毒　　B. 细菌性痢疾

C. 霍乱　　　　D. 伤寒

E. 肠结核

14. 关于发热的临床过程，一般分为

A. 体温上升期，高热期，体温下降期

B. 活动性，静止性

C. 体温上升期，体温下降期

D. 急性期，慢性期

E. 急性期，慢性期

15. 下列属于内源性致热原的是

A. 细菌

B. 坏死组织

C. 肿瘤坏死因子

D. 抗原抗体复合物

E. 炎性渗出物

16. 关于外源性致热原的特点，正确的是

A. 分子量较小

B. 致热原性可被蛋白酶类所破坏

C. 能激活血液中的中性粒细胞和单核细胞

D. 直接作用于体温调节中枢

E. 在体内最终由肝、肾灭活和排泄

17. 患者男，33 岁，6 天前出现高热，寒战，腰痛，尿频，肉眼血尿。查体：双肾区叩痛。该患者的诊断是

A. 尿道炎　　　B. 膀胱炎

C. 肾小球肾炎　D. 肾盂肾炎

E. 肾癌

18. 弛张热不常见于

A. 风湿热　　　B. 重症肺结核

C. 败血症　　　D. 急性肾盂肾炎

E. 化脓性疾病

19. 由致热原引起的发热是

A. 脑出血　　　B. 肺炎

C. 心力衰竭　　D. 甲亢

E. 皮炎

20. 下列出现非感染性发热的疾病是

A. 大叶性肺炎

B. 甲状腺功能亢进症

C. 肺脓肿

D. 扁桃体炎

E. 流行性脑脊髓膜炎

21. 患者男，19 岁，发热，查体见肝、脾肿大。该患者的诊断可能是

A. 急性胆囊炎　B. 白血病

C. 麻疹　　　　D. 流行性感冒

E. 肝硬化

二、共用题干单选题：以下提供若干个案例，每个案例下设若干道试题，每道试题有五个备选答案，请选择一个最佳答案。

(22 ~ 23 题共用题干)

某患者，发热，近 5 天来体温维持在 39℃ ~41℃，24 小时内体温波动相差不超过 1℃。查体：腹部玫瑰疹，肝、脾肿大。

22. 该患者的热型是

A. 间歇热　　　B. 波状热

C. 回归热　　　D. 稽留热

E. 弛张热

23. 若患者体温逐渐上升至 39℃ 或以上，数天后又逐渐下降至正常水平，持续数天后又逐渐升高，如此反复多次。这种热型是

  A. 间歇热   B. 波状热

  C. 回归热   D. 稽留热

  E. 弛张热

三、共用备选答案单选题：以下提供若干组试题，每组试题共用试题前列出的五个备选答案，请为每道试题选择一个最佳答案。每个备选答案可能被选择一次、多次或不被选择。

(24~26 题共用备选答案)

  A. 军团菌肺炎

  B. 肺炎克雷伯菌肺炎

  C. 厌氧菌肺炎

  D. 肺炎支原体肺炎

  E. 肺炎链球菌肺炎

24. 患者男，45 岁，突起高热、咳脓臭痰。考虑为

25. 患者男，66 岁，发热、腹泻、意识障碍。考虑为

26. 患者男，14 岁，中学生，低热、干咳，班级中发生小流行。考虑为

(27~30 题共用备选答案)

  A. 发热伴肝、脾肿大

  B. 发热伴结膜充血、皮肤黏膜出血

  C. 先发热后昏迷

  D. 发热伴寒战、右上腹痛

  E. 发热伴关节肿痛

27. 化脓性胆囊炎可见

28. 风湿热可见

29. 传染性单核细胞增多症可见

30. 流行性乙型脑炎可见

(31~33 题共用备选答案)

  A. 稽留热   B. 弛张热

  C. 间歇热   D. 波状热

  E. 不规则热

31. 疟疾的典型热型为

32. 结核病的典型热型为

33. 布氏杆菌病的典型热型为

(34~36 题共用备选答案)

  A. 发热伴寒战

  B. 发热伴口角疱疹

  C. 发热伴肝、脾肿大

  D. 发热伴出血

  E. 发热伴昏迷

34. 急性肾盂肾炎可见

35. 流行性出血热可见

36. 流行性感冒可见

参考答案与解析

1. C 2. C 3. A 4. B 5. D 6. E

7. C 8. C 9. A 10. B 11. C 12. C

13. D 14. A 15. C 16. C 17. D 18. D

19. B 20. D 21. B 22. C 23. D 24. C

25. A 26. D 27. D 28. E 29. A 30. C

31. C 32. B 33. D 34. A 35. D 36. B

  2. C。解析：正常人体温受体温调节中枢调控，并通过神经、体液因素使产热和散热过程呈动态平衡，保持体温在相对恒定的范围。正常人体温一般为 36℃~37℃，可因测量方法不同而略有差异，在 24 小时内下午体温较早晨稍高，剧烈运动、劳动或进餐后体温也略升高，但波动范围一般不超过 1℃。高温环境下体温也稍升高。

  4. B。解析：发热的病因很多，临床上可分为感染性与非感染性两大类，以前者多见。

  5. D。解析：内源性致热原又称白细胞致热原，通过血 - 脑脊液屏障直接作用于体温调节中枢的体温调定点。

  6. E。解析：引起产热过多的疾病如

癫痫持续状态、甲状腺功能亢进症等。引起散热减少的疾病如广泛性皮肤病变、心力衰竭等。体温调节中枢直接受损引起发热见于颅脑外伤、出血、炎症等。

7. C。**解析：**以口测法为准，低热37.3℃~38℃；中度热38.1℃~39℃；高热39.1℃~41℃；超高热41℃以上。

8. C。**解析：**外源性致热原的种类甚多，包括：①各种微生物病原体及其产物，如细菌、病毒、真菌等；②炎性渗出物及无菌性坏死组织；③抗原抗体复合物；④某些类固醇物质；⑤多糖体成分及多核苷酸、淋巴细胞激活因子等。

9. A。**解析：**先昏迷后发热者，多见于脑出血、巴比妥类药物中毒等。先发热后昏迷者，常见于流行性乙型脑炎、斑疹伤寒、流行性脑脊髓膜炎等。

11. C。**解析：**各种病原体如病毒、立克次体、细菌、螺旋体、真菌、寄生虫等引起的感染，无论是急性还是慢性，局部性还是全身性，均可引起发热。其中以细菌最常见。

13. D。**解析：**伤寒可出现高热、玫瑰疹、腹泻。

14. A。**解析：**发热的临床过程，一般分为体温上升期、高热期、体温下降期。

15. C。**解析：**内源性致热原又称白细胞致热原，如白介素（IL-1）、肿瘤坏死因子（TNF）和干扰素等。

16. C。**解析：**外源性致热原不能通过血-脑屏障，可激活血液中性粒细胞、嗜酸性粒细胞和单核-巨噬细胞系统，使其产生并释放内源性致热原。

17. D。**解析：**急性肾盂肾炎的临床表现与感染程度有关，通常起病较急。全身症状可有发热、寒战、头痛、全身酸痛、恶心、呕吐等。泌尿系统症状可有尿频、尿急、尿痛、排尿困难等。腰痛程度不一，多为钝痛或酸痛。体检时可发现肋脊角或输尿管点压痛和（或）肾区叩击痛。

18. D。**解析：**弛张热是临床上较为常见的发热类型，又称败血症热、消耗热，常见于败血症、化脓性炎症、重症肺结核、川崎病、晚期肿瘤、风湿热、恶性组织细胞病等。

20. B。**解析：**非感染性发热可见于内分泌代谢疾病，如甲状腺功能亢进症、甲状腺炎、痛风和重度脱水等。

21. B。**解析：**发热，肝、脾肿大为白血病的典型表现。

22. D。**解析：**稽留热是指体温恒定维持在39℃~40℃以上的高水平，达数天或数周，24小时内波动范围不超过1℃。

23. B。**解析：**波状热指体温逐渐上升达39℃或以上，数天后又逐渐下降至正常水平，持续数天后又逐渐升高，如此反复多次。

31~33. C、E、D。**解析：**间歇热常见于疟疾，急性肾盂肾炎等。不规则热常见于结核病、风湿热、支气管肺炎等。波状热常见于布氏杆菌病。

第二节 咳嗽与咳痰

一、**单选题：以下每道试题有五个备选答案，请选择一个最佳答案。**

1. 患者男，46岁，持续或间断痰中带血。

首先考虑为
A. 肺炎　　　　　　B. 肺梗死
C. 肺脓肿　　　　　D. 肺癌

E. 慢性支气管炎

2. 金属音调咳嗽常见于
   A. 慢性支气管炎
   B. 支气管扩张
   C. 气管或纵隔内肿瘤
   D. 百日咳
   E. 声带炎

3. 导致声音嘶哑的原因不包括
   A. 用嗓过度
   B. 肺癌纵隔淋巴结转移
   C. 气管内异物
   D. 贲门癌
   E. 声带小结

4. 咳嗽合并咯血可见于
   A. 肺结核   B. 间质性肺炎
   C. 自发性气胸   D. 脓胸
   E. 支气管哮喘

5. 可致长期慢性咳嗽的常见临床疾病是
   A. 急性咽喉炎   B. 支气管异物
   C. 支气管扩张   D. 百日咳
   E. 气管肿瘤

6. 肺炎链球菌肺炎痰呈铁锈色，与哪个病理分期有关
   A. 水肿期   B. 消散期
   C. 灰色肝变期   D. 充血期
   E. 红色肝变期

7. 患者男，20 岁，高热、寒战、咳嗽、咳铁锈色痰 4 天。X 线胸片示右下肺中等密度片状阴影。其周围血象变化可能为
   A. 嗜碱性粒细胞数增高
   B. 单核细胞增多
   C. 嗜酸性粒细胞数增高
   D. 淋巴细胞数增高
   E. 中性粒细胞数增高

8. 患者女，30 岁，自幼咳嗽、咳痰，近日痰量多，痰白黏稠、牵拉成丝，难以咳

出。提示病因可能为
   A. 胸膜增厚   B. 大叶性肺炎
   C. 肺结核空洞   D. 肺梗死
   E. 肺部真菌感染

9. 患者男，27 岁，咳嗽、痰中带血 2 个月，伴低热、胸闷。X 线胸片示左下肺不张。为明确诊断，最有价值的检查是
   A. 血清肿瘤标记物
   B. 胸部 CT
   C. 痰找癌细胞
   D. 纤维支气管镜检查
   E. 痰找抗酸杆菌

10. 患者男，70 岁，阵发性咳嗽、咳痰 30 余年，最近加重 1 周，痰量多且不易咳出。下列禁用的药物是
    A. 头孢呋辛   B. 盐酸氨溴索
    C. 可待因   D. 羧甲司坦
    E. 溴己新

11. 患儿男，3 岁，在独自玩玩具（非毛绒玩具）时突然出现刺激性咳嗽，呼吸困难。其病因最可能是
    A. 大叶性肺炎   B. 自发性气胸
    C. 左心衰竭   D. 气管异物
    E. 支气管哮喘

12. 患者男，36 岁，咳嗽、咳脓痰、发热，体温常在 39℃以上，24 小时内体温波动不超过 1℃。查体：右上肺语颤增强，叩诊实音，肺泡呼吸音增强。该患者最可能的诊断是
    A. 大叶性肺炎   B. 肺结核
    C. 肺脓肿   D. 慢性支气管炎
    E. 支气管扩张

13. 关于痰性状和量的描述，正确的是
    A. 痰的性状可分为黏液性、浆液性、血性和乳糜性
    B. 铁锈色痰多见于支气管扩张

C. 白色黏痰常见于肺水肿

D. 肺泡细胞癌可出现大量浆液性泡沫样痰

E. 支气管胸膜瘘很少有痰

二、共用备选答案单选题：以下提供若干组试题，每组试题共用试题前列出的五个备选答案，请为每道试题选择一个最佳答案。每个备选答案可能被选择一次、多次或不被选择。

（14～16题共用备选答案）

A. 咯血颜色鲜红

B. 铁锈色血痰

C. 砖红色胶胨样黏痰

D. 脓血状痰

E. 粉红色浆液性泡沫样痰

14. 肺炎克雷伯菌肺炎可见

15. 葡萄球菌肺炎可见

16. 出血性疾病可见

（17～18题共用备选答案）

A. 肺炎链球菌肺炎

B. 肺炎克雷伯菌肺炎

C. 肺炎支原体肺炎

D. 铜绿假单胞菌肺炎

E. 金黄色葡萄球菌肺炎

17. 患者女，40岁，10天前右示指被切伤后红肿。2天来咳脓痰，约80ml/d，发热，双侧中下肺野闻及少量湿啰音。X线胸片示两肺野多个片状阴影，似有空洞。可能诊断为

18. 患者女，16岁，咳嗽、少痰5天，不发热，WBC 5.7×10^9/L。肺部无异常体征，X线胸片示右下肺斑片状阴影，经红霉素治疗后好转。可能诊断为

（19～21题共用备选答案）

A. 进食时咳嗽　　B. 刺激性咳嗽

C. 干咳　　　　　D. 痉挛性咳嗽

E. 带金属音调咳嗽

19. 患者男，38岁，因实验室化学性气体外逸事故致咳嗽、气急、胸闷来院急诊。查体：除眼结膜充血外，心肺未发现异常，但咳嗽频频不断。咳嗽性质为

20. 患者男，38岁，因胸闷、气急、咳嗽2周入院。检查发现前中纵隔巨大肿瘤，可能来自胸腺，分层片示气管明显受压。咳嗽性质为

21. 患儿男，6岁，阵发性咳嗽1个月余，多方治疗效果不显著。近日症状加重，并有发热，胸片示右下肺小片状阴影，拟诊百日咳合并肺炎。咳嗽性质为

（22～24题共用备选答案）

A. 呼吸道感染　　B. 肺栓塞

C. 喉水肿　　　　D. 支气管扩张

E. 心源性哮喘

22. 咳嗽伴发热可能是

23. 咳嗽伴哮鸣音可能是

24. 咳嗽伴胸痛可能是

（25～26题共用备选答案）

A. 夜间阵发性呼吸困难伴咳粉红色泡沫样痰

B. 阵发性剧咳

C. 45岁以上伴大量长期吸烟史，持续痰中带血

D. 低热、盗汗、咳鲜血痰

E. 长期咳嗽，咳大量脓痰，反复出现大咯血

25. 支气管扩张的特点是

26. 肺炎支原体肺炎的特点是

（27～28题共用备选答案）

A. 黏液性痰伴痰栓

B. 脓性臭痰

C. 静置后分层的浆液黏脓性痰

D. 粉红色泡沫样痰

E. 铁锈色痰

27. 患者男，20岁，自幼患支气管哮喘，2天来喘息持续不缓解，伴咳嗽、痰不易咳出，经服用化痰药、激素和补液，有较多痰液咳出，气急缓解。其咳痰为

28. 患者女，33岁，自幼反复发作性咳嗽，伴大量脓痰，偶有咯血，近1周来高热、痰多。查体：双下肺广泛湿啰音，经抗生素治疗，体温开始下降，咳痰变清。其咳痰为

(29～33题共用备选答案)

　　A. 黄色脓性痰
　　B. 黄绿色或翠绿色痰
　　C. 微黄奶酪样痰
　　D. 痰黏稠牵拉成丝
　　E. 水样痰，内含粉皮样物

29. 铜绿假单胞菌感染可见

30. 化脓菌感染可见

31. 干酪性肺炎可见

32. 肺棘球蚴病可见

33. 念珠菌感染可见

参考答案与解析

1. D　　2. C　　3. D　　4. A　　5. C　　6. E
7. E　　8. E　　9. E　　10. C　　11. D　　12. A
13. D　　14. C　　15. D　　16. A　　17. E　　18. C
19. B　　20. E　　21. D　　22. A　　23. E　　24. B
25. E　　26. B　　27. A　　28. E　　29. B　　30. A
31. C　　32. E　　33. D

1. **D**。解析：慢性支气管炎以咳嗽或咳痰为主要表现，咯血量少。肺癌所致的咯血多为痰中带血，呈持续性或间断性，可伴有刺激性的咳嗽，很少引起大咯血。痰中含有脓性成分多见于肺炎和肺脓肿。肺梗死的咯血特点为纯粹的血液，很少或不混有痰液。

5. **C**。解析：长期慢性咳嗽多见于慢

性支气管炎、支气管扩张、肺脓肿及肺结核等。

6. **E**。解析：红色肝变期肺泡内有红细胞渗出，红细胞破坏后释放含铁血黄素，使得痰液呈现铁锈色。

10. **C**。解析：患者痰量较多且咳痰困难，应给予化痰、排痰药物，同时抗生素预防感染。切忌给予镇咳药（如可待因），痰量淤积可引起或加重感染。

11. **D**。解析：幼儿在玩非毛绒玩具时，突然出现刺激性咳嗽，优先考虑幼儿不慎将玩具吞咽。

12. **A**。解析：大叶性肺炎的诊断依据：①好发于青壮年男性和冬、春季节。②起病前多有诱因存在，约半数病例有上呼吸道病毒感染等前驱表现。③突然起病，寒战、高热，多为稽留热。④咳嗽、胸痛、呼吸急促，铁锈色痰；重症患者可伴休克。⑤肺实变体征。

13. **D**。解析：痰的性状分黏液性、浆液性、脓性和血性等。浆液性痰见于肺水肿。急性呼吸道炎症时痰量少，痰量增多见支气管扩张、肺脓肿和支气管胸膜瘘等。铁锈色痰为典型肺炎链球菌肺炎特征；痰白黏稠且牵拉成丝、难咳出，提示真菌感染。日咳数百至上千毫升浆液性泡沫样痰，需考虑肺泡细胞癌的可能。

14～16. **C、D、A**。解析：肺炎克雷伯菌肺炎咳砖红色胶冻样黏痰。葡萄球菌肺炎多急骤起病，寒战、高热（体温多高达39℃～40℃），胸痛、咳脓性痰，量多，带血丝或呈脓血状。全身肌肉、关节酸痛，体质衰弱，精神萎靡等毒血症状明显，病情严重者可早期出现周围循环衰竭。出血性疾病，咯血为鲜红色流动血。

22～24. **A、E、B**。解析：咳嗽伴发热见于急性呼吸道感染、肺结核、胸膜炎等。咳嗽伴哮鸣音见于支气管哮喘、COPD、心

源性哮喘、弥漫性泛细支气管炎、气管与支气管异物等。咳嗽伴胸痛见于肺炎、胸膜炎、支气管肺癌、肺栓塞和自发性气胸等。

25～26.E、B。**解析：** 支气管扩张的主要症状为持续或反复的咳嗽、咳痰或咳脓痰，多数患者有咯血。肺炎支原体肺炎起病较缓慢，咳嗽多为发作性干咳，夜间

为重，或有少量黏液，持久性的阵发性剧咳是其较为典型的表现。

29～33.B、A、C、E、D。**解析：** 铜绿假单胞菌感染为黄绿色或翠绿色痰；化脓菌感染为黄色脓性痰；干酪性肺炎为微黄奶酪样痰；肺棘球蚴病为水样痰，内含粉皮样物；念珠菌感染可见痰黏稠牵拉成丝。

第三节 咯 血

单选题：以下每道试题有五个备选答案，请选择一个最佳答案。

1. 大量咯血指的是
   A. 每天咯血量 100ml
   B. 每天咯血量 200ml
   C. 每天咯血量 300ml
   D. 每天咯血量在 500ml 以上
   E. 一次咯血量 80ml

2. 咯血伴皮肤黏膜出血不常见于
   A. 肺癌伴纵隔淋巴结侵犯
   B. 血液病
   C. 肺出血型钩端螺旋体病
   D. 风湿热
   E. 流行性出血热

3. 常发生大咯血的情况是
   A. 风湿性心脏病，二尖瓣关闭不全
   B. 风湿性心脏病，二尖瓣狭窄伴肺动脉高压
   C. 风湿性心脏病，三尖瓣狭窄合并关闭不全
   D. 风湿性心脏病，二尖瓣狭窄合并肺动脉瓣狭窄
   E. 先天性心脏病，房间隔缺损

4. 引起呕血的急性传染病不包括
   A. 流行性出血热

   B. 肺出血型钩端螺旋体病
   C. 登革热
   D. 麻疹
   E. 急性重型肺炎

5. 患者女，23 岁，患肺结核 3 年，低热、咳嗽，痰中带血，2 小时前突然大咯血不止，血压偏低。急诊首选的抢救药物为
   A. 云南白药
   B. 血管升压素（垂体后叶素）
   C. 呼吸兴奋剂
   D. 止血芳酸
   E. 镇静剂

🔍 **参考答案与解析**

1.D 2.A 3.B 4.D 5.B

1.D。**解析：** 24 小时咯血量在 100ml 以内为小量咯血，100～500ml 为中等量咯血，500ml 以上（或一次咯血 100～500ml）为大咯血。

2.A。**解析：** 肺癌患者可以出现咯血，但一般不会出现皮肤黏膜出血。其余几项都可以出现咯血伴皮肤黏膜出血。

3.B。**解析：** 大量咯血是由于左心房压力突然增高，以致支气管静脉破裂出血

造成。多见于严重二尖瓣狭窄，伴有轻度或中度肺动脉增高的患者。

4. D。**解析：**可引起呕血的急性传染病包括流行性出血热、肺出血型钩端螺旋体病、登革热、急性重型肝炎等。

5. B。**解析：**大咯血时首选垂体后叶素。

第四节　发　绀

一、单选题：以下每道试题有五个备选答案，请选择一个最佳答案。

1. 患者女，25 岁，高热、咳嗽、咳黄痰。查体：口唇发绀，右下肺可闻及支气管呼吸音。该患者的发绀属于
   A. 肺性发绀
   B. 心性混合性发绀
   C. 淤血性周围性发绀
   D. 缺血性周围性发绀
   E. 混合性发绀

2. 患者男，65 岁，患有冠心病，1 周前出现呼吸困难。查体：口唇发绀，双肺底可闻及湿啰音，肝大，双下肢水肿。该患者发绀属于
   A. 肺性发绀
   B. 混合性发绀
   C. 淤血性周围性发绀
   D. 缺血性周围性发绀
   E. 心性混合性发绀

3. 皮肤黏膜出现发绀时，毛细血管血液还原血红蛋白至少超过
   A. 100g/L
   B. 75g/L
   C. 30g/L
   D. 50g/L
   E. 45g/L

4. 下列可出现周围性发绀的疾病是
   A. 慢性阻塞性肺气肿
   B. 肺水肿
   C. 大量胸腔积液
   D. 右心衰竭
   E. Fallot 四联症

5. 患者女，38 岁，进食大量酸菜后出现发绀，吸氧后发绀无缓解。该患者血中的高铁血红蛋白含量至少为
   A. 10g/L
   B. 20g/L
   C. 30g/L
   D. 40g/L
   E. 50g/L

二、共用题干单选题：以下提供若干个案例，每个案例下设若干道试题，每道试题有五个备选答案，请选择一个最佳答案。

（6~7 题共用题干）

患儿男，5 岁。查体：口唇发绀，心前区隆起，锁骨左缘第 3 肋间可触及收缩期震颤，有杵状指。

6. 引起发绀最主要的原因是
   A. 肺淤血
   B. 体循环淤血
   C. 大量胸腔积液
   D. 心脏内出现左向右分流
   E. 心脏内出现右向左分流

7. 为明确诊断，首选的检查是
   A. 心脏三位像
   B. 心电图
   C. 超声心动图
   D. 心导管检查
   E. 血气分析

（8~10 题共用题干）

患者男，32 岁，突发呼吸困难，右侧胸痛。查体：发绀，大汗。既往有肺结核病史。

8. 该患者最可能的诊断是
    A. 结核性纤维素性胸膜炎
    B. 急性左心衰竭
    C. 自发性气胸
    D. 急性心肌梗死
    E. 支气管哮喘

9. 为鉴别气胸与支气管哮喘，下列最有意义的检查是
    A. 心电图
    B. 超声心动图
    C. 查找过敏原
    D. X 线胸片检查
    E. 血嗜酸性粒细胞计数

10. 该患者胸部听诊时可听到
    A. 干啰音　　　　B. 金属调叩击音
    C. 胸语音　　　　D. 羊鸣音
    E. 爆裂音

三、共用备选答案单选题：以下提供若干组试题，每组试题共用试题前列出的五个备选答案，请为每道试题选择一个最佳答案。每个备选答案可能被选择一次、多次或不被选择。

（11～13 题共用备选答案）
    A. 肺性发绀
    B. 心性混合性发绀
    C. 淤血性周围性发绀
    D. 缺血性周围性发绀
    E. 混合性发绀

11. 缩窄性心包炎可见
12. 休克可见
13. 全心衰竭可见

（14～17 题共用备选答案）
    A. 大量气胸　　　　B. 法洛四联症
    C. 休克　　　　　　D. 缩窄性心包炎
    E. 贫血

14. 发绀伴杵状指见于
15. 发绀伴呼吸困难见于

16. 发绀伴意识障碍见于
17. 发绀伴颈静脉怒张见于

（18～19 题共用备选答案）
    A. 缺血性发绀
    B. 心性混合性发绀
    C. 肺性发绀
    D. 淤血性发绀
    E. 混合性发绀

18. 法洛四联症出现的发绀属于
19. 阻塞性肺气肿出现的发绀属于

（20～21 题共用备选答案）
    A. 发绀伴呼吸困难
    B. 中心性发绀
    C. 周围性发绀
    D. 发绀伴杵状指
    E. 慢性肺部疾病

20. 全身性发绀为
21. 常出现在肢体的末端与下垂部位的发绀是

参考答案与解析

1. A　2. B　3. D　4. D　5. C　6. E
7. C　8. C　9. D　10. B　11. C　12. D
13. E　14. C　15. A　16. C　17. D　18. B
19. C　20. B　21. C

1. A。解析：肺性发绀是由于呼吸功能不全、肺氧合作用不足所致。常见于各种严重的呼吸系统疾病。

2. B。解析：根据患者的病史和临床表现，考虑诊断为心力衰竭。混合性发绀为中心性发绀与周围性发绀同时存在，可见于心力衰竭等。

8. C。解析：气胸起病急骤，患者突感一侧胸痛，针刺样或刀割样，持续时间短暂，继之胸闷和呼吸困难，伴刺激性咳嗽。根据题干，最可能的诊断为自发性气胸。

9. D。**解析**：气胸时，X 线胸片检查见气胸线，气胸线以外无肺纹理；还可了解肺脏的萎陷程度、有无胸膜粘连和胸腔积液、纵隔移位的情况。支气管哮喘时，X 线胸片可见两肺透亮度增加，呈过度通气状态，缓解期无明显异常。故 X 线胸片对鉴别气胸与支气管哮喘有检查意义。

10. B。**解析**：自发性气胸时，胸部听诊可听到金属调叩击音。

11 ~ 13. C、D、E。**解析**：淤血性周围性发绀：常见于引起体循环淤血、周围血流缓慢的疾病，如右心衰竭、渗出性心包炎心脏压塞、缩窄性心包炎、血栓性静脉炎、上腔静脉阻塞综合征、下肢静脉曲张等；缺血性周围性发绀：常见于引起心排血量减少和局部血流障碍性疾病，如严重休克、暴露于寒冷中和血栓闭塞性脉管炎、雷诺（Raynaud）病、肢端发绀症、冷球蛋白血症等；混合性发绀：中心性发绀与

周围性发绀同时存在，可见于心力衰竭等。

14 ~ 17. B、A、C、D。**解析**：发绀伴杵状指常见于发绀型先天性心脏病（如法洛四联症）及某些慢性肺部疾病。发绀伴呼吸困难常见于重症肺、心疾病及急性呼吸道梗阻、大量气胸等。发绀伴意识障碍常见于肺性脑病、某些药物或化学物质中毒、休克、急性肺部感染或急性心功能衰竭等。发绀伴颈静脉怒张见于缩窄性心包炎等。

18 ~ 19. B、C。**解析**：心性混合性发绀常见于发绀型先天性心脏病，如法洛四联症、艾森门格（Eisenmenger）综合征等。肺性发绀见于各种严重的呼吸系统疾病（如阻塞性肺气肿）。

20 ~ 21. B、C。**解析**：中心性发绀其特点是发绀为全身性，除颜面及四肢外，也累及躯干。周围性发绀是指肢体末梢与下垂部位的发绀。

第五节 胸 痛

一、单选题：以下每道试题有五个备选答案，请选择一个最佳答案。

1. 急性心肌梗死发生心脏破裂最常见的先兆是
   A. 呼吸困难　　　B. 大汗
   C. 胸痛　　　D. 晕厥
   E. 休克

2. 患者女，28 岁，近 5 天咳嗽，干咳无痰，右胸痛。可能的诊断为
   A. 支气管扩张　　　B. 胸膜炎
   C. 肺脓肿　　　D. 支气管胸膜瘘
   E. 慢性支气管炎

3. 下列不属于胸痛性质的是
   A. 烧灼痛　　　B. 刀割样痛
   C. 牵涉痛　　　D. 绞痛
   E. 刺痛

二、共用题干单选题：以下提供若干个案例，每个案例下设若干道试题，每道试题有五个备选答案，请选择一个最佳答案。

（4 ~ 5 题共用题干）
　患者男，45 岁，反复出现胸骨后烧灼样痛，多在餐后出现。

4. 最可能的诊断是
   A. 变异型心绞痛
   B. 陈旧性心肌梗死
   C. 食管癌
   D. 反流性食管炎
   E. 纵隔肿瘤

5. 补充追问病史时，对明确诊断最有意义的是
    A. 劳累是否加重疼痛
    B. 紧张是否加重疼痛
    C. 咳嗽是否加重疼痛
    D. 服用硝酸甘油可否减轻疼痛
    E. 服用抗酸剂可否减轻疼痛

（6~8题共用题干）

患者男，65岁，以往有劳力型心绞痛，长期服用硝酸酯类药物，病情尚稳定。近1个月来胸痛又发作，位于胸骨下段，且多发生在午睡时或晚间入睡后，服硝酸甘油无效，起床站立后可缓解。既往有胆结石病史，但从未发作。

6. 对于近1个月的胸痛发作，还应排除的可能原因是
    A. 不稳定型心绞痛
    B. 恶化型劳力型心绞痛
    C. 自发型心绞痛
    D. 胆心综合征
    E. 食管裂孔疝

7. 为了进一步明确诊断，应做的检查是
    A. 头低脚高位钡餐检查
    B. 心电图平板运动试验
    C. 口服胆囊造影
    D. 冠状动脉造影
    E. 核素心肌显像

8. 患者1周来胸痛，主要发作在清晨5时，且疼痛时间较长，并有心动过速和早搏。此时应考虑诊断为
    A. 卧位型心绞痛
    B. 恶化型劳力型心绞痛
    C. 食管裂孔疝
    D. 变异型心绞痛

    E. 胆结石

（9~10题共用题干）

患者女，38岁，2个月前开始出现间断性左前胸痛，疼痛呈针刺样，与劳累无关。实验室检查：血清胆固醇正常。

9. 可提示肋软骨炎的查体结果是
    A. 体格检查正常
    B. 胸骨深触痛
    C. 胸骨旁局部压痛点
    D. 深呼吸胸痛
    E. 胸前第2、3肋骨区捻发音

10. 若患者有心肌缺血，体检最可能的发现是
    A. 心音正常
    B. 颈部可闻及血管杂音
    C. 脉搏不规则
    D. 心前区摩擦音
    E. 左胸骨下缘可闻及舒张期杂音

🔍 参考答案与解析

1. C　2. B　3. C　4. D　5. E　6. E
7. A　8. D　9. C　10. D

2. B。**解析：** 胸膜炎主要的临床表现为胸痛、咳嗽、胸闷、气急，甚至呼吸困难。感染性胸膜炎或胸腔积液继发感染时，可有恶寒、发热。

6. E。**解析：** 食管裂孔疝可表现为下胸部或上腹部疼痛，可类似不典型的心绞痛，多发生于午睡或晚间入睡后，不同于卧位心绞痛，前者含硝酸甘油无效，起床站立后可缓解。

7. A。**解析：** 为排除食管裂孔疝，应做头低脚高位钡餐检查。

第六节 呼吸困难

一、单选题：以下每道试题有五个备选答案，请选择一个最佳答案。

1. 间停呼吸是由于
   A. 呼吸中枢兴奋性降低
   B. 急性胸膜炎
   C. 胸膜恶性肿瘤
   D. 神经衰弱
   E. 抑郁症

2. 患儿男，4岁，吃花生米时突发气促，吸气困难，诊断为气管异物。查体可见
   A. 呼气时，胸骨上窝、锁骨上窝、肋间隙向内凹陷
   B. 吸气时，胸骨上窝、锁骨上窝、腹部向内凹陷
   C. 吸气时，胸骨上窝、肋间隙、腹部向内凹陷
   D. 呼气时，胸骨上窝、锁骨上窝、腹部向内凹陷
   E. 吸气时，胸骨上窝、锁骨上窝、肋间隙向内凹陷

3. 右心衰竭引起呼吸困难的原因为
   A. 右心房压力升高刺激化学感受器而兴奋呼吸中枢
   B. 代谢产物减少刺激呼吸中枢
   C. 淤血性肝肿大等使运动受限而减少肺交换面积
   D. 腹腔积液通过膈肌兴奋呼吸中枢
   E. 胸腔积液通过膈肌兴奋呼吸中枢

4. 患儿女，6岁，吃果冻过程中突发呼吸困难，口唇发绀，可见三凹征。该患者的呼吸困难属于
   A. 血源性呼吸困难
   B. 呼气性呼吸困难

   C. 混合性呼吸困难
   D. 心源性呼吸困难
   E. 吸气性呼吸困难

5. 下列与呼吸困难无明显关系的疾病为
   A. 肺炎
   B. 急性胃炎
   C. 大量腹腔积液
   D. 急性一氧化碳中毒
   E. 脑出血

6. 患者女，30岁，患高血压，近1周出现气短，2小时前于睡眠中憋醒，咳嗽，咳粉红色泡沫样痰。查体：端坐位，口唇发绀，双肺底水泡音。该患者出现夜间呼吸困难的机制不包括
   A. 迷走神经兴奋性增高
   B. 小支气管收缩
   C. 冠状动脉舒张
   D. 呼吸中枢敏感性降低
   E. 静脉回心血量增加

7. 患者女，38岁，剧烈咳嗽后突然出现呼吸困难，胸透显示左侧气胸。查体可出现的体征是
   A. 语颤增强
   B. 肋间隙吸气性凹陷
   C. 叩诊过清音
   D. 左侧布满湿啰音
   E. 呼吸音消失

8. 患者女，72岁，反复咳嗽、咳痰、喘息20年，冬春好发。2天前受凉后出现咳嗽，咳黄脓痰，呼吸困难。患者的发病原因不包括
   A. 细菌感染
   B. 病毒感染

C. 呼吸道黏液分泌过度

D. 纤毛清除功能下降

E. 未用有效抗生素

9. 患者女，30 岁，与人发生口角后突觉呼吸困难。查体：呼吸浅表，达 80 次/分，无啰音。该患者易发生

A. 呼吸性酸中毒

B. 呼吸性酸中毒合并代谢性酸中毒

C. 呼吸性碱中毒

D. 呼吸性碱中毒合并代谢性酸中毒

E. 呼吸性酸中毒合并代谢性碱中毒

10. 患者男，52 岁，有高血压病史 12 年，出现夜间阵发性呼吸困难 1 天，坐位后缓解。其呼吸困难的原因可能为

A. 肺栓塞　　　　B. 右心衰竭

C. 自发性气胸　　D. 支气管哮喘

E. 左心衰竭

11. 咳嗽伴呼吸困难不常见于

A. 急性上呼吸道感染

B. 急性肺梗死

C. 大量胸腔积液

D. 慢性阻塞性肺疾病

E. 自发性气胸

12. 下列不引起吸气性呼吸困难的是

A. 气管异物　　　B. 喉癌

C. 急性喉炎　　　D. 气管肿瘤

E. 支气管哮喘

13. 左心功能不全时出现呼吸困难的原因主要是

A. 体循环淤血

B. 肺淤血

C. 腹水

D. 肺小动脉压力降低

E. 膈肌活动障碍

14. 患者男，55 岁，生气后突感呼吸困难，手足搐搦、口周麻木。查体：呼吸频

率 40 次/分，节律规整，双肺未闻及病理性呼吸音。可能诊断为

A. 气胸　　　　　B. 气管异物

C. 脑梗死　　　　D. 癔症

E. 支气管哮喘

15. 酮症酸中毒患者呼吸困难的特点是

A. 深大呼吸

B. 呼吸浅慢

C. 常伴哮鸣音

D. 三凹征阳性

E. 咳粉红色泡沫样痰

16. 脑膜炎时常见的呼吸变化是

A. 呼吸浅慢　　　B. 呼吸深快

C. 抑制呼吸　　　D. 潮式呼吸

E. 呼吸过缓

17. 下列可引起混合性呼吸困难的是

A. 气管异物

B. 白喉

C. 大面积肺梗死

D. 支气管哮喘

E. 慢性阻塞性肺气肿

18. 患者女，28 岁，瘦高体形，突发胸痛，深呼吸时加重，伴呼吸困难，无发热，无咳嗽、咳痰。该患者的诊断可能为

A. 自发性气胸　　B. 肺炎

C. 带状疱疹　　　D. 心肌炎

E. 肋间神经痛

19. 患儿男，5 个月，发热、咳嗽、喘憋 3 天。查体：体温 37.5℃，呼吸频率 68 次/分，呈吸气性呼吸困难，吸气时有呻吟，伴明显鼻煽及三凹征，满肺喘鸣音，底部有细湿啰音，白细胞 $7.0 \times 10^9/L$，淋巴细胞占 78%。本病例诊断最大的可能是

A. 呼吸道合胞病毒肺炎

B. 腺病毒肺炎

C. 葡萄球菌肺炎

D. 革兰阴性杆菌肺炎

E. 肺炎支原体肺炎

二、共用题干单选题：以下提供若干个案例，每个案例下设若干道试题，每道试题有五个备选答案，请选择一个最佳答案。

（20～21题共用题干）

患者男，30岁，进餐时突发呼吸困难，吸气时胸骨上窝、锁骨上窝和肋间隙明显凹陷。

20. 临床诊断首先考虑为

    A. 急性左心衰竭   B. 心绞痛

    C. 肺气肿   D. 支气管异物

    E. 肺梗死

21. 检查首选

    A. 胸部透视   B. 胸部 CT

    C. 血氧饱和度   D. 心电图

    E. 纤维支气管镜

三、共用备选答案单选题：以下提供若干组试题，每组试题共用试题前列出的五个备选答案，请为每道试题选择一个最佳答案。每个备选答案可能被选择一次、多次或不被选择。

（22～24题共用备选答案）

    A. 夜间突发呼吸困难，伴咳浆液性粉红色泡沫样痰

    B. 呼气、吸气均费力，呼吸频率增快、变浅

    C. 呼吸深慢，并伴呼吸节律异常

    D. 吸气困难，三四征阳性，伴干咳及喉鸣

    E. 呼吸浅表、频率增快，并伴胸痛、口周麻木、手足搐搦

22. 左心衰竭并发肺水肿可见

23. 喉痉挛可见

24. 脑膜炎可见

（25～26题共用备选答案）

    A. 肺源性呼吸困难

    B. 心源性呼吸困难

    C. 中毒性呼吸困难

    D. 神经性呼吸困难

    E. 精神性呼吸困难

25. 按发生机制，呼吸遏制见于

26. 按发生机制，双吸气见于

参考答案与解析

1. A   2. E   3. C   4. E   5. B   6. C

7. E   8. E   9. C   10. E   11. A   12. E

13. B   14. D   15. A   16. D   17. C   18. A

19. A   20. D   21. E   22. A   23. D   24. C

25. D   26. D

1. A。**解析：** 某些药物和化学物质抑制呼吸中枢，可出现呼吸缓慢、变浅、间停呼吸。神经性呼吸困难主要由于呼吸中枢受增高的颅内压和供血减少的刺激，使呼吸变为慢而深，并伴呼吸节律改变，常见重症颅脑疾患。精神性呼吸困难主要表现为呼吸频率快而浅，伴叹息样呼吸或出现手足抽搐，常见于焦虑症、癔症。抑制性呼吸困难多见于急性胸膜炎、胸膜恶性肿瘤等。

2. E。**解析：** 吸气性呼吸困难，由于喉、气管、大支气管的炎症水肿、肿瘤或异物等引起狭窄或梗阻所致。特点是吸气显著困难，高度狭窄时呼吸肌极度紧张，胸骨上窝、锁骨上窝、肋间隙在吸气时明显下陷（称为"三凹征"），可伴有干咳及高调的吸气性哮鸣音。

4. E。**解析：** 吸气性呼吸困难表现为喘鸣，吸气时胸骨、锁骨上窝及肋间隙凹陷（三凹征）。常见于喉、气管狭窄，如炎症、水肿、异物和肿瘤等。

6. C。**解析：** 夜间呼吸困难的机制：迷走神经兴奋性增高；小支气管收缩；呼

吸中枢敏感性降低；静脉回心血量增加。

10. E。**解析**：左心衰竭引起的呼吸困难为混合性呼吸困难，活动时呼吸困难出现或加重，休息时减轻或消失，卧位明显，坐位或立位时减轻。急性左心衰竭时，常可出现夜间阵发性呼吸困难，表现为夜间睡眠中突感胸闷气急，被迫坐起，惊恐不安。

12. E。**解析**：吸气性呼吸困难常见于喉部、气管、大支气管的狭窄与阻塞。

14. D。**解析**：癔症是由明显的精神因素（如生活事件、内心冲突或情绪激动、暗示或自我暗示等）引起的一组疾病，表现为急起的短暂的精神障碍、身体障碍（包括感觉、运动和自主神经功能紊乱），这些障碍没有器质性基础。病因主要是心理因素及遗传，但也受性格因素影响，情感丰富、暗示性强、自我中心、富于幻想等具有癔症性格特点的人是癔症的易患因素。

15. A。**解析**：酮症酸中毒可使血中二氧化碳升高、pH 降低，刺激外周化学感受器或直接兴奋呼吸中枢，增加呼吸通气量，表现为深而大的呼吸困难。

16. D。**解析**：脑膜炎属于中枢神经系统疾病，会出现潮式呼吸。潮式呼吸是一种周期性的呼吸异常。特点为开始呼吸浅慢，以后呼吸逐渐加快，达到高潮又逐渐变浅变慢，然后呼吸暂停 5～30 秒后，又出现上述状态的呼吸，如此周而复始，呼吸运动呈潮水样涨落。还可见于脑炎、颅内压增高、糖尿病酮症中毒、巴比妥中毒等患者。

17. C。**解析**：混合性呼吸困难常见于重症肺炎、重症肺结核、大面积肺栓塞（梗死）、弥漫性肺间质疾病、大量胸腔积液、气胸、广泛性胸膜增厚等。

18. A。**解析**：自发性气胸可有（或无）用力增加胸腔、腹腔压力等诱因，多突然发病，主要症状为呼吸困难、患侧刀割样胸痛、刺激性干咳。张力性气胸者症状严重，烦躁不安，可出现发绀、出冷汗，甚至休克。

19. A。**解析**：患儿有较明显的呼吸困难、喘憋、鼻翼煽动、三凹征，满肺喘鸣音，底部有细湿啰音，考虑是呼吸道合胞病毒肺炎。

第七节　水　肿

一、**单选题**：以下每道试题有五个备选答案，请选择一个最佳答案。

1. 关于水肿的发生机制，不正确的是
    A. 血浆胶体渗透压降低
    B. 钠水潴留
    C. 毛细血管通透性增高
    D. 淋巴回流受阻
    E. 毛细血管内静水压降低

2. 水肿不包括
    A. 阴囊积水　　　　B. 腹腔积水
    C. 心包积水　　　　D. 胸腔积水
    E. 脑水肿

3. 对黏液性水肿昏迷的描述，错误的是
    A. 多见于老年人
    B. 寒冷、感染、镇静剂、麻醉剂可诱发
    C. 表现为躁动、高热
    D. 表现为嗜睡、低体温
    E. 严重时休克、呼吸衰竭、心肾功能不全

4. 对于心源性水肿，叙述错误的是

    A. 与肾源性水肿相比，发展较迅速

    B. 常伴静脉压升高

    C. 可凹性、坚实难移动

    D. 可伴肝、脾大

    E. 由下肢开始延及全身

5. 关于心源性水肿发生的最主要机制，说法正确的是

    A. 毛细血管静水压过高

    B. 组织液胶体渗透压增高

    C. 血浆胶体渗透压降低

    D. 毛细血管滤过压降低

    E. 淋巴液或静脉回流受阻

6. 全身性水肿伴胸腹腔积液患者，不考虑的诊断是

    A. 肺源性心脏病

    B. 晚期肝硬化

    C. 血栓性静脉炎

    D. 肾病综合征

    E. 营养不良

7. 肾源性水肿的特点是

    A. 先消瘦，后水肿

    B. 低蛋白血症

    C. 首先出现于身体下垂部位

    D. 肝大

    E. 颈静脉怒张

8. 有关心源性水肿，下列不正确的是

    A. 首先出现于身体下垂部位

    B. 发展常迅速

    C. 水肿为对称性

    D. 可有静脉压升高

    E. 常并发尿少

9. 患者男，30岁，近1周出现晨起颜面水肿。查体：BP 181/94mmHg。实验室检查：尿蛋白（++++）。该患者水肿可能的病因为

    A. 右心衰竭   B. 肾病综合征

    C. 肝硬化   D. 营养不良

    E. 特发性水肿

10. 关于黏液性水肿，正确的是

    A. 为非凹陷性水肿

    B. 是长期营养缺乏所致

    C. 四肢末端较明显

    D. 见于肢端肥大症

    E. 月经前期明显

11. 患者男，28岁，近2年反复发作左下肢，红、肿、痛、热，用抗生素可缓解。查体：二尖瓣区可闻及舒张期隆隆样杂音，左下肢肿胀，压之无痕，局部皮肤发红、皮温高，右下肢无异常。其肿胀的原因是

    A. 下腔静脉阻塞所致水肿

    B. 营养不良

    C. 静脉炎所致水肿

    D. 慢性淋巴管炎所致水肿

    E. 血丝虫病所致象皮肿

12. 右心功能不全引起水肿的主要原因是

    A. 淋巴回流受阻

    B. 血浆蛋白降低

    C. 毛细血管内压力增高

    D. 下肢静脉血栓形成

    E. 下肢动脉梗阻

13. 肝源性水肿发生的原因，不正确的是

    A. 有效血量减少

    B. 门静脉高压

    C. 低蛋白血症

    D. 淋巴回流受阻

    E. 继发性醛固酮增多

14. 非指压凹陷性水肿见于

    A. 右心衰竭

    B. 慢性肾炎

    C. 肝硬化

D. 甲状腺功能减退症

E. 低蛋白血症

15. 一重度水肿患者，查体：全身高度水肿，呈凹陷性；腹平坦，移动性的浊音（＋）。估计其腹水量是

   A. 300～500ml   B. 500～1000ml

   C. 1000～1500ml   D. 1500～2000ml

   E. 2000～2500ml

16. 患者男，55 岁，慢性肾小球肾炎病史21年，1 年前出现颜面部水肿，尿蛋白（＋＋＋＋）。查体：血压180/100mmHg，贫血貌。该患者水肿产生的原因为

   A. 心源性   B. 营养不良性

   C. 肝源性   D. 肾源性

   E. 特发性

二、共用题干单选题：以下提供若干个案例，每个案例下设若干道试题，每道试题有五个备选答案，请选择一个最佳答案。

（17～18 题共用题干）

   患者男，65 岁，3 年前曾患"急性前壁心肌梗死"，近 2 年出现活动后心悸气短，不能平卧伴全身水肿 2 个月。查体：P 104 次/分，BP 110/66mmHg，颈静脉怒张，肝颈静脉回流征（＋），肝大，肋下3cm，全身水肿以双下肢为重，尿常规示少量尿蛋白。

17. 水肿的原因是

   A. 心源性水肿   B. 肝源性水肿

   C. 肾源性水肿   D. 黏液性水肿

   E. 营养不良性水肿

18. 引起水肿的主要机制是

   A. 血清白蛋白减少

   B. 毛细血管滤过压降低

   C. 门静脉压力增高，静脉回流受阻

   D. 肺动脉压力增高

E. 肺动脉压力降低

（19～21 题共用题干）

   患者男，22 岁，双下肢中度水肿 1 个月，血压 145/90mmHg，尿蛋白定量 10.7g/d，尿沉渣镜检红细胞 3～6 个/高倍视野，血清白蛋白 19g/L，血肌酐152μmol/L。

19. 此患者水肿形成的发病机制是

   A. 水、钠潴留

   B. 毛细血管通透性增加

   C. 抗利尿激素分泌减少

   D. 组织间隙白蛋白降低

   E. 肾小球滤过分数下降

20. 此患者出现的并发症为

   A. 左心衰竭   B. 血栓栓塞

   C. 肾衰竭代偿期   D. 糖尿病

   E. 薄基底膜肾病

21. 尿蛋白的主要成分应为

   A. 肌红蛋白   B. 血红蛋白

   C. 白蛋白   D. 球蛋白

   E. 凝溶蛋白

（22～23 题共用题干）

   患者男，54 岁，确诊为乙肝后肝硬化6 年，腹胀伴双下肢水肿 1 个月，加重伴无尿 2 天。查体：蛙状腹。液波震颤阳性，双下肢可凹性水肿。血钠 122mmol/L，BUN 19mmol/L。

22. 目前最可能的诊断是

   A. 急进性肾小球肾炎

   B. 肝性脑病

   C. 肝肾综合征

   D. 肝肺综合征

   E. 慢性肾衰竭

23. 与肝硬化腹腔积液形成机制无关的是

   A. 门静脉压力增高

B. 低白蛋白血症

C. 继发醛固酮增多

D. 有效循环量不足

E. 患者体胖

三、共用备选答案单选题：以下提供若干组试题，每组试题共用试题前列出的五个备选答案，请为每道试题选择一个最佳答案。每个备选答案可能被选择一次、多次或不被选择。

（24～25 题共用备选答案）

A. 黏液性水肿

B. 血管神经性水肿

C. 炎症性水肿

D. 药物性水肿

E. 特发性水肿

24. 应用胰岛素后出现的水肿是

25. 多发生于女性，出现在身体下垂部位的水肿是

（26～27 题共用备选答案）

A. 足部，腹水常更突出

B. 眼睑或面部

C. 足部

D. 胫前或眼眶周围

E. 四肢

26. 心源性水肿的开始部位为

27. 肾源性水肿的开始部位为

（28～32 题共用备选答案）

A. 毛细血管滤过压增高

B. 毛细血管通透性增高

C. 水与钠潴留

D. 血浆胶体渗透压降低

E. 淋巴液回流受阻

28. 原发性醛固酮增多症时，产生水肿的主要始动因素是

29. 右心衰竭时，产生水肿的主要始动因素是

30. 急性肾炎时，产生水肿的主要始动因素是

31. 肾病综合征时，产生水肿的主要始动因素是

32. 丝虫病时，产生水肿的主要因素是

参考答案与解析

1. E　2. E　3. C　4. A　5. A　6. C
7. B　8. B　9. B　10. A　11. D　12. C
13. A　14. D　15. C　16. D　17. A　18. D
19. A　20. B　21. C　22. C　23. E　24. D
25. E　26. C　27. B　28. C　29. A　30. C
31. D　32. E

1. E。**解析：**水肿时，毛细血管内静水压增加。

4. A。**解析：**肾源性水肿发展迅速，心源性水肿发展缓慢。

5. A。**解析：**心源性水肿是有效循环血量减少，肾血流量减少，继发性醛固酮增多引起钠水潴留以及静脉淤血，毛细血管滤过压增高，组织液回流吸收减少所致。

8. B。**解析：**心源性水肿的发展程度取决于心力衰竭的程度。

9. B。**解析：**肾病综合征时，全身有可凹性水肿，以颜面、下肢、阴囊为明显，尿少，尿蛋白多为（＋＋＋）～（＋＋＋＋）。

10. A。**解析：**黏液性水肿属于非凹陷性水肿，水肿皮肤增厚、粗糙、苍白、温度减低。经前期紧张综合征，育龄妇女在月经来潮前 7～14 天出现眼睑、踝部及手部水肿，可伴乳房胀痛、盆腔沉重感，月经后水肿逐渐减退。营养不良性水肿发生前有体重减轻。从足部开始逐渐蔓延全身。

16. D。**解析：**肾源性水肿首先发生在组织疏松的部位，如眼睑或颜面部、足踝部，以晨起为明显，严重时可以涉及下肢

及全身。肾源性水肿的性质是软而易移动，临床上呈现凹陷性水肿，即用手指按压局部皮肤可出现凹陷。

24～25. D、E。**解析：** 药物所致水肿见于应用肾上腺皮质激素、性激素、胰岛素、甘草制剂和扩血管药物，特别是钙通道阻滞剂等。特发性水肿原因不明，可能

与内分泌功能失调有关，绝大多数见于女性，水肿多发生在身体低垂部位。

26～27. C、B。**解析：** 心源性水肿从足部开始，向上延及全身。肾源性水肿自眼睑、面部开始，自上而下，逐渐发展至全身。

第八节　恶心、呕吐

一、单选题：以下每道试题有五个备选答案，请选择一个最佳答案。

1. 急性腹膜炎所致呕吐属于
   A. 神经性呕吐　　　　B. 反射性呕吐
   C. 中枢性呕吐　　　　D. 胃肠源性呕吐
   E. 前庭障碍性呕吐

2. 下列引起的呕吐为神经性呕吐的是
   A. 糖尿病酮症酸中毒
   B. 梅尼埃综合征
   C. 癔症
   D. 脑炎
   E. 洋地黄类药物中毒

3. 下面叙述错误的是
   A. 呕吐是一个复杂的反射动作
   B. 夜间呕吐常见于肾衰竭
   C. 幽门梗阻多为晚上或夜间呕吐
   D. 颅内高压所致的呕吐为喷射性呕吐
   E. 神经症多致呕吐长期反复发作而营养状态不受影响

4. 呕吐物少但有粪臭者可见于
   A. 急性中毒　　　　B. 肠梗阻
   C. 幽门梗阻　　　　D. 肝炎
   E. 急性肠炎

5. 下列疾病所致呕吐为中枢性呕吐的是
   A. 癫痫持续状态　　　B. 胆石症

C. 急性胰腺炎　　　　D. 急性胃肠炎
   E. 肠梗阻

6. 患者呕吐物有发酵、腐败气味提示
   A. 低位小肠梗阻　　　B. 急性肠炎
   C. 胃潴留　　　　　　D. 胃泌素瘤
   E. 贲门狭窄

7. 颅内高压症所致呕吐的特点是
   A. 喷射性，有恶心，呕吐后轻松
   B. 喷射性，无恶心，呕吐后不轻松
   C. 非喷射性，有恶心，呕吐后不轻松
   D. 非喷射性，无恶心，呕吐后轻松
   E. 喷射性，无恶心，呕吐后轻松

8. 患者女，44岁，发热1天，右上腹痛，呕吐4次，体检示Murphy征阳性，经用抗生素治疗后退热，症状改善。该患者发生呕吐的机制可能为
   A. 药物副作用
   B. 反射性呕吐
   C. 神经官能性呕吐
   D. 中枢性呕吐
   E. 前庭障碍性呕吐

9. 患者女，20岁，昏睡、呕吐2小时，既往体健。查体：皮肤潮红，呼吸不规则，有苦杏仁味。考虑可能为
   A. 安眠药中毒

B. 酒精中毒

C. 有机磷杀虫剂中毒

D. 氰化物中毒

E. 煤气中毒

10. 患者男，80 岁，突发心前区疼痛，持续 1 小时不缓解，心电图显示 $V_1 \sim V_5$ ST 段上移，出现恶心，呕吐胃内容物。其呕吐病因属于

　　A. 中枢性呕吐　　B. 神经性呕吐

　　C. 反射性呕吐　　D. 肠源性呕吐

　　E. 胃源性呕吐

11. 患者男，38 岁，突发眩晕、呕吐。查体：眼球震颤。该患者的诊断是

　　A. 脑栓塞　　　　B. 脑出血

　　C. 脑震荡　　　　D. 前庭器官疾病

　　E. 青光眼

二、共用题干单选题：以下提供若干个案例，每个案例下设若干道试题，每道试题有五个备选答案，请选择一个最佳答案。

（12 ～ 13 题共用题干）

　　患者男，36 岁，上腹胀痛，恶心、呕吐 1 周。呕吐物量大，为带酸臭味的隔日宿食，不含胆汁。呕吐后症状可暂缓。既往间断上腹痛 6 年余，为空腹痛、夜间痛，秋季好发。查体：上腹部轻压痛，可见胃型、蠕动波，振水音阳性。

12. 首先考虑的诊断是

　　A. 功能性胃潴留

　　B. 幽门梗阻

　　C. 急性胃炎

　　D. 十二指肠雍滞症

　　E. 功能性消化不良

13. 为明确病因，首选的检查方法是

A. B 超

B. X 线或胃镜检查

C. 下消化道造影

D. 肝功能检查

E. 血、尿淀粉酶

参考答案与解析

1. B　2. C　3. B　4. B　5. A　6. C

7. B　8. B　9. D　10. C　11. D　12. B

13. B

　　1. B。**解析：** 急性腹膜炎时，可出现较重恶心、呕吐、严重全腹痛，所致呕吐属于反射性呕吐。

　　3. B。**解析：** 晨起呕吐常见于早期妊娠、肾衰竭等。

　　4. B。**解析：** 肠梗阻的典型临床表现为腹痛、腹胀、呕吐、停止排气排便，其中低位小肠梗阻可伴有粪臭呕吐物。

　　5. A。**解析：** 中枢性呕吐包括颅内感染、各种脑炎、脑膜炎、脑血管疾病、颅脑损伤、癫痫，特别是癫痫持续状态、全身疾病（尿毒症、肝性脑病）、药物（可因兴奋呕吐中枢而致呕吐）。

　　9. D。**解析：** 根据题意，患者皮肤潮红，呼吸不规则，有苦杏仁味，可知为氰化物中毒。

　　11. D。**解析：** 呕吐伴眩晕、眼球震颤见于前庭器官疾病。

　　12. B。**解析：** 幽门梗阻时，呕吐重，呕吐物量大，有隔夜食物及酸臭味，不混有胆汁。体检可见胃型和胃蠕动波，清晨空腹时检查胃内有振水声。

　　13. B。**解析：** 为明确幽门梗阻病因，首选 X 线或胃镜检查。

第九节 腹 痛

一、单选题：以下每道试题有五个备选答案，请选择一个最佳答案。

1. 腹部压痛部位不固定见于
   A. 结核性腹膜炎
   B. 肠易激综合征
   C. 小肠克罗恩病
   D. 恶性肿瘤腹膜广泛转移
   E. 溃疡性结肠炎，全结肠型

2. 胃溃疡患者腹痛发生的机制不包括
   A. 对胃酸刺激的痛阈降低
   B. 局部肌张力增高
   C. 胃酸对溃疡面的刺激
   D. 溃疡及其周围组织的炎性病变使局部内感受器的敏感性降低
   E. 浆膜面受侵犯

3. 下列哪种疾病可出现急性腹痛
   A. 反流性食管炎　　B. 胆道蛔虫症
   C. 慢性胃炎　　　　D. 结核性腹膜炎
   E. 慢性胆囊炎

4. 下列哪项疾病引起的腹痛不属于牵涉性腹痛
   A. 急性胆囊炎　　　B. 心绞痛
   C. 肺梗死　　　　　D. 急性心肌梗死
   E. 腹主动脉瘤

5. 胆绞痛的部位特点是
   A. 右下腹，放射至右腰部与右下肢
   B. 脐部、下腹部绞痛
   C. 右上腹，放射至右背与右肩胛
   D. 腰部并向下放射
   E. 左上腹，放射至左肩胛

6. 关于腹痛的性质，不正确的是
   A. 刀割样疼痛多因脏器穿孔所致
   B. 隐痛或钝痛多因胃肠张力变化所致
   C. 胀痛可能为实质脏器包膜牵张所致
   D. 剑突下钻顶样痛多为消化性溃疡
   E. 广泛剧烈腹痛与腹膜弥漫性炎症有关

7. 患者男，42岁，因腹痛来诊，超声示胆石症。该患者腹痛的部位为
   A. 中上腹　　　　　B. 右下腹
   C. 右上腹　　　　　D. 脐周
   E. 左下腹

8. 急性阑尾炎患者，10小时前脐周痛，现腹痛加剧，转移至右下腹，病变尚未波及腹膜壁层。其腹痛发生的机制是
   A. 牵涉痛　　　　　B. 反射性腹痛
   C. 躯体性腹痛　　　D. 中枢性腹痛
   E. 内脏性腹痛

9. 患者女，25岁，1天前发热，上腹痛，4小时前出现右下腹局限性疼痛，诊断为急性阑尾炎。该患者查体不会出现
   A. 麦氏点显著固定的压痛，反跳痛
   B. 盆腔内阑尾炎症时，腰大肌征阳性
   C. 罗氏征阳性
   D. 直肠指诊可有明显的局部触痛
   E. 阑尾周围脓肿时可触及有明显压痛的肿块

10. 慢性腹痛常见于
    A. 急性胆囊炎　　　B. 急性胰腺炎
    C. 异位妊娠破裂　　D. 胆囊结石
    E. 结核性腹膜炎

11. 弥漫性或部位不定的腹痛见于
    A. 机械性肠梗阻　　B. 消化性溃疡
    C. 膀胱炎　　　　　D. 急性阑尾炎

E. 胆石症

二、共用题干单选题：以下提供若干个案例，每个案例下设若干道试题，每道试题有五个备选答案，请选择一个最佳答案。

（12~13 题共用题干）

患者女，53 岁，饱食后出现中上腹钝痛 1 天，呈持续性，阵发性加剧，向腰背部放射，进食后加重。既往有胆石症、高血压病史多年。查体：上腹部轻压痛，无肌紧张及反跳痛。

12. 最可能的诊断是
    A. 功能性消化不良
    B. 急性胆囊炎
    C. 急性胰腺炎
    D. 消化性溃疡
    E. 急性肝炎

13. 为明确诊断，化验首选
    A. 血常规　　　　　B. 血糖
    C. 肝功能　　　　　D. 血、尿淀粉酶
    E. 心肌酶谱

（14~15 题共用题干）

患者男，20 岁，有受凉或进食冷硬食物后上腹隐痛史。突然呕吐咖啡渣样液体约 150ml，伴头昏、心悸、乏力、面色苍白，心率 100 次/分，急查肝功能正常。

14. 急诊胃镜检查可能的发现为
    A. 急性胃炎
    B. 食管静脉曲张破裂
    C. 食管癌
    D. 胃癌
    E. 消化性溃疡

15. 该患者的出血量为
    A. <200ml　　　　B. 200~400ml
    C. 500~1000ml　　D. >1500ml
    E. >2000ml

（16~18 题共用题干）

患者男，34 岁，冬春季节上腹隐痛 2 年，伴反酸及饥饿痛，并有半夜痛，进食后疼痛缓解。

16. 该患者体检时最可能出现的体征是
    A. 肠鸣音亢进　　　B. 振水音阳性
    C. 腹部板状强直　　D. 右上腹压痛
    E. 移动性浊音阳性

17. 据上述症状、体征及检查考虑诊断为
    A. 急性胃炎　　　　B. 胃溃疡
    C. 十二指肠溃疡　　D. 急性胰腺炎
    E. 消化道出血

18. 协助诊断首选项目为
    A. 血白细胞分类计数
    B. 胃镜检查
    C. 腹部 B 超
    D. 腹部平片
    E. 血清淀粉酶

三、共用备选答案单选题：以下提供若干组试题，每组试题共用试题前列出的五个备选答案，请为每道试题选择一个最佳答案。每个备选答案可能被选择一次、多次或不被选择。

（19~20 题共用备选答案）
    A. McBurney 点压痛
    B. Murphy 征阳性
    C. 中上腹压痛
    D. 脐周压痛
    E. 下腹正中压痛

19. 急性阑尾炎的表现是
20. 急性胰腺炎的表现是

（21~22 题共用备选答案）
    A. 上腹剧烈刀割样疼痛
    B. 中上腹持续性剧痛
    C. 右上腹阵发性绞痛
    D. 阵发性剑突下钻顶样疼痛
    E. 持续广泛性剧烈腹痛，板状腹

21. 急性腹膜炎表现为

22. 胃溃疡并发穿孔表现为

(23～25 题共用备选答案)

　　A. 胃溃疡　　　　B. 十二指肠溃疡

　　C. 胃黏膜脱垂症　D. 肠结核

　　E. 胆石症

23. 进食后腹痛加重见于

24. 右侧卧位疼痛加重见于

25. 疼痛放射至右肩背部常见于

(26～28 题共用备选答案)

　　A. 胆道蛔虫症

　　B. 急性腹膜炎

　　C. 胃黏膜脱垂

　　D. 十二指肠壅滞症

　　E. 反流性食管炎

26. 突发剧烈腹痛，痛时体位固定，不敢活动，拒按见于

27. 剑突下烧灼样腹痛，卧位时腹痛加重，直立位减轻见于

28. 上腹部胀痛，膝胸或俯卧位疼痛可缓解见于

(29～33 题共用备选答案)

　　A. 腹痛伴休克、贫血

　　B. 腹痛伴黄疸、发热、寒战

　　C. 腹痛伴腹泻

　　D. 腹痛伴反酸、烧心、嗳气

　　E. 腹痛伴血尿

29. 异位妊娠破裂可见

30. 急性胆囊炎可见

31. 消化性溃疡可见

32. 急性肠炎可见

33. 尿路结石可见

参考答案与解析

1. B　2. D　3. B　4. E　5. C　6. D
7. C　8. A　9. B　10. E　11. A　12. C
13. D　14. E　15. C　16. D　17. C　18. B
19. A　20. C　21. E　22. A　23. A　24. C
25. E　26. B　27. E　28. D　29. A　30. B
31. D　32. C　33. E

2. D。**解析：**胃溃疡时溃疡及其周围组织的炎症病变可提高局部内脏感受器的敏感性，使痛阈降低。

3. B。**解析：**急性腹痛主要病因包括腹腔器官急性炎症、空腔脏器阻塞或扩张，如胆道蛔虫症、器官扭转或破裂、腹膜炎症、腹腔内血管阻塞、腹壁疾病，胸腔疾病所致的腹部牵涉性痛，全身性疾病所致的腹痛。

5. C。**解析：**胆绞痛是胆石引起胆囊管或胆总管暂时性梗阻而发生的胆管急症。通常胆绞痛患者突然发病，出现右上腹部痛或上腹疼痛，轻重不一，重者疼痛难忍，呻吟不止，面色苍白伴大汗，多为间歇性绞痛，也可为持续性痛，疼痛可向右背或右肩胛放射，常伴恶心和呕吐。

6. D。**解析：**阵发性剑突下钻顶样疼痛是胆道蛔虫症的典型表现。

8. A。**解析：**牵涉痛特点：①定位明确；②疼痛剧烈；③有压痛、肌紧张及感觉过敏等。急性阑尾炎的腹痛机制为牵涉痛。

9. B。**解析：**阑尾周围脓肿时，腰大肌征阳性。

10. E。**解析：**慢性腹痛常见于腹腔内脏器的慢性炎症，如反流性食管炎、慢性胃炎、慢性胆囊炎及胆道感染、慢性胰腺炎、结核性腹膜炎、慢性溃疡性结肠炎、克罗恩病等。

11. A。**解析：**弥漫性或部位不定的疼痛见于急性弥漫性腹膜炎、机械性肠梗阻、急性出血坏死性肠炎、血卟啉病、铅中毒、腹型过敏性紫癜等。

12. C。**解析：**根据题意，患者饱食后出现持续性中上腹钝痛，向腰背部放射，

进食后加重。既往有胆石症、高血压。最可能的判断为急性胰腺炎。

13.D。**解析**：血淀粉酶是诊断急性胰腺炎的重要血清标志物。

16.D。**解析**：本例患者为34岁男性，于冬春季节发生上腹部痛，主要为饥饿痛，考虑可能为十二指肠溃疡，发作时剑突、上腹部或右上腹部可有局限性压痛，缓解后可无明显体征。

17.C。**解析**：十二指肠溃疡的疼痛特点为：饥饿痛，进餐后缓解，午夜痛多见。

18.B。**解析**：胃镜检查是确诊消化性溃疡首选的检查方法。

23～25.A、C、E。**解析**：胃溃疡主要表现为进食后1小时出现腹痛。胃黏膜脱垂症患者左侧卧位可使疼痛减轻，右侧卧位腹痛加重。胆石症疼痛可放射至右肩背部。

第十节　腹　泻

一、单选题：以下每道试题有五个备选答案，请选择一个最佳答案。

1. 由于肠黏膜分泌增多引起腹泻，可见于
   A. 霍乱
   B. 服用5%硫酸镁
   C. 服用甘露醇
   D. 肠蠕动过快
   E. 服用蓖麻油

2. 常见腹泻伴重度失水的疾病是
   A. 吸收不良综合征
   B. 霍乱
   C. 慢性溃疡性结肠炎
   D. 肠结核
   E. 结肠癌

3. 下列属于渗透性腹泻的是
   A. 霍乱　　　　　B. 急性肠炎
   C. 口服甘露醇　　D. 胃泌素瘤
   E. 阿米巴痢疾

4. 慢性腹泻是指
   A. 腹泻持续或反复发作超过20天
   B. 腹泻持续或反复发作超过2周
   C. 腹泻持续或反复发作超过2个月
   D. 腹泻持续或反复发作超过半年
   E. 腹泻持续或反复发作超过1个月

5. 患者女，37岁，近1年出现便秘与腹泻交替。最可能的疾病是
   A. 胰腺炎　　　　B. 痢疾
   C. 肠结核　　　　D. 溃疡性结肠炎
   E. 克罗恩病

6. 结肠疾病的腹泻特点是
   A. 常伴里急后重
   B. 疼痛多在下腹
   C. 便后疼痛可缓解
   D. 疼痛多在脐周
   E. 伴明显消瘦

二、共用题干单选题：以下提供若干个案例，每个案例下设若干道试题，每道试题有五个备选答案，请选择一个最佳答案。

（7～8题共用题干）

患者女，56岁，昨晚吃街边烧烤后突然畏寒、高热、呕吐、腹痛、腹泻，腹泻共5次，开始为稀水样便，继而便中带有黏液和脓血。

7. 最可能的诊断是
   A. 溃疡性结肠炎
   B. 肠结核
   C. 急性细菌性痢疾

D. 阿米巴痢疾

E. 直肠癌

8. 为明确诊断，应进行的检查为

A. 血常规 B. B超

C. 血培养 D. 便培养

E. 纤维结肠镜

三、共用备选答案单选题：以下提供若干组试题，每组试题共用试题前列出的五个备选答案，请为每道试题选择一个最佳答案。每个备选答案可能被选择一次、多次或不被选择。

（9～10题共用备选答案）

A. 动力性腹泻

B. 吸收不良性腹泻

C. 渗出性腹泻

D. 分泌性腹泻

E. 渗透性腹泻

9. 炎症性肠病腹泻的性质为

10. 血管活性肠肽瘤所致腹泻的性质为

（11～12题共用备选答案）

A. 动力性腹泻 B. 分泌性腹泻

C. 渗出性腹泻 D. 渗透性腹泻

E. 吸收不良性腹泻

11. 由甲状腺功能亢进症引起腹泻的性质为

12. 肠易激综合征引起腹泻的性质为

（13～14题共用备选答案）

A. 乳糖酶缺乏腹泻

B. 麦胶性肠病

C. 胰性霍乱综合征

D. 肠易激综合征

E. 末端回肠炎

13. 渗透性腹泻见于

14. 吸收不良性腹泻见于

（15～18题共用备选答案）

A. 臭血水样便 B. 米泔水样便

C. 蛋花汤样便 D. 绿色水样便

E. 果酱样便

15. 霍乱所致腹泻呈

16. 急性出血坏死性肠炎所致腹泻呈

17. 阿米巴痢疾所致腹泻呈

18. 轮状病毒肠炎所致腹泻呈

参考答案与解析

1. A 2. B 3. C 4. C 5. C 6. C
7. C 8. D 9. C 10. D 11. A 12. A
13. A 14. B 15. B 16. A 17. E 18. C

1. A。**解析：** 霍乱弧菌能分泌活性极强的外毒素（霍乱肠毒素），可刺激肠细胞大量向肠腔分泌肠液，引起水样腹泻，大量水和电解质丢失，导致脱水、酸中毒和循环衰竭。

2. B。**解析：** 腹泻伴重度失水常见于分泌性腹泻，如霍乱、细菌性食物中毒或尿毒症等。

3. C。**解析：** 渗透性腹泻由肠内容物渗透压增高，阻碍肠内水分与电解质的吸收而引起，如乳糖酶缺乏，乳糖不能水解即形成肠内高渗。服用盐类泻剂或甘露醇等引起的腹泻亦属此型。

5. C。**解析：** 肠结核可表现为便秘与腹泻交替。

7. C。**解析：** 急性细菌性痢疾多有不洁饮食史，大便次数多，含黏液、脓血，里急后重，多伴有高热等感染中毒症状。

8. D。**解析：** 粪便检查见成堆脓细胞，细菌培养阳性可确诊。

9～10. C、D。**解析：** 渗出性腹泻是肠黏膜炎症渗出大量黏液、脓血而致腹泻，如炎症性肠病、感染性肠炎、缺血性肠炎、放射性肠炎等。分泌性腹泻系肠道分泌大量液体超过肠黏膜吸收能力所致。如某些胃肠道内分泌肿瘤如胃泌素瘤、VIP瘤所致的腹泻。

11～12. A、A。**解析**：由肠蠕动亢进致肠内食糜停留时间缩短，未被充分吸收所致的腹泻，称为动力性腹泻，见于肠易激综合征、甲状腺功能亢进症、糖尿病等。

13～14. A、B。**解析**：渗透性腹泻是由肠内容物渗透压增高，阻碍肠内水分与电解质的吸收而引起，如乳糖酶缺乏，乳糖不能水解即形成肠内高渗。吸收不良性腹泻由肠黏膜吸收面积减少或吸收障碍所引起，如小肠大部分切除术后、吸收不良

综合征、热带口炎性腹泻、成人乳糜泻（麦胶性肠病）及消化酶分泌减少如慢性胰腺炎引起的腹泻等。

15～18. B、A、E、C。**解析**：霍乱多数以无痛性剧烈腹泻开始，不伴里急后重，呈黄色水样、米泔水样便或洗肉水样，有鱼腥味。急性出血坏死性肠炎所致腹泻为臭血水样便。阿米巴痢疾所致腹泻呈暗红色或者果酱样。轮状病毒肠炎所致腹泻为蛋花汤样便。

第十一节　呕　血

一、单选题：以下每道试题有五个备选答案，请选择一个最佳答案。

1. 剧烈呕吐后继而呕血，应警惕
   A. 食管静脉破裂出血
   B. 急性胃黏膜病变
   C. 消化性溃疡
   D. 食管贲门黏膜撕裂综合征
   E. 急性胃炎

2. 患者男，32岁，上腹部周期性节律性疼痛2周，今晨突然呕吐咖啡色液2次，解黑便1次，自觉头昏，乏力，出汗，心慌，脉率96次/分。该患者出血量估计为
   A. ＜200ml
   B. ＜400ml
   C. ＜1000ml
   D. ＜1500ml
   E. ＜2000ml

3. 患者男，30岁，因呕血1小时入院。查体：脉搏频数微弱、血压下降、呼吸急促。估计出血量达全身血量的
   A. 15%～19%
   B. 25%～29%
   C. 20%～40%
   D. 10%～14%
   E. 大于30%

4. 患者男，42岁，因呕血急诊住院。查体：心率160次/分，呼吸急促，BP

60/30mmHg。其出血量应是
   A. 50～100ml
   B. 100～400ml
   C. 1500～2500ml
   D. 400～500ml
   E. 800～1500ml

二、共用题干单选题：以下提供若干个案例，每个案例下设若干道试题，每道试题有五个备选答案，请选择一个最佳答案。

（5～6题共用题干）

患者男，49岁，腹胀黄疸8个月。查体：腹部膨隆，肝脾肿大，移动性浊音阳性，1天前进食时突然呕吐暗红色液体300ml，肝功能检查显著异常。

5. 其可能的病因为
   A. 食管贲门黏膜撕裂综合征
   B. 食管静脉曲张破裂
   C. 食管癌
   D. 急性胃黏膜损伤
   E. 胃体溃疡

6. 治疗不正确的是
   A. 卧床休息
   B. 进食高蛋白、高热量食物
   C. 禁酒

D. 利尿剂

E. 输新鲜血

参考答案与解析

1. D　2. C　3. E　4. C　5. B　6. B

2. C。**解析：**大便颜色和隐血试验：①出血量 5～50ml，大便隐血试验阳性；②出血量 50～100ml 以上黑便，出血量 500ml 以上呕血伴柏油样便。临床症状：①出血量少于 400ml：可无自觉症状；②急性出血在 400ml 以上：出现头晕、心慌、冷汗、乏力、口干等症状；③出血在 1200ml 以上：有晕厥、四肢冰凉、烦躁不安、尿少等休克症状，如果不能及时补充血容量，可危及生命；④急性上消化道出血达 2000ml 以上：除晕厥外，尚有气短、无尿症状。

3. E。**解析：**出血量在循环血容量的 30% 以上，有神志不清、面色苍白、心率加快、脉搏细弱、血压下降、呼吸急促等急性周围循环衰竭表现。

4. C。**解析：**出血量达 1600ml 以上，出现脉搏细微，甚至摸不清。收缩压可降至 50～70mmHg，更严重出血，血压可降至零，迅速导致失血性休克死亡。

第十二节　便　血

一、单选题：以下每道试题有五个备选答案，请选择一个最佳答案。

1. 下列可引起便血的结肠疾病是
   A. 肠伤寒
   B. 阿米巴痢疾
   C. 急性出血性坏死性肠炎
   D. 肠套叠
   E. 空肠憩室炎

2. 排便后有鲜红色血液滴下，常见出血部位是
   A. 十二指肠　　B. 小肠
   C. 横结肠　　　D. 乙状结肠
   E. 肛管

3. 便血伴腹部肿块的疾病不包括
   A. 结肠癌　　　B. 肠结核
   C. 细菌性痢疾　D. 肠套叠
   E. Crohn 病

4. 溃疡性结肠炎患者常见的表现是
   A. 腹痛时排血便或脓血便，便后腹痛减轻
   B. 排血便后腹痛不减轻
   C. 上腹绞痛或有黄疸伴便血
   D. 慢性、节律性、周期性上腹痛伴柏油样便
   E. 便后滴鲜血

5. 下列可引起便血的小肠疾病是
   A. 肠伤寒
   B. 急性细菌性痢疾
   C. 溃疡性结肠炎
   D. 血吸虫病
   E. 阿米巴痢疾

6. 便血，血色鲜红，黏附于粪便表面，便纸上可见血迹，提示
   A. 上消化道出血　B. 小肠出血
   C. 食管出血　　　D. 结肠出血
   E. 肛门或肛管疾病出血

二、共用题干单选题：以下提供若干个案例，每个案例下设若干道试题，每道试题有五个备选答案，请选择一个最佳答案。

(7～8 题共用题干)

患者男，65 岁，大便变细 1 个月，近

2 天排便后鲜血滴出。

7. 最可能的诊断是

 A. 小肠肿瘤   B. 阿米巴痢疾

 C. 肠结核   D. 直肠肿瘤

 E. 胃肿瘤

8. 为明确诊断，首选的检查是

 A. 腹部 CT   B. 腹平片

 C. 钡灌肠   D. 纤维结肠镜

 E. 腹部 B 超

三、共用备选答案单选题：以下提供若干组试题，每组试题共用试题前列出的五个备选答案，请为每道试题选择一个最佳答案。每个备选答案可能被选择一次、多次或不被选择。

（9～11 题共用备选答案）

 A. 稀水便伴脐周痛

 B. 稀烂便伴下腹痛

 C. 血便伴里急后重

 D. 洗肉水样大便

 E. 腹泻与便秘交替

9. 急性肠炎常见

10. 直肠癌常见

11. 结肠炎常见

（12～14 题共用备选答案）

 A. 内痔   B. 肛瘘

 C. 外痔   D. 直肠息肉

 E. 直肠癌

12. 直肠指检，扪到条索状，伴有轻压痛，挤压时外口有脓性分泌物流出。应考虑

13. 直肠指检，扪到质软可推动的圆形肿块，指套染有新鲜血迹。应考虑

14. 直肠指检，肠壁上扪到高低不平硬块，肠腔狭窄，指套染有脓血和黏液。应考虑

（15～16 题共用备选答案）

 A. 食管静脉曲张破裂出血

 B. 急性胃炎出血

 C. 反流性食管炎出血

 D. 食管贲门黏膜撕裂综合征

 E. 消化性溃疡出血

15. 患者女，56 岁，间断上腹部隐痛或不适 10 余天。去年发生过脑梗死，左侧偏瘫，1 周前服用阿司匹林，左上腹部疼痛加重，昨天黑便 2 次。考虑为

16. 患者男，52 岁，3 年来常有反酸、烧心、胸骨后有烧灼感，近 2 天症状加重，并排黑便 4 次。既往有食管裂孔疝。考虑为

参考答案与解析

1. B   2. E   3. C   4. A   5. A   6. E

7. D   8. D   9. A   10. C   11. B   12. B

13. D   14. E   15. B   16. C

 1. B。**解析：** 阿米巴痢疾是由溶组织内阿米巴感染所致的肠道疾病，主要病变部位在近端结肠和盲肠，临床表现轻重悬殊，典型表现有腹痛、腹泻、排暗红色果酱样便等。

 5. A。**解析：** 肠伤寒侵袭部位多为回肠。其他疾病好发部位多为结肠。

 6. E。**解析：** 血色鲜红不与粪便混合，仅黏附于粪便表面或于排便前后有鲜血滴出或喷射出者，提示为肛门或肛管疾病出血。上消化道出血多为柏油便。若短时间出血量 >1000ml，则大便可排出较鲜红色血便。左侧结肠出血，粪便可全为血液或与粪便混合；右侧结肠出血为暗红色或猪肝色，停留时间长可呈柏油样。小肠出血与右侧结肠出血相似，但更易呈柏油样便。

 7. D。**解析：** 血色鲜红不与粪便混合，仅黏附于粪便表面或于排便前后有鲜血滴出或喷射出者，提示为肛门或肛管疾病出血，如痔、肛裂或直肠肿瘤引起的出血。

第十三节 黄 疸

一、单选题：以下每道试题有五个备选答案，请选择一个最佳答案。

1. 黄疸鉴别正确的是
   A. 溶血性黄疸临床表现是皮肤呈柠檬黄，血液中以结合胆红素为主，贫血
   B. 肝细胞性黄疸的临床表现是皮肤呈浅黄至深黄，血液中以未结合胆红素为主
   C. 胆汁淤积性黄疸的临床表现是皮肤成暗黄色甚至黄绿色，血液中结合胆红素减少
   D. 胆汁淤积性黄疸时尿胆红素试验阳性，尿胆原缺如
   E. Rotor 综合征时血液中 UCB 增加

2. 区别肝外或肝内胆管阻塞的部位，下列检查最好的是
   A. X 线检查
   B. B 型超声波
   C. 十二指肠引流
   D. 电子计算机体层扫描
   E. 经十二指肠镜逆行胰胆管造影（ERCP）

3. 关于肝细胞性黄疸的病因，错误的是
   A. 病毒性肝炎   B. 肝硬化
   C. 钩端螺旋体病   D. 败血症
   E. 阵发性血红蛋白尿

4. 胆汁淤积性黄疸患者不可能出现的实验室检查结果是
   A. TB 增加   B. CB 降低
   C. ALP 增高   D. ALT 增高
   E. PT 延长

5. 以非结合胆红素增高为主的黄疸包括
   A. 肝炎

B. 胰头癌
C. 胆结石
D. 先天性溶血性贫血
E. 败血症

6. 有关黄疸分类，以下正确的是
   A. 自身免疫性溶血性贫血所致的黄疸属于肝细胞性黄疸
   B. 溶血性黄疸是因为结合胆红素大量增加造成的
   C. 病毒性肝炎以结合胆红素增加为主
   D. 胆汁淤积性黄疸以结合胆红素增加为主
   E. 最常见的黄疸原因为肝细胞性黄疸、胆汁淤积性黄疸

7. 肝细胞性黄疸的特点是
   A. 皮肤黄绿色
   B. 血中结合和非结合胆红素均增高
   C. 有血红蛋白尿
   D. 皮肤瘙痒显著
   E. 尿胆原减少

8. 以结合胆红素增高为主的黄疸包括
   A. 肝炎后高胆红素血症
   B. 先天性溶血性黄疸
   C. Gilbert 综合征
   D. 新生儿生理性黄疸
   E. 胆总管结石

9. 关于胆汁淤积性黄疸的实验室检查，错误的是
   A. 尿胆原增加
   B. 总胆红素增加
   C. 结合胆红素 >50% ~60%
   D. 碱性磷酸酶显著增加
   E. 尿胆红素明显增加

10. 溶血性黄疸的特征不包括
    A. 有骨髓增生旺盛的表现
    B. 皮肤瘙痒
    C. 有脾大
    D. 血红蛋白尿
    E. 尿中尿胆原增加

11. 右上腹剧痛、寒战高热、黄疸，被称为
    A. Gilbert 综合征
    B. Charcot 三联征
    C. Rotor 三联征
    D. Dubin – Johnson 三联征
    E. Crigler – Najjar 综合征

12. 下列说法正确的是
    A. 胆红素是体内衰老的红细胞分解产生的
    B. 游离胆红素与血清蛋白结合后成为结合胆红素，可从尿液中排出
    C. 游离胆红素进入肠道后，由肠道细菌的脱氢作用还原为尿胆原
    D. 尿检中的胆红素为游离胆红素
    E. 胆红素的肠肝循环指的是结合胆红素在肝脏和肠道之间的转运、代谢变化

13. 以下哪项不符合胆汁淤积性黄疸的特征
    A. 一定伴有不同程度的贫血
    B. 常伴有凝血功能障碍
    C. 黄疸较深，皮肤呈暗黄色或黄绿色，常有皮肤瘙痒
    D. 常有血清胆固醇脂水平升高
    E. 常伴有大便颜色变浅或排白陶土样大便

14. 按病因学分类黄疸可分为以下几种，除外
    A. 药物性黄疸
    B. 胆汁淤积性黄疸

C. 溶血性黄疸
    D. 肝细胞性黄疸
    E. 先天性非溶血性黄疸

15. 对于黄疸的叙述，哪项是不正确的
    A. 黄疸患者巩膜黄染，首先出现在角膜外周
    B. 胡萝卜血症可引起巩膜黄染，皮肤不黄
    C. 眼结膜下脂肪积聚，往往分布不均匀
    D. 胡萝卜血症可引起皮肤黄染，巩膜不黄
    E. 假性黄疸时血清胆红素浓度正常

16. 关于结合胆红素错误的是
    A. 肝细胞内非结合胆红素的载体只有一种 Y 蛋白
    B. 非结合胆红素于肝细胞光面内织网中与葡萄糖醛酸结合
    C. 结合胆红素是葡萄糖醛酸酯
    D. 结合胆红素是水溶性的
    E. 结合胆红素可以出现在尿内

17. 下列能被正常的肾小球滤过膜滤过的物质是
    A. 红细胞   B. IgE
    C. 白蛋白   D. 葡萄糖
    E. IgA

18. 下列引起黄疸的疾病中，属于先天性溶血性疾病的是
    A. 新生儿溶血
    B. 蚕豆病
    C. 海洋性贫血
    D. 阵发性睡眠性血红蛋白尿
    E. 自身免疫性溶血性贫血

19. 患者男，38 岁，突发右上腹部绞痛 4 小时，既往体健。查体：皮肤巩膜轻度黄染，心肺无异常，腹平软，右上

腹压痛，肌紧张，反跳痛可疑，墨菲征阳性，肝、脾肋下未触及。诊断可能为

A. 急性肝炎肝细胞性黄疸

B. 胰腺癌梗阻性黄疸

C. 溶血性黄疸

D. 胆囊结石肝外梗阻

E. 肝内胆汁淤积性黄疸

二、共用题干单选题：以下提供若干个案例，每个案例下设若干道试题，每道试题有五个备选答案，请选择一个最佳答案。

（20～23 题共用题干）

患者女，45 岁，右上腹绞痛。查体：皮肤、巩膜未见黄染。辅助检查：腹部超声示胆总管结石，血清总胆红素 26μmol/L。

20. 关于黄疸的诊断，该患者符合

A. 无黄疸　　　　B. 隐性黄疸

C. 轻度黄疸　　　D. 中度黄疸

E. 重度黄疸

21. 该患者行血胆红素测定时，可出现

A. 血清总胆红素和非结合胆红素升高

B. 血清总胆红素和结合胆红素升高

C. 血清总胆红素和结合胆红素及非结合胆红素均升高

D. 结合胆红素/总胆红素比值 <20%

E. 结合胆红素/总胆红素比值 >35%

22. 该患者的尿胆红素代谢检查可出现

A. 尿胆原正常，胆红素阴性

B. 尿胆原明显升高，胆红素阴性

C. 尿胆原减少，胆红素强阳性

D. 尿胆原中度升高，胆红素阳性

E. 尿胆原减少，胆红素阴性

23. 该患者黄疸发生的机制为

A. 肝内胆汁淤积

B. 肝内阻塞性黄疸

C. 肝外胆管外阻塞

D. 肝外胆管内阻塞

E. 肝细胞性黄疸

三、共用备选答案单选题：以下提供若干组试题，每组试题共用试题前列出的五个备选答案，请为每道试题选择一个最佳答案。每个备选答案可能被选择一次、多次或不被选择。

（24～25 题共用备选答案）

A. 胆红素生成过多

B. 肝细胞摄取胆红素障碍

C. 肝细胞排泌结合胆红素功能障碍

D. 肝内胆汁淤积

E. 肝外胆汁淤积

24. Gilbert 综合征的机制是

25. Dubin－Johnson 综合征的机制是

（26～27 题共用备选答案）

A. 肝细胞对结合胆红素及其他有机阴离子毛细胆管排泄障碍多

B. 肝细胞摄取游离胆红素和排泄结合胆红素均有先天性缺陷多

C. 胆红素生成过多

D. 肝细胞摄取游离胆红素障碍及线粒体内葡萄糖醛酸转移酶不足

E. 肝细胞缺乏葡萄糖醛酸转移酶致游离胆红素不能形成结合胆红素

26. Crigler－Najjar 综合征的机制是

27. Rotor 综合征的机制是

参考答案与解析

1. D　2. E　3. E　4. B　5. D　6. D
7. B　8. E　9. A　10. B　11. B　12. E
13. A　14. A　15. B　16. A　17. D　18. C
19. D　20. B　21. E　22. C　23. D　24. B
25. C　26. E　27. B

2. E。**解析**：ERCP 可通过内镜直接观察壶腹区与乳头部有无病变，可经造影区

别肝外或肝内胆管阻塞的部位，也可间接了解胰腺有无病变。

3. E。**解析**：肝细胞性黄疸多由各种致肝细胞严重损害的疾病引起，如病毒性肝炎、肝硬化、中毒性肝炎、钩端螺旋体病、败血症等。

4. B。**解析**：胆汁淤积性黄疸 CB 明显增加。

5. D。**解析**：溶血性黄疸是由于单核 – 吞噬细胞系统对红细胞破坏过多，或红细胞的缺陷，造成游离胆红素增多，超过了肝细胞对胆红素的摄取，转化和排泄清除能力，造成血液中游离胆红素明显增高，即非结合胆红素升高。

7. B。**解析**：肝细胞性黄疸是由于肝脏损伤，肝细胞对胆红素的摄取、转化和排泄清除能力下降所致，此时血液中不仅游离型胆红素（非结合胆红素）增高，且由于肝细胞肿胀、坏死及毛细血管等病变造成结合胆红素和尿胆原逆流入血，使血液及尿液中结合胆红素及尿胆原均升高。

13. A。**解析**：胆汁淤积性黄疸的特征是常伴凝血功能障碍、血清胆固醇脂水平升高、大便颜色变浅或排白陶土样大便，黄疸较深，皮肤呈暗黄色或黄绿色，常有皮肤瘙痒，血清直接胆红素严重升高，间接胆红素正常，尿胆原减少或缺如，粪胆原减少或缺如。

14. A。**解析**：黄疸是由于血清中胆红

素升高致使皮肤、黏膜和巩膜发黄的症状和体征。按病因学分类：溶血性黄疸，肝细胞性黄疸，胆汁淤积性黄疸，先天性非溶血性黄疸。

16. A。**解析**：非结合胆红素通过血循环运输至肝脏，与白蛋白分离后被肝细胞摄取，在肝细胞内与 Y、Z 两种载体蛋白结合，并被运输至肝细胞光面内质网的微粒体部分经葡萄糖醛酸转移酶的催化作用与葡萄糖醛酸结合，形成胆红素葡萄糖醛酸酯或称结合胆红素。

17. D。**解析**：肾小球滤过膜滤过能力取决于被滤过分子的大小和电荷。葡萄糖能被正常的肾小球滤过膜滤过。

21. E。**解析**：胆总管结石可引起胆汁淤积性黄疸，但目前患者皮肤巩膜未见黄染，还未到达黄疸的程度，患者胆红素未必升高，但早期即可出现结合胆红素的比例增高。

24 ～ 25. B、C。**解析**：Gilbert 综合征指由肝细胞摄取非结合胆红素功能障碍及微粒体内葡萄糖醛酸转移酶不足，致血中非结合胆红素增高而出现黄疸。Dubin – Johnson 综合征是由于毛细胆管对有机阴离子的转运障碍，致使结合胆红素从肝细胞向毛细胆管的运转发生障碍，结果使结合胆红素反流入血，血结合胆红素水平增高，患者出现黄疸。

第十四节 腹 水

单选题：以下每道试题有五个备选答案，请选择一个最佳答案。

1. 最可能引起漏出液的是
   A. 恶性肿瘤　　　　B. 结核病
   C. 食管破裂　　　　D. 胸导管阻塞
   E. 肝硬化

2. 有关腹水的诊断思路，以下错误的是
   A. 首先确定有无腹水，其次确定是渗出液还是漏出液，再次确定良恶性

疾病所致，这是最基本思路

B. 需要区别腹水感染性与非感染性

C. 对任何女性腹水患者要排除妇科肿瘤

D. 腹水患者查食管钡餐透视、X 线无价值

E. 腹部 B 超、腹部 CT 有助于确定肝胆胰疾病

3. 乳糜性腹腔积液的特点不包括

A. 外观呈乳状浑浊

B. pH 值为碱性

C. 苏丹Ⅲ染成红色

D. 乙醚提取后，腹腔积液变清

E. 显微镜下多见胆固醇结晶

4. 下列有关腹水发生的说法，正确的是

A. 腹水形成与淋巴循环受阻无关

B. 肾脏因素对腹水形成最为重要

C. 腹膜炎症性疾病不会引起腹水

D. 肝硬化时清蛋白合成减少，肝淋巴液生成增多，腹水增加

E. 肾血流量减少，跟促进腹水形成无关

5. 关于腹水的鉴别依据，以下正确的是

A. 腹水中蛋白质定量

B. 腹水/血清 LDH 比值 >1 时，可除外癌肿

C. 血清腹水清蛋白浓度梯度（SAAG）>11g/L 为漏出液

D. 腹水中白细胞数 > 100×10^6/L，中性多核 >50%，腹水 pH <7. 15 时多为感染性的渗出液

E. 真性乳糜腹水常见于腹膜炎或肾病

6. 下列体征提示有少量腹水存在的是

A. 腹部向前隆起

B. 最大腹围在脐孔水平以下

C. 水坑征阳性

D. 有振水音

E. 平卧位时，腹部叩诊中部呈鼓音，侧腹为浊音

7. 下列有关腹水的说法，错误的是

A. 腹部移动性浊音阳性，提示腹水量达到 1000 ~ 1500ml

B. 腹水最常见的原因是肝脏疾病

C. 肾脏疾病是引起腹水的最常见原因

D. 低蛋白血症也可致腹水生成

E. 腹膜肿瘤常引起血性腹水

8. 以下对血容量变化较敏感的内分泌调节系统是

A. 肾素 - 血管紧张素 - 醛固酮系统

B. PTH - 降钙素 - 1, 25 - $(OH)_2D_3$ 调节系统

C. 下丘脑的 AVP - AVP 受体系统

D. 下丘脑的摄食 - 食欲中枢和脂肪细胞

E. 下丘脑 - 垂体 - 甲状腺轴

9. 腹水的物理诊断特征不包括

A. 蛙状腹

B. 移动性浊音阳性

C. 腹围增加和脐疝

D. 液波震颤

E. 海蛇头

10. 肝硬化腹水患者，近日发热，腹水量增加，腹水常规：Rivalta 试验（＋），比重 1.019，蛋白 25g/L，细胞数 600×10^6/L，多形核细胞 80%。最可能并发

A. 原发性肝癌　　　B. 自发性腹膜炎

C. 结核性腹膜炎　　D. 癌性腹膜炎

E. 肝肾综合征

11. 患者男，44 岁，长期大量饮酒史，近日去医院检查诊断为肝硬化。该患者最突出的临床表现是

A. 腹水　　　　　　B. 恶心

C. 腹胀　　　　　　D. 食欲缺乏

E. 黄疸

参考答案与解析

1. E　　2. D　　3. E　　4. D　　5. C　　6. C
7. C　　8. A　　9. E　　10. B　　11. A

3. E。**解析**：乳糜腹腔积液为来自肠道的淋巴液进入腹腔内所致，脂肪的含量

常大于 2g/L，但胆固醇的含量不高，镜下可见脂肪滴。

10. B。**解析**：肝硬化患者出现上述情况，提示已经发生自发性弥漫性腹膜炎，多发生在肝硬化晚期。

11. A。**解析**：肝硬化突出表现为腹水。

第十五节　肝大

一、单选题：以下每道试题有五个备选答案，请选择一个最佳答案。

1. 弥漫性肝肿大不见于

　A. 血吸虫病　　　　B. 肝炎

　C. 肝淤血　　　　　D. 晚期肝硬化

　E. 脂肪肝

二、共用备选答案单选题：以下提供若干组试题，每组试题共用试题前列出的五个备选答案，请为每道试题选择一个最佳答案。每个备选答案可能被选择一次、多次或不被选择。

（2~4 题共用备选答案）

　A. 急性肝炎　　　　B. 肝淤血

　C. 肝硬化　　　　　D. 脂肪肝

　E. 右下肺不张

2. 肝明显大，肝颈回流征阳性，见于

3. 肝大质软，表面光滑，见于

4. 早期肝大，晚期缩小，见于

（5~6 题共用备选答案）

　A. 急性肝炎

　B. 大量气胸

　C. 大量胸腔积液

　D. 脂肪肝

　E. 右下肺不张

5. 肝轻度大，见于

6. 肝浊音界上移，见于

参考答案与解析

1. D　　2. B　　3. D　　4. C　　5. A　　6. E

1. D。**解析**：晚期肝硬化表现为肝脏缩小。

第十六节　淋巴结肿大

一、单选题：以下每道试题有五个备选答案，请选择一个最佳答案。

1. 关于正常淋巴结的描述，错误的是

　A. 有压痛

　B. 表面光滑

　C. 质地柔软

　D. 直径多为 0.2~0.5cm

　E. 与毗邻组织无粘连

2. 淋巴瘤最典型的临床表现是

　A. 慢性、进行性、无痛性淋巴结肿大

B. 发热

C. 贫血

D. 体重减轻

E. 肝、脾大

3. 恶性肿瘤可发生淋巴结转移，如果体检发现右侧锁骨上窝淋巴结肿大。首先应考虑

　　A. 左侧甲状腺癌

　　B. 纵隔肿瘤

　　C. 肺癌或支气管癌

　　D. 胃癌或食管癌

　　E. 右侧乳腺癌

4. 一般不会引起全身淋巴结肿大的是

　　A. 链霉素过敏

　　B. 白血病

　　C. 淋巴瘤

　　D. 再生障碍性贫血

　　E. 传染性单核细胞增多症

5. 关于持续性全身淋巴结肿大综合征的特点，不正确的是

　　A. 淋巴结肿大直径 1cm 以上

　　B. 淋巴结持续肿大 3 个月以上

　　C. 除腹股沟淋巴结外，全身其他部位 3 处或以上淋巴结肿大

　　D. 为 HIV 侵入人体后 Ⅲ 期临床表现

　　E. 病理表现为淋巴结反应性增生

6. 患者男，28 岁，发热，关节疼痛半年，晒太阳后面部出现红斑。查体：全身淋巴结肿大、质软、活动、无压痛，尿蛋白（＋＋），抗链"O"（＋），抗核抗体阳性，抗双链 DNA 抗体阳性。最可能的诊断为

　　A. 全身坏死性淋巴结炎

　　B. 局限性淋巴结炎

　　C. 慢性淋巴结炎

　　D. 淋巴结结核

　　E. 淋巴瘤

二、共用备选答案单选题：以下提供若干组试题，每组试题共用试题前列出的五个备选答案，请为每道试题选择一个最佳答案。每个备选答案可能被选择一次、多次或不被选择。

（7～8 题共用备选答案）

　　A. 左锁骨上淋巴结

　　B. 右锁骨上淋巴结

　　C. 腋窝淋巴结

　　D. 颌下淋巴结

　　E. 腹股沟淋巴结

7. 胃癌常转移到

8. 肺癌常转移到

（9～10 题共用备选答案）

　　A. 霍奇金淋巴瘤

　　B. 嗜酸性粒细胞淋巴肉芽肿

　　C. 血管滤泡性淋巴结增多症

　　D. 淋巴细胞白血病

　　E. 单克隆免疫球蛋白病

9. 属于良性淋巴结肿大的病因是

10. 介于良恶性之间的淋巴结肿大的病因是

参考答案与解析

1. A　2. A　3. C　4. D　5. C　6. A

7. A　8. B　9. B　10. C

1. A。**解析：** 正常情况下表浅淋巴结很小，直径多为 0.2～0.5cm，质地柔软，表面光滑，无压痛，与毗邻组织无粘连，常呈链状与组群分布，常不易触及。

2. A。**解析：** 淋巴瘤是淋巴组织恶性增殖性疾病，慢性、进行性、无痛性淋巴结肿大是其最典型的临床表现。其余各项虽也是淋巴瘤的临床表现，但无特异性，也常见于其他疾病。

3. C。**解析：** 恶性肿瘤可发生淋巴结转移，如果体检发现右侧锁骨上窝淋巴结

肿大，首先应考虑肺癌或支气管癌。

4. D。解析：再生障碍性贫血不会引起全身淋巴结肿大。

第十七节　紫　癜

一、单选题：以下每道试题有五个备选答案，请选择一个最佳答案。

1. 患者女，23岁，查体可见下肢散在直径3～5mm皮下出血区。应诊断为
   A. 血肿　　　　　　B. 瘀点
   C. 瘀斑　　　　　　D. 紫癜
   E. 荨麻疹

2. 紫癜与充血性皮疹的主要区别是
   A. 颜色的不同
   B. 形态不同
   C. 按压后是否褪色或消失
   D. 是否高起皮肤表面
   E. 是否有皮肤脱屑

3. 患者男，20岁，1周来四肢对称性出现紫癜，略突出皮面伴瘙痒。该患者出现紫癜最可能的机制是
   A. 抗凝物质增多
   B. 血小板数量减少
   C. 凝血因子缺乏
   D. 血小板功能异常
   E. 血管异常

4. 患者男，30岁。查体：皮肤多个紫红色片状改变，压之不褪色，直径4mm。应诊断为
   A. 紫癜　　　　　　B. 瘀斑
   C. 瘀点　　　　　　D. 血肿
   E. 玫瑰疹

二、共用备选答案单选题：以下提供若干组试题，每组试题共用试题前列出的五个备选答案，请为每道试题选择一个最佳答案。每个备选答案可能被选择一次、多次或不被选择。

（5～7题共用备选答案）
   A. 紫癜伴发热
   B. 紫癜伴黄疸
   C. 紫癜伴肝、脾、淋巴结肿大
   D. 紫癜伴休克
   E. 双下肢对称性紫癜伴荨麻疹

5. 肝脏病的症状是
6. 败血症的症状是
7. 血液系统疾病的症状是

参考答案与解析

1. D　2. C　3. E　4. A　5. B　6. A
7. C

1. D。解析：皮肤或黏膜下出血，出血直径为2～5mm者为紫癜，直径不超过2mm者称出血点或瘀点，直径5mm以上者为瘀斑。

2. C。解析：皮疹加压时可褪色或消失，紫癜为皮肤出血点，加压时不褪色。

4. A。解析：皮肤或黏膜下出血，出血直径为2～5mm者为紫癜，一般不高出皮面，仅于过敏性紫癜时可稍隆起，开始为紫红色，压不褪色，以后逐渐变浅，至2周左右变黄而消退。

第十八节　脾肿大

一、单选题：以下每道试题有五个备选答案，请选择一个最佳答案。

1. 浸润性脾肿大的病因不包括
    A. 遗传性球形细胞增多症
    B. 恶性淋巴瘤
    C. 真性红细胞增多症
    D. 原发性血小板增多症
    E. 慢性粒细胞白血病

2. 中度脾肿大常见于
    A. 肝硬化
    B. 骨髓纤维化
    C. 慢性粒细胞白血病
    D. 黑热病
    E. 伤寒

3. 中度脾肿大的标准为
    A. 脾肋下 2cm
    B. 脾肋下 >2cm，在脐平以上
    C. 脾肋下 >5cm，在脐平以下
    D. 脾脏达脐平以下，但未达盆腔
    E. 脾脏大，超过前正中线

4. 关于脾肿大的测量及计量方法，正确的是
    A. 第Ⅲ线指脾右缘与前正中线的距离
    B. 临床工作中脾肿大时要加做脾第Ⅲ线的测量
    C. 脾缘超过脐水平线或前正中线称为中度脾肿大
    D. 左锁骨中线与左肋缘交点至全脾最远点的距离为第Ⅰ线
    E. 脾缘超过肋下 2cm 为轻度脾肿大

二、共用备选答案单选题：以下提供若干组试题，每组试题共用试题前列出的五个备选答案，请为每道试题选择一个最佳答案。每个备选答案可能被选择一次、多次或不被选择。

（5 ~ 7 题共用备选答案）
    A. 免疫性脾肿大
    B. 感染性脾肿大
    C. 浸润性脾肿大
    D. 淤血性脾肿大
    E. 原发性脾肿大

5. 传染病单核细胞增多症的脾肿大是

6. 慢性粒细胞白血病的脾肿大是

7. 肝硬化的脾肿大是

参考答案与解析

1. A　2. A　3. B　4. A　5. B　6. C
7. D

2. A。**解析：** 中度脾肿大常见于肝硬化，疟疾后遗症，慢性淋巴细胞白血病，慢性溶血性黄疸，淋巴瘤，系统性红斑狼疮等。

3. B。**解析：** 脾肿大分度标准：①轻度肿大，不超过肋缘下 2cm；②中度肿大，超过 2cm 至脐水平线以上；③高度肿大（巨脾），超过脐水平线或前正中线。

4. A。**解析：** 第Ⅰ线测量左锁骨中线与肋缘交点至脾下缘距离；第Ⅱ线测量左锁骨中线与肋缘交点至脾脏最远点的距离；第Ⅲ线指脾右缘与前正中线的距离。

第十九节　尿量异常

一、单选题：以下每道试题有五个备选答案，请选择一个最佳答案。

1. 患者女，40 岁，口渴、多饮、多尿 2 个月，24 小时尿量为 5000 ~ 7000ml。首先应做的检查是
   A. 肾脏 B 超
   B. 肾功能
   C. 尿比重和尿渗透压
   D. 头颅 CT
   E. 血钾测定

2. 关于少尿和无尿的原因，不正确的是
   A. 有效血容量减少
   B. 休克
   C. 高血压危象
   D. 原发性醛固酮增多症
   E. 大剂量使用氨基糖苷类抗生素

3. 以下关于抗利尿激素分泌不当综合征临床特点的叙述，不正确的是
   A. AVP 分泌异常减少，多尿、多饮，尿比重降低
   B. AVP 分泌异常增多，表现为水潴留、稀释性低钠血症
   C. 可继发于某些恶性肿瘤
   D. 血浆渗透压低于 275mmol/L
   E. 尿渗透压高于血渗透压

4. 如患者出现无尿，24 小时尿量应少于
   A. 1000ml　　　　B. 500ml
   C. 400ml　　　　D. 100ml
   E. 50ml

5. 某患者，尿量增多，>4000ml/d，尿比重 1.028。可能性最大的是

   A. 尿崩症
   B. 慢性肾小球肾炎
   C. 糖尿病
   D. 服利尿药的作用
   E. 大量饮水后

6. 下列由下丘脑产生的激素是
   A. 生长激素
   B. 降钙素
   C. 泌乳素
   D. 黑色素细胞刺激素
   E. 抗利尿激素

7. 少尿的定义是
   A. 24 小时尿量 <50ml
   B. 24 小时尿量 <100ml
   C. 24 小时尿量 <400ml
   D. 24 小时尿量 <500ml
   E. 24 小时尿量 <1000ml

8. 引起肾前性少尿或无尿的常见原因有
   A. 急性肾盂肾炎
   B. 严重低血压、脱水、失血、休克等
   C. 急性肾小球肾炎
   D. 肾结石
   E. 慢性肾盂肾炎

二、共用题干单选题：以下提供若干个案例，每个案例下设若干道试题，每道试题有五个备选答案，请选择一个最佳答案。

（9 ~ 10 题共用题干）

　　患者男，32 岁，浮肿伴尿中泡沫增多 1 个月，24 小时尿量进行性减少至 300 ~ 400ml，伴头痛，乏力。尿蛋白（＋＋＋＋），

红细胞管型（+），尿比重 1.022，血清肌酐 600μmol/L。

9. 少尿最可能的原因是

A. 肾前性少尿

B. 肾小球疾病

C. 肾小管 - 间质疾病

D. 肾后性

E. 下尿路梗阻

10. 最重要的检查是

A. 肾脏 B 超

B. 头颅 CT 平扫

C. 尿红细胞位相

D. 尿蛋白电泳

E. 肾穿刺活检

(11 ~ 13 题共用题干)

患者男，42 岁，车祸后脾破裂大出血，继而出现尿量减少。

11. 确定患者是肾前性还是肾性少尿的检查是

A. 24 小时尿量

B. 血红蛋白测定

C. 血钾测定

D. 血肌酐及尿素氮测定

E. 尿渗透压或尿比重测定

12. 如果检查结果为尿沉渣阴性，血尿素 32mmol/L，血肌酐 520μmol/L，血红蛋白 55g/L，尿渗透压 320mOsm/L。可能的诊断是

A. 肾前性少尿

B. 急性肾小管坏死

C. 肾后性少尿

D. 急性肾小球坏死

E. 血红蛋白尿导致的肾损伤

13. 目前最根本的治疗是

A. 肾透析

B. 大量补液 + 手术

C. 使用抗生素

D. 输血

E. 输血 + 手术治疗

参考答案与解析

1. C   2. D   3. A   4. D   5. C   6. E
7. C   8. B   9. B   10. E   11. E   12. B
13. E

1. C。**解析：** 多尿患者在诊断上应首先明确尿比重和尿渗透压，再对不同疾病进行鉴别诊断。

3. A。**解析：** 抗利尿激素分泌异常综合征是因抗利尿激素（ADH，即 AVP）或类似抗利尿激素样物质分泌过多使得水的排泄发生障碍所致，改变以低钠血症为突出表现。可继发于某些恶性肿瘤，尿渗透压减低，血浆渗透压升高。

4. D。**解析：** 24 小时尿量少于 100ml，或 12 小时完全无尿，称无尿。

5. C。**解析：** 五个选项所述情况均可使尿量增多，但该患者的尿比重较高，为 1.028，糖尿病的可能性最大。

6. E。**解析：** 下丘脑视上核分泌血管加压素（抗利尿激素）。

7. C。**解析：** 24 小时尿量少于 400ml，或每小时尿量少于 17ml，称少尿。

8. B。**解析：** 引起肾前性少尿或无尿的常见原因有严重低血压、脱水、失血、休克等。

第二十节 尿路刺激征

一、单选题：以下每道试题有五个备选答案，请选择一个最佳答案。

1. 不会引起多尿性尿频的疾病是
   A. 尿崩症
   B. 糖尿病
   C. 精神性多饮
   D. 急性肾衰竭多尿期
   E. 膀胱炎

2. 受刺激后，可产生尿路刺激征的部位是
   A. 膀胱三角区和膀胱颈
   B. 输尿管
   C. 尿道
   D. 膀胱前壁和膀胱颈
   E. 膀胱后壁和膀胱颈

3. 尿急最常见于
   A. 肾结石
   B. 使用环磷酰胺
   C. 前列腺炎
   D. 膀胱癌
   E. 急性膀胱炎

4. 尿路刺激征不包括
   A. 尿急
   B. 尿频
   C. 难以控制尿意
   D. 排尿困难
   E. 尿痛

5. 血尿伴尿流中断见于
   A. 肾或输尿管结石
   B. 膀胱和尿道结石
   C. 前列腺癌
   D. 膀胱炎
   E. 肾盂肾炎

6. 有关尿路刺激征的说法，错误的是
   A. 感染是引起尿路刺激征的最常见原因
   B. 尿道梗阻除引起尿路刺激征，还会导致排尿困难
   C. 大量饮水、使用利尿剂常出现尿频
   D. 神经源性膀胱常引起尿急、尿频
   E. 肿瘤不会导致尿路刺激征

二、共用备选答案单选题：以下提供若干组试题，每组试题共用试题前列出的五个备选答案，请为每道试题选择一个最佳答案。每个备选答案可能被选择一次、多次或不被选择。

(7 ~ 9 题共用备选答案)
   A. 神经源性膀胱功能障碍
   B. 膀胱肿瘤
   C. 尿路结石伴感染
   D. 肾下垂
   E. 尿路梗阻

7. 尿意频繁至不能离开便器，尿量不多，无尿痛，见于

8. 患者女，60 岁，常有尿频、尿急，无尿痛，尿常规检查正常。最可能的诊断是

9. 发热，尿痛，血尿，伴腰部痛向会阴放射，见于

🔍 参考答案与解析

1. E   2. A   3. E   4. D   5. B   6. E
7. B   8. A   9. C

1. E。解析：膀胱炎不会引起多尿性尿频。

3. E。解析：尿急见于急性膀胱炎、尿道炎、前列腺炎、输尿管下段结石、膀胱癌、神经源性膀胱等；少数与精神因素有关。最常见于急性膀胱炎。

5. B。解析：膀胱结石或尿道结石多有尿流中断。

第二十一节 血 尿

一、单选题：以下每道试题有五个备选答案，请选择一个最佳答案。

1. 下列疾病关于临床表现的描述，不正确的是
   A. 膀胱炎可出现尿频、尿急、尿痛
   B. 糖尿病出现尿频，但无尿急、尿痛
   C. 膀胱结核仅有尿频，无尿急、尿痛和血尿
   D. 膀胱癌有尿频、尿急、血尿，但多无尿痛
   E. 尿频、尿急、尿痛伴会阴、腹股沟胀痛见于急性前列腺炎

2. 有关血尿的叙述，不正确的是
   A. 肉眼血尿一般略浑浊
   B. 肉眼血尿离心后，上清液无色或淡黄色透明
   C. 血尿的尿沉渣镜检红细胞＞2 个/高倍视野
   D. 假性血尿可能是月经污染
   E. 血尿可分为肉眼血尿和镜下血尿

3. 血尿的病因不包括
   A. 各种肾小球病变
   B. 抗凝药物过量
   C. 凝血功能障碍
   D. 尿路结石
   E. 失血性休克

4. 下列关于血尿的描述，错误的是
   A. 血尿伴肾绞痛见于泌尿系结石
   B. 血尿伴双侧肾肿大见于肾癌
   C. 血尿伴水肿可见于肾小球肾炎
   D. 血尿伴乳糜尿见于丝虫病
   E. 无症状血尿可见于肾结核

5. 区别血尿与血红蛋白尿的主要方法是
   A. 观察血尿颜色
   B. 做尿胆原测验
   C. 做尿隐血试验
   D. 做尿三杯试验
   E. 做尿沉渣镜检

6. 关于血尿病因的描述，错误的是
   A. 98％由泌尿系统疾病引起
   B. 甲状旁腺功能亢进症
   C. 急进性高血压
   D. 环磷酰胺引起的出血性膀胱炎
   E. 胃溃疡

7. 患者男，66 岁，1 周前曾有 1 次肉眼血尿，可见血块，现尿常规正常。下一步的处理是
   A. 抗生素治疗
   B. B 超检查以排除泌尿系统肿瘤
   C. 切除扁桃体
   D. 无需任何检查与随访
   E. 肾穿刺

8. 关于血尿的叙述，错误的是
   A. 不见于正常人
   B. 可见于感染性疾病
   C. 急性阑尾炎可有血尿
   D. 泌尿系统疾病是最常见原因
   E. 可为某些药物的不良反应

二、共用题干单选题：以下提供若干个案例，每个案例下设若干道试题，每道试题有五个备选答案，请选择一个最佳答案。

（9～11 题共用题干）

患者女，30 岁，咽痛 3 天后出现洗肉水样尿，伴有乏力，无水肿。

9. 若患者做尿沉渣镜检后诊断为血尿，则

尿中红细胞应

A. <3 个　　　　　B. >1 个

C. >3 个　　　　　D. ≥2 个

E. <2 个

10. 该患者有血尿。区分血尿来源的首选检查是

    A. 尿找抗酸杆菌

    B. 膀胱镜检查

    C. 尿红细胞位相

    D. 尿细菌培养

    E. 静脉肾盂造影

11. 如血尿为肾小球源性血尿，可见

    A. 尿红细胞容积分布曲线为对称性曲线

    B. 新鲜尿沉渣相差显微镜检查为均一形态正常红细胞尿

    C. 新鲜尿沉渣相差显微镜检查为变形红细胞尿

    D. 尿红细胞容积峰值大于静脉红细胞分布曲线的红细胞容积峰值

    E. 新鲜尿沉渣相差显微镜检查为变形白细胞尿

三、共用备选答案单选题：以下提供若干组试题，每组试题共用试题前列出的五个备选答案，请为每道试题选择一个最佳答案。每个备选答案可能被选择一次、多次或不被选择。

（12～14 题共用备选答案）

    A. 深茶色样尿　　　B. 均一红细胞尿

    C. 红色尿　　　　　D. 变形红细胞尿

    E. 葡萄酒色尿

12. 患者男，27 岁，突发左下腹绞痛，并放射至腰部及阴囊、右大腿内侧，肉眼血尿，B 超示左侧输尿管下段结石。尿红细胞检查应为

13. 患者男，32 岁，因交通事故左侧肢体广泛挤压伤。可出现

14. 患者男，24 岁，咳嗽、盗汗、食欲减退、午后低热半年。呼吸科诊断：肺结核。服用利福平 0.45g，qd。可出现

参考答案与解析

1. C　　2. C　　3. E　　4. B　　5. E　　6. E

7. B　　8. A　　9. C　　10. C　　11. C　　12. B

13. A　　14. C

  1. C。**解析：** 膀胱结核有尿痛及血尿。

  2. C。**解析：** ①肉眼血尿一般略浑浊，如洗肉水样，可略呈云雾状；非血尿的红色尿多为透明的红色；②肉眼血尿离心后，上清液变为无色或淡黄色透明，其他原因的红色尿仍为红色；③血尿的尿沉渣显微镜检查为红细胞 >3 个/高倍视野，肉眼血尿可呈现满视野的红细胞；④排除假性血尿、确立真性血尿，主要通过询问病史，除外女性月经污染尿液和极少见的伪造血尿的情况。

  4. B。**解析：** 血尿伴肾肿块，单侧可见于肿瘤、肾积水和肾囊肿；双侧肿大见于先天性多囊肾，触及移动性肾脏见于肾下垂或游走肾。

  5. E。**解析：** 血红蛋白尿由溶血引起，呈均匀暗红或似酱油色，无沉淀，镜检无红细胞。

  12～14. B、A、C。**解析：** 结石的血尿为器质性损伤造成，为均一红细胞尿。挤压综合征可导致肌红蛋白尿，尿液可呈浓茶色或酱油色。服用某些药物如大黄、利福平、氨基比林或进食某些红色蔬菜可排红色尿，但镜检无红细胞。

第二十二节 头 痛

一、单选题：以下每道试题有五个备选答案，请选择一个最佳答案。

1. 大叶性肺炎患者同时出现头痛，头痛原因最可能为
   - A. 颅脑病变
   - B. 颅外病变
   - C. 全身性疾病
   - D. 神经衰弱
   - E. 癔症

2. 可引起头痛的全身性疾病是
   - A. 结缔组织病
   - B. 脑外伤
   - C. 脑出血
   - D. 三叉神经痛
   - E. 偏头痛

3. 关于偏头痛的防治，不正确的是
   - A. 避免过度疲劳和精神紧张
   - B. 不要过饥过饱
   - C. 不饮酒和摄进高脂肪食物
   - D. 摄入已知可引起头痛发作的食物
   - E. 发作期可用麦角胺

4. 惊厥前伴剧烈头痛可见于
   - A. 癫痫大发作
   - B. 蛛网膜下腔出血
   - C. 重度失水
   - D. 脑出血
   - E. 脑梗死

5. 对疼痛相对不敏感的颅脑结构是
   - A. 静脉窦
   - B. 视神经
   - C. 舌咽神经
   - D. 头皮动脉
   - E. 硬脑膜动脉

6. 患者男，30岁，夜间排尿时自觉头痛、头晕、恶心、无力、心悸，室内生煤火未通风。应立即采取的措施是
   - A. 应用镇静剂
   - B. 应用呋塞米

   - C. 应用抗生素防治感染
   - D. 转移到通风良好的地方
   - E. 应用甘露醇

7. 患者女，20岁，发作性左侧头痛2年。每次劳累后易发作头痛，并可伴有呕吐，休息后2~3小时缓解，每年发作3、4次，无头痛发作时一切正常，查体无异常。其母亲有头痛病史。考虑诊断为
   - A. 脑肿瘤
   - B. 偏头痛
   - C. 功能性头痛
   - D. 高血压头痛
   - E. 脑血管畸形

8. 下列属于偏头痛等位发作的表现是
   - A. 发作性头痛后伴有眼肌瘫痪
   - B. 先偏瘫，麻木失语数十分钟后发生头痛
   - C. 周期性发生某些症状，而无头痛或与头痛交替出现
   - D. 耳鸣共济失调，也可嗜睡状态或跌倒发作
   - E. 发作迅速，持续1~2小时可完全缓解

9. 头痛伴癫痫发作最可能见于
   - A. 青光眼
   - B. 脑出血
   - C. 高血压
   - D. 三叉神经痛
   - E. 脑囊虫

10. 最常见的慢性头痛是
    - A. 假性头痛
    - B. 偏头痛
    - C. 紧张性头痛
    - D. 高颅压性头痛
    - E. 低颅压性头痛

11. 蛛网膜下腔出血后头痛的特点不包括
    - A. 持续不减的头痛，伴不同程度的意

识障碍，无发热

- B. 除头痛外还有颈痛
- C. 头痛伴脑膜刺激征
- D. 头痛伴神经功能紊乱
- E. 头痛伴呕吐

12. 引起头痛的颅外病变有
- A. 颅骨肿瘤
- B. 偏头痛
- C. 肺炎
- D. 脑炎
- E. 脑膜炎

13. 下列不属于颅脑疾病的头痛原因是
- A. 脑膜炎
- B. 硬膜下血肿
- C. 丛集性头痛
- D. 颅内静脉窦血栓形成
- E. 酒精中毒

14. 普通型和典型偏头痛的区别在于后者一定有
- A. 搏动性头痛
- B. 恶心、呕吐
- C. 畏光、畏声
- D. 神经系统检查无异常
- E. 10～40 分钟先兆症状

二、共用备选答案单选题：以下提供若干组试题，每组试题共用试题前列出的五个备选答案，请为每道试题选择一个最佳答案。每个备选答案可能被选择一次、多次或不被选择。

（15～18 题共用备选答案）
- A. 月经期发作频繁
- B. 头痛伴剧烈呕吐
- C. 头痛伴视力障碍
- D. 头痛伴癫痫发作
- E. 头痛伴神经功能紊乱

15. 青光眼的常见表现为
16. 脑出血的常见表现为
17. 神经功能性头痛的常见表现为
18. 偏头痛的常见表现为

（19～20 题共用备选答案）
- A. 颅内压增高
- B. 偏头痛
- C. 颈椎病变
- D. 高血压
- E. 肌纤维组织炎

19. 额部头痛多见于
20. 一侧颞部头痛多见于

参考答案与解析

1. C	2. A	3. D	4. B	5. B	6. D
7. B	8. C	9. E	10. C	11. D	12. A
13. E	14. E	15. C	16. B	17. E	18. A
19. A	20. B				

3. D。**解析：** 偏头痛治疗目的是终止头痛发作、缓解伴发症状和预防复发。首先要针对危险因素进行预防，避免各种理化因素刺激。药物治疗分为预防用药和治疗用药。预防用药可在头痛发作先兆期或早期口服药物预防发作。

8. C。**解析：** 偏头痛等位发作表现为反复发作的恶心、呕吐、眩晕、上腹部疼痛，但很少、甚至没有头痛。发作持续数小时或长达48小时。

9. E。**解析：** 头痛伴癫痫发作可见于脑血管畸形、脑内寄生虫病或脑肿瘤等。

10. C。**解析：** 最常见的慢性头痛是紧张性头痛。

12. A。**解析：** 颅外病变如颅骨肿瘤；三叉神经、舌咽神经痛；颈椎病及颈部其他疾病；脑膜炎、青光眼、中耳炎、鼻窦炎、牙髓炎等均可引起头痛。

14. E。**解析：** 普遍型偏头痛最为常见，发作性中度到重度搏动性头痛，伴恶心、呕吐或畏光。体力活动使头痛加剧。发作开始时仅为轻到中度的钝痛或不适感，几分钟到几小时后达到严重的搏动性痛或跳痛。典型偏头痛先兆期视觉症状最常见，如畏光，眼前闪光、火花，或复杂视幻觉，继而出现视野缺损、暗点、偏盲或短暂失明。少数患者可出现偏身麻木、轻度偏瘫或言语障碍。先兆大多持续 10～40 分钟。

15～18. C、B、E、A。**解析**：青光眼眼压升高，可出现头痛及视力障碍。脑出血时颅内压骤增，可表现为头痛伴剧烈呕吐。头痛伴神经功能紊乱症状者可能是神经功能性头痛。偏头痛以女性多见，常与月经期有明显关系。

第二十三节　头　晕

一、单选题：以下每道试题有五个备选答案，请选择一个最佳答案。

1. 晕厥常发生于
   A. 二尖瓣狭窄
   B. 主动脉瓣狭窄
   C. 二尖瓣关闭不全
   D. 主动脉瓣关闭不全
   E. 三尖瓣关闭不全

2. 可引起周围性眩晕的是
   A. 梅尼埃病
   B. 癫痫
   C. 脑动脉粥样硬化
   D. 听神经瘤
   E. 高血压脑病

二、共用题干单选题：以下提供若干个案例，每个案例下设若干道试题，每道试题有五个备选答案，请选择一个最佳答案。

（3～4 题共用题干）

患者男，55 岁，心脏病病史 15 年。今晨突然晕厥，持续约 1 分钟。查体：BP 120/70mmHg，心率 142 次/分，心音强弱不等，节律绝对不整。

3. 该患者可能为
   A. 急性心肌梗死
   B. 房室传导阻滞
   C. 心房颤动
   D. 室性早搏
   E. 心肌缺血

4. 该患者的晕厥属于
   A. 血液成分异常　　B. 脑源性疾病
   C. 血管疾病　　　　D. 心脏疾病
   E. 血管舒张障碍

参考答案与解析

1. B　2. A　3. C　4. D

1. B。**解析**：晕厥常发生于主动脉瓣狭窄，部分仅表现为黑蒙，可为首发症状。晕厥多与劳累有关，发生于劳力当时，少数在休息时发生。

2. A。**解析**：周围性眩晕是指内耳前庭至前庭神经外段间病变所引起的眩晕，常见于梅尼埃病、迷路炎、前庭神经元炎、位置性眩晕、晕动病等。

第二十四节　意识障碍

一、单选题：以下每道试题有五个备选答案，请选择一个最佳答案。

1. 浅昏迷最有确诊价值的体征是

A. 针刺无反应
B. 眼球浮动
C. 吞咽反射消失

D. 瞳孔对光反射消失

E. Babinski 征阳性

2. 意识障碍伴瞳孔缩小可见于

    A. 吗啡类中毒

    B. 颠茄类中毒

    C. 酒精中毒

    D. 氰化物中毒

    E. 枕骨大孔疝

3. 患者男，72 岁，突发意识丧失半小时送来急诊。检查发现全身肌肉松弛，对各种刺激全无反应，浅、深反射均未引出。患者的意识障碍程度属于

    A. 意识模糊   B. 意识清楚

    C. 中昏迷   D. 轻度昏迷

    E. 深昏迷

4. 意识障碍伴瞳孔散大的疾病是

    A. 癫痫

    B. 肺炎

    C. 吗啡中毒

    D. 有机磷杀虫剂中毒

    E. 巴比妥中毒

5. 某患者，检查发现意识丧失，高声喊叫不能唤醒，压眶刺激面部有痛苦表情，但不能清醒，有咳嗽反射，生命体征无明显改变。其意识状态属于

    A. 谵妄   B. 意识恍惚

    C. 嗜睡   D. 浅昏迷

    E. 深昏迷

6. 患者男，70 岁，与人争吵后突然倒地不醒。最可能的病因是

    A. 中毒   B. 低血糖休克

    C. 糖尿病昏迷   D. 脑血管意外

    E. 癫痫发作

7. 某患者，能被叫醒，醒后能简单回答问题及勉强配合检查，停止刺激又入睡。此种意识障碍程度属于

    A. 浅昏迷   B. 嗜睡

    C. 深昏迷   D. 昏睡

    E. 意识模糊

8. 深昏迷的临床特征是

    A. 意识内容清晰度降低，有基本的反应和简单的心理活动，但注意力涣散，对周围环境的理解和判断失常，常有错觉和幻觉

    B. 保持完整的睡眠觉醒周期和心肺功能，对刺激有原始清醒，但无内在的思想活动

    C. 能无意识的睁闭眼、眼球活动，浅反射存在，存在睡眠觉醒周期，四肢肌张力高

    D. 对外界任何刺激均不能感知，不能执行指令，刺激不能使其意识恢复

    E. 持续过度延长的睡眠状态，呼唤和刺激患者肢体时可被唤醒，能回答问题和配合检查，刺激停止后又进入睡眠状态

9. 意识障碍是指

    A. 昏迷状态   B. 昏睡状态

    C. 兴高采烈   D. 哭笑无常

    E. 影响大脑功能活动的疾病引起的意识改变

10. 意识障碍可有不同程度的表现，不包括

    A. 嗜睡   B. 意识模糊

    C. 昏迷   D. 昏睡

    E. 躁动

11. 患者男，15 岁，糖尿病病史 1 年。3 天前感冒发热，食欲下降而停用胰岛素，1 天来恶心、呕吐。查体：睡眠状态，大声呼唤可醒，很快又入睡，醒时能进行一些简短而正确的交谈。该患者的意识障碍属于

    A. 嗜睡   B. 意识模糊

C. 昏睡 D. 浅昏迷

E. 无意识障碍

12. 深昏迷与中昏迷最有价值的鉴别是

    A. 深浅反射均消失

    B. 对各种刺激无反应

    C. 无自主运动

    D. 大小便失禁

    E. 意识丧失

二、共用题干单选题：以下提供若干个案例，每个案例下设若干道试题，每道试题有五个备选答案，请选择一个最佳答案。

(13~15 题共用题干)

患者男，68 岁，反复咳喘 20 余年，加重 4 天，嗜睡 1 天来院。查体：嗜睡，球结膜水肿，皮肤湿暖红润，口唇发绀，BP 170/90mmHg，呼吸频率 30 次/分，脉率 118 次/分，双肺可闻干、湿啰音，双侧腱反射减弱，双下肢可凹性水肿。

13. 其神志障碍最可能的原因为

    A. 感染中毒性脑病

    B. 中枢神经系统感染

    C. CO_2 潴留引起的肺性脑病

    D. 严重低钠血症

    E. 脑血管意外

14. 为明确诊断，应尽快采取的检查是

    A. 血培养 + 药敏

    B. 头颅 CT

    C. 血气分析

    D. 腰椎穿刺

    E. 脑电图

15. 对患者应进行的治疗不包括

    A. 尽早使用利尿剂，减轻水肿

    B. 应用支气管扩张药物

    C. 积极抗感染治疗

    D. 建立通畅气道

    E. 持续低流量吸氧

三、共用备选答案单选题：以下提供若干组试题，每组试题共用试题前列出的五个备选答案，请为每道试题选择一个最佳答案。每个备选答案可能被选择一次、多次或不被选择。

(16~20 题共用备选答案)

    A. 巩膜黄染

    B. 虹膜纹理模糊或消失

    C. 瞳孔缩小

    D. 瞳孔扩大

    E. 单侧眼睑下垂

16. 虹膜炎症可见

17. 阿托品中毒可见

18. 有机磷杀虫剂中毒可见

19. 甲型肝炎可见

20. 动眼神经麻痹可见

(21~22 题共用备选答案)

    A. 意识障碍伴高血压

    B. 意识障碍伴心动过缓

    C. 意识障碍伴发热

    D. 意识障碍伴两眼向一侧凝视

    E. 意识障碍伴呼吸缓慢

21. 肾衰竭可见

22. 房室传导阻滞可见

参考答案与解析

1. B　2. A　3. E　4. A　5. D　6. D
7. B　8. D　9. E　10. E　11. A　12. A
13. C　14. C　15. A　16. B　17. D　18. C
19. A　20. E　21. A　22. B

  1. B. **解析**：浅昏迷患者对外界的一般刺激无反应，对强烈痛觉刺激可有退缩式躲避反应。生理反射如咳嗽、吞咽、眼球浮动、角膜及瞳孔对光反射存在。生命体征（呼吸、脉搏、血压等）无明显的异常改变。

  2. A. **解析**：意识障碍伴瞳孔缩小见

于吗啡、巴比妥或有机磷杀虫剂中毒；针尖瞳孔为吗啡中毒或脑桥出血特征。

3. E。**解析**：深昏迷时，全身肌肉松弛，对各种刺激全无反应，浅、深反射均不能引出。

4. A。**解析**：意识障碍伴瞳孔散大，可见于低血糖，阿托品、乙醇、氰化物等中毒，癫痫及枕骨大孔疝。

5. D。**解析**：浅昏迷时，仅强烈痛觉刺激才能引起肢体做些简单的防御回避反应，眼睑多半开。对语言、声音、强光等刺激均无反应，无自发性语言，自发性动作也极少。脑干的生理反射如瞳孔对光反射、角膜、吞咽、咳嗽及眶上压痛等反射等均正常存在。血压、脉搏、呼吸等生命体征多无明显改变。

7. B。**解析**：嗜睡是指患者进入持续睡眠状态，可被唤醒，并能正确回答和做出各种反应，但停止刺激后又很快入睡。

8. D。**解析**：昏迷是最严重的意识障碍，表现为持续性意识完全丧失。根据对周围环境或外界刺激的反应，分为浅昏迷、中昏迷、深昏迷。深昏迷表现为外界一切刺激都无反应，深、浅反射均消失，刺激不能使其意识恢复。

9. E。**解析**：意识障碍是中枢神经系统受损的结果，任何累及脑干或双侧大脑皮质的病变均可引起。

10. E。**解析**：意识障碍根据对外界环境刺激的反应，可分为嗜睡、意识模糊、昏睡、谵妄、昏迷。

11. A。**解析**：嗜睡是一种病理性状态，表现为持续性的、延长的睡眠状态，但呼唤或推动患者的肢体时，患者可立即转醒，并能进行一些简短而正确的交谈，或执行一些命令，如活动肢体、伸舌、用眼睛追逐物品等。然而刺激一旦撤除，又迅速入睡。临床上很常见，可以是严重意识障碍的早期表现。常见于颅内压增高或器质性脑病的早期。

13. C。**解析**：CO_2潴留常表现为先兴奋后抑制的现象，诱发肺性脑病。CO_2潴留使体表静脉充盈、皮肤充血、温暖多汗、血压升高、可有球结膜水肿。

14. C。**解析**：根据题意，患者考虑为呼吸衰竭，动脉血气分析可明确呼吸衰竭的诊断。

15. A。**解析**：患者考虑为呼吸衰竭，可给予持续低流量吸氧、机械通气、抗感染、支气管扩张药等治疗。

21～22. A、B。**解析**：意识障碍伴高血压见于高血压脑病、脑血管病、肾衰竭等。意识障碍伴心动过缓见于房室传导阻滞、毒蕈或吗啡类中毒、颅内高压等。

第二章 体格检查

第一节 一般检查

一、单选题：以下每道试题有五个备选答案，请选择一个最佳答案。

1. 判断成人发育正常的指标，不正确的是

   A. 头长为身高的 1/5 ~ 1/6

   B. 胸围等于身高的一半

   C. 两上肢展开的长度约等于身高

   D. 坐高等于下肢的长度

   E. 前臂曲侧或上臂背侧下 1/3 处脂肪分布差异最小

2. 有关体位的描述错误的是

   A. 破伤风可出现角弓反张

   B. 肾结石可出现辗转体位

   C. 急性左心衰竭出现强迫仰卧位

   D. 先天性发绀性心脏病可出现强迫蹲位

   E. 严重哮喘可出现强迫坐位

3. 判断营养状态的方法错误的是

   A. 皮肤情况   B. 皮下脂肪

   C. 毛发情况   D. 体重指数

   E. 消耗增加

4. 患者女，28 岁，剧烈腹痛 1 天，发热。查体：全腹压痛，反跳痛，肌紧张。该患者为缓解腹痛，常被迫采取的体位是

   A. 仰卧位，双下肢屈曲

   B. 侧卧位

   C. 俯卧位

   D. 仰卧位，双下肢伸直

   E. 半卧位

二、共用题干单选题：以下提供若干个案例，每个案例下设若干道试题，每道试题有五个备选答案，请选择一个最佳答案。

（5 ~ 7 题共用题干）

患者男，23 岁，昏迷 1 天来诊。查体：BP 80/60mmHg，呼吸频率 28 次/分，HR 120 次/分，消瘦，脱水貌，深大呼吸，呼之不应，血糖 20.5mmol/L，尿酮体（＋＋＋＋）。

5. 深大呼吸的原因是

   A. 严重失水   B. 渗透压增高

   C. 低血钾   D. 脑细胞缺氧

   E. 酸中毒

6. 经给予胰岛素和补液治疗血糖降至 13.9mmol/L 时，应当

   A. 皮下注射胰岛素

   B. 生理盐水 + 小剂量胰岛素

   C. 5% 葡萄糖液 + 胰岛素

   D. 生理盐水 + 大剂量胰岛素

   E. 10% 葡萄糖液 + 胰岛素

7. 胰岛素静脉输注的初始治疗方案为

   A. 每小时每千克体重 0.2U

   B. 每小时每千克体重 1.0U

   C. 每小时每千克体重 0.4U

   D. 每小时每千克体重 0.1U

   E. 每小时每千克体重 0.8U

三、共用备选答案单选题：以下提供若干组试题，每组试题共用试题前列出的五个备选答案，请为每道试题选择一个最佳答案。每个备选答案可能被选择一次、多次或不被选择。

(8~9题共用备选答案)

  A. 消瘦伴食欲亢进、乏力

  B. 消瘦伴消化不良

  C. 消瘦伴发热

  D. 消瘦伴明显色素沉着

  E. 消瘦伴性功能低减、怕冷、便秘

8. 原发性慢性肾上腺皮质功能减退所致消瘦的特点是

9. 腺垂体功能减退所致消瘦的特点是

🔍 参考答案与解析

1. A　2. C　3. E　4. A　5. E　6. C

7. D　8. D　9. E

  1. A。**解析：**成人发育正常的指标：①头部的长度为身高的1/8~1/7；②胸围为身高的1/2；③双上肢展开后，左右指端的距离与身高基本一致；④坐高等于下肢的长度。

  2. C。**解析：**急性左心衰竭采取端坐卧位，强迫仰卧位见于急性腹膜炎。

  3. E。**解析：**营养状态是根据患者的皮肤、毛发、皮下脂肪、体重等情况进行综合判断。临床上将营养状态分为良好、中等、不良、肥胖四个等级。

第二节　皮肤、黏膜、淋巴结检查

一、单选题：以下每道试题有五个备选答案，请选择一个最佳答案。

1. 以下淋巴结的触诊顺序正确的是

  A. 腋窝淋巴结按照中央群、胸肌群、腋尖群、肩胛下群和外侧群顺序

  B. 下肢淋巴结先腘窝部后腹股沟部

  C. 上肢淋巴结先腋窝后滑车上

  D. 头部淋巴结检查顺序：耳前、耳后、枕部、颌下、颏下

  E. 颈部淋巴结检查顺序：颈后、颈前和锁骨上

2. 食用过多含胡萝卜素的食物可使皮肤黄染，但一般不发生在

  A. 足底

  B. 前额

  C. 手掌

  D. 巩膜和口腔黏膜

  E. 双颊部

3. 贫血时患者皮肤及黏膜苍白，较为可靠的检查部位是

  A. 面颊、皮肤和上腭黏膜

  B. 耳廓皮肤

  C. 睑结合膜、指甲及口唇

  D. 手背皮肤和口腔黏膜

  E. 颈部皮肤和舌面

4. 关于蜘蛛痣的概念，错误的是

  A. 大小不一

  B. 多出现在上腔静脉分布区内

  C. 蜘蛛痣的出现与肝对雌激素的灭活作用减弱有关

  D. 蜘蛛痣常见于急、慢性肝炎或肝硬化

  E. 体检发现蜘蛛痣便可诊断肝硬化

5. 体格检查时，触诊浅表淋巴结的正确手法是

  A. 冲击触诊法　　B. 浅部触诊法

  C. 深部触诊法　　D. 单指触诊法

  E. 由浅入深的滑动触诊法

6. 左锁骨上窝淋巴结肿大被称为 Virchow 淋巴结，标志着

  A. 胃癌转移

B. 甲状腺癌转移

C. 肺癌转移

D. 鼻咽癌转移

E. 乳腺癌转移

7. 下列关于黄疸概念的描述，错误的是

　　A. 总胆红素的正常上限是 17.1μmol/L

　　B. 既是症状也是体征

　　C. 胆红素超过 34.2μmol/L 出现肉眼可见的黄疸

　　D. 进食过多胡萝卜素也可导致黄疸

　　E. 皮肤黄染不一定是黄疸

8. 不能引起皮肤黄染的因素是

　　A. 血中胆红素异常增高

　　B. 胡萝卜素异常增高

　　C. 长期使用阿的平等药物

　　D. 病程较长的糖尿病患者

　　E. 痛风

9. 无汗时皮肤异常干燥的原因不包括

　　A. 黏液性水肿

　　B. 甲状腺功能亢进症

　　C. 维生素 A 缺乏

　　D. 尿毒症

　　E. 硬皮病

10. 口腔黏膜蓝黑色色素沉着，指缝、乳晕等色素沉着，见于

　　A. 肢端肥大症

　　B. 黏液性水肿

　　C. 肾上腺皮质功能不全

　　D. Cushing 病

　　E. 克汀病

11. 下述哪项是正确检查滑车上淋巴结的手法

　　A. 患者左前臂屈曲，检查者以左手向滑车上由浅入深进行触摸

　　B. 左手扶托患者的左前臂以右手向滑车上由浅入深进行触摸

C. 左手扶托患者的左前臂以右手向鹰嘴下由浅入深进行触摸

D. 左手扶托患者的左前臂以右手向鹰嘴上由浅入深进行触摸

E. 患者左前臂伸直，检查者以左手向滑车上由浅入深进行触摸

12. 癌症转移引起的淋巴结肿大，说法错误的是

　　A. 与周围组织粘连

　　B. 质地坚硬

　　C. 表面可光滑

　　D. 有压痛

　　E. 可单个或多个

二、共用备选答案单选题：以下提供若干组试题，每组试题共用试题前列出的五个备选答案，请为每道试题选择一个最佳答案。每个备选答案可能被选择一次、多次或不被选择。

（13~16 题共用备选答案）

　　A. 口周苍白圈

　　B. 发绀、单纯疱疹

　　C. 醉酒面容

　　D. 蝴蝶斑

　　E. 玫瑰疹

13. 流行性出血热表现为

14. 大叶性肺炎表现为

15. 猩红热表现为

16. 系统性红斑狼疮表现为

🔍 参考答案与解析

1. C　2. D　3. C　4. E　5. E　6. A

7. D　8. E　9. B　10. C　11. B　12. D

13. C　14. B　15. A　16. D

　　4. E。**解析**：蜘蛛痣为皮肤小动脉末端分支性血管扩张所形成的血管痣，形似蜘蛛。蜘蛛痣和肝掌的发生与体内雌激素水平升高有关，肝病时，对雌激素灭活作

用减弱，因此急慢性肝炎、肝硬化患者可出现蜘蛛痣和肝掌。蜘蛛痣大小不等，多出现在上腔静脉分布的区域内，如面颈、手背、上臂、前臂、前胸和肩部等处。

5. E。**解析**：体格检查时，触诊浅表淋巴结的正确手法是由浅入深的滑动触诊法。

6. A。**解析**：左侧锁骨上窝出现肿大而坚硬无压痛的淋巴结，应考虑胃癌或食管癌的转移所致。此处为胸导管进入颈静脉的入口，这种肿大的淋巴结称为 Virchow 淋巴结。

7. D。**解析**：进食过多胡萝卜素可以导致皮肤黄染，但胆红素正常，不是黄疸。

12. D。**解析**：癌症转移引起的淋巴结肿大特点为肿大的淋巴结质地坚硬，一般无压痛，可与周围组织粘连，肿大淋巴结界限不清。

13～16. C、B、A、D。**解析**：醉酒面容主要见于流行性出血热；发绀、单纯疱疹是大叶性肺炎的表现；口周苍白圈是猩红热的表现；蝴蝶斑主要见于系统性红斑狼疮。

第三节 头颈部检查

单选题：以下每道试题有五个备选答案，请选择一个最佳答案。

1. 引起颈静脉怒张的常见原因不包括
   A. 肺水肿
   B. 右心衰竭
   C. 缩窄性心包炎
   D. 心包积液
   E. 上腔静脉阻塞综合征

2. 外耳道中有血性或清亮液体流出，应考虑
   A. 脑疝   B. 胆脂瘤
   C. 急性中耳炎   D. 外耳道炎
   E. 颅底骨折

3. 有关病理性脱发的原因，不正确的是
   A. 所有发热性疾病
   B. 某些内分泌疾病
   C. 应用某些抗癌药物
   D. 神经营养障碍
   E. 头部皮肤疾病

4. 患者男，34 岁，反复头痛、流脓鼻涕 1 年余，耳鼻喉科诊断为慢性鼻窦炎。该

患者头痛的特点是
   A. 为全头痛
   B. 平卧位可缓解
   C. 多在清晨头痛
   D. 月经期加重
   E. 与情绪紧张有关

5. 患者女，34 岁，单位体检发现甲状腺肿大，无不适症状。查体：甲状腺Ⅲ度肿大，表面不平，质韧，无触痛，无杂音，无水肿，心肺腹（－）。下列检查最可能异常的是
   A. TRH 兴奋试验
   B. ESR（红细胞沉降率）
   C. TRAb
   D. TgAb、TPOAb
   E. TSAb

参考答案与解析

1. A   2. E   3. A   4. C   5. D

1. A。**解析**：颈静脉怒张提示静脉压增高，常见于右心衰竭、缩窄性心包炎、

心包积液或上腔静脉阻塞综合征。

4. C。解析：慢性鼻窦炎多表现为头沉重感，急性发作时可有头痛，为鼻窦内引流不畅所致，清晨多见。

5. D。解析：考虑本病是桥本甲状腺

炎，TgAb、TPOAb 明显增高，这可能是自身免疫性甲状腺病的早期反映。自身免疫性甲状腺疾病可无全身临床表现，仅表现为甲状腺中度肿大，质地韧或坚硬。

第四节　胸部检查

一、单选题：以下每道试题有五个备选答案，请选择一个最佳答案。

1. 胸骨有压痛及叩痛，常见于
   A. 急性支气管炎
   B. 再生障碍性贫血
   C. 气管内异物
   D. 肋骨软骨炎
   E. 急性白血病

2. 正常成人胸廓前后径与左右径之比为
   A. 1∶0.5　　　　B. 1∶1
   C. 1∶1.5　　　　D. 1∶2
   E. 1∶2.5

3. 慢性支气管炎并发肺气肿不可能出现的体征是
   A. 肺泡呼吸音增强
   B. 肝浊音界下移
   C. 食欲减退
   D. 心浊音界缩小
   E. 双肺散在干啰音

4. 对干啰音的描述，不正确的是
   A. 音调较高
   B. 持续时间较长
   C. 吸气时也可听到
   D. 呼气时更为明显
   E. 部位较固定

5. 大气道阻塞时
   A. 呼气费力
   B. 呼气时伴有广泛哮鸣音
   C. 常伴有湿啰音
   D. 常见于支气管哮喘
   E. 重者出现吸气时"三凹征"

6. 常作为计数胸椎的体表标志是
   A. 第6颈椎棘突　　B. 第1胸椎棘突
   C. 第7颈椎棘突　　D. 第2胸椎棘突
   E. 第3胸椎棘突

7. 下列情况可引起语音震颤增强，除了
   A. 大叶性肺炎　　B. 肺梗死
   C. 肺内大空腔　　D. 大量胸腔积液
   E. 肺脓肿

8. 潮式呼吸的特点是
   A. 由深快到深慢，再由深慢到深快
   B. 由浅慢到浅快，再由浅快到浅慢
   C. 由浅快到深慢，再由深慢到浅快
   D. 由浅慢到深快，再由深快到浅慢
   E. 由深慢到深快，再由深快到深慢

9. 胸膜摩擦音听诊的时相特点为
   A. 吸气初期　　　B. 吸气中期
   C. 吸气末期　　　D. 呼气期
   E. 呼吸两相

10. 下列病变因肺含气量减少而叩诊为浊音或实音的是
    A. 气胸　　　　　B. 肺梗死
    C. 肺肿瘤　　　　D. 肺包虫
    E. 肺气肿

11. 呼吸深快见于

A. 呼吸肌麻痹　　　B. 严重鼓肠

C. 大量腹水　　　　D. 过度紧张

E. 肥胖

12. 关于皮下气肿, 不正确的是

　　A. 系胸部皮下组织积存气体

　　B. 用手按压时有摩擦感

　　C. 偶见局部产气杆菌感染

　　D. 多见于胸肺、气管或胸膜受损后

　　E. 严重时向头颈及腹部蔓延

13. 正常人背部第 1～2 胸椎附近可闻及的呼吸音是

　　A. 粗糙性呼吸音

　　B. 齿轮状呼吸音

　　C. 支气管呼吸音

　　D. 肺泡呼吸音

　　E. 支气管肺泡呼吸音

14. 正常青年人胸部不会出现的叩诊音是

　　A. 清音　　　　　B. 浊音

　　C. 实音　　　　　D. 鼓音

　　E. 过清音

15. 呼吸过缓见于

　　A. 镇静剂过量　　B. 胸膜炎

　　C. 腹水　　　　　D. 发热

　　E. 贫血

16. 支气管扩张常见的最有意义的体征是

　　A. 贫血貌　　　　B. 端坐呼吸

　　C. 局限性哮鸣音　D. 固定性湿啰音

　　E. 消瘦

17. 比奥呼吸常见于

　　A. 呼吸中枢功能障碍

　　B. 急性喉炎

　　C. 左心功能不全

　　D. 右心功能不全

　　E. 情绪激动

18. 某患者, 呼吸表现为有规律的呼吸几次后, 突然停止一段时间, 又开始呼

吸, 周而复始。这种呼吸节律称为

A. Cheyne–Stokes 呼吸

B. 叹息样呼吸

C. 比奥呼吸

D. 抑制性呼吸

E. Kussmaul 呼吸

19. 患者男, 28 岁, 查体可见胸廓前后径不及左右径的一半。其胸形为

A. 正常胸形　　　B. 桶状胸

C. 鸡胸　　　　　D. 漏斗胸

E. 扁平胸

20. 患者男, 55 岁, 肺部听诊闻肺泡呼吸音增强。其最不可能的疾病是

A. 发热　　　　　B. 代谢亢进

C. 酸中毒　　　　D. 贫血

E. 重症肌无力

21. 患者男, 26 岁, 发热, 咳嗽, 胸痛, 查体可闻及胸膜摩擦音。该摩擦音的特点是

A. 吸气初明显

B. 呼气初明显

C. 与心搏一致

D. 仅能在呼气时听到

E. 屏气时不消失

22. 患者男, 70 岁, 冬季咳嗽 3～4 年。2 天前发热, 咳嗽、咳痰。查体: 肺气肿体征。该患者可能听到的啰音是

A. 响亮性湿啰音　　B. 粗湿啰音

C. 中湿啰音　　　　D. 细湿啰音

E. 痰鸣音

23. 患者男, 20 岁, 哮喘发作前来就诊, 入院后端坐呼吸, 大汗淋漓, 话语不连贯。出现下列哪项体征考虑哮喘重度发作

A. 肺内广泛高调哮鸣音

B. 肋间隙增宽

C. 肺叩诊过清音

D. 两肺呼吸音显著减低

E. 心脏绝对浊音界缩小

24. 患者女，32 岁，发现右侧乳房乳头分泌物由清亮变为黄绿色。该患者可能是

A. 乳腺癌

B. Addison 病

C. 慢性囊性乳腺炎

D. 乳腺纤维瘤

E. 妊娠

25. 患者男，21 岁，发热，气短。查体：胸膜摩擦感。其与心包摩擦感的鉴别在于

A. 患者体质

B. 有无心脏病史

C. 咳嗽后摩擦感是否消失

D. 体位变化是否影响摩擦感

E. 屏气时摩擦感是否消失

26. 患者男，44 岁，反复咳嗽、咳痰 13 年。查体：桶状胸，双肺叩诊过清音，肺下界下移，双肺可闻及湿啰音及哮鸣音。该患者的诊断最可能是

A. 支气管扩张

B. 支气管哮喘

C. 慢性支气管炎并发肺气肿

D. 肺不张

E. 肺癌

27. 患者男，29 岁。查体：肝浊音界向上移位。该患者不可能是

A. 右侧气胸　　　 B. 右下肺不张

C. 鼓肠　　　　　 D. 气腹

E. 右肺纤维化

28. 患者男，32 岁，着凉后发热，咳嗽，右侧胸痛。查体：右肺呼吸运动减弱，语音震颤增强，右下肺可闻及支气管

呼吸音及胸膜摩擦音。该患者最可能的诊断是

A. 右气胸

B. 右侧胸腔积液

C. 心包炎

D. 右侧肺不张

E. 右侧大叶性肺炎合并胸膜炎

29. 患者男，77 岁，上腹胀痛 6 天，今晨空腹来诊。查体：上腹有振水音。该患者可能是

A. 正常

B. 腹腔内大量气体

C. 十二指肠内大量气体

D. 腹腔内大量液体

E. 胃内大量液体潴留

30. 患者女，36 岁，肺部听诊可闻及大水泡音。该患者的诊断是

A. 支气管炎　　　 B. 支气管肺炎

C. 肺泡炎　　　　 D. 肺梗死

E. 支气管扩张

31. 患者女，38 岁，2 周前因高热、寒战，咳铁锈色痰，诊断为右下肺大叶性肺炎，今日复查胸片显示为右下肺大叶性肺炎消散期。该患者右下肺叩诊可闻及

A. 过清音　　　　 B. 浊鼓音

C. 鼓音　　　　　 D. 空瓮音

E. 实音

32. 患者男，26 岁，肺部查体可闻及异常支气管肺泡呼吸音。其可能的诊断不包括

A. 大叶性肺炎初期

B. 肺结核

C. 支气管肺炎

D. 大叶性肺炎实变期

E. 胸腔积液上方

33. 患者女，37 岁，高热 3 天，伴咳嗽、咳铁锈色痰。查体：右肺中野触觉语颤增强，叩诊实音。可能的诊断是
    A. 支气管扩张
    B. 大叶性肺炎
    C. 肺结核
    D. 胸膜炎
    E. 支气管肺癌

34. 患者男，42 岁，呼吸频率 33 次/分。可能的原因不包括
    A. 发热
    B. 贫血
    C. 颅内压增高
    D. 甲状腺功能亢进症
    E. 心力衰竭

二、共用题干单选题：以下提供若干个案例，每个案例下设若干道试题，每道试题有五个备选答案，请选择一个最佳答案。

（35 ~ 37 题共用题干）

患者男，21 岁，突发右侧胸痛 1 小时，伴呼吸困难、大汗。查体：右侧胸廓饱满，右肺呼吸音消失。

35. 最可能的诊断是
    A. 自发性气胸
    B. 肺栓塞
    C. 大叶性肺炎
    D. 急性心肌梗死
    E. 胸腔积液

36. 为明确诊断，以下最有价值的检查是
    A. CTPA
    B. 动脉血气分析
    C. X 线胸片
    D. 心肌酶谱
    E. 心电图

37. 目前最恰当的治疗是
    A. 排气减压治疗
    B. 溶栓治疗
    C. 抗感染治疗
    D. 抗结核治疗
    E. 胸膜固定术

（38 ~ 40 题共用题干）

患者男，27 岁，右侧持续胸痛 1 周，疼痛为烧灼样，有时需口服止痛药。深呼吸对胸痛无影响，但上身转动时胸痛加重，能正常工作，无咳嗽、咳痰、痰血和呼吸困难。

38. 该患者胸部查体的是
    A. 胸壁视诊
    B. 心脏有无杂音
    C. 肺部有无啰音
    D. 肺部有无哮鸣音
    E. 肺部有无胸膜摩擦音

39. 该患者胸部查体最可能发现的异常是
    A. 胸膜摩擦音
    B. 心脏杂音
    C. 肺部湿啰音
    D. 肺部哮鸣音
    E. 胸壁有疱疹

40. 该患者最可能的诊断为
    A. 纤维素性胸膜炎
    B. 肋骨骨折
    C. 气胸
    D. 带状疱疹
    E. 肺癌胸壁转移

（41 ~ 43 题共用题干）

患者女，26 岁，30 分钟前被刀刺伤右前胸部，咳血痰，呼吸困难。查体：血压100/70mmHg，脉率 90 次/分，右前胸有轻度皮下气肿，右锁骨中线第 4 肋间可见3cm 长创口，随呼吸有气体进出伤口响声。

41. 该患者纵隔的位置描述正确的是
    A. 左偏
    B. 右偏
    C. 正中位
    D. 在左侧与正中间摆动
    E. 在右侧与正中间摆动

42. 此时应采取的紧急处理措施是
    A. 立即剖胸探查
    B. 静脉穿刺输液
    C. 胸部 X 线片
    D. 吸氧
    E. 立即闭合胸部创口

43. 患者收入病房后，呼吸困难，轻度发绀，右胸部皮下气肿明显加重，胸部X线片示右肺完全萎陷，纵隔向左侧偏移，右侧平膈肌水平可见液平面。正确的处理措施是

A. 立即输血

B. 继续观察

C. 准备行手术探查

D. 用注射器穿刺排气

E. 伤口清创并行胸腔闭式引流

三、共用备选答案单选题：以下提供若干组试题，每组试题共用试题前列出的五个备选答案，请为每道试题选择一个最佳答案。每个备选答案可能被选择一次、多次或不被选择。

(44~45题共用备选答案)

A. 支气管哮喘

B. 支气管扩张

C. 慢性支气管炎、肺气肿

D. 支气管肺癌

E. 特发性肺间质纤维化

44. 弥漫的哮鸣音，呼气相延长，可见于

45. 局限性哮鸣音，可见于

(46~47题共用备选答案)

A. 急性传染病

B. 充血性心力衰竭

C. 尿毒症

D. 颅内压增高

E. 重度贫血

46. Cheyne - Stokes 呼吸常见于

47. Biot 呼吸常见于

(48~50题共用备选答案)

A. 潮式呼吸　　B. 叹息样呼吸

C. 间停呼吸　　D. 呼吸过速

E. Kussmaul 呼吸

48. 病情危重临终出现

49. 尿毒症酸中毒出现

50. 甲状腺功能亢进症出现

(51~52题共用备选答案)

A. 呼吸音消失

B. 局部固定性湿啰音

C. 呼气性干鸣音

D. 吸气性干鸣音

E. 肺底大量湿啰音

51. 气管内结核或肿瘤出现

52. 自发性气胸出现

(53~55题共用备选答案)

A. 双肺满布干啰音

B. 局限性湿啰音

C. 双肺满布湿啰音

D. 两肺底湿啰音

E. 局限性干啰音

53. 急性肺水肿出现

54. 支气管哮喘出现

55. 支气管扩张出现

(56~58题共用备选答案)

A. 空瓮音　　　B. 浊音

C. 浊鼓音　　　D. 过清音

E. 鼓音

56. 肺气肿叩诊音为

57. 气胸叩诊音为

58. 大叶性肺炎实变期叩诊音为

参考答案与解析

1. E　2. C　3. A　4. E　5. E　6. C
7. D　8. D　9. E　10. B　11. D　12. B
13. C　14. E　15. A　16. D　17. A　18. C
19. E　20. E　21. B　22. C　23. D　24. C
25. E　26. C　27. A　28. E　29. E　30. E
31. B　32. D　33. B　34. C　35. A　36. C
37. A　38. A　39. D　40. D　41. D　42. E
43. E　44. A　45. D　46. B　47. D　48. C
49. E　50. D　51. A　52. A　53. C　54. A
55. B　56. D　57. E　58. B

2. C。**解析：** 正常胸廓形态呈两侧大致对称的椭圆形，前后径：左右径约为 1：1.5。

3. A。**解析：** 慢性支气管炎早期多无体征。有时在肺底部可听到干、湿啰音。喘息型支气管炎在咳嗽或深吸气后可听到哮鸣音，发作时，有广泛哮鸣音。长期发作的病例可有肺气肿的体征。肺气肿症状轻重视肺气肿程度而定。早期可无症状或仅在劳动、运动时感到气短。随着肺气肿进展，呼吸困难程度随之加重，以至稍一活动或完全休息时仍感气短。患者感到乏力、体重下降、食欲减退、上腹胀满。伴有咳嗽、咳痰等症状，典型肺气肿者胸廓前后径增大，呈桶状胸，呼吸运动减弱，语音震颤减弱，叩诊过清音，心脏浊音界缩小，肝浊音界下移，呼吸音减低，有时可听到干、湿啰音，心音低远。

4. E。**解析：** 干啰音强度、性质、部位易变。

5. E。**解析：** 大气道阻塞表现为吸气性呼吸困难，可闻及局限性哮鸣音；小儿气管异物致大气道阻塞可闻及鸡鸣音，一般无湿啰音，严重的吸气性呼吸困难可表现出"三凹征"。

6. C。**解析：** 脊柱棘突是后正中线的标志。位于颈根部的第 7 颈椎棘突最为突出，其下即为胸椎的起点，常以此处作为计数胸椎的标志。

7. D。**解析：** 大量胸腔积液可见语音震颤减弱或消失。语音震颤增强主要见于：①肺泡内有炎症浸润，如大叶性肺炎实变期、大片肺梗死等；②接近胸膜的肺内巨大空腔，如空洞型肺结核、肺脓肿等。

9. E。**解析：** 胸膜摩擦音吸气和呼气均可听到，以吸气末呼气初最清楚。

10. B。**解析：** 肺部大面积含气量减少的病变，如肺炎、肺不张、肺结核、肺梗死、肺水肿及肺硬化等叩诊均为浊音或实音。

11. D。**解析：** 呼吸深快见于剧烈运动、情绪激动、Kussmaul 呼吸（代谢性酸中毒）。

14. E。**解析：** 肺张力减弱而含气量增加时，如肺气肿，叩诊呈过清音。正常青年人胸部不会出现过清音。

15. A。**解析：** 呼吸过缓指呼吸频率 < 12 次/分，见于镇静剂过量及颅内压增高等。

16. D。**解析：** 支气管扩张最常见的体征是固定性湿啰音。

18. C。**解析：** 比奥呼吸表现为有规律呼吸几次后，突然停止一段时间，又开始呼吸，即周而复始的间停呼吸。

20. E。**解析：** 肺泡呼吸音增强主要是由于病理或生理因素引起呼吸运动增强，导致肺泡通气增加、流量增加或流速增快；或因胸壁较薄，有利于声音传导。①生理性肺泡呼吸音增强：见于婴幼儿或胸壁较薄的成人以及体力劳动过后。②病理性肺泡呼吸音增强：见于发热、代谢亢进、贫血和酸中毒等。

21. B。**解析：** 胸膜摩擦音通常于呼吸两相均可听到，吸气末或呼气初较明显，屏气消失，最常在前下侧胸壁闻及。

23. D。**解析：** 严重哮喘可出现心率增快、奇脉、胸腹反常运动、发绀，呼吸音显著减弱（寂静肺）。典型的支气管哮喘表现为反复发作性喘息，大多数有季节性，日轻夜重（下半夜和凌晨易发），常与吸入外源性变应原有关；急性发作时，两肺闻及弥漫性哮鸣音，以呼气相为主。

29. E。**解析：** 胃内如有多量液体及气体存留，触诊可出现振水音。

31. B。**解析：** 浊鼓音为兼有浊音与鼓音特点的混合性叩诊音，见于肺泡壁松弛、肺内含气量减少的病变，如肺不张、大叶性肺炎充血期或消散期、肺水肿等。

35. A。**解析：** 气胸起病急骤，患者突感一侧胸痛，针刺样或刀割样，持续时间短暂，继之胸闷和呼吸困难，伴刺激性咳嗽。典型体征为患侧胸廓饱满，呼吸运动减弱，叩诊鼓音，呼吸音减弱或消失。

46～47. B、D。**解析：** Cheyne‑Stokes 呼吸常见于药物所致呼吸抑制、充血性心力衰竭、大脑损害（通常在脑皮质水平）。Biot 呼吸常见于颅内压增高、药物所致呼吸抑制、大脑损害（通常在延髓水平）。

第五节　心血管检查

一、单选题：以下每道试题有五个备选答案，请选择一个最佳答案。

1. 可出现水冲脉及枪击音的先心病是
   - A. 房间隔缺损
   - B. 室间隔缺损
   - C. 动脉导管未闭
   - D. 法洛四联症
   - E. 肺动脉狭窄

2. 听诊时区别第一心音与第二心音很重要，下列支持前者的是
   - A. 心尖部听诊最清楚
   - B. 强度较低
   - C. 音调较高
   - D. 历时较短
   - E. 心尖搏动后出现

3. 心排血量与哪项无关
   - A. 血容量
   - B. 心肌收缩力
   - C. 心率
   - D. 回心血量
   - E. 心房大小

4. 下列疾病引起的器质性杂音较局限不传导的是
   - A. 二尖瓣狭窄
   - B. 二尖瓣关闭不全
   - C. 主动脉瓣狭窄
   - D. 主动脉瓣关闭不全
   - E. 肺动脉瓣狭窄

5. 主动脉喷射音常见于
   - A. 室间隔缺损
   - B. 房间隔缺损
   - C. 主动脉瓣狭窄
   - D. 中度肺动脉瓣狭窄
   - E. 肺动脉高压

6. 关于主动性异位心律，下列哪项不正确
   - A. 阵发性心动过速
   - B. 房性期前收缩
   - C. 心房扑动
   - D. 心室颤动
   - E. 预激综合征

7. 提示左心衰竭的脉象是
   - A. 奇脉
   - B. 迟脉
   - C. 无脉
   - D. 交替脉
   - E. 水冲脉

8. 可在心尖部听到病理性第四心音的疾病不包括
   - A. 急性心肌梗死
   - B. 主动脉瓣狭窄伴左心室肥厚
   - C. 冠心病伴心房颤动
   - D. 高血压伴左心室肥厚
   - E. 肥厚型心肌病

9. 下列关于震颤与杂音的关系，正确的是
   - A. 震颤与杂音均提示心脏有器质性病变
   - B. 听到杂音一定能触到震颤
   - C. 一定条件下，杂音越响，震颤越强
   - D. 低频振动容易听到
   - E. 震颤与杂音产生机制不同

10. 心脏无自律性的细胞是
    A. 窦房结细胞
    B. 结间束细胞
    C. 冠状窦口附近细胞
    D. 浦肯野系统
    E. 心室肌细胞

11. 关于第二心音分裂的描述，错误的是
    A. 生理性分裂在青少年中更多见
    B. 肺动脉高压时可出现通常分裂
    C. 固定分裂可见于房间隔缺损
    D. 反常分裂可见于完全性右束支传导
       阻滞
    E. 逆分裂可见于主动脉瓣狭窄

12. 正常心尖搏动位于第 5 肋间锁骨中线
    内侧
    A. 0.5~1.0cm   B. 1.5~1.9cm
    C. 0.1~0.4cm   D. 1.1~1.4cm
    E. 2.0~2.4cm

13. 患者男，45 岁，心悸、胸闷就诊。查
    体：心脏听诊出现"大炮音"。最可能
    的诊断是
    A. 扩张型心肌病
    B. 室间隔缺损
    C. 梗阻性肥厚型心肌病
    D. 风心病
    E. 完全性房室传导阻滞

14. 心脏叩诊呈普大型，不随体位改变常
    见于
    A. 心包积液
    B. 肺源性心脏病
    C. 扩张型心肌病
    D. 高血压性心脏病
    E. 主动脉瓣关闭不全

15. 患者女，32 岁，呼吸困难，心绞痛。
    查体：周围血管征。下列不属于周围
    血管征的是

    A. 毛细血管搏动征
    B. 脉搏短绌
    C. 枪击音
    D. 水冲脉
    E. Duroziez 双重杂音

16. 患者男，75 岁。查体：心脏收缩时心
    尖搏动内陷。可能的原因是
    A. 左心室肥大
    B. 心包积液
    C. 左侧大量胸腔积液
    D. 右心室肥大
    E. 肺气肿

17. 患者女，47 岁，心慌胸闷 1 个月就诊，
    心脏听诊发现第二心音固定分裂。最
    常见的疾病是
    A. 完全性房室传导阻滞
    B. 风心病二尖瓣狭窄
    C. 房间隔缺损
    D. 甲亢性心脏病
    E. 结核性心包炎

18. 右心室肥大心尖搏动的位置为
    A. 向左下移位   B. 向右移位
    C. 向右上移位   D. 向左上移位
    E. 向左移位

19. 可在胸骨左缘第 3~4 肋间触及收缩期
    震颤的疾病是
    A. 主动脉瓣狭窄   B. 二尖瓣狭窄
    C. 动脉导管未闭   D. 肺动脉瓣狭窄
    E. 室间隔缺损

20. 周围血管征不见于
    A. 伤寒
    B. 高血压
    C. 主动脉瓣关闭不全
    D. 甲亢
    E. 严重贫血

21. 有关正常心音的描述，不正确的是

A. S_1 音调低钝，强度较响

B. 部分儿童和青少年可闻及 S_4

C. S_2 音调较高而脆，在心底部最响

D. 正常只能听到第一心音（S_1）和第二心音（S_2）

E. S_3 出现在心室舒张早期

22. 在正常成人通常能听到的心音有

　　A. 1 个　　　　　　B. 2 个

　　C. 3 个　　　　　　D. 4 个

　　E. 5 个

23. 有关开瓣音正确的是

　　A. 出现于心底部

　　B. 音调低

　　C. 开瓣音提示瓣膜弹性和活动性尚好

　　D. S_2 后 0.05 秒

　　E. 历时较长而响亮

24. 导致 Austin–Flint 杂音的情况是

　　A. 主动脉瓣狭窄

　　B. 动脉导管未闭

　　C. 二尖瓣关闭不全

　　D. 器质性二尖瓣狭窄

　　E. 主动脉瓣关闭不全

25. 与心脏瓣膜开放有关的心音或附加音是

　　A. 第四心音

　　B. 收缩中期喀喇音

　　C. 第三心音

　　D. 收缩早期喷射音

　　E. 第二心音

26. 缩窄性心包炎患者查体可有

　　A. 收缩早期喷射音

　　B. 肿瘤扑落音

　　C. 心包叩击音

　　D. 舒张早期奔马律

　　E. 开瓣音

27. 患者女，42 岁，反复晕厥，心脏超声见左房内有雾状团块，活动于左房与左室之间。该患者可能出现的体征是

　　A. 心前区舒张期震颤

　　B. 心尖区Ⅲ级收缩期杂音

　　C. 二尖瓣区舒张期杂音随体位而改变

　　D. 二尖瓣区全收缩杂音

　　E. 三尖瓣区收缩期杂音

28. 心包摩擦音在下列哪种体位最易听到

　　A. 坐位前倾　　　　B. 仰卧位

　　C. 左侧卧位　　　　D. 俯卧位

　　E. 头部后仰位

29. 心包积液和右心功能不全的临床区别哪项最有价值

　　A. 肝颈静脉回流征阳性

　　B. 颈静脉怒张

　　C. 下肢水肿

　　D. 舒张期奔马律

　　E. 出现胸腹水

30. 完全性右束支传导阻滞，心电图最有诊断价值的是

　　A. 电轴左偏

　　B. 电轴右偏

　　C. P–R 间期 0.16s

　　D. QRS 波 >0.12s

　　E. V_1 呈 rSR′，Ⅰ、V_5、V_6 导联有除极延迟的 S 波

31. 心脏听诊见肺动脉瓣区第二心音亢进，呈固定性分裂，并可闻及 2～3 级收缩期喷射性杂音。可见于

　　A. 房间隔缺损　　　B. 室间隔缺损

　　C. 法洛四联症　　　D. 肺动脉瓣狭窄

　　E. 主动脉瓣关闭不全

32. 有关二尖瓣狭窄的心脏听诊，不正确的是

　　A. 合并房颤时 A_2–OS 间期随心动周期的长度而变化

B. A_2 – OS 间期长预示二尖瓣狭窄严重

C. 心尖区舒张中晚期低调的隆隆样杂音

D. 胸骨左缘 3、4 肋间或心尖区内侧闻及二尖瓣开瓣音

E. 心尖区第一心音亢进，呈拍击样

33. 患者女，43 岁，气促、下肢水肿 2 个月。体检发现心脏扩大，室性奔马律，心尖 3/6 级收缩期吹风样杂音，双肺少许湿啰音，肝大，下肢水肿。B 超示左房、左室扩大明显。可能诊断是

A. 扩张型心肌病

B. 冠心病

C. 急性病毒性心肌炎

D. 风心病二尖瓣关闭不全

E. 二尖瓣脱垂

34. 患者男，42 岁，心脏病史 4 年，门诊时检查脉搏呈交替脉。此种脉搏表示患者有

A. 右心功能不全

B. 主动脉瓣关闭不全

C. 心房颤动

D. 心包积液

E. 左心功能不全

35. 患者男，65 岁，既往血压正常，最近体检发现非同日 3 次测定血压为 180/90mmHg。此时应判断为

A. 血压正常

B. 动脉硬化

C. 临界高血压

D. 老年收缩期高血压

E. 小动脉退行性变

36. 患者女，24 岁，低热 1 个月。查体：右侧胸腔积液体征。下列不包括的有

A. 右侧胸廓饱满

B. 右肺叩诊浊音

C. 右肺语颤减弱

D. 右侧肺下界降低

E. 右侧呼吸音减弱

37. 风心病二尖瓣狭窄患者，超声心动图示二尖瓣钙化、僵硬。对该患者心脏听诊时，哪项不正确

A. 心尖区舒张期隆隆样杂音

B. 心尖区第一心音亢进

C. 心尖区未闻及开瓣音

D. 肺动脉第二心音亢进

E. Graham – Steel 杂音

38. 患者女，67 岁，心悸、气促，反复咯血。查体：心率 112 次/分，心尖区触及舒张期震颤，心尖部可闻及开瓣音。该病例可听到最重要的杂音是

A. 心尖区舒张期隆隆样杂音

B. 心尖区收缩期吹风样杂音

C. 主动脉瓣区舒张期叹气样杂音

D. 肺动脉瓣区舒张期吹风样杂音

E. 胸骨右缘第 2 肋间响亮而粗糙的双期杂音

39. 胸骨左缘第 2 肋间触及连续性震颤，常见病变为

A. 动脉导管未闭

B. 肺动脉瓣狭窄

C. 房间隔缺损

D. 室间隔缺损

E. 主动脉瓣狭窄

40. 舒张晚期奔马律的组成是

A. S_3 与 S_1、S_2

B. 病理 S_3 与 S_1、S_2

C. S_4 与 S_1、S_2

D. 病理 S_4 与 S_1、S_3

E. S_4 与 S_2、S_3

41. 舒张早期奔马律的组成是

A. S_3 与 S_1、S_2

B. 病理 S_3 与 S_1、S_2

C. S_4 与 S_1、S_2

D. 病理 S_4 与 S_1、S_3

E. S_4 与 S_2、S_3

42. 某心房颤动患者，突觉呼吸困难咳嗽、胸痛，心脏听诊闻及三尖瓣区舒张期奔马律，其来源为

    A. 右心室奔马律　　B. 左心室奔马律

    C. 右心房奔马律　　D. 重叠奔马律

    E. 左心房奔马律

43. 患者男，55 岁，既往冠心病病史，6 小时前突然出现呼吸困难，咳粉红色泡沫样痰。查体：极度烦躁不安，心尖区舒张期奔马律。该患者出现的是

    A. 舒张早期奔马律

    B. 舒张晚期奔马律

    C. 收缩前期奔马律

    D. 房性奔马律

    E. 重叠奔马律

44. 某风心病二尖瓣病患者，因发热一周住院。查体：肺底水泡音，肝大伴腹痛，下肢水肿。心电图示心率 130 次/分，$P-R$ 间期 0.28s。心脏听诊可听到哪种奔马律

    A. 重叠奔马律　　B. 房性奔马律

    C. 左心室奔马律　　D. 右心室奔马律

    E. 火车头奔马律

45. 患者男，32 岁，呼吸困难 3~4 年。查体：负性心尖搏动，心尖区舒张期杂音及开瓣音。该患者负性心尖搏动说明

    A. 右心室轻度增大

    B. 左心室明显增大

    C. 左心室轻度增大

    D. 右心室明显增大

    E. 左右心室皆增大

46. 患者男，患有粘连性心包炎，关于该患者的心尖搏动。下列说法正确的是

    A. 抬举样搏动

    B. 胸骨右缘第 2 肋间搏动

    C. 剑突下搏动

    D. 胸骨左缘第 5 肋间锁骨中线外搏动

    E. 负性心尖搏动

47. 患者男，40 岁，1 小时前剧烈运动后突发呼吸困难、心悸。查体：胸骨左缘第 3、4 肋间收缩期喷射样杂音，心尖区闻及舒张晚期奔马律。超声心动图示：室间隔不对称肥厚，诊断为梗阻性肥厚型心肌病。本病例产生奔马律的机制是

    A. 左室收缩期压力负荷过度

    B. 左室舒张早期容量负荷过度

    C. 左室舒张末期压力负荷过度

    D. 左室舒张晚期容量负荷过度

    E. 左室舒张期容量及压力负荷过度

48. 患者男，21 岁，查体：奇脉。产生机制是吸气时

    A. 左室搏血量减少

    B. 肺循环血量增加

    C. 左室收缩力增强

    D. 体循环回流增加

    E. 心律不齐

49. 患者男，43 岁，查体：脉压减小。该患者可能是

    A. 甲状腺功能亢进

    B. 主动脉瓣关闭不全

    C. 主动脉瓣狭窄

    D. 动脉硬化

    E. 贫血

50. 患者男，33 岁，胸腹主动脉型大动脉炎。关于该患者的血压，说法正确的是

    A. 高血压

    B. 下肢血压低于上肢血压

C. 脉压增大

D. 两上肢血压不对称

E. 低血压

51. 患者男，45 岁，梨形心，心尖区可闻及舒张期隆隆样杂音，局限不传导。该杂音的形态是

A. 一贯型　　　　B. 递增型

C. 递减型　　　　D. 递增递减型

E. 连续型

52. 患者男，20 岁，查体：左上肢血压 133/78mmHg，右上肢血压测不出。该患者的诊断可能是

A. 严重休克

B. 多发性大动脉炎

C. 心力衰竭

D. 心肌梗死

E. 缩窄性心包炎

53. 某患者，既往高血压病史 50 年，1 天前出现端坐呼吸、咳嗽，诊断为心力衰竭。查体可闻及舒张早期奔马律。它的特点不包括

A. 反映心肌功能严重障碍

B. 心功能好转后可消失

C. 出现在有严重器质性心脏病者

D. 是病理性的 S_3，常伴有心率增快

E. 分为左室奔马律和右室奔马律，以后者占多数

54. 下列不属于额外心音的是

A. 肿瘤扑落音　　B. 大炮音

C. 心包叩击音　　D. 开瓣音

E. 奔马律

55. 患者男，45 岁，心悸，乏力，诊断为二尖瓣关闭不全。二尖瓣关闭不全的杂音与相对性关闭不全的杂音相鉴别，支持后者的是

A. 粗糙

B. 全收缩期杂音

C. 可遮盖第一心音

D. 不向远处传导

E. 吸气时减弱

56. 患者女，53 岁，呼吸困难。查体：闻及舒张早期奔马律。该奔马律听诊的特点不包括

A. 出现在心率较快时

B. 左室奔马律在心尖部最清楚

C. 右室奔马律在剑突下最清楚

D. 音调较低，强度较弱

E. 左室奔马律吸气末明显

57. 下面哪项不是肺动脉栓塞的典型心电图改变

A. $S_I Q_{III} T_{III}$

B. 电轴显著右偏

C. 极度顺时针转位

D. 右束支传导阻滞

E. $V_4 \sim V_6$ 出现病理性 Q 波

58. 主动脉瓣关闭不全的周围血管征不包括

A. 枪击音

B. 毛细血管搏动征

C. 收缩期和舒张期双重杂音（Duroziez 征）

D. 奇脉

E. 颈动脉搏动明显

59. 患者男，38 岁，心悸，PDE 检查示左房黏液瘤。该患者心脏听诊可闻及

A. 肿瘤扑落音

B. 收缩早期喷射音

C. 开瓣音

D. 胎心律

E. 心包叩击音

60. 慢性二尖瓣关闭不全血流动力障碍结果造成

A. 左房和左室扩大

B. 左室扩大

C. 全心扩大

D. 左房和右室扩大

E. 左室肥厚

61. 患者男，25 岁，因劳力时气短就诊。查体：胸骨左缘第 3~4 肋间有收缩期喷射性杂音，超声心动图示室间隔与左室后壁增厚，其比值 >1.3。最可能的诊断是

A. 冠心病

B. 肥厚型心肌病

C. 室间隔缺损

D. 扩张型心肌病

E. 先天性心脏病，主动脉瓣狭窄

62. 二尖瓣区功能性杂音不见于

A. 发热 　　　　B. 妊娠

C. 轻中度贫血 　　D. 剧烈运动

E. 甲状腺功能减退

63. 患者女，28 岁，2 年来反复晕厥，数分钟即恢复。查体：坐位时心尖区闻及舒张期隆隆样杂音，卧位时该杂音消失。最可能的诊断是

A. Austin – Flint 杂音

B. 心脏神经症

C. 左房明显扩大

D. 左房黏液瘤

E. 风心病二尖瓣狭窄

64. 患者女，76 岁，心脏查体心浊音界变小。该患者可能是

A. 胸腔积液 　　B. 大量腹水

C. 肺实变 　　　D. 胸膜粘连

E. 肺气肿

65. 患者男，64 岁，心脏听诊可闻及重叠型奔马律。该患者可能是

A. 完全性房室传导阻滞

B. 房颤

C. 心肌病心率正常

D. 房早

E. 心力衰竭伴心动过速

二、共用题干单选题：以下提供若干个案例，每个案例下设若干道试题，每道试题有五个备选答案，请选择一个最佳答案。

（66 ~ 68 题共用题干）

患者女，68 岁，突发晕厥 1 次，持续 10 分钟，醒后感前胸持续闷痛，既往糖尿病病史 2 年，高血压病史 2 年。查体：血压 80/60mmHg，HR 50 次/分，双肺闻及湿啰音，心音低钝，心电图示 Ⅱ、Ⅲ、aVF、$V_{7~9}$、$V_{3R~5R}$ 导联 ST 段抬高 >0.1mV。

66. 诊断首先考虑

A. 主动脉夹层

B. 急性心肌梗死

C. 急性肺栓塞

D. 急性心包炎

E. 不稳定型心绞痛

67. 上述患者心尖部出现收缩期吹风样杂音。应立即进行的检查为

A. 超声心动图

B. X 线胸片

C. 心肌酶学

D. 放射性核素心肌显像

E. 心电图

68. 上述患者心电图出现三度房室传导阻滞，心室率 35 次/分，最佳治疗应选

A. 静脉推注阿托品

B. 安装临时起搏器

C. 静脉滴注异丙基肾上腺素

D. 静脉滴注多巴胺

E. 静脉滴注硝酸甘油

（69 ~ 70 题共用题干）

患者男，26 岁，因劳累后呼吸困难伴头晕 2 个月来诊。查体：脉率 76 次/分，

节律规整。血压 126/74mmHg，心胸比值 52%，心导管检查左室与左室流出道之间的压力阶差为 60mmHg。

69. 体格检查可能发现
    A. 心尖部 3/6 级收缩期杂音
    B. 胸骨左缘 3 肋间 3/6 级收缩期杂音
    C. 胸骨左缘 2 肋间 3/6 级收缩期杂音
    D. 心尖部舒张期杂音
    E. 毛细血管搏动征（＋）

70. 首选治疗为
    A. 洋地黄类制剂
    B. 交感神经 α 受体阻断剂
    C. 交感神经 β 受体阻断剂
    D. 钙通道阻滞剂
    E. 硝酸酯制剂

（71~72 题共用题干）

患者男，40 岁，因呼吸困难和水肿入院。查体：颈静脉怒张，肝在右肋缘下 4cm，表面光滑，轻度压痛，双下肢压陷性水肿。

71. 检查心脏时可能发现
    A. 心尖搏动向左下移位
    B. 心脏形态呈靴形
    C. 心尖部可听到舒张期杂音
    D. 主动脉瓣区可听到粗糙的收缩期杂音
    E. 主动脉瓣第二听诊区可听到叹气样舒张期杂音

72. 该患者的心音可有以下变化，除了
    A. 心尖部第二心音增强
    B. 心尖部第一心音增强
    C. 肺动脉瓣区第二心音增强
    D. 肺动脉瓣区第二心音分裂
    E. 心尖部第一心音可呈拍击性

（73~76 题共用题干）

患者男，16 岁，胸骨左缘第 3、4 肋间闻及响亮的收缩期杂音，震耳，伴有震

颤，但听诊器离开胸壁听不到。

73. 该杂音为
    A. 1/6 级杂音 　　　B. 2/6 级杂音
    C. 3/6 级杂音 　　　D. 4/6 级杂音
    E. 5/6 级杂音

74. 若该患者发生心衰，则杂音
    A. 增强 　　　　　　B. 消失
    C. 减弱 　　　　　　D. 没有变化
    E. 先增强后减弱

75. 该患者最可能的诊断为
    A. 房间隔缺损
    B. 室间隔缺损
    C. 动脉导管未闭
    D. 主动脉间隔缺损
    E. 主动脉狭窄

76. 该患者治疗首选
    A. 房间隔缺损修补
    B. 结扎动脉导管
    C. 洋地黄类药物强心治疗
    D. 室间隔缺损修补
    E. 利尿剂

三、共用备选答案单选题：以下提供若干组试题，每组试题共用试题前列出的五个备选答案，请为每道试题选择一个最佳答案。每个备选答案可能被选择一次、多次或不被选择。

（77~81 题共用备选答案）
    A. 窦性心动过速
    B. 阵发性室上性心动过速
    C. 心房扑动
    D. 阵发性室性心动过速
    E. 心房颤动

77. 反复发作眩晕、黑蒙，心动过缓的是

78. 对血流动力学影响最大的是

79. 心室率可快可慢可规则也可不规则的是

80. 心律完全不整，心音强弱不等，脉搏

短绌的是

81. 突发突止，又易复发的是

（82~83 题共用备选答案）

    A. 第一心音　　　　B. 第二心音

    C. 第三心音　　　　D. 第四心音

    E. 第五心音

82. 心底部听诊最清晰的心音是

83. 仰卧位和左侧卧位听诊最清晰的心音是

（84~86 题共用备选答案）

    A. 向颈部传导　　　　B. 向剑突处传导

    C. 局限在心尖部　　　D. 向心尖部传导

    E. 向左腋下传导

84. 二尖瓣狭窄的杂音特点是

85. 二尖瓣关闭不全的杂音特点是

86. 主动脉瓣关闭不全的杂音特点是

（87~88 题共用备选答案）

    A. 颈部和锁骨上窝

    B. 左腋下和肩胛下区

    C. 胸骨左缘和心底部

    D. 胸骨左缘和心尖部

    E. 心尖部

87. 二尖瓣后叶关闭不全的常用听诊部位是

88. 主动脉瓣关闭不全的常用听诊部位是

（89~90 题共用备选答案）

    A. 第一心音增强

    B. 心率小于脉率

    C. 心室律绝对不规则

    D. 心尖部 3/6 级收缩期杂音

    E. 开瓣音

89. 心房颤动常见

90. 二尖瓣关闭不全常见

（91~94 题共用备选答案）

    A. 深吸气时出现分裂，青少年常见

    B. 吸气、呼气时均可听到第二心音

（S_2），吸气时更明显

    C. 呼气时均可听到第二心音

    D. S_2 分裂的时距较固定，不受吸气、呼气的影响

    E. 分裂的 S_2 以呼气时更加明显

91. 通常分裂的特点是

92. 生理性分裂的特点是

93. 反常分裂的特点是

94. 固定分裂的特点是

（95~99 题共用备选答案）

    A. 胸骨右缘第 2 肋间收缩期震颤

    B. 胸骨左缘第 2 肋间收缩期震颤

    C. 胸骨左缘第 3~4 肋间收缩期震颤

    D. 胸骨左缘第 2 肋间连续性震颤

    E. 心尖部舒张期震颤

95. 动脉导管未闭可出现

96. 肺动脉瓣狭窄可出现

97. 室间隔缺损常有

98. 二尖瓣狭窄可触及

99. 主动脉瓣狭窄可触及

（100~102 题共用备选答案）

    A. 二尖瓣脱垂综合征

    B. 三尖瓣关闭不全

    C. 左心室功能衰竭

    D. 肺动脉高压

    E. 三尖瓣狭窄

100. 心尖底部收缩早期喷射音见于

101. 心尖部收缩期喀喇音见于

102. 心尖部舒张早期奔马律常见于

（103~105 题共用备选答案）

    A. 扩张型心肌病

    B. 二尖瓣狭窄

    C. 缩窄性心包炎

    D. 轻中度肺动脉瓣狭窄

    E. 二尖瓣脱垂

103. 表现为收缩早期喷射音的是

104. 表现为开瓣音的是

105. 表现为舒张早期奔马律的是

(106～110题共用备选答案)

A. 负性心尖搏动

B. 心尖搏动位于右锁骨中线第5肋间处

C. 弥散样心尖搏动

D. 心尖搏动消失

E. 抬举样心尖搏动

106. 右心室明显肥大可出现

107. 全心增大

108. 左心室肥大可出现

109. 大量心包积液可出现

110. 右位心可出现

(111～113题共用备选答案)

A. 深吸气时出现分裂

B. 吸气、呼气时均可听到第二心音，吸气时更明显

C. 呼气时均可听到第二心音

D. S_2分裂的时距较固定，不受吸气、呼气的影响

E. 分裂的S_2以呼气时更加明显

111. 完全性右束支传导阻滞

112. 主动脉瓣关闭不全

113. 房间隔缺损

(114～117题共用备选答案)

A. 递减型　　　　B. 递增型

C. 一贯型　　　　D. 递增递减型

E. 连续型

114. 主动脉瓣关闭不全的舒张期杂音呈

115. 动静脉瘘的杂音呈

116. 二尖瓣关闭不全的收缩期杂音呈

117. 主动脉瓣狭窄的收缩期杂音呈

参考答案与解析

1. C　2. A　3. E　4. A　5. C　6. E

7. D　8. C　9. C　10. E　11. D　12. A

13. E　14. C　15. B　16. D　17. C　18. E

19. E　20. A　21. B　22. B　23. C　24. E

25. D　26. C　27. C　28. A　29. D　30. E

31. A　32. B　33. A　34. E　35. D　36. D

37. B　38. A　39. A　40. C　41. E　42. A

43. A　44. A　45. B　46. E　47. C　48. A

49. C　50. B　51. B　52. B　53. E　54. B

55. D　56. E　57. D　58. D　59. A　60. A

61. B　62. E　63. D　64. E　65. D　66. B

67. A　68. E　69. B　70. E　71. C　72. B

73. E　74. C　75. B　76. D　77. C　78. D

79. D　80. C　81. B　82. B　83. C　84. E

85. E　86. B　87. C　88. D　89. C　90. D

91. B　92. A　93. E　94. D　95. D　96. B

97. C　98. E　99. A　100. D　101. A　102. C

103. D　104. B　105. A　106. A　107. C　108. E

109. D　110. B　111. B　112. E　113. D　114. A

115. E　116. C　117. D

1. C。解析：周围血管征包括水冲脉、枪击音、Duroziez双重杂音、毛细血管搏动征等，主要见于脉压明显增大者，如主动脉关闭不全、严重贫血、甲亢、动脉导管未闭等。

2. A。解析：第一心音特点：心尖部听诊最响，音调较低钝、强度较强、历时较长，与心尖搏动同时出现。

4. A。解析：二尖瓣狭窄的杂音较局限不传导，二尖瓣关闭不全的杂音向左腋下或左肩胛下区传导。主动脉瓣狭窄杂音向颈部传导。主动脉瓣关闭不全的杂音向胸骨左缘传导，可到达心尖部。

5. C。解析：主动脉瓣喷射音见于主动脉瓣狭窄、主动脉瓣关闭不全、主动脉缩窄、高血压等疾病。

6. E。解析：主动性异位心律是指在心脏正常节律中，由心脏某个部位的异常兴奋点提前发生冲动或正常兴奋发生传导异常所致的早于正常节律的心脏收缩。预激综合征的发病有一定的先天性解剖学基

础，除房室特殊传导以外，还存在一些由普通工作心肌组成的肌束。正常窦性冲动可通过这些附属肌束提前到达心室某个部位，使其提前激动，临床心电图上可出现 P－R 间期缩短、QRS 波群形态异常等，但整个心脏节律并未受到影响。因此预激综合征不属于主动性异位心律。

7. D。**解析：**交替脉是节律规则而强弱交替的脉搏。一般认为是左心收缩力强弱交替所致，为左室心力衰竭的重要体征之一。

10. E。**解析：**自律细胞在动作电位 4 期能够自动除极。而心室肌细胞在动作电位 4 期稳定于静息电位水平，不能自动除极，不具备自律性。

11. D。**解析：**反常分裂又称逆分裂，指主动脉瓣关闭迟于肺动脉瓣，吸气时分裂变窄，呼气时变宽，见于完全性左束支传导阻滞及主动脉瓣狭窄或重度高血压。肺动脉高压和完全性右束支传导阻滞时，右室排血时间延长，使肺动脉瓣关闭明显延迟，出现通常分裂。固定分裂指第二心音分裂不受吸气、呼气的影响，第二心音分裂的两个成分时距较固定，见于先心病房间隔缺损。

12. A。**解析：**正常心尖搏动位于第 5 肋间，左锁骨中线内 0.5～1.0cm，搏动范围直径 2.0～2.5cm。

14. C。**解析：**心脏呈普大形，为左右心室增大，常见于扩张型心肌病、重症心肌炎、全心衰竭。

15. B。**解析：**周围血管征：①毛细血管搏动征；②水冲脉；③枪击音；④Duroziez 双重杂音；⑤颈动脉搏动，且常伴有点头运动。⑥交替脉：交替脉为一种节律正常而强弱交替出现的脉搏，为心肌损害的一种表现。⑦重搏脉；⑧奇脉；⑨洪脉；⑩细脉。

17. C。**解析：**房间隔缺损可闻及胸骨左缘第 2 肋间有收缩吹风样杂音，第二心音亢进，呈固定性分裂。第一孔未闭型心尖区亦可闻及收缩期杂音。

18. E。**解析：**心尖搏动病理性移位，右心室增大，向左侧移位；左心室增大，向左下移位。

20. A。**解析：**周围血管征由于脉压增大引起，常见于主动脉瓣关闭不全、高血压、甲状腺功能亢进和严重贫血等疾病，包括水冲脉、枪击音、Duroziez 双重杂音、毛细血管搏动征。

21. B。**解析：**第四心音特点：低频低振幅，正常不能被人耳听到。

22. B。**解析：**健康人心脏可听到第一心音和第二心音。某些健康儿童和青少年可听到第三心音。第四心音一般听不到，如能听到多为病理性。

23. C。**解析：**开瓣音又称二尖瓣开放拍击音。出现于心尖内侧 S_2 后 0.07 秒。听诊特点为音调高、历时短促而响亮、清脆，呈拍击样；听到开瓣音提示瓣膜弹性和活动性尚好。

24. E。**解析：**严重主动脉瓣关闭不全，在主动脉瓣区常有收缩中期杂音，反流明显者，常在心尖区听到舒张中晚期隆隆样杂音（Austin－Flint 杂音）。

26. C。**解析：**缩窄性心包炎时，在 S_2 后约 0.1 秒出现的一个较响的短促声音，即心包叩击音。此音可在心前区听到，以心尖部和胸骨下段左缘最清晰。

29. D。**解析：**心包积液和右心功能不全的临床区别最有价值的是舒张期奔马律。

30. E。**解析：**完全性右束支传导阻滞心电图表现为 V_1 呈 rSR′，I、V_5、V_6 有除极延迟的 S 波；完全性右束支传导阻滞 QRS 间期≥120ms。

31. A。**解析：**房间隔缺损的典型心脏体征包括胸骨左缘第 2 肋间并可闻及 Ⅱ ~ Ⅲ级收缩期吹风样杂音，第二心音亢进，呈固定性分裂。

32. B。**解析：** 开瓣音距第二心音时限愈短，则房室间压差越大，二尖瓣狭窄越重。

33. A。**解析：** 扩张型心肌病症状以心力衰竭为主要表现，由于房室扩大明显，可有二尖瓣相对性关闭不全的反流性杂音。

35. D。**解析：** 年龄超过 60 岁。血压持续或非同日 3 次以上血压超过 160/95mmHg可诊断为老年高血压。其中半数以上以收缩压升高为主，称老年收缩期高血压。

38. A。**解析：** 患者心尖区触及舒张期震颤，心尖部可闻及开瓣音，考虑为二尖瓣狭窄。心尖区舒张期隆隆样杂音为二尖瓣狭窄最重要的杂音。

39. A。**解析：** 动脉导管未闭在胸骨左缘第 2 肋间左锁骨下方有连续性机器样杂音，多伴有震颤。

46. E。**解析：** 心脏收缩时，心尖搏动内陷者，称为负性心尖搏动。见于粘连性心包炎或心包与周围组织广泛粘连。

49. C。**解析：** 脉压减小，见于主动脉瓣狭窄、心包积液及严重心力衰竭患者。

50. B。**解析：** 袖带法测量时，下肢血压应较上肢血压高 20 ~ 40mmHg，若等于或低于上肢血压则提示相应部位动脉狭窄或闭塞。见于主动脉狭窄、胸腹主动脉型大动脉炎、闭塞性动脉硬化、髂动脉或股动脉栓塞等。

51. B。**解析：** 二尖瓣狭窄时，在心尖部听到隆隆样或雷鸣样舒张中、晚期杂音，一般为递增型，音调较低而局限（于心尖区 1 ~ 4cm 范围内），左侧卧位呼气末时或经运动后较清楚。二尖瓣舒张期杂音可因极度顺钟向转位，杂音移至左腋下部最

清楚。

57. E。**解析：** 肺动脉栓塞可以引起右心室压力负荷的显著增加，并出现右心室扩大的表现。因此 ABCD 均可能出现。E 项见于心肌梗死和心肌病，是左心室病变的特征之一。

59. A。**解析：** 肿瘤扑落音的主要特点：①常见于心房黏液瘤。②产生机制：黏液瘤在舒张期随血液进入左室，碰撞房室壁和瓣膜，瘤蒂柄突然紧张产生振动所致。③听诊特点：在心尖或其左缘第 3、4 肋间，在 S_2 后 0.08 ~ 0.12s 出现较开瓣音晚，声音类似，但音调较低，且随体位改变。④临床意义：提示心房黏液瘤。

60. A。**解析：** 由于二尖瓣关闭不全，心脏收缩时血液部分从左心室反流回左心房，左心房容量负荷增加，左心房扩大。舒张期时，左心房内比正常量大的血液进入左心室，致使左心室的容量负荷增加，左心室代偿性扩大。因此二尖瓣关闭不全主要累及左心房及左心室，最终才影响右心室。

61. B。**解析：** 患者室间隔明显增厚，与左室后壁的比值大于 1.3，胸骨左缘第 3 ~ 4 肋间可闻及收缩期杂音，患者有劳累后气短，综上表现应首先考虑肥厚型心肌病的可能。主动脉瓣狭窄可出现室间隔及左室壁肥厚，但其比值不应大于 1.3；患者的杂音部位及明显的室间隔及左心室后壁肥厚不支持扩张型心肌病及冠心病；室间隔缺损可有类似的杂音，但伴有室间隔肥厚可排除。

62. E。**解析：** 二尖瓣区功能性杂音见于青少年、高热、贫血、甲状腺功能亢进、妊娠、剧烈运动等。

64. E。**解析：** 肺气肿时，心脏查体示心浊音界变小。

65. E。**解析：** 心衰时心脏听诊可闻及

重叠型奔马律。

71. C。**解析**：患者同时有肺及体循环淤血的表现，考虑二尖瓣狭窄致全心衰竭可能性大，查体可在心尖部闻及舒张期杂音。

72. A。**解析**：二尖瓣狭窄时通过主动脉瓣的血流量减少，故心尖部第二心音不可能增强。

82～83. B、C。**解析**：第二心音音调高脆、强度较第一心音弱、历时较短，在心底部听诊最响。第三心音音调低钝、强

度弱、持续时间短，在心尖部内上方及仰卧位听诊清楚。

100～102. D、A、C。**解析**：①当肺动脉高压时，肺动脉瓣区第二心音增强并伴分裂，可在心尖区听到收缩期喷射性杂音。②当左心室功能衰竭，听诊时两肺满布湿啰音和哮鸣音，心尖部第一心音减弱，频率快，同时有舒张早期第三心音而构成奔马律。③当出现二尖瓣脱垂时，心脏听诊心尖区或其内侧可闻及收缩中晚期喷射样喀喇音。

第六节　腹部检查

一、**单选题：以下每道试题有五个备选答案，请选择一个最佳答案。**

1. 鉴别巨大卵巢囊肿与大量腹水，以下有帮助的体征是
   A. 有振水感
   B. 仰卧叩诊中腹部为浊音，双侧为鼓音
   C. 主要是下腹部膨隆
   D. 肠鸣音存在
   E. 听到静脉"营营音"

2. 肝硬化大量腹腔积液患者，检查肝脏时应采用
   A. 双手触诊法
   B. 深压触诊法
   C. 钩指触诊法
   D. 浅部触诊法
   E. 冲击触诊法

3. 患者女，30岁，腹胀，腹膨隆，查体可触及液波震颤。该患者的腹水量至少有
   A. 600ml
   B. 1000ml
   C. 1500ml
   D. 1800ml
   E. 3000ml

4. 腹部反跳痛的发生机制是
   A. 肠腔胀气

   B. 内脏肿大、充血
   C. 肿瘤淋巴结转移
   D. 炎症波及腹膜壁层
   E. 胆管结石合并梗阻

5. 患者女，27岁，腹部膨隆。不属于病理状况的是
   A. 腹部肿物
   B. 足月妊娠
   C. 腹膜炎
   D. 卵巢囊肿
   E. 腹水

6. 患者女，42岁，腹部不适。查体：腹部触诊揉面感。该患者可能是
   A. 急性阑尾炎
   B. 慢性胰腺炎
   C. 慢性胆囊炎
   D. 结核性腹膜炎
   E. 急性局限性腹膜炎

7. 肝脏触诊时，浮沉触诊法用于
   A. 单手触诊不满意时
   B. 大量腹水时肝脏触诊
   C. 腹膜炎时肝脏触诊
   D. 肥胖患者的肝脏触诊
   E. 双手触诊不满意时

8. 腹腔内游离液体达到多少时可叩诊出移动性浊音阳性

A. 500ml　　　　　　B. 1000ml

C. 1500ml　　　　　　D. 2000ml

E. 2500ml

9. 不应出现腹式呼吸减弱或消失的疾病是

　　A. 腹膜炎症　　　　B. 胸腔积液

　　C. 急性腹痛　　　　D. 膈肌麻痹

　　E. 腹腔积液

10. 患者男，45 岁，腹胀 2 个月。查体：腹壁静脉曲张，腹水征（＋），脾大。该患者腹壁静脉血流方向为

　　A. 脐上、脐下皆上行

　　B. 脐上、脐下皆下行

　　C. 脐上下行，脐下上行

　　D. 脐上上行，脐下下行

　　E. 由脐部向四周放射状走行

11. 腹腔积液的体征不包括

　　A. 尺压试验阳性　　B. 水波感

　　C. 移动性浊音　　　D. 液波震颤

　　E. 脐疝

12. 触诊肝脏时，应详细描述的内容不包括

　　A. 位置

　　B. 质地

　　C. 与周围组织的关系

　　D. 表面状态

　　E. 搏动

13. 患者女，40 岁，既往胃溃疡病史 7 年，近日腹痛规律性消失，3 小时前突发上腹部剧烈腹痛，深呼吸时疼痛加重，诊断为急性弥漫性腹膜炎。该患者不可能有的体征是

　　A. 腹肌紧张

　　B. 肝浊音界扩大

　　C. 反跳痛

　　D. 腹部压痛

　　E. 腹式呼吸明显减弱

14. 患者男，38 岁，消瘦，查体：左侧腹部触到一实体样包块，有弹性，随呼吸上下移动，患者诉有恶心感。该包块是

　　A. 肾脏　　　　　　B. 脾脏

　　C. 结肠　　　　　　D. 肝脏

　　E. 肠系膜淋巴结

15. 最多见 Murphy 征阳性体征的疾病是

　　A. 急性阑尾炎　　　B. 急性胆囊炎

　　C. 肠梗阻　　　　　D. 急性胃炎

　　E. 急性肠炎

16. 患者女，28 岁，因"腹胀进行性加重2 月余"，伴有午后潮热、盗汗。既往有肺结核病史。查体：腹部膨隆，腹肌稍紧张，无压痛及反跳痛，无包块，移动性浊音阳性。此时患者首选的检查是

　　A. X 线胸片

　　B. 腹腔镜检查

　　C. PPD 试验

　　D. 腹部 CT 检查

　　E. 腹膜穿刺及腹水常规检查

17. 尿潴留时膀胱体检的特点是

　　A. 视诊：在盆腔内，看不见

　　B. 触诊：触之囊性或硬性包块，按压时憋胀，有尿意

　　C. 膀胱区叩诊呈鼓音

　　D. 双手触诊时在腹腔耻骨联合的前方可触及肿物

　　E. 单手滑行法触诊时难以触及肿块

18. 腹部皮肤色素沉着对疾病的诊断有提示意义，下列说法正确的是

　　A. 脐周围或下腹壁呈蓝色为腹腔内或腹膜后大出血的征象（Cullen 征），见于出血性胰腺炎及宫外孕破裂

　　B. 皮肤皱褶处（如腹股沟及系腰带部位）有褐色素沉着常见于黑色棘

皮症

C. Grey – Turner 征见于急性水肿性胰腺炎或麻痹性肠梗阻

D. 腹部和腰部不规则的斑片状色素沉着见于肌纤维母细胞瘤

E. 腹部散在点状深褐色色素沉着见于白血病

19. 以下关于肝脏触诊手法，正确的说法是

A. 双手触诊法较为常用

B. 儿童或腹壁较薄者常用单手触诊法

C. 单手触诊时应注意触觉最敏感的部位是指尖端，并非示指前端的桡侧

D. 触诊应自叩诊肝浊音界之下开始，或自髂前上棘以下平面开始

E. 如遇腹水患者当用深触诊法，不能触及肝脏时，可应用浮沉触诊法

20. 患者女，67岁，腹胀痛，腹部超声示腹腔大量积气。它的体征与腹腔积液的区别最有意义的是

A. 移动性浊音

B. 腹壁张力

C. 腹部外形

D. 肝浊音界的变化

E. 体位变化是否影响腹部外形

21. 肝大是指

A. 在剑突下，肝下缘 >3cm

B. 肺气肿患者，肝可有下移

C. 在剑突下，肝下缘不超过剑突下至脐连线的中上 1/3 交界处

D. 肋弓下肝下缘不能触及

E. 腹壁松弛者肋弓下肝下缘1cm 以内

22. 以下说法错误的是

A. 正常肝下缘在剑突下3cm，深吸气时可达肝肋缘下1～2cm

B. 肝硬度分三个等级表示

C. 胆囊炎时在右肋缘下触到肿大的

胆囊

D. 肝癌时肝大，表面凹凸不平

E. 触诊肝大小，测右锁骨中线肋弓缘至肝下缘

23. 肝硬化腹壁静脉曲张，静脉血流回流方向为

A. 脐上腹壁静脉血流向上回流，脐下的静脉向下回流

B. 脐上腹壁静脉血流向上回流，脐下的静脉向上回流

C. 脐上腹壁静脉血流向下回流，脐下的静脉向下回流

D. 脐上腹壁静脉血流向下回流，脐下的静脉向上回流

E. 脐上腹壁静脉血流向左右回流，脐下的静脉向上回流

24. 关于肝脏触诊错误的是

A. 触诊较多应用单手触诊法

B. 正常肝脏大小多在剑突下 3～5cm 以内

C. 肝脏位置较深时应用浮沉触诊法（冲击触诊法）

D. 触诊须严密配合呼吸动作

E. 正常肝脏大小多在肋下1cm 以内

25. 便血合并皮肤黄染、蜘蛛痣及肝掌。首先考虑

A. 急性胆囊炎

B. 胃底食管静脉破裂出血

C. 胃癌

D. 消化性溃疡

E. 结肠癌

26. 关于麦氏点的描述，下列正确的是

A. 右髂前上棘至脐连线的 1/2 处

B. 脐与右髂前上棘连线中、外 1/3 交界处

C. 两髂前上棘连线与通过耻骨结节所做垂直线的交点上

D. 右侧腹直肌外缘平脐处

E. 左、右髂前上棘连线的右1/3处

二、共用备选答案单选题： 以下提供若干组试题，每组试题共用试题前列出的五个备选答案，请为每道试题选择一个最佳答案。每个备选答案可能被选择一次、多次或不被选择。

（27～29题共用备选答案）

A. 振水音阳性

B. 移动性浊音阳性

C. 脐周可见明显的蠕动波

D. Murphy征阳性

E. 尺压试验阳性

27. 腹腔积液的表现是

28. 小肠梗阻的表现是

29. 卵巢囊肿的表现是

（30～31题共用备选答案）

A. 肝硬化腹水

B. 急性胃穿孔致腹膜炎

C. 胰腺囊肿

D. 癌症晚期恶病质

E. 慢性阑尾炎

30. 舟状腹见于

31. 板状腹见于

参考答案与解析

1. B   2. E   3. E   4. D   5. B   6. D

7. B   8. B   9. B   10. D   11. A   12. C

13. B   14. A   15. B   16. E   17. B   18. A

19. E   20. A   21. A   22. C   23. A   24. C

25. B   26. B   27. B   28. C   29. D   30. D

31. B

1. **B**。解析：腹水与巨大卵巢囊肿的鉴别：①视诊：卵巢囊肿腹部膨隆多呈圆形；腹水膨隆多呈蛙腹；②触诊：卵巢囊肿可能扪及异常游走的包块，尺压试验阳

性；③叩诊：卵巢囊肿浊音区于仰卧时常在中腹部，鼓音区在两侧；而腹水患者浊音区于仰卧时常在两侧，鼓音区在中腹部。卵巢囊肿的浊音不呈移动性，腹水 > 1000ml时，移动性浊音阳性。

3. **E**。解析：触及液波震颤，腹水量至少3000ml。

4. **D**。解析：反跳痛是腹膜壁层已受炎症累及的征象，当突然抬手时腹膜被牵拉引起疼痛。

5. **B**。解析：腹部膨隆包括全腹膨隆、局部膨隆。足月妊娠为腹部膨隆的生理状况。

6. **D**。解析：揉面感为结核性腹膜炎的特征性表现。

8. **B**。解析：腹腔内游离液体达到1000ml时，可叩诊出移动性浊音阳性。

9. **B**。解析：腹式呼吸减弱常见于腹膜炎症、腹水、急性腹痛、腹腔内巨大肿瘤或妊娠等；腹式呼吸消失见于胃肠穿孔所致急性腹膜炎或膈肌麻痹。

11. **A**。解析：腹腔积液时，查体可出现水波感、移动性浊音（＋）、液波震颤，大量腹腔积液也可能产生脐疝，但尺压试验呈阴性。一般可通过尺压试验将本病与巨大卵巢囊肿进行鉴别，后者呈阳性。

12. **C**。解析：肝脏触诊主要用于了解肝脏下缘的位置和肝脏的质地、边缘、表面及搏动等。

13. **B**。解析：急性弥漫性腹膜炎时，肝浊音界不扩大。

14. **A**。解析：从位置及随呼吸上下移动可推断为肾脏。

15. **B**。解析：以拇指指腹勾压于右肋下胆囊点处，然后嘱患者缓慢深呼吸，在吸气过程中发炎的胆囊下移时碰到用力压的拇指，即可引起疼痛，如因剧烈疼痛而

致吸气终止称 Murphy 征阳性。常见于急性胆囊炎。

16. E。**解析**：此患者既往有肺结核史。腹部膨隆，腹肌稍紧张，无压痛及反跳痛，无包块，移动性浊音阳性，提示结核性腹膜炎可能，需腹膜穿刺及腹水常规检查明确诊断。

20. A。**解析**：腹腔大量积气时，无移动性浊音。

23. A。**解析**：正常的腹壁静脉回流方向应为脐上的血管血流向上，脐下的流向下，最终分别汇入上腔静脉及下腔静脉。在肝硬化时由于门静脉高压，故产生腹壁静脉曲张，但由于门静脉及腔静脉并无梗阻存在，所以血流回流方向仍为正常，即脐上的静脉向上回流，脐下的静脉向下回流。

第七节　脊柱、四肢检查

单选题：以下每道试题有五个备选答案，请选择一个最佳答案。

1. 关于正常脊柱的描述，正确的是
    A. 颈椎后凸　　　　　B. 胸椎前凸
    C. 腰椎后凸　　　　　D. 骶椎前凸
    E. 腰椎受力最大

2. 与"弯曲症"发生发展有关的疾病是
    A. 高原病　　　　　B. 手臂振动病
    C. 中暑　　　　　　D. 减压病
    E. 慢性放射病

3. 侧面观，正常脊柱有 4 个生理弯曲表现为
    A. 颈段稍后凸
    B. 腰段后凸
    C. 胸段稍向前凸
    D. 骶椎明显后凸
    E. 尾椎后凸

4. 检查脊柱的压痛的方法和临床意义正确的是
    A. 应使患者侧卧位，使椎旁肌肉放松
    B. 用右手拇指自下而上依次按压脊椎棘突
    C. 脊柱两旁肌肉有压痛时，常为慢性肌肉劳损所致
    D. 腰椎的棘突上有腰肌的起止点，腰肌急慢性损伤时，常在棘突上有不同程度的压痛
    E. L_3 横突损伤，局部可有压痛，并沿大腿向下肢放射

5. 关于脊柱叩击痛的检查方法及临床意义，正确的是
    A. 脊柱叩击痛阳性说明病变较浅
    B. 用叩诊锤或手指叩击各个脊椎棘突是间接叩诊法
    C. 脊柱叩击痛阳性提示脊椎有病变
    D. 患者端坐位，医生用左手掌面放在患者的头顶，右手半握拳以小鱼际肌部叩击左手观察患者有无疼痛是直接叩诊法
    E. 脊柱结核或其他炎症时，病变部位脊椎压痛比叩击痛明显

6. 患者女，28 岁，查体：左上肢脉搏消失，右上肢脉搏正常。该患者可能是
    A. 多发性大动脉炎
    B. 心包缩窄
    C. 心力衰竭
    D. 心肌梗死

E. 严重休克

7. 患者女，38 岁，垫枕右侧卧位，左侧肩
胛角尖端可叩得一相对浊音区，撤去枕
头浊音区消失。此浊音是由于
   A. 左肺炎　　　　　B. 脊柱弯曲
   C. 左肺脓肿　　　　D. 空洞型肺结核
   E. 肺梗死

参考答案与解析

1. E　2. D　3. D　4. E　5. C　6. A
7. B

2. D。**解析：**"弯曲症"指减压病所致
的局部疼痛，但常作为整个减压病的同义
词应用。

6. A。**解析：**多发性大动脉炎时，动
脉搏动减弱或消失。由于栓塞及动脉痉挛，
导致栓塞平面远侧的动脉搏动明显减弱，
以致消失；栓塞的近侧动脉搏动反而加强。

第八节　神经系统检查

**单选题：以下每道试题有五个备选答案，
请选择一个最佳答案。**

1. 关于浅反射的叙述，正确的是
   A. 桡骨骨膜放射和肛门反射
   B. 提睾反射和踝阵挛
   C. 提睾反射和腹壁反射
   D. 腹壁反射和肱二头肌放射
   E. 肱二头肌反射和肱三头肌反射

2. 肌肉可收缩，但不能产生动作，肌力分
级为
   A. 1 级　　　　　B. 2 级
   C. 3 级　　　　　D. 4 级
   E. 5 级

3. 检查者用棉签轻触患者皮肤某处，让其
指出被触部位，这是
   A. 实体觉　　　　B. 位置觉
   C. 皮肤定位觉　　D. 两点辨别觉
   E. 温度觉

4. 肢体仅能在床面上做水平运动，不能抬
高床面，此肌力为
   A. 1 级　　　　　B. 2 级
   C. 3 级　　　　　D. 4 级
   E. 5 级

5. 某患者，仰卧，下肢自然伸直，医师一
手托患者枕部，一手置于患者胸前，然
后使患者头部前屈，阳性表现为两侧膝
关节和髋关节屈曲。该方法用于检查
   A. 颈项强直　　　B. Brudzinski 征
   C. Kernig 征　　　D. Oppenheim 征
   E. Babinski 征

6. 锥体束损害最具特征性的体征是
   A. 腱反射活跃　　B. 肢体瘫痪
   C. Babinski 征阳性　D. 肌张力增高
   E. 腹壁反射消失

7. 下列属于浅反射的是
   A. 跟腱反射　　　B. 膝反射
   C. 桡骨骨膜反射　D. 跖反射
   E. 肱二头肌反射

8. 手套和袜套样感觉障碍提示病变在
   A. 周围神经末梢　B. 脑干
   C. 脊髓　　　　　D. 单神经根
   E. 大脑半球

参考答案与解析

1. C　2. A　3. C　4. B　5. B　6. C

7. D　　8. A

3. C。**解析**：皮肤定位觉是指检查者用棉签轻触患者皮肤某处，让其指出被触部位。

4. B。**解析**：肌力的记录采用 0~5 级的六级分级法。0 级完全瘫痪，测不到肌肉收缩。1 级仅测到肌肉收缩，但不能产生动作。2 级肢体在床面上能水平移动，但不能抵抗自身重力，即不能抬离床面。3 级肢体能抬离床面，但不能抗阻力。4 级能作抗阻力动作，但不完全。5 级正常肌力。

第二篇
心血管内科学

第一章　心力衰竭

第一节　慢性心力衰竭

一、单选题：以下每道试题有五个备选答案，请选择一个最佳答案。

1. 服用洋地黄类药物治疗的患者出现下列哪项表现，应考虑洋地黄类药物中毒的可能
   A. 心电图 ST－T 呈鱼钩形改变
   B. 心电图 QT 间期缩短
   C. 心电图出现高 U 波
   D. 频发房性期前收缩
   E. 频发室性期前收缩

2. 关于钙通道阻滞剂治疗心力衰竭，叙述错误的是
   A. 目前钙通道阻滞剂对心力衰竭患者并未证实有益
   B. 主张应用于收缩性心力衰竭患者
   C. 氨氯地平可用于冠心病伴心力衰竭患者
   D. 一般不主张用于严重心力衰竭患者
   E. 有心绞痛发作的心力衰竭患者可酌情选用

3. 心衰代偿的方式不包括
   A. 交感神经兴奋
   B. 提高前负荷
   C. 肾素－血管紧张素－醛固酮系统激活
   D. 精氨酸加压素系统激活
   E. 迷走神经兴奋

4. 左心衰竭所致呼吸困难的特点不包括
   A. 应用强心剂可好转
   B. 为混合性呼吸困难
   C. 夜间减轻
   D. 仰卧加重
   E. 活动时出现

5. 下列引起左室压力负荷过重的是
   A. 高血压
   B. 二尖瓣关闭不全
   C. 主动脉瓣关闭不全
   D. 甲状腺功能亢进
   E. 贫血

6. 下述哪项不是右心衰竭的临床表现
   A. 咳粉红色泡沫样痰
   B. 下肢水肿
   C. 恶心厌食
   D. 颈静脉充盈
   E. 肝大

7. 关于肺源性心脏病心衰洋地黄类药物应用指征，下列不正确的是
   A. 心率可作为衡量洋地黄类药物疗效的指标
   B. 出现左心衰时要用洋地黄类药物
   C. 以右心衰为主要表现而无明显感染者
   D. 用药前注意低钾血症
   E. 感染已被控制，利尿剂不能得到良好的疗效而反复水肿者

8. 洋地黄类药物中毒所致的室性心动过速忌用
   A. 利多卡因
   B. 普罗帕酮
   C. 苯妥英钠
   D. 氯化钾
   E. 直流电复律

9. 慢性肺源性心脏病心力衰竭时，右心衰

竭的表现不包括

A. 肝大　　　　　　B. 双下肢水肿

C. $P_2 > A_2$　　　　D. 双侧胸腔积液

E. 颈静脉怒张

10. 下列不属于慢性左心衰竭临床表现的是

　　A. 劳力性呼吸困难

　　B. 端坐呼吸

　　C. 夜间阵发性呼吸困难

　　D. 肺水肿

　　E. 肝颈静脉反流征阳性

11. 提示左心衰竭，最有诊断意义的体征是

　　A. 左心扩大

　　B. 心尖区听到舒张期奔马律

　　C. 颈静脉怒张

　　D. 心脏杂音

　　E. 肺部闻及湿啰音

12. 左心衰竭最早出现的临床症状是

　　A. 疲乏无力

　　B. 劳力性呼吸困难

　　C. 阵发性夜间呼吸困难

　　D. 夜间卧床时咳嗽

　　E. 失眠、尿少、头晕

13. 左心衰竭发展至全心衰竭，下列哪项表现可减轻

　　A. 肝大压痛　　　　B. 心率增快

　　C. 胃肠道淤血　　　D. 肺淤血症状

　　E. 三尖瓣区收缩期杂音

14. 下列哪项不是引起左心衰竭的常见原因

　　A. 高血压

　　B. 慢性肺部疾病

　　C. 心肌梗死

　　D. 主动脉瓣关闭不全

　　E. 二尖瓣关闭不全

15. 慢性心力衰竭加重最常见的诱因为

　　A. 感染

　　B. 各种快速心律失常

　　C. 过劳、情绪激动

　　D. 输液过多过快

　　E. 甲亢

16. 患者男，72岁，10年前因急性心肌梗死住院。5年前出现活动后气短，夜间憋醒。近1年双下肢水肿、少尿。查体：血压140/90mmHg，颈静脉怒张，双下肺可闻及细湿啰音。心界向两侧扩大，心率110次/分，肝肋下3cm，质中，压痛（＋），双下肢水肿。该患者最可能的诊断为

　　A. 左心衰竭

　　B. 右心衰竭

　　C. 心功能Ⅲ级（Killip分级）

　　D. 心功能Ⅲ级（NYHA分级）

　　E. 全心衰竭

17. 慢性心力衰竭患者长期使用呋塞米需监测

　　A. 血电解质　　　　B. 糖化血红蛋白

　　C. 血脂　　　　　　D. 肝功能

　　E. 尿渗透压

18. 慢性心力衰竭时推荐使用的β受体阻断剂是

　　A. 卡维地洛　　　　B. 拉贝洛尔

　　C. 吲哚洛尔　　　　D. 普萘洛尔

　　E. 阿替洛尔

19. 患者有顽固性心力衰竭，最近偶有晕厥，外周血压降低，心输出量极度低下，怀疑是心源性休克。在对因治疗的基础上，不需要哪项治疗

　　A. 应调整抗心力衰竭治疗

　　B. 补充血容量

　　C. 积极处理原发病

　　D. 加强正性肌力药的联合应用

E. 加强血液透析的联合治疗

20. 患者女，60 岁，慢性心力衰竭 2 年。查体：血压 130/90mmHg，双肺呼吸音清，心率 98 次/分，律齐，双下肢无水肿。加用美托洛尔治疗，其主要目的是
    A. 改善心肌顺应性
    B. 降低心脏前负荷
    C. 降低心脏后负荷
    D. 扩张冠状动脉
    E. 降低心肌耗氧量

21. 患者男，60 岁，既往有慢性支气管炎病史，肺源性心脏病 10 余年，高血压 5 年。突然气急，大汗淋漓 5 小时来诊。查体：有发绀，两肺闻及哮鸣音及湿啰音。血压 180/105mmHg。最可能的诊断为
    A. 喘息性支气管炎急性发作
    B. 右心衰竭
    C. 严重肺部感染
    D. 左心衰竭
    E. 呼吸衰竭

二、共用题干单选题：以下提供若干个案例，每个案例下设若干道试题，每道试题有五个备选答案，请选择一个最佳答案。

（22 ~ 25 题共用题干）

患者女，74 岁，因慢性心力衰竭，心功能Ⅳ级入院。经治疗后心功能恢复至Ⅱ级，但患者不愿下床活动。

22. 向其解释长期卧床的危险，应除外
    A. 活动减少会使消化功能减退
    B. 易发生便秘
    C. 易形成深静脉血栓
    D. 易发生扩张型心肌病
    E. 可致肌肉萎缩

23. 长期卧床的慢性心力衰竭患者，其水

肿的分布特点是
    A. 以踝内侧明显
    B. 以胫前部明显
    C. 以颜面部明显
    D. 以腰背部、骶尾部明显
    E. 以四肢明显

24. 患者经保守治疗，病情好转出院。患者做出以下哪项陈述，表明其还没有充分了解出院后注意事项
    A. "如果我睡不好觉，只能坐起来才能睡着，我应当来复诊。"
    B. "如果我呼吸越来越短，越来越急，我应当来复诊。"
    C. "如果我饮食没有变化，但体重越来越重，我应当来复诊。"
    D. "如果我把开的药都吃完了，病情没什么变化，就来复诊继续开药。"
    E. "如果我咳嗽、发烧，应当先把剩下的抗生素吃掉，然后来复诊。"

25. 慢性心力衰竭患者每日摄盐量应少于
    A. 10g
    B. 9g
    C. 8g
    D. 7g
    E. 5g

三、共用备选答案单选题：以下提供若干组试题，每组试题共用试题前列出的五个备选答案，请为每道试题选择一个最佳答案。每个备选答案可能被选择一次、多次或不被选择。

（26 ~ 27 题共用备选答案）
    A. 血管紧张素转换酶抑制剂
    B. β 受体阻断剂
    C. 利尿剂
    D. 洋地黄类药物
    E. 钙通道阻滞剂

26. 患者女，59 岁，慢性心力衰竭 5 年，不规律药物治疗，近 4 天无明显诱因出现恶心、厌食、呕吐。可能与之有

关的药物是

27. 患者女，72 岁，慢性心力衰竭 3 年，不规律药物治疗，自行停药 2 周后再次开始服药治疗，3 天后出现喘憋、水肿加重。可能与之有关的药物是

四、案例分析题：为不定项选择题，试题由一个病历和多个问题组成。每个问题有六个及以上备选答案，选对 1 个给 1 个得分点，选错 1 个扣 1 个得分点，直扣至得分为 0。

（28～32 题共用题干）

患者男，35 岁，劳力性呼吸困难，心悸，气短，少尿，下肢水肿 1 年余，1 周前咽痛、咳嗽、咳黄痰后呼吸困难加重，夜间不能平卧。超声心动图示，左右心室扩张，弥漫性运动减弱，左心室射血分数 30%。口服地高辛 0.25mg，1 次／天，既往无任何特殊病史。

28. 根据上述临床表现与辅助检查资料，首先考虑为
    A. 肺部感染　　　　B. 慢性心力衰竭
    C. 急性左心衰竭　　D. 心包炎
    E. 急性右心衰竭　　F. 急性全心衰竭

29. 引起上述考虑的原因是
    A. 高血压心脏病　　B. 心肌梗死
    C. 扩张型心肌病　　D. 心肌炎
    E. 甲亢性心脏病　　F. COPD

30. 导致近期病情加重的原因是
    A. 感染
    B. 过劳
    C. 电解质紊乱
    D. 心肌炎症
    E. 洋地黄类药物中毒
    F. 精神紧张

31. 该患者的心功能为
    A. NYHA Ⅰ级　　　B. NYHA Ⅱ级
    C. NYHA Ⅲ级　　　D. NYHA Ⅳ级
    E. Killip Ⅱ级　　　F. Killip Ⅰ级

32. 治疗时不应采用
    A. 硝普钠　　　　　B. 硝酸异山梨酯
    C. 呋塞米　　　　　D. 抗感染
    E. 洋地黄类制剂　　F. ACEI

参考答案与解析

1. E　2. B　3. E　4. C　5. A　6. A
7. A　8. E　9. C　10. E　11. B　12. B
13. D　14. B　15. A　16. E　17. A　18. A
19. E　20. A　21. B　22. B　23. E　24. E
25. E　26. D　27. B　28. B　29. C　30. A
31. D　32. E

1. E。**解析：**洋地黄类药物毒性反应在心脏方面最主要的表现为心律失常，尤以频发室性期前收缩、二联律为最常见。心电图出现 ST-T 改变本身不表示药物毒性作用。QT 间期缩短、高 U 波都与洋地黄类药物毒性反应无关。出现频发房性期前收缩一般不考虑洋地黄类药物中毒，除非出现室上性心动过速伴有房室传导阻滞时应考虑。

2. B。**解析：**钙通道阻滞剂具有负性肌力作用，可使心肌收缩力进一步下降，血流动力学恶化。

3. E。**解析：**心力衰竭时交感神经兴奋，对心脏有正性变时、正性变力、正性传导的作用，可以代偿性地增加心排血量。迷走神经对心脏的作用是负性变时、负性变力、负性传导，减少心排血量，在心力衰竭时不被兴奋。

5. A。**解析：**压力负荷又称为后负荷，造成左心室压力负荷增加的是高血压。二尖瓣关闭不全引起容量负荷增加。

8. E。**解析：**发生洋地黄类药物中毒后应立即停药。单发性室性期前收缩、一度房室传导阻滞等停药后常自行消失；对快速性心律失常者，如血钾浓度低可用静脉补钾，如血钾不低可用利多卡因或苯妥

英钠。电复律一般禁用，因易致心室颤动。有传导阻滞及缓慢性心律失常者可用阿托品皮下或静脉注射，一般不需安置临时心脏起搏器。

9. C。**解析**：肺动脉瓣区第二心音亢进属于慢性左心衰竭体征。

10. E。**解析**：肝颈静脉反流征阳性是右心衰竭的临床表现，右心衰竭以体循环淤血为主。

12. B。**解析**：劳力性呼吸困难是左心衰竭最早出现的症状，系因运动使回心血量增加，左心房压力升高，加重了肺淤血。引起呼吸困难的运动量随心衰程度加重而减少。随着心功能不全的加重，患者可出现于夜间入睡后突然发生胸闷、气急而被迫坐起，即夜间阵发性呼吸困难。

14. B。**解析**：左心衰竭的常见原因有左心室压力负荷过重如高血压、主动脉瓣狭窄；心室容量负荷过重如主动脉瓣关闭不全、二尖瓣关闭不全；心肌收缩力减低如冠心病等，而慢性肺部疾病主要引起右心室压力负荷增加，导致右心衰竭。

15. A。**解析**：慢性心力衰竭加重最常见的诱因为感染。

16. E。**解析**：患者有双肺湿啰音，提示有急性左心衰竭；有颈静脉怒张、肝大、双下肢水肿，提示有右心衰竭。故最可能诊断为全心衰竭。

17. A。**解析**：呋塞米为排钾型利尿剂，长期使用可导致低钾血症，因此需监测血钾变化。

18. A。**解析**：临床上较常用的选择性 β_1 受体阻断剂有美托洛尔和比索洛尔，无血管扩张作用。卡维地洛属于非选择性并有血管扩张作用的 β 受体阻断剂，用于治疗心力衰竭，大规模临床试验结果均显示可显著降低死亡率。

19. E。**解析**：顽固性心力衰竭在对因治疗的基础上，还应调整抗心力衰竭治疗，并加强利尿剂、血管扩张剂和正性肌力药物的联合应用。必要时可使用血液超滤治疗顽固性心力衰竭。

20. A。**解析**：美托洛尔为选择性 β_1 受体拮抗剂，β_1 受体可抑制心肌重构，改善心肌顺应性，进而延缓病变进一步发展。

22. D。**解析**：长期卧床活动减少，消化功能减退，易发生便秘，形成深静脉血栓，肌肉萎缩等并发症。而扩张型心肌病不是长期卧床的并发症。

23. D。**解析**：心源性水肿首先出现在身体最低垂的部位，经常卧床患者以腰骶部为明显，非卧床患者的足踝部、胫前区较明显。

24. E。**解析**：慢性心功能衰竭患者病情好转出院后，一旦咳嗽、发烧，很可能会导致病情复发，应立即到医院就诊，而不是先把剩下的抗生素吃掉，然后来复诊。

25. E。**解析**：心力衰竭时食盐摄入量少于 5g/d。

第二节　急性心力衰竭

一、单选题：以下每道试题有五个备选答案，请选择一个最佳答案。

1. 下列临床情况最易引起急性左心衰竭的是

A. 频发室性期前收缩

B. 二尖瓣腱索断裂

C. 1 级高血压

D. 反复发作的肺栓塞

E. 慢性持续性房颤

2. 改善急性左心衰竭症状最主要的药物是
   A. 利尿剂
   B. 地高辛
   C. 钙通道阻滞剂
   D. β受体阻断剂
   E. 血管紧张素转换酶抑制剂

3. 急性左心衰竭X线胸片的表现不包括
   A. 心界扩大
   B. 肺门附近可有典型薄雾状或"蝴蝶状"阴影
   C. 肺野可见多数散在片絮状阴影
   D. 可见Kerley B线
   E. 双肺门可呈粗大结节影

4. 急性肺水肿咳痰的性状是
   A. 脓性   B. 铁锈色
   C. 棕红色   D. 粉红色泡沫样
   E. 巧克力样

5. 急性心力衰竭的治疗中不可采用的是
   A. β受体阻断剂   B. 吸氧
   C. 吗啡   D. 洋地黄类
   E. 氨茶碱

二、共用题干单选题：以下提供若干个案例，每个案例下设若干道试题，每道试题有五个备选答案，请选择一个最佳答案。

(6~8题共用题干)

患者男，70岁，既往高血压病史6年，今晨起床后突然头痛、烦躁、多汗、面色苍白，血压250/125mmHg，心率125次/分，律齐，双肺布满中、小水泡音和少量哮鸣音，肝脾未及，双下肢无浮肿。

6. 此患者目前的合适诊断是
   A. 高血压3级并发肺部感染
   B. 高血压3级，很高危
   C. 支气管哮喘急性发作

D. 高血压3级并发急性左心衰竭
E. 扩张型心肌病

7. 诊断急性左心衰竭，最有临床诊断意义的是下列哪项
   A. 气促，咳嗽，咳粉红色泡沫样痰
   B. 大汗，心率加快，胸闷明显
   C. 肺毛细血管楔压≥25mmHg
   D. 呼吸加速，呼吸频率35次/分
   E. 气促，咳嗽

8. 支气管哮喘和心源性哮喘的鉴别诊断在于前者具有下列临床特点，但应除外
   A. 吗啡是有效的诊断性治疗药物
   B. 是否反复发作史
   C. 两肺以干啰音为主，音调高、呼气时加重
   D. 两肺中、小水泡音较少
   E. 咳粉红色泡沫样痰和心尖区舒张期奔马律少见

(9~11题共用题干)

患者男，72岁。既往冠心病病史20余年，高血压病史20余年，糖尿病病史10余年，近1年血压、血糖控制良好，无心绞痛发作。1周前因胃癌行手术治疗，术后应用静脉营养补液，加用胰岛素控制血糖。近2天出现气短，夜内憋醒，今日输液中突然出现呼吸困难，端坐呼吸。查体：血压190/110mmHg，HR 128次/分。神志模糊，口唇发绀，双肺较多湿啰音，心音强弱不等，心律不齐。双下肢轻度水肿。查心电图为快速房颤，心肌缺血。指尖血糖31mmol/L，心肌酶略高，肌钙蛋白正常，D-二聚体正常。

9. 考虑该患者诊断为
   A. 糖尿病高渗昏迷
   B. 急性左心衰竭
   C. 急性右心衰竭
   D. 急性肺梗死

E. 高血压危象

10. 治疗上首选
    A. 给予低分子肝素抗凝
    B. 地尔硫革静脉滴注降压
    C. 更换高级抗生素
    D. 吗啡镇静，并扩张小血管减轻心脏负荷
    E. 呋塞米静脉推注利尿

11. 为明确诊断，并进一步指导治疗，首选检查是
    A. 心脏超声
    B. 肺 CT
    C. 中心静脉压测定
    D. 肺小动脉楔压测定
    E. 血气分析

(12～14 题共用题干)

患儿男，4 岁，患室间隔缺损，病情较重，平时需用地高辛维持心功能。现患儿因上呼吸道感染后诱发急性心力衰竭，给予毛花苷丙治疗，患儿出现恶心、呕吐、视力模糊。

12. 患儿出现上述临床表现的原因是
    A. 上呼吸道感染加重
    B. 胃肠道感染
    C. 急性心力衰竭加重
    D. 强心苷中毒的反应
    E. 室间隔缺损的表现

13. 要确定上述判断，还应做的检查是
    A. 粪便检查   B. 心脏 B 超
    C. X 线检查   D. 心电图
    E. 心导管检查

14. 此时应采取的处理是
    A. 调慢输液速度
    B. 给患儿吸入乙醇湿化的氧气
    C. 禁食以减轻胃肠道负担
    D. 暂停使用强心苷

E. 密切观察患儿心率变化

三、案例分析题：为不定项选择题，试题由一个病历和多个问题组成。每个问题有六个及以上备选答案，选对 1 个给 1 个得分点，选错 1 个扣 1 个得分点，直扣至得分为 0。

(15～17 题共用题干)

患者女，75 岁，既往陈旧性广泛前壁心肌梗死病史 6 年，活动后胸闷、心悸、气短 3 年，近 2 周出现夜间阵发性呼吸困难。查体：端坐呼吸，血压 160/90mmHg，脉率 120 次/分。P_2 亢进，心脏各瓣膜区未闻及杂音。双肺底可闻及细湿啰音，双肺散在哮鸣音。腹平软，肝脾肋下未触及，双下肢无水肿。空腹血糖 4.2mmol/L。心电图：V_1～V_6 导联 ST 段压低 0.05～0.1mV。

15. 血清肌钙蛋白正常，该患者目前最可能的诊断是
    A. 气道梗阻
    B. 肺动脉栓塞
    C. 稳定型心绞痛
    D. 急性心肌梗死
    E. 急性左心衰竭
    F. 不稳定型心绞痛

16. 该患者暂不宜立即使用的药物是
    A. 毛花苷丙   B. 卡维地洛
    C. 硝普钠   D. 硝酸甘油
    E. 呋塞米   F. 氨茶碱

17. 该患者心功能分级为
    A. Killip 分级 II 级
    B. Killip 分级 III 级
    C. Killip 分级 IV 级
    D. NYHA 分级 III 级
    E. NYHA 分级 IV 级
    F. NYHA 分级 II 级

参考答案与解析

1. B　2. A　3. C　4. D　5. A　6. D
7. A　8. A　9. B　10. D　11. C　12. D
13. D　14. A　15. E　16. B　17. E

2. A。解析：利尿剂仍是治疗心衰的主要药物，它能缓解心力衰竭的"充血"症状，控制体液潴留，疗效确切而迅速。

3. C。解析：急性左心衰竭时，X线胸片可见两侧肺门有向肺野呈放射状分布的蝴蝶状大片云雾阴影。

4. D。解析：急性肺水肿最常见的临床表现为：①突发极度的气急和焦虑，有濒死感（呼吸频率30～40次/分）；②咳嗽，咳粉红色泡沫样痰；③呼吸加快，大汗，皮肤冰冷、苍白、发绀（血压开始时有一过性升高，随后下降）；④双肺可闻及干啰音、喘鸣音和细湿啰音；⑤P_2亢进，可闻及S_3。

5. A。解析：β受体阻断剂具有负性变力、负性变时、负性传导的作用，如果

应用会导致心衰时心脏输出量进一步下降，加重病情。

11. C。解析：急性左心衰竭根据症状和体征基本可以做出诊断，辅助检查应该以心电图、标志物、B超、X线片为优先原则。此时已经可以明确诊断，需要测量中心静脉压来检测输液等指标。

15. E。解析：据患者有陈旧性心肌梗死的病史，和出现活动后胸闷、心悸、气短、夜间阵发性呼吸困难、端坐呼吸、双肺可闻及啰音的症状体征，考虑为左心衰竭。

16. B。解析：卡维地洛为α、β受体阻断剂，其具有负性肌力的作用，故而不宜应用于急性心力衰竭者。β受体阻断剂可以用于慢性心力衰竭者，但一般不用于急性心衰或急性心肌梗死。

17. E。解析：患者系慢性心力衰竭患者，适用于NYHA分级。患者近2周出现夜间阵发性呼吸困难，活动耐量极差，为NYHA分级Ⅳ级。

第三节　心源性休克

单选题：以下每道试题有五个备选答案，请选择一个最佳答案。

1. 对于急性心肌梗死所致的心源性休克，目前认为最好的治疗方法是
   A. 使用血管收缩药升压
   B. 使用酚妥拉明
   C. 使用硝普钠
   D. 使用快速强心制剂
   E. 应用主动脉内球囊反搏器

2. 心源性休克患者治疗中不正确的是
   A. 纠正低氧血症
   B. 血管活性药物
   C. 血管扩张剂的应用

   D. 病因治疗
   E. 心脏移植

3. 以下不是心源性休克临床表现的是
   A. 神志淡漠，嗜睡或烦躁不安
   B. 四肢末梢发凉、脉搏细弱
   C. 外周动脉收缩压≤100mmHg
   D. 心率、呼吸增快
   E. 少尿或无尿

4. 以下不是心源性休克的病因的是
   A. 急性心脏收缩力下降
   B. 急性心脏充盈或搏血障碍
   C. 严重心律失常

D. 心脏直视手术后低心排血量综合征，心脏外伤，移植心脏排异反应

E. 轻度心肌炎

参考答案与解析

1. E   2. E   3. C   4. E

2. E。**解析**：心源性休克患者的治疗可以是针对病因和诱因的治疗，使用血管活性药物和正性肌力药物，主动脉内球囊反搏，机械通气。

3. C。**解析**：心源性休克临床表现有神志淡漠，嗜睡或烦躁不安。四肢末梢发凉、脉搏细弱。外周动脉收缩压 ≤ 90mmHg 或平均动脉压下降 ≥ 30mmHg。心率、呼吸增快。少尿或无尿。

4. E。**解析**：A 到 D 都是心源性休克的病因，急性重症心肌炎也可以引起心源性休克。

第二章 心律失常

第一节 窦房结性心律失常

一、单选题：以下每道试题有五个备选答案，请选择一个最佳答案。

1. 下列关于正常窦性心律的描述哪项是错误的
   - A. 冲动起源于窦房结
   - B. 频率为 60 ~ 100 次/分
   - C. P 波在 Ⅰ、Ⅱ、aVF 导联直立，aVR 导联倒置
   - D. P – R 间期 0.12 ~ 0.20 秒
   - E. 心律绝对匀齐

2. 诊断窦性心律必备的依据是
   - A. Ⅰ、Ⅱ、aVF 导联 P 波直立
   - B. V_1 导联 P 波直立
   - C. Ⅱ导联 P 波双相
   - D. P – R 间期小于 0.12 秒
   - E. P 波振幅小于 0.35mV

3. 在下列临床情况中很少见到窦性心动过缓的是
   - A. 贫血
   - B. 严重缺氧
   - C. 甲状腺功能减退
   - D. 窦房结病变
   - E. 急性下壁心肌梗死

4. 不在病态窦房结综合征患者出现的心电图表现是
   - A. 房性心动过速
   - B. 心房颤动
   - C. 窦性心动过速
   - D. 室上性心动过速
   - E. 房室传导阻滞

5. 患者男，68 岁，持续心房颤动 6 年。一直服用地高辛治疗。近 1 周感心悸、头晕。查体：心率 41 次/分，律齐。最可能的诊断是
   - A. 窦性心动过缓
   - B. 心房扑动 6∶1 下传
   - C. 心房颤动合并完全性房室传导阻滞
   - D. 病态窦房结综合征
   - E. 洋地黄类药物中毒

6. 患者女，65 岁，阵发性房颤 1 年。近期出现一会心动过速，一会心动过缓，发作频繁伴头晕、黑矇。最可能的诊断是
   - A. 房颤致血流动力学紊乱
   - B. 房颤伴三度房室传导阻滞
   - C. 病态窦房结综合征
   - D. 房颤伴频发室性早搏
   - E. 房颤伴频发室上性早搏

二、共用题干单选题：以下提供若干个案例，每个案例下设若干道试题，每道试题有五个备选答案，请选择一个最佳答案。

(7 ~ 9 题共用题干)

　　患者女，35 岁，间断性胸闷不适 2 年，时有黑矇现象，近 1 周黑矇发作次数增多，伴晕厥一次来诊。

7. 休息时心电图正常，为进一步明确晕厥的原因，首选下列哪项检查
   - A. 心脏电生理检查　　B. 动态心电图
   - C. 脑电图　　　　　　D. 脑 CT
   - E. 超声心动图

8. 如检查后确诊为病态窦房结综合征，治

疗的最佳选择是

A. 同步直流电复律

B. 异丙肾上腺素

C. 阿托品

D. 起搏器治疗

E. 肾上腺皮质激素

9. 如果心电图显示为 Q - T 间期 0.86 秒，T 波宽大，U 波明显，诊断为 Q - T 延长综合征，推测其晕厥的原因是

A. 非阵发性室性心动过速

B. 窦性静止 6 秒

C. 三度房室传导阻滞

D. 房室折返性心动过速

E. 尖端扭转型室性心动过速

参考答案与解析

1. E　　2. A　　3. A　　4. C　　5. C　　6. C

7. B　　8. D　　9. E

1. E。解析：窦性心律时心率不一定是绝对匀齐的，窦房结受交感和迷走神经支配，自主神经的活动会影响窦性节律，如人突然激动时交感神经兴奋，心率会突然加快，而睡眠时迷走兴奋，心率会变得很慢，所以一天中心率是变化的，不是绝对匀齐的，在一份心电图上的不齐称为窦性心律不齐。

2. A。解析：窦性心律的心电图特点为：P 波规律出现，且 P 波形态表明激动来自窦房结（即 P 波在 I、II、aVF、$V_4 \sim V_6$ 导联直立，在 aVR 导联倒置）。

4. C。解析：SSS 所包括的心动过速 - 心动过缓综合征，通常为心房扑动、心房颤动或房性心动过速。

5. C。解析：根据题干该患者已有心房颤动；"近 1 周感心悸、头晕"，说明病情有所进展，"心率 41 次/分，律齐"，提示可能发展为完全性房室传导阻滞。

6. C。解析：根据患者心动过缓、心动过速交替出现，最可能是病态窦房结综合征。

7. B。解析：患者有胸闷症状，同时伴有黑矇、晕厥，应考虑是否由心律失常所致。因此首选最简便可行的检查应是动态心电图。选择脑 CT 也是很重要的，但患者伴有胸闷，故最佳选择仍是动态心电图。

第二节　心房性心律失常

一、单选题：以下每道试题有五个备选答案，请选择一个最佳答案。

1. 关于一般房颤的叙述，下列哪项不正确

A. 心室率多为 350 ~ 600 次/分

B. 心室率快时可伴有脉搏短绌

C. 持久房颤易发生动脉栓塞

D. 心室搏动快而不规则

E. 第一心音常强弱不等

2. 关于临床上心房颤动症状取决的各种因素，错误的是

A. 心房颤动 f 波的频率

B. 心室率的快慢

C. 有无器质性心脏病

D. 患者感知症状的敏感性

E. 心房颤动持续时间

3. 关于心房扑动，下列描述不正确的是

A. 心房扑动可发生于无器质性心脏病者

B. 心电图呈现规律 F 波

C. 颈动脉窦按摩可减少慢性心房扑动

　　　　心室率

D. 出现室内差异传导，QRS 波群增宽，形态异常

E. 最有效终止心房扑动的方法为静脉注射维拉帕米

4. 心房颤动患者服用华法林。凝血酶原时间的国际标准化率（INR）应控制在
   A. 1.0 ~ 1.5　　　B. 2.0 ~ 3.0
   C. 2.5 ~ 3.5　　　D. 3.0 ~ 4.0
   E. > 4.0

5. 房颤患者一般抗凝治疗首选的是
   A. 阿司匹林　　　B. 华法林
   C. 氯吡格雷　　　D. 布洛芬
   E. 阿托伐他汀钙

6. 房颤发生后可使心排血量下降
   A. 35% 以上　　　B. 30% 以上
   C. 25% 以上　　　D. 20% 以上
   E. 15% 以上

7. 阵发性心房颤动的治疗原则是
   A. 预防复发，发作时控制心室率
   B. 抗凝治疗，发作时控制心室率
   C. 预防复发，发作时转复窦律
   D. 转复窦律，发作时控制心室率
   E. 抗凝治疗，发作时转复窦律

8. 关于房性期前收缩，下列正确的是
   A. 30% 正常人都可以出现
   B. 60% 正常人都可以出现
   C. 是快速性房性心动过速的先兆
   D. 其后不出现完全性代偿间歇
   E. 通常需要治疗

9. 房性期前收缩药物治疗首选
   A. β 受体阻断剂　　B. 普罗帕酮
   C. 胺碘酮　　　　　D. 洋地黄类药物
   E. 利多卡因

10. 心房颤动最常见于
    A. 高血压心脏病

B. 风心病二尖瓣狭窄
C. 冠心病
D. 甲亢性心脏病
E. 缩窄性心包炎

11. 关于房性期前收缩，下列错误的是
    A. 心脏正常者也可出现
    B. 各种器质性心脏病是常见病因
    C. 常可引起其他快速性房性心律失常
    D. 其后代偿间歇不完全
    E. 应该及时治疗

12. 患者女，28 岁，劳累后心悸、气促伴反复咯血 4 年，近来加重，夜间不能平卧。查体：心率 110 次/分。心音强弱不等，节律不整，心尖部舒张期隆隆样杂音，肺底可听到细小水泡音。下列哪项治疗是错误的
    A. 静脉滴注低分子右旋糖酐
    B. 静脉注射呋塞米
    C. 吸氧
    D. 口服二硝酸异山梨醇酯
    E. 口服地高辛

13. 房室交界区心律失常反复发作且药物难以控制时，应优先考虑
    A. 刺激迷走神经
    B. 腺苷静脉注射
    C. 洋地黄类静脉注射
    D. 直流电复律
    E. 射频消融术

14. 患者男，75 岁，既往冠心病病史，时感心悸、胸闷。心电图表现为 P 波消失，代之以 f 波，频率平均为 380 次/分，QRS 波间隔不规则。心电图诊断为
    A. 心室颤动
    B. 阵发性室性心动过速
    C. 心房颤动
    D. 心房扑动
    E. 心室扑动

15. 房颤听诊特点以下正确的是
    A. 能听到心房颤动音
    B. 第一心音强弱均等
    C. 脉率少于心率
    D. 心律规则
    E. 心率常在正常范围

16. 患者男，35 岁，健康查体时 ECG 发现偶发房性期前收缩。既往体健。查体：心界不大，心率 80 次/分，心脏各瓣膜区未闻及杂音。该患者最佳的处理方法是
    A. 静脉注射利多卡因
    B. 口服美西律
    C. 口服普罗帕酮
    D. 寻找病因，定期随诊
    E. 口服胺碘酮

二、共用备选答案单选题：以下提供若干组试题，每组试题共用试题前列出的五个备选答案，请为每道试题选择一个最佳答案。每个备选答案可能被选择一次、多次或不被选择。

（17～18 题共用备选答案）
    A. 24 小时　　　　B. 48 小时
    C. 72 小时　　　　D. 2 周
    E. 3 周

17. 转复前需抗凝治疗的心房颤动是指其发作持续时间超过

18. 心房颤动，转复窦性心律前需抗凝的时间为

三、案例分析题：为不定项选择题，试题由一个病历和多个问题组成。每个问题有六个及以上备选答案，选对 1 个给 1 个得分点，选错 1 个扣 1 个得分点，直扣至得分为 0。

（19～23 题共用题干）
患者女，55 岁，反复发作心悸来诊。心电图如图所示：

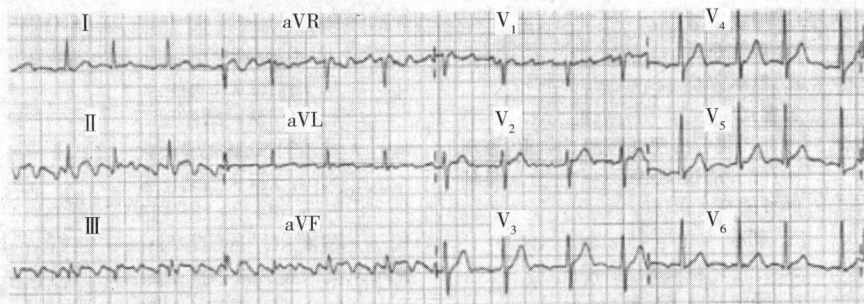

19. 诊断是
    A. 房性心动过速
    B. 室性心动过速
    C. 室上性心动过速
    D. 非阵发性交界性心动过速
    E. 心房扑动
    F. 频发房早

20. 典型心房扑动的发病机制是
    A. 心房自律性增强
    B. 交界区自律性增强

    C. 触发活动
    D. 干扰
    E. 传导阻滞
    F. 折返机制

21. 下列可转复心房扑动的方法是
    A. 毛花苷丙静脉注射
    B. 颈动脉窦按摩
    C. 射频消融术
    D. 同步直流电复律
    E. 经食管心房调搏术

F. 静脉注射胺碘酮

G. 静脉注射 β 受体阻断剂

H. 静脉注射钙通道阻滞剂

I. 补钾

22. 经导管射频消融治疗快速性心律失常的适应证为

A. 发作频繁室率不宜控制的房扑

B. 预激综合征合并快速房颤

C. 反复发作特发性室速

D. 反复发作房室结内折返性心动过速

E. 风湿性心脏病合并快速房颤

F. 偶发室性期前收缩

G. 窦性心动过速

H. 房室传导阻滞

I. 慢快综合征

23. 患者出现哪些情况需要电击复律

A. 心动过速持续时间长

B. 伴随心动过缓

C. 出现低血压

D. 存在房室旁路前传, 药物难以转复

E. 出现过栓塞病史

F. 伴随房颤反复发作

参考答案与解析

1. A 2. A 3. E 4. B 5. B 6. D

7. A 8. B 9. A 10. B 11. E 12. A

13. E 14. C 15. C 16. D 17. B 18. E

19. E 20. F 21. CDEF 22. ABCD

23. CD

1. A。**解析**：房颤的 f 波频率多为 350 ~ 600 次/分。

2. A。**解析**：与心房颤动 f 波的频率无关。房颤的症状取决于发作时的心室率、心功能、伴随的疾病、房颤持续时间以及患者感知症状的敏感性等多种因素。

3. E。**解析**：维拉帕米用于常规心电图高度怀疑房扑却不能确认, 已使用增加迷走神经张力的措施失败时, 可通过促使房室传导阻滞产生而显示心房波之用。但房扑合并宽 QRS 心动过速时, 使用此药会恶化心律失常现象, 需慎用。

4. B。**解析**：若无禁忌, 无论是阵发性还是持续性房颤, 均应长期口服华法林抗凝, 达到 2.0 ~ 3.0 的国际标准化比值 (INR), 以预防血栓形成及栓塞发生。

5. B。**解析**：房颤抗凝常使用华法林。

6. D。**解析**：发生心房颤动可导致心房丧失排血功能, 使左心功能比正常窦性心律时下降20% ~ 30%。

7. A。**解析**：治疗原则是预防复发, 发作时控制心室率。阵发性心房颤动常能自行终止, 急性发作时可静脉注射洋地黄类药物、β 受体阻断剂或钙通道阻滞剂。如发作频繁或伴随明显症状, 可应用口服普罗帕酮、胺碘酮, 减少发作的次数与持续时间。

8. B。**解析**：房性期前收缩, 起源于窦房结以外心房的任何部位。正常成人进行 24 小时心电检测, 约60% 的人有房性期前收缩发生。各种器质性心脏病患者均可发生房性期前收缩, 并且经常是快速性房性心律失常出现的先兆。房性期前收缩发生不完全性代偿间歇居多, 但也有完全性代偿间歇的病例, 房性期前收缩下传的 QRS 波群形态通常正常, 有时亦可出现宽阔畸形的 QRS 波群, 称为室内差异性传导。房性期前收缩通常无需治疗。当明显症状或因房性期前收缩触发室上性心动过速时, 应给予治疗。吸烟、饮酒与咖啡因可诱发房性期前收缩, 应劝导患者戒除或减量。治疗药物包括镇静药、β 受体阻断剂等, 亦可选用洋地黄类药物或钙通道阻滞剂。

10. B。**解析：**心房颤动常发生于原有心血管疾病者，常见于风湿性心脏病、冠心病、高血压心脏病、甲状腺功能亢进、缩窄性心包炎、心肌病、感染性心内膜炎及慢性肺源性心脏病等。心房颤动是风心病二尖瓣狭窄相对早期的常见并发症。

11. E。**解析：**房性期前收缩通常无需治疗。有明显症状或触发室上性心动过速时，应给予治疗。劝导患者戒烟、戒酒与咖啡。治疗药物包括普罗帕酮、β 受体阻断剂。

12. A。**解析：**低分子右旋糖酐可以扩充血容量，增加心脏负荷，所以不宜使用。地高辛在此处是用于房颤的治疗。

13. E。**解析：**房室交界区心律失常反复发作且药物难以控制时，应优先考虑射频消融术。

15. C。**解析：**心房颤动（简称房颤）的听诊特点为①心律绝对不齐；②第一心音强弱不等；③脉率低于心率，这种脉搏脱漏现象称为脉搏短绌或短绌脉。

16. D。**解析：**对于偶发的房早可以暂不用药，寻找原因，定期随诊即可。

19. E。**解析：**患者心电图有以下特点：①P 波消失，出现规律的锯齿状扑动波（F 波），等电线消失，在 Ⅱ、Ⅲ、aVF 和 V₁ 导联最为明显；②心室率不规则；③QRS 波形态正常。结合患者心悸的临床表现，考虑诊断为心房扑动。

20. F。**解析：**折返是典型心房扑动的发生机制。产生折返的基本条件是传导异常，包括①心脏两个或多个部位的传导性与不应期各不相同，相互连接形成一个闭合环；②其中一条通道发生单向传导阻滞；③另一通道传导缓慢，使原先发生阻滞的通道有足够时间恢复兴奋性；④原先阻滞的通道再次激动，从而完成一次折返激动。冲动在环内反复循环，产生持续而快速的心律失常。

21. CDEF。**解析：**转复心房扑动的方法包括①转复房扑的药物包括ⅠA（如奎尼丁）、ⅠC（如普罗帕酮）或Ⅲ类（如胺碘酮）抗心律失常药，但ⅠA、ⅠC类药物容易导致严重室性心律失常，因此胺碘酮常用。②非药物治疗：直流电复律是终止房扑最有效的方法。食道调搏也是转复房扑的有效方法。射频消融可根治房扑，对于症状明显或引起血流动力学不稳定的房扑，应选用射频消融治疗。

22. ABCD。**解析：**根据我国 RFCA（射频消融）治疗快速性心律失常指南，RFCA 的明确适应证为①预激综合征合并阵发性房颤和快速心室率；②房室折返性心动过速、房室结内折返性心动过速、房速和无器质性心脏病证据的室速（特发性室速）呈反复发作性，或合并有心动过速心肌病，或者血流动力学不稳定者；③发作频繁、心室率不易控制的典型房扑；④发作频繁、心室率不易控制的非典型房扑；⑤发作频繁，症状明显的心房颤动；⑥不适当窦速合并心动过速心肌病；⑦发作频繁和（或）症状重、药物预防发作效果差的合并器质性心脏病的室速，多作为 ICD 的补充治疗。

23. CD。**解析：**对于任何快速型的心律失常，如导致血流动力学障碍或心绞痛发作加重，药物治疗无效者，均应考虑电复律或电除颤。

第三节　房室交界区心律失常

一、单选题：以下每道试题有五个备选答案，请选择一个最佳答案。

1. 室上性快速心律失常，根治方法应选择
   A. 经导管射频消融术
   B. 安装临时人工心脏起搏器
   C. 安装永久人工心脏起搏器
   D. 洋地黄类药物
   E. 电复律

2. 刺激悬雍垂后，心率突然降至 75 次/分，停止刺激未再变化，最可能诊断为
   A. 阵发性室上性心动过速
   B. 窦性心动过速
   C. 心房扑动
   D. 阵发性室性心动过速
   E. 阵发性房颤

3. 以按压颈动脉窦法治疗室上性心动过速，下列哪项不正确
   A. 老年人宜用此法
   B. 左、右两侧轮流按压
   C. 取胸锁乳突肌前缘平甲状软骨上缘搏动处按压
   D. 每次按压时间不超过 10~15 秒
   E. 听到心率减慢立即停压

4. 发生阵发性室上性心动过速治疗中处理错误的是
   A. 刺激迷走神经　　　B. 腺苷
   C. 维拉帕米　　　　　D. 普罗帕酮
   E. 心脏移植

5. 为根治由旁路引发的折返性室上性心动过速，应首选
   A. 长期服用有效药物
   B. 自动心脏复律除颤器
   C. 外科手术
   D. 射频消融治疗
   E. 抗心动过速起搏器

6. 诊断阵发性室上性心动过速最有意义的是
   A. 心率 >160 次/分
   B. 颈动脉窦按摩能增加房室传导阻滞
   C. 颈动脉窦按摩使心率突然减慢
   D. 颈动脉窦按摩时心率逐渐减慢，停止后心率复原
   E. 心律绝对规则

7. 阵发性室上性心动过速不伴有心力衰竭者首选
   A. 静脉滴注利多卡因
   B. 静脉注射维拉帕米
   C. 口服苯妥英钠
   D. 静脉滴注 10% 氯化钾
   E. 口服美西律

8. 阵发性室上性心动过速的心电图诊断要点，下列不正确的是
   A. QRS 波群形态可不正常
   B. 节律多不规则
   C. 心室率 150~250 次/分
   D. 可见到逆行 P 波
   E. 起始及终止突然

9. 鉴别室速与阵发性室上速最有力的证据是
   A. QRS 波群宽大畸形的程度
   B. 心室率的快慢
   C. 是否存在房室分离
   D. 对迷走神经刺激的反应
   E. 静脉应用普罗帕酮是否可终止

10. 阵发性室上速伴心力衰竭时首选的药

物为

A. 呋塞米 B. 维拉帕米

C. 毛花苷丙 D. 普罗帕酮

E. 胺碘酮

11. 患者女，31 岁，阵发性心悸 4 年，发作时按摩颈动脉窦心悸可突然终止。发作时心电图：心室率 188 次/分，逆行 P 波，QRS 波群形态与时限正常。该患者最可能的诊断是

A. 心房颤动

B. 窦性心动过速

C. 房性期前收缩

D. 阵发性室性心动过速

E. 阵发性室上性心动过速

12. 患者女，23 岁，2 周前曾有感冒发热病史，阵发性心悸 2 天来诊。查体：心率 160 次/分，规则，心音正常，无杂音。30 秒后心率突然降至 80 次/分，10 秒后又恢复 160 次/分，且反复出现。此时最可能的诊断为

A. 心房扑动

B. 心房颤动

C. 阵发性室性心动过速

D. 阵发性室上性心动过速

E. 阵发性房性心动过速

13. 患者男，30 岁，阵发性心悸 2 年，每次突然发生，持续 30 分钟至 1 小时。查体：心率 200 次/分，律齐，ECG：QRS 波形正常，P 波不能明确查见。诊断为

A. 心房颤动

B. 窦性心动过速

C. 心房扑动

D. 阵发性窦性心动过速

E. 阵发性室上性心动过速

14. 阵发性室上性心动过速的发生机制主要是

A. 心肌缺血

B. 折返机制

C. 高血压

D. 感染性心内膜炎

E. 洋地黄类药物中毒

15. 刺激迷走神经可以纠正下述哪种心律失常

A. 心房扑动

B. 心房颤动

C. 窦性心律失常

D. 阵发性室性心动过速

E. 阵发性室上性心动过速

16. 阵发性室上性心动过速不伴有心力衰竭者首选

A. 静脉滴注利多卡因

B. 静脉注射维拉帕米

C. 人工起搏超速抑制

D. 静脉滴注 10% 氯化钾

E. 口服美西律

17. 阵发性室上性心动过速首选

A. 利多卡因

B. 体外同步电直流复律

C. 异搏定（维拉帕米）

D. 西地兰（毛花苷丙）

E. 苯妥英钠

二、共用题干单选题：以下提供若干个案例，每个案例下设若干道试题，每道试题有五个备选答案，请选择一个最佳答案。

（18～20 题共用题干）

患者女，32 岁，反复发作阵发性心悸 10 年，发作时心电图诊为"心动过速"，心率 188 次/分，静脉推注维拉帕米后症状很快缓解，今天患者再次心悸半小时，伴乏力、尿频感来诊。心电图：心率 180 次/分，节律规整，QRS 波群形态及时限均正常，未见明显 ST－T 改变。

18. 该患者的诊断最可能是
    A. 窦性心动过速
    B. 房性心动过速
    C. 室性心动过速
    D. 室上性心动过速
    E. 心房扑动

19. 此患者最有意义的检查是
    A. 心电图　　　　B. 电生理检查
    C. 动态心电图　　D. 心脏彩超
    E. 阿托品试验

20. 最佳治疗方法是
    A. 冠脉内支架治疗
    B. 射频消融手术
    C. 化学消融手术
    D. 口服药物维持
    E. 不需长期用药，有症状发作时临时给予维拉帕米等药物静脉推注

三、案例分析题：为不定项选择题，试题由一个病历和多个问题组成。每个问题有六个及以上备选答案，选对 1 个给 1 个得分点，选错 1 个扣 1 个得分点，直扣至得分为 0。

（21～25 题共用题干）

患者男，58 岁，心悸 2 小时来急诊。查体：体温 36.8℃，P 176 次/分，R 22 次/分，血压 100/70mmHg，面色苍白，颈静脉不充盈，两肺无啰音，心脏不大，HR 176 次/分，律齐，无杂音，腹部无异常，双下肢不肿。心电图暂不能确定室性或室上性心律失常。

21. 对该患者的处理应选用
    A. 利多卡因　　　B. 胺碘酮
    C. 新斯的明　　　D. 毛花苷丙
    E. 维拉帕米
    F. 普罗帕酮

22. 提示：次日再次发作心悸，心电图示快速、规则的 QRS 波群，形态正常，

不增宽，HR 180 次/分，无明确的 P 波。正确处理应选
    A. 普鲁卡因胺静脉注射
    B. 利多卡因静脉注射
    C. 毛花苷丙静脉注射
    D. 索他洛尔静脉注射
    E. 胺碘酮静脉注射
    F. 维拉帕米静脉注射

23. 提示：患者 1 年后心悸发作又来住院，依次使用多种药物均未能终止发作，患者血压测不出，心率 180 次/分。ECG 示室上性心动过速。紧急处理首选
    A. 毛花苷丙静脉注射
    B. 抗心动过速起搏器
    C. 紧急外科手术
    D. 机械性刺激迷走神经
    E. 射频消融术
    F. β 受体阻断剂
    G. 同步直流电复律
    H. 非同步直流电复律

24. 提示：如患者诊断为预激综合征合并室上性心动过速。宜选用的处理措施是
    A. 延长旁道传导时间和不应期的药物
    B. 使心肌兴奋的药物
    C. 射频消融术
    D. 缩短旁道传导时间和不应期的药物
    E. 延长房室结内传导时间和不应期的药物
    F. 缩短房室结内传导时间和不应期的药物
    G. 抑制心肌兴奋性的药物

25. 提示：如患者为宽 QRS 心动过速，HR 180 次/分。应考虑的诊断有
    A. 预激综合征伴室上性心动过速
    B. 加速性室性异搏心率

C. 快速房颤

D. 室上性心动过速

E. 预激综合征伴房颤

F. 室性心动过速

G. 室上性心动过速伴室内差异性传导

参考答案与解析

1. A　2. A　3. A　4. E　5. D　6. C

7. B　8. B　9. C　10. C　11. E　12. D

13. E　14. B　15. E　16. B　17. C　18. D

19. B　20. B　21. BF　22. DEF　23. G

24. AC　25. AEFG

1. A。解析：心导管消融治疗的适应证：①伴有心房颤动且心室率快速的预激综合征；②发作频繁，且药物治疗无效的房室折返性心动过速或房室结内折返性心动过速；③持续性心房扑动；④阵发性心房颤动及药物转复失败的心房颤动；⑤左室特发性室性心动过速、右室流出道室性心动过速、束支折返性心动过速。

2. A。解析：阵发性室上性心动过速急性发作的治疗方法之一是刺激迷走神经：包括用压舌板刺激悬雍垂诱发恶心（刺激悬雍垂后，心率突然降至75次/分）；深吸气后屏气，再用力作呼气动作或深呼气后屏气，再用力作吸气动作；颈动脉窦按摩；压迫眼球等。

3. A。解析：按压颈动脉窦法治疗室上性心动过速时应注意：取胸锁乳突肌前缘平甲状软骨上缘搏动处按压；左、右两侧轮流，不可同时按压；每次按压时间5~10秒；听到心率减慢立即停压；老年人不能用此法。

4. E。解析：治疗阵发性室上性心动过速的方法有刺激迷走神经、使用腺苷、维拉帕米、普罗帕酮、毛花苷丙、伊布利特、直流电复律、超速起搏、射频消融。

5. D。解析：是否要给予患者长期药

物，取决于发作频率及发作的严重性。电复律一般不作为首选，当患者伴有晕厥或低血压时应立即电复律。目前仅有极少数旁路所处位置深藏，若心导管消融失败，方可考虑手术治疗。旁路引发的折返性室上性心动过速不属于起搏器的适应证。经导管消融旁路现已作为根治室上性心动过速的首选。射频消融通过使特定的局部心肌细胞脱水、变性、坏死，改变自律性和传导性，从而使心律失常得以根治。

6. C。解析：阵发性室上性心动过速一般突发突止，持续时间长短不一。急性发作期，可先尝试刺激迷走神经的方法。按摩颈动脉窦属于刺激迷走神经的常用方法之一，可使心动过速停止，对明确诊断有重要作用。

7. B。解析：阵发性室上性心动过速急性发作期，应根据患者的具体情况做出适当处理。如患者心功能和血压正常，可尝试刺激迷走神经的方法。药物治疗可选择钙通道阻滞剂，静脉注射维拉帕米或地尔硫䓬。

9. C。解析：室速常有房室分离，而室上速罕见，因此房室分离可作为两者最主要的鉴别依据。QRS波群的形态可作为室速和室上速的鉴别点：室速QRS波群宽大畸形，时限≥0.12s，室上速QRS波群时限常<0.12s。但不是主要鉴别依据。心室率的快慢、对迷走神经刺激的反应，对鉴别的意义不大。普罗帕酮对室速和室上速均有作用。

10. C。解析：阵发性室上速治疗首选维拉帕米，当合并心力衰竭时，洋地黄类首选，当药物治疗无效，可电复律。

11. E。解析：阵发性室上性心动过速心电图的特点为心室率150~250次/分，节律规则；波群形态与时限均正常，但发生室内差异性传导或原有束支传导阻滞时波群形态异常；逆行 P 波。所以该患者的心电图符合阵发性室上性心动过速的特点，且"刺激迷走神经（按摩颈动脉窦）心悸可突然终止"也支持阵发性室上性心动过速的诊断。

13. E。**解析**：阵发性室上性心动过速：频率为 150～250 次/分，心电图表现为 QRS 波群形态通常正常，R－R 间期规则，P 波与 QRS 波群保持固定关系，起始突然。

14. B。**解析**：阵发性室上性心动过速有房室折返和房室结内折返两种，前者发生机制为房室旁路参与，后者发生机制为房室结内双径路。心率通常在 150～250 次/分。P 波规律出现，可以埋藏于 QRS 波中而不可见，也可能跟随在 QRS 波之后。QRS 波

可稍有不齐。

16. B。**解析**：阵发性室上性心动过速急性发作期，应根据患者的具体情况做出适当处理。如患者心功能和血压正常，可尝试刺激迷走神经的方法。药物治疗应选择钙通道阻滞剂，静脉注射维拉帕米或地尔硫䓬。洋地黄类药物已较少应用，但对于伴有心功能不全患者仍作为首选。利多卡因用于室性心律失常。美西律为 I 类即钠通道阻滞药，主要用于急、慢性室性心律失常。阵发性室上性心动过速不伴有心力衰竭时，应静脉注射维拉帕米或地尔硫䓬，疗效可达 90% 以上。

17. C。**解析**：钙通道阻滞剂（如维拉帕米）常用于室上性心动过速。

第四节　心室性心律失常

一、单选题：以下每道试题有五个备选答案，请选择一个最佳答案。

1. 某一诊断为冠心病、急性前壁心肌梗死的患者，突发晕厥约数秒钟，最可能的诊断为
   A. 二度 I 型房室传导阻滞
   B. 室性早搏
   C. 室速
   D. 三度房室传导阻滞
   E. 室颤

2. 下列哪一项心律失常可选用非同步电复律
   A. 室上性心动过速　　B. 心房扑动
   C. 心房颤动　　　　　D. 室颤
   E. 房性心动过速

3. 室速时下列药物首选的是
   A. 普罗帕酮　　　　　B. 普萘洛尔

   C. 维拉帕米　　　　　D. 美西律
   E. 胺碘酮

4. 室颤临床表现不包括
   A. 意识丧失
   B. 抽搐
   C. 呼吸停顿甚至死亡
   D. 听诊心音消失
   E. 失忆

5. 在正常人和各种心脏病患者中，最为常见的心律失常为
   A. 房性期前收缩
   B. 房性心动过速
   C. 室性期前收缩
   D. 室性心动过速
   E. 阵发性室上性心动过速

6. 关于室性期前收缩，下列说法错误的是
   A. 症状的轻重与早搏的频发程度不直

接相关

B. 听诊时，室性期前收缩后出现较长的停歇

C. 第一心音强弱不等

D. 第二心音强度减弱

E. 时限 >0.12 秒，形态宽大畸形

7. 通过心电图诊断室性心动过速的最主要依据是

    A. 不完全性代偿间歇

    B. 心室率 100 ~ 200 次 / 分

    C. QRS 波群形态宽大畸形

    D. 心室夺获和室性融合波

    E. 房室分离，房率 > 室率

8. 冠心病患者突感心悸、胸闷，血压为 90/60mmHg，心尖部第一心音强弱不等；心电图示心房率慢于心室率，两者无固定关系，QRS 波增宽为 0.12 秒，可见心室夺获和室性融合波，诊断为

    A. 心房扑动

    B. 心房颤动

    C. 多发性室性期前收缩

    D. 阵发性室上性心动过速

    E. 阵发性室性心动过速

二、共用题干单选题：以下提供若干个案例，每个案例下设若干道试题，每道试题有五个备选答案，请选择一个最佳答案。

（9 ~ 12 题共用题干）

患者男，68 岁，因气急、心悸、右上腹痛伴下肢浮肿 2 周入院，诊断为扩张型心肌病伴心力衰竭。

9. 住院后应用洋地黄类药物治疗，出现洋地黄类药物中毒，除停用洋地黄类药物外，出现哪项心电图异常需立即处理

    A. 一度房室传导阻滞

    B. 非阵发性室性心动过速

    C. 窦性心动过缓，心室率 54 次 / 分

    D. 完全性右束支传导阻滞

    E. 阵发性室性心动过速

10. 此时应首先采取哪项措施

    A. 电复律

    B. 维拉帕米静脉注射

    C. 利多卡因静脉滴注

    D. 食管调搏

    E. 静脉滴注氯化钾

11. 停用洋地黄类药物后心衰仍明显，首选哪种药物以增强心肌收缩力

    A. 多巴胺

    B. 多巴酚丁胺

    C. 异丙肾上腺素

    D. 硝普钠

    E. 血管紧张素转换酶抑制剂

12. 如果治疗后患者气急好转，肺部湿啰音明显减少，但出现肝大，下肢浮肿更明显，其原因是

    A. 强心药使左心收缩力增强

    B. 因肺动脉高压，右心排血受阻

    C. 右心衰竭加重，回流到肺部血液减少，肺淤血减轻

    D. 利尿剂使血容量减少

    E. 扩血管药使左心排血阻力降低

◎ 参考答案与解析

1. C   2. D   3. E   4. E   5. C   6. C

7. D   8. E   9. E   10. C   11. B   12. C

2. D。**解析**：室颤用非同步电复律，其余的心律失常可使用同步电复律。

3. E。**解析**：室速时首选胺碘酮、利多卡因静脉注射。

4. E。**解析**：室颤的临床表现包括：意识丧失、抽搐、呼吸停顿甚至死亡；听诊心音消失、脉搏触不到、血压亦无法测到。

5. C。**解析**：室性期前收缩是最常见

的心律失常。

6. C。**解析：**室早常无与之相关的症状，患者是否有症状或症状的轻重与早搏的频发程度不直接相关。听诊时，室早后出现较长的停歇，室早时第二心音的强度减弱，仅能听到第一心音。

7. D。**解析：**室性心动过速心电图特征为 3 个或以上的室性期前收缩连续出现；QRS 波群形态畸形，时限超过 0.12 秒；ST - T波方向与 QRS 波群主波方向相反；心室率通常为 100 ~ 250 次/分；心房独立

活动与 QRS 波群无固定关系，形成室房分离；偶尔个别或所有心室激动逆传夺获心房；通常发作突然开始。心室夺获与室性融合波：室速发作时少数室上性冲动可下传心室，产生心室夺获，表现为在 P 波之后，提前发生一次正常的 QRS 波群。室性融合波的 QRS 波群形态介于窦性与异位心室搏动之间，其意义为部分夺获心室。心室夺获与室性融合波的存在对确立室性心动过速诊断提供重要依据。

第五节　心脏传导阻滞

一、单选题：以下每道试题有五个备选答案，请选择一个最佳答案。

1. 二度 I 型房室传导阻滞的心电图特征是
   A. P - R 间期进行性缩短，直至一个 P 波受阻不能下传到心室
   B. 相邻 P - R 间期进行性延长，直至一个 P 波受阻不能下传到心室
   C. P - R 间期进行性延长，直至一个 P 波受阻不能下传到心室
   D. P - R 间期 >0.20 秒，P 波无受阻
   E. P - R 间期固定，P 波间断受阻不能下传到心室

2. 符合三度房室传导阻滞的心电图表现为
   A. 一段较长的时间内无 P 波及 QRS 波，其长间期与正常窦性的 P - P 间期之间无倍数关系
   B. 窦性心律，P - R 间期不固定
   C. P - R 间期逐渐延长至 QRS 波脱落
   D. P - P 间期与 R - R 间期有各自固定的节律，P 与 R 之间互不相关
   E. P - R 间期固定，每隔一个或数个心动周期出现一个或数个心室漏搏

3. 最容易引起窦房传导阻滞的是
   A. 高钾血症
   B. 饮茶
   C. 甲状腺功能亢进症
   D. 交感神经张力过高
   E. 贫血

4. 患者女，68 岁，1 年前于坐位吃早餐时无明显诱因突感心悸，随之意识丧失跌倒，数分钟后意识恢复，无大汗、肢体抽搐、口吐白沫和大小便失禁。1 年来反复发作上诉症状 3 次，发作与体位和运动无关。查体：血压 130/70mmHg，心率48 次/分。心电图示二度 II 型房室传导阻滞。该患者意识丧失最可能的原因是
   A. 低血糖
   B. 迷走神经张力增高
   C. 癫痫发作
   D. 直立性低血压
   E. 心律失常

5. 三度房室传导阻滞最有效的措施是
   A. 口服 β 受体阻断剂

B. 植入心脏起搏器

C. 口服阿托品

D. 冠状动脉内支架置入

E. 静脉推注利多卡因

6. 患者男，30 岁，因头晕、胸闷 1 日就诊，以扩张型心肌病收入院。既往晕厥病史。查体：心界扩大，心率 38 次/分。心电图提示三度房室传导阻滞。最恰当的处理是

A. 静脉滴注异丙肾上腺素

B. 注射阿托品

C. 静脉滴注氢化可的松

D. 安装临时性人工心脏起搏器

E. 安装永久性人工心脏起搏器

7. 患者男，56 岁，心电图示：P 波规律出现，P－R 间期为 0.22 秒，每隔 2 个 P 波后有一次 QRS 波群脱漏，心房率 75 次/分，心室率 50 次/分，其诊断为

A. 一度房室传导阻滞

B. 二度Ⅱ型房室传导阻滞

C. 右束支传导阻滞

D. 三度房室传导阻滞

E. 房性心动过速伴 3：2 房室传导阻滞

8. 患者女，24 岁，近 1 周来咳嗽、发热、咽痛，今晨起感胸闷、心悸。心电图表现为 P－R 间期 0.22s，P 波规律出现，无 QRS 波脱漏。心电图诊断为

A. 窦性心律不齐

B. 正常心电图

C. 一度房室传导阻滞

D. 二度房室传导阻滞

E. 低钾血症

9. 患者女，72 岁，听诊心率 70 次/分，律齐。心电图检查不可能出现的改变是

A. 窦性心律

B. 心房颤动伴三度房室传导阻滞

C. 心房扑动 4：1 传导

D. 阵发性房性心动过速 2：1 传导

E. 完全性左束支传导阻滞

10. 患者男，59 岁，因急性下壁心肌梗死入院。查体：血压 90/65mmHg，心率 41 次/分，律齐。最可能的心律失常是

A. 房颤

B. 房性期前收缩

C. 室性心动过速

D. 三度房室传导阻滞

E. 完全右束支传导阻滞

11. 患者男，70 岁，因突然意识丧失数秒来诊。查体：脉率 35 次/分，听诊心率 35 次/分，每分钟可闻及 4～5 次响亮的第一心音。首先考虑的诊断是

A. 窦性心动过缓

B. 三度房室传导阻滞

C. 二度房室传导阻滞

D. 病态窦房结综合征

E. 心脏瓣膜病

二、共用题干单选题：以下提供若干个案例，每个案例下设若干道试题，每道试题有五个备选答案，请选择一个最佳答案。

（12～13 题共用题干）

患者男，60 岁，突然持续性胸疼 5 小时入院，心电图确诊为广泛前壁心肌梗死，入院后出现三度房室传导阻滞，QRS 波群宽大畸形，心率为 40 次/分。

12. 该患者的阻滞部位可能在

A. 房室结以上

B. 阻滞部位在房室结

C. 阻滞部位在左束支

D. 阻滞部位在右束支

E. 阻滞部位在希氏束

13. 关于患者三度房室传导阻滞的治疗，正确的是

A. 为一过性，不用处理

B. 伴血流动力学障碍者，宜用人工心脏起搏器治疗

C. 如该患者存活，不需安装起搏器

D. 溶栓后阻滞可能改善

E. 急诊 PCI 后阻滞可能改善

三、案例分析题：为不定项选择题，试题由一个病历和多个问题组成。每个问题有六个及以上备选答案，选对 1 个给 1 个得分点，选错 1 个扣 1 个得分点，直扣至得分为 0。

（14～16 题共用题干）

患者男，56 岁，头晕、心悸 1 周，偶有晕厥，既往有高血压、冠心病病史，血压 105/60mmHg，心率 34 次/分，律不齐。心电图示 P-R 间期为 0.22 秒，部分 P 波后有 QRS 波群脱落。

14. 其心电图诊断为
   A. 二度 Ⅰ 型窦房传导阻滞
   B. 三度房室传导阻滞
   C. 二度 Ⅱ 型房室传导阻滞
   D. 一度房室传导阻滞
   E. 二度 Ⅰ 型房室传导阻滞
   F. 一度窦房传导阻滞

15. 形成上述判断的主要依据是
   A. 出现 f 波
   B. 心室律不规整
   C. 出现 F 波
   D. P 波呈双峰
   E. P-R 间期逐渐延长，QRS 波周期性脱落
   F. 刺激迷走神经后心室率明显加快伴心律不齐

16. 最有效的治疗是
   A. 经食管心房起搏
   B. 不需要治疗
   C. 安装临时或永久起搏器
   D. 阿托品

E. 持续静脉滴注异丙肾上腺素

F. 口服普萘洛尔

参考答案与解析

1. C　　2. D　　3. A　　4. E　　5. B　　6. E
7. B　　8. C　　9. B　　10. D　　11. B　　12. E
13. B　　14. C　　15. E　　16. C

1. C。解析：二度房室传导阻滞可分为两型。Ⅰ 型又称文氏现象，或称莫氏 Ⅰ 型，Ⅱ 型又称莫氏 Ⅱ 型。文氏现象特点：①P-R 间期逐渐延长，直至 P 波受阻与心室脱漏；②R-R 间期逐渐缩短，直至 P 波受阻；③包含受阻 P 波的 R-R 间期比两个 P-P 间期之和为短。莫氏 Ⅱ 型特点：P-R 间期固定，可正常或延长；QRS 波群有间期性脱漏，阻滞程度可经常变化，可为 1:1；2:1；3:1；3:2；4:3 等。下传的 QRS 波群多呈束支传导阻滞的心电图类型。

2. D。解析：P-P 间期与 R-R 间期有各自固定的节律，P 与 R 之间互不相关符合三度 Ⅱ 型房室传导阻滞的心电图表现。

3. A。解析：窦房传导阻滞是指窦房结冲动传导至心房时发生延缓或阻滞。多见于迷走神经张力增高、颈动脉窦过敏、急性下壁心肌梗死、心肌病、洋地黄类药物中毒、高钾血症。

5. B。解析：三度房室传导阻滞时房室交界区以上的激动完全不能通过阻滞部位，此时药物治疗无效，应及时进行心脏起搏治疗。

6. E。解析：三度房室传导阻滞时全部心房冲动均不能传导至心室，三度房室传导阻滞的症状取决于心室率的快慢和伴随症状，症状包括疲倦、乏力、头晕、晕厥、心绞痛、心力衰竭等。如果合并室性心律失常，可以感到心悸不适。如果心室

率过慢，会导致脑供血不足，可以出现暂时性意识丧失甚至抽搐，称为阿－斯综合征，可能会危及生命。安装永久性人工心脏起搏器，术后可以维持正常生活及工作。每年定期起搏器程控即可。

7. B。**解析：**每隔 2 个 P 波有一次 QRS 波群脱漏，心房率 75 次/分，心室率 50 次/分，正好是 3：2 传导。应诊断为二度 Ⅱ 型房室传导阻滞。

12. E。**解析：**三度（完全性）房室传导阻滞表现为①心房与心室活动各自独立、互不相关；②心房率快于心室率，心房冲动来自窦房结或异位心房节律（房性心动过速、扑动或颤动）；③心室起搏点通常在阻滞部位稍下方。如位于希氏束及其近邻，心室率 40～60 次/分，QRS 波群正常，心律亦较稳定；如位于室内传导系统的远端，心室率可低至 40 次/分以下，QRS 波群增宽，心室律亦常不稳定。

13. B。**解析：**急性心肌梗死患者，房室传导阻滞发展到二度或三度，伴有血流动力学障碍者，宜用人工心脏起搏器作临时的经静脉心内膜右心室起搏治疗，待传导阻滞消失后撤除。

14. C。**解析：**二度 Ⅰ 型房室传导阻滞表现为 P－R 间期进行性延长。二度 Ⅱ 型房室传导阻滞心房冲动传导突然阻滞，但 P－R 间期恒定不变。下传搏动的 P－R 间期大多正常。

第六节　预激综合征

一、单选题：以下每道试题有五个备选答案，请选择一个最佳答案。

1. 以下不属于预激综合征治疗的是
   A. 抗心律失常药物
   B. 射频消融
   C. 外科手术
   D. 胺碘酮
   E. 洋地黄类制剂

2. 关于预激综合征并发心动过速，下列不正确的是
   A. 低血压、休克
   B. 导致充血性心力衰竭
   C. 一般不出现心房扑动
   D. 绝大多数为房室折返性心动过速
   E. 心室率极快时，听诊心音可仅为心电图上心室率的一半

3. 预激综合征伴心房颤动时不宜使用
   A. 普罗帕酮　　　　B. 维拉帕米

C. 胺碘酮　　　　　　D. 奎尼丁
   E. 普鲁卡因胺

4. 预激综合征最常伴发的心律失常是
   A. 窦性心动过速
   B. 一度房室传导阻滞
   C. 房颤
   D. 室性心动过速
   E. 房室折返性心动过速

5. 患者男，16 岁，因心悸来急诊，心电图示预激综合征伴室上性心动过速，QRS 宽 0.13 秒，心率 160 次/分，该患者最佳的治疗选择是
   A. 阿托品
   B. 利多卡因
   C. 人工心脏起搏
   D. 普罗帕酮（心律平）
   E. 普萘洛尔（心得安）

二、**案例分析题：为不定项选择题，试题由一个病历和多个问题组成。每个问题有六个及以上备选答案，选对 1 个给 1 个得分点，选错 1 个扣 1 个得分点，直扣至得分为 0。**

（6~8 题共用题干）

患者男，55 岁，诊断预激综合征 15 年，未治疗。近 2 个月发作频繁，伴头晕、气短，此次因再次发作就诊。查体：血压 80/50mmHg，律不齐。心电图显示宽 QRS 波心动过速，平均心室率 170 次/分，P 波消失。

6. 该患者的诊断是
   A. 预激综合征伴室上性心动过速
   B. 预激综合征伴快速房颤
   C. 室性心动过速
   D. 心室颤动
   E. 窦性心动过速
   F. 心房颤动

7. 应立即采取的治疗是
   A. 静脉推注胺碘酮
   B. 静脉推注毛花苷丙
   C. 静脉推注普罗帕酮
   D. 电转复
   E. 静脉滴注艾司洛尔
   F. 静脉推注利多卡因

8. 若该患者突然意识丧失，全身青紫，肢体抽搐，血压测不到，心音消失。心电图：QRS-T 波完全消失，代之以大小不等、极不匀齐的低小波。该患者需立即采取的治疗措施是
   A. 植入临时起搏器
   B. 同步直流电转复
   C. 非同步直流电除颤
   D. 植入永久起搏器
   E. 心室超速起搏治疗
   F. 静脉注射胺碘酮

参考答案与解析

1. E 2. C 3. B 4. E 5. D 6. B
7. D 8. C

1. E。解析：若无或偶有心动过速发作，无须治疗。如心动过速发作频繁，应给予治疗。①药物治疗：预激综合征伴发正向房室折返性心动过速，可参照阵发性室上性心动过速的治疗方案，但洋地黄类药物不宜使用。ⅠA 类、ⅠC 类及Ⅲ类抗心律失常药物均可选用。预激综合征合并心房颤动或心房扑动时禁用利多卡因和维拉帕米，因可能导致心室率加快，甚至诱发心室颤动。②射频消融：可根治，应尽早采用。③外科手术。

2. C。解析：预激综合征并发心动过速也可出现心房扑动。

3. B。解析：预激综合征伴房颤患者禁用洋地黄类药物、维拉帕米、β 受体阻断剂。维拉帕米可加快房室旁路的传导，有可能使心室率明显增快，甚至发展为室颤。

4. E。解析：预激综合征本身不引起症状。80% 预激综合征患者有房室折返性心动过速，15%~30% 为心房颤动，5% 为心房扑动。

6. B。解析：心房颤动的心电图表现包括①P 波消失，代之以小而不规则的基线波动，形态与振幅均变化不定，称为 f 波，频率 350~600 次/分；②心室率极不规则，房颤未接受药物治疗、房室传导正常者，心室率通常在 100~160 次/分之间；③QRS 波形态通常正常，当心室率过快，发生室内差异性传导，QRS 波增宽变形。该患者心电图显示 QRS 波增宽，且 P 波消失，因此诊断为预激综合征伴发房颤。

7. D。解析：预激综合征伴快速房颤

影响血流动力学时，应首选电转复。

8. C。患者突然意识丧失，心音消失，应考虑心搏骤停。心电图示心室颤动，应立即行非同步直流电除颤。

第七节 抗心律失常药物

一、单选题：以下每道试题有五个备选答案，请选择一个最佳答案。

1. 可首选洋地黄类药物治疗的是
   A. 冠心病伴快速心房颤动
   B. 梗阻性肥厚型心肌病伴快速心房颤动
   C. 二度或高度房室传导阻滞
   D. 缩窄性心包炎伴心力衰竭
   E. 预激综合征伴心房颤动或扑动

2. 对慢性心房颤动患者使用洋地黄类药物，应将心室率控制在哪种水平为最佳
   A. 休息时心室率为 70 次/分，轻微活动时不超过 90 次/分
   B. 休息时心室率不超过 80 次/分，中等运动时不超过 110 次/分
   C. 休息时心室率为 90 次/分，轻微活动时不超过 110 次/分
   D. 休息时心室率为 100 次/分，轻微活动时不超过 120 次/分
   E. 休息及轻微活动时心室率均不超过 120 次/分

3. 洋地黄类制剂不宜应用的情况是
   A. 二尖瓣狭窄合并快心室率房颤
   B. 有症状心力衰竭伴窦性心动过速
   C. 心力衰竭伴房颤
   D. 预激综合征合并房颤
   E. 急性心肌梗死伴快速室上性心律失常

4. 二尖瓣狭窄、心力衰竭，合并快速心房颤动的首选治疗药物是
   A. 维拉帕米
   B. 洋地黄类药物

   C. 利多卡因
   D. 地尔硫䓬
   E. 普罗帕酮

5. 对减慢窦性心动过速最佳的药物是
   A. 美西律
   B. 维拉帕米
   C. 普罗帕酮
   D. 胺碘酮
   E. 奎尼丁

6. 洋地黄类药物中毒所致室性心动过速首选
   A. 利多卡因
   B. 苯妥英钠
   C. 维拉帕米
   D. 胺碘酮
   E. 溴苄胺

7. 预激综合征合并快速心房颤动，宜选择的治疗药物为
   A. 地尔硫䓬
   B. 洋地黄类药物
   C. 阿托品
   D. 利多卡因
   E. 胺碘酮

8. 心肌梗死急性期患者，一旦出现室性期前收缩，应首选
   A. 普萘洛尔
   B. 维拉帕米
   C. 利多卡因
   D. 地西泮（安定）
   E. 苯妥英钠

9. 患者男，26 岁，原有"A"型预激综合征，心悸发作 2 小时来院急诊。血压 120/70mmHg，心电图示预激综合征伴心房颤动，心室率 170 次/分。不应给予下列哪种药物治疗
   A. 毛花苷丙（西地兰）
   B. 普罗帕酮（心律平）

C. 利多卡因

D. 奎尼丁

E. 胺碘酮

10. 患者女，32 岁，既往风湿性心脏病，二尖瓣双病变史 8 年，近 2 周来因感冒、发热，伴气急、心悸、不能平卧入院。平时每天口服地高辛 0.25mg。查体：气急不能平卧，频咳，心率 170 次/分，律齐。二尖瓣区有双期杂音。两肺底有细湿啰音。心电图示阵发性室上性心动过速。对后者治疗应首选的是

A. 维拉帕米（异搏定）

B. 静脉注射氯化钾

C. 同步电复律

D. 压眼球或颈动脉窦

E. 毛花苷丙（西地兰）

二、共用备选答案单选题：以下提供若干组试题，每组试题共用试题前列出的五个备选答案，请为每道试题选择一个最佳答案。每个备选答案可能被选择一次、多次或不被选择。

（11~12 题共用备选答案）

A. 降低心室前负荷

B. 降低心室后负荷

C. 降低心室前后负荷

D. 减弱心肌收缩力

E. 降低心室前后负荷并增加心排出量

11. 硝普钠的作用是

12. 呋塞米的作用是

（13~17 题共用备选答案）

A. 抑制钠内流

B. 抑制钙内流

C. 抑制钾内流

D. 阻断 β 受体

E. 延长动作电位时间

13. 胺碘酮的主要作用机制是

14. 奎尼丁的主要作用机制是

15. 普鲁卡因胺的主要作用机制是

16. 维拉帕米的主要作用机制是

17. 普萘洛尔的主要作用机制是

（18~21 题共用备选答案）

A. 主要扩张冠状动脉，增加氧供

B. 以降低氧耗量为主

C. 增加心肌收缩力

D. 降低外周阻力

E. 降低前负荷

18. 符合硝酸酯类的药理作用是

19. 符合 β 受体阻断剂的药理作用是

20. 符合利尿剂的药理作用是

21. 符合硝普钠的药理作用是

（22~24 题共用备选答案）

A. 不减慢动作电位 0 相上升速度（V_{max}），缩短动作电位时程

B. 阻断钾通道，延长复极

C. 减慢动作电位 0 相上升速度（V_{max}），轻微延长动作电位时程

D. 阻断慢钙通道

E. 减慢动作电位 0 相上升速度，延长动作电位时程

22. 胺碘酮的主要作用机制是

23. 利多卡因的主要作用机制是

24. 普罗帕酮的主要作用机制是

（25~26 题共用备选答案）

A. 普罗帕酮

B. 利多卡因

C. 胺碘酮

D. 直流电复律

E. 索他洛尔

25. 洋地黄类药物中毒禁用

26. 窦性心动过速症状严重时首选的是

参考答案与解析

1. A   2. B   3. D   4. B   5. B   6. B

7. E   8. C   9. A   10. E   11. C   12. A

13. E   14. A   15. A   16. B   17. D   18. A
19. B   20. E   21. D   22. B   23. A   24. C
25. D   26. E

1. A。**解析：**洋地黄类药物可减慢心室率，提高心排血量。

2. B。**解析：**静息时 60~80 次/分，中等运动时 90~110 次/分为满意。

3. D。**解析：**由于洋地黄类制剂在具有强心作用的同时可对房室交界区传导起负性作用，同时可缩短房室间旁路的不应期，使心室率加快，因此在预激综合征伴有心房颤动时使用洋地黄类制剂，可使患者的心室率加快，故不宜选用。对快速心房颤动，特别是伴有心力衰竭的窦性心动过速、快速心房颤动，洋地黄类制剂可列为首选药物。急性心肌梗死伴有快速室上性心动过速在其他药物治疗效果不佳时，

洋地黄类制剂仍为选用药物之一，但剂量应适当控制。

4. B。**解析：**洋地黄类药物为强心药，可增强心肌收缩力，适用于收缩期心力衰竭。洋地黄类药物还可兴奋迷走神经，抑制心脏传导系统，从而减慢房颤的心室率，且不增加心肌耗氧量，因此洋地黄类药物最适宜治疗心室率快的房颤并发急性肺水肿。

5. B。**解析：**维拉帕米能抑制窦房结及房室交界区的自律性，延长房室结内传导，使心率减慢。

7. E。**解析：**预激综合征合并快速心房颤动时静脉注射利多卡因、洋地黄类药物和地尔硫䓬会加速患者的心室率。阿托品常用于心率过慢的患者。

8. C。**解析：**一旦出现室性期前收缩，立即静脉推注利多卡因 50~100mg。

第八节　人工心脏起搏

一、单选题：以下每道试题有五个备选答案，请选择一个最佳答案。

1. 患者男，62 岁，急性广泛前壁心肌梗死 2 天，晕厥 2 次，心室率 40 次/分，律齐，三度房室传导阻滞。首选治疗是
A. 麻黄碱
B. 异丙肾上腺素
C. 阿托品
D. 人工心脏起搏器
E. 溴苯辛

2. 患者男，55 岁，突发持续胸痛 4 小时。查体：血压 80/50mmHg，心率 30 次/分，律齐，心电图示急性下壁心肌梗死，三度房室传导阻滞。为提高心室率应立即采取的治疗措施是
A. 静脉注射肾上腺素
B. 同步直流电复律

C. 静脉滴注多巴酚丁胺
D. 静脉滴注异丙肾上腺素
E. 植入临时性心脏起搏器

二、共用题干单选题：以下提供若干个案例，每个案例下设若干道试题，每道试题有五个备选答案，请选择一个最佳答案。

（3~4 题共用题干）

患者男，58 岁，10 年前健康体检时发现"心电图异常"，未特殊诊治。近 2 个月来，黑矇 3 次来诊。查体：脉率 38 次/分，节律规整，血压 136/80mmHg。

3. 考虑最可能的诊断是
A. 窦性心律不齐
B. 窦性心动过缓伴室性停搏
C. 二度Ⅰ型房室传导阻滞
D. 二度Ⅱ型房室传导阻滞

E. 完全性房室传导阻滞

4. 最合适的治疗应选择

    A. 硫酸阿托品

    B. 受体激动剂

    C. β 受体激动剂

    D. 抗血小板药物

    E. 植入心脏起搏器

三、共用备选答案单选题：以下提供若干组试题，每组试题共用试题前列出的五个备选答案，请为每道试题选择一个最佳答案。每个备选答案可能被选择一次、多次或不被选择。

（5～7 题共用备选答案）

    A. 临时心脏起搏器植入

    B. 阿托品

    C. 直流电复律

    D. 维拉帕米

    E. 临床观察心律变化

5. 患者男，50 岁，不明原因晕厥。心电图示宽 QRS 波形心动过速，心室率 150 次/分。血压 60/45mmHg。治疗应首选

6. 患者女，30 岁，发热 3 天，晕厥 1 次。心电图示三度房室传导阻滞，心室率 40 次/分。治疗应首选

7. 患者男，65 岁，急性下壁心肌梗死第二天，心电图监测示二度I型房室传导阻滞，心室率 50 次/分，血压 110/70mmHg。治疗措施是

参考答案与解析

1. D　　2. E　　3. E　　4. E　　5. C　　6. A

7. B

2. E。**解析：**患者为急性心梗，出现三度房室传导阻滞（即完全性房室传导阻滞），心房冲动完全不能传导到心室，可出现 Adams－Stokes 综合征，导致猝死。治疗上应及时安装起搏器，可先安装临时起搏器，待心肌水肿消退后观察心率情况，判断是否安装永久起搏器。

3. E。**解析：**完全性房室传导阻滞患者可因大脑供血不足而发生反应迟钝或神志模糊，进而发展为晕厥。心电图特点：①心房与心室活动各自独立、互不相关；②心房率快于心室率，心房冲动来自窦房结或异位心房节律（房性心动过速、扑动或颤动），心室率为 40～60 次/分；③心室起搏点通常在阻滞部位稍下方。根据患者黑矇病史，心率极低，诊断为完全性房室传导阻滞。

4. E。**解析：**三度房室传导阻滞的患者如果出现心室率显著缓慢，伴有明显症状或血流动力学障碍，甚至 Adams－Strokes 综合征发作者，应给予起搏治疗。该患者心率 38 次/分，同时出现黑矇等大脑供血不足表现，所以具备起搏器治疗的指征。

第九节　心脏电复律

一、单选题：以下每道试题有五个备选答案，请选择一个最佳答案。

1. 电复律治疗时出现心室颤动，一般首先给予

    A. 静脉注射利多卡因

    B. 心内注射利多卡因

    C. 再次电复律

    D. 人工心脏起搏

    E. 皮内注射利多卡因

2. 室性心动过速伴严重血流动力学障碍

时，终止发作的首选方法是

　A. 胺碘酮

　B. 利多卡因

　C. 同步电复律

　D. 人工起搏超速抑制

　E. 压迫颈动脉窦

二、共用题干单选题：以下提供若干个案例，每个案例下设若干道试题，每道试题有五个备选答案，请选择一个最佳答案。

（3～5 题共用题干）

　　患者男，44 岁，既往肥厚型心肌病病史，生气后突然出现四肢抽搐，意识丧失，QRS 波群与 T 波完全消失，代之以形态大小不等、频率不规则的颤动波，频率为 300 次/分。

3. 该患者的心电图表现符合

　A. 心房扑动　　　　B. 心房颤动

　C. 室性心动过速　　D. 心室扑动

　E. 心室颤动

4. 应立即给予

　A. 利多卡因

　B. 胺碘酮

　C. 同步直流电复律

　D. 非同步直流电复律

　E. 临时起搏器

5. 经上述抢救后，患者心电监护示窦性心律，频发室性期前收缩，短阵室性心动过速，此时最恰当的处理为

　A. 静脉注射毛花苷丙

　B. 静脉注射普罗帕酮

　C. 静脉注射胺碘酮

　D. 同步直流电复律

　E. 非同步直流电复律

🔍 **参考答案与解析**

1. C　　2. C　　3. E　　4. D　　5. C

　　1. C。**解析：**同步电除颤后有时可再现心室颤动，此时应立即加以处理，即行直流电非同步除颤，必要时可使用阿托品、异丙肾上腺素，以提高心率，个别患者可能需要安装临时心脏起搏器。

　　2. C。**解析：**对已发生低血压、休克、心绞痛、充血性心力衰竭或脑血流灌注不足等严重血流动力学障碍的室性心动过速，应迅速同步电复律。室性心动过速患者如无显著的血流动力学障碍，首选静脉注射利多卡因，但不宜用于心肌梗死或心力衰竭。其他药物无效时，可选用胺碘酮静脉注射或改用直流电复律。压迫颈动脉窦主要用于室上性心律失常。

第十节　心导管消融治疗及冠状动脉介入治疗

一、单选题：以下每道试题有五个备选答案，请选择一个最佳答案。

1. 终止室颤最有效的方法是

　A. 服用普鲁卡因

　B. 按摩颈动脉

　C. 非同步电除颤

　D. 吸氧

　E. 气管切开

2. 心室颤动引起阿－斯综合征时，最有效的抢救方法是

　A. 口对口人工呼吸

　B. 静脉注射肾上腺素

　C. 静脉注射利多卡因

　D. 非同步电击复律

E. 植入心脏起搏器

3. 心室颤动电除颤采用
   A. 非同步 200J 以上
   B. 同步 200J 以上
   C. 非同步 150J
   D. 同步 150J
   E. 交流电 200J 以上

4. 短 QT 综合征唯一有效的治疗方法为
   A. 基因治疗
   B. 抗心律失常药物治疗
   C. 导管射频消融
   D. 置入心脏复律除颤器
   E. 手术治疗

5. 导管射频消融治疗的适应证不包括
   A. 二度或三度房室传导阻滞
   B. 阵发性室上性心动过速
   C. 室性心动过速
   D. 心房扑动
   E. 房室折返性心动过速

6. 以下属于心导管消融治疗禁忌证的是
   A. 左心衰
   B. 急性心肌梗死并发的室性心动过速
   C. 心肌炎
   D. 心包炎
   E. 右心衰

7. 对药物治疗无效的反复发作室性心动过速或心室颤动的心力衰竭患者，最适宜的治疗为
   A. 服用阿托品
   B. 植入型心脏转复除颤器
   C. 服用奎尼丁
   D. 安置房室顺序起搏器
   E. 静脉应用维拉帕米

二、共用题干单选题：以下提供若干个案例，每个案例下设若干道试题，每道试题有五个备选答案，请选择一个最佳答案。

（8~10 题共用题干）

患者女，28 岁，2 年来阵发心悸，1 天前无明显诱因再次发作，伴头晕，乏力，胸闷，无胸痛，无黑矇、晕厥。查体：血压 96/53mmHg，P 120 次/分，双肺音清，心律齐，未闻及杂音。

8. 首选检查为
   A. 心电图
   B. 动态心电图
   C. 经食管调搏
   D. 肝胆脾彩超
   E. 心脏超声

9. 若心电图显示为预激综合征伴室上性心动过速，应立即采取的措施是
   A. 电复律
   B. 胺碘酮静脉推注
   C. 毛花苷丙缓慢静脉推注
   D. 维拉帕米静脉推注
   E. 美托洛尔口服

10. 对该患者实施的根治方法为
    A. 电复律
    B. 长期口服美托洛尔维持
    C. 长期口服普罗帕酮维持
    D. 行射频消融手术治疗
    E. 无需给予长期维持治疗，发作心律失常时临时给药

三、共用备选答案单选题：以下提供若干组试题，每组试题共用试题前列出的五个备选答案，请为每道试题选择一个最佳答案。每个备选答案可能被选择一次、多次或不被选择。

（11~12 题共用备选答案）
   A. 奎尼丁   B. 利多卡因
   C. 维拉帕米   D. 直流电复律
   E. 安置临时起搏器

11. 慢性充血性心力衰竭并发心房扑动，

治疗选择

12. 急性心肌梗死后三度房室传导阻滞伴血流动力学障碍，治疗选择

参考答案与解析

1. C　2. D　3. A　4. D　5. A　6. B
7. B　8. A　9. D　10. D　11. D　12. E

1. C。**解析：**终止室颤最有效的方法是非同步电除颤。

2. D。**解析：**迅速恢复有效的心律，是复苏成功至关重要的一步。心室颤动是心搏骤停时最常见的心律失常，及时的胸外心脏按压和人工呼吸虽可维持心脑功能，但极少能将心室颤动转为正常心律，终止心室颤动最好的方法为非同步电击复律。

5. A。**解析：**导管射频消融主要治疗快速性心律失常。

6. B。**解析：**心导管消融治疗禁忌证：①急性心肌梗死并发的室性心动过速；②心腔内血栓形成。

7. B。**解析：**对药物治疗无效的反复发作室性心动过速或心室颤动的心力衰竭患者，最适宜的治疗是植入型心脏转复除颤器。根据题干，A、C 和 E 为药物治疗，故不选；D 为安置房室顺序起搏器，这种起搏器适用于房率过缓伴有房室传导阻滞的患者。

第三章　高血压

第一节　原发性高血压

一、单选题：以下每道试题有五个备选答
案，请选择一个最佳答案。

1. 下列哪项不属于高血压并发症

    A. 视网膜动脉狭窄

    B. 心绞痛

    C. 短暂性脑缺血发作

    D. 下肢动脉供血不足

    E. 肾功能衰竭

2. 老年高血压患者脉压增大的原因为

    A. 老年人心排血量较少

    B. 老年人大动脉弹性降低

    C. 老年人循环血量较少

    D. 老年人小动脉弹性降低

    E. 老年人血黏度增高

3. 下述哪项因素与原发性高血压左室后负
荷增加有最密切的关系

    A. 外周血管阻力增加

    B. 主动脉顺应性降低

    C. 相对性主动脉瓣狭窄

    D. 血液黏度增加

    E. 动脉血容量增加

4. 高血压危象时降低血压宜首选

    A. 硝苯地平口服

    B. 卡托普利口服

    C. 呋塞米口服

    D. 地尔硫䓬口服

    E. 硝普钠静脉滴注

5. 关于原发性高血压的治疗，下列哪项是
错误的

    A. 年轻人高血压，将血压控制在
130/80mmHg 以内

    B. 老年人纯收缩期高血压，将血压控
制在 160mmHg 左右

    C. 老年人高血压，可将血压降至
140/90mmHg 以下

    D. 对于血压控制不理想者，可采用 2
种类别降压药物联合应用

    E. 根据高血压人的血压情况，调整降
压药物的剂量

6. 对鉴别Ⅱ、Ⅲ级高血压有意义的是

    A. 有无眼底动脉硬化

    B. 有无左室肥大

    C. 有无左心衰竭

    D. 尿中有无蛋白

    E. 血压增高的程度

7. 原发性高血压的诊断性评估中，不是用
于危险分层标准的是

    A. 血压升高水平

    B. 是否有影响预后的各种心血管危险
因素

    C. 是否存在靶器官损害

    D. 接触的人群的身体状态

    E. 是否存在相关的临床并发症情况

8. 下列不属于原发性高血压的发病机制
的为

    A. RAAS 系统的激活

    B. 血管内皮功能障碍

    C. 库欣综合征

    D. 肾性水钠潴留

    E. 胰岛素抵抗

9. 原发性高血压的治疗中 3 种降压药联合治疗方案中除有禁忌证外必须包含

A. ACEI
B. β 受体阻断剂
C. CCB
D. 利尿剂
E. ARB

10. 患者男，61 岁，患有高血压，同时伴有 2 型糖尿病，轻度肾功能损害，血肌酐（Scr）186μmol/L，尿蛋白（+），排除肾血管性高血压。最佳选择降压药物为

A. β 受体阻断剂
B. ACEI（血管紧张素转换酶抑制剂）
C. 利尿剂
D. 钙通道阻滞剂
E. α 受体阻断剂

11. 高血压合并糖尿病，血压 180/100mmHg，心率 65 次/分，尿蛋白（+），血肌酐正常，选用下列哪类药物降压最合适

A. ACEI 制剂
B. β 受体阻断剂
C. 钙通道阻滞剂
D. 利尿剂
E. 脱水药

12. 患者女，69 岁，最近感到头晕，测量血压 140/95mmHg。其血压属于

A. 正常血压范围
B. 临界高血压
C. 1 级高血压
D. 2 级高血压
E. 3 级高血压

13. 患者男，66 岁，发现高血压 3 年，未治疗。查体：血压 150/85mmHg。该患者的血压属于

A. 正常高值
B. 单纯收缩期高血压
C. 理想血压
D. 正常血压
E. 2 级高血压

14. 患者男，45 岁，经常头痛，头晕近 10 年，2 天来头痛加重，伴有恶心呕

吐送往急诊。检查神志模糊，血压 230/120mmHg，尿蛋白（++），尿糖（+）。最可能的诊断是

A. 恶性高血压
B. 高血压危象
C. 高血压脑病
D. 糖尿病酮症酸中毒
E. 肾性高血压

15. 患者男，25 岁，发现高血压半年，头痛、心悸、气急、多伴烦躁半天来院急诊。诊断为高血压危象。急诊处理后，血压降至 130/85mmHg。嘱咐患者应

A. 长期服用降压药
B. 血压稳定 2 周后停药观察
C. 继续用药，门诊检查病因
D. 随访血压，根据血压高低间歇服药
E. 低钠饮食，注意休息，无需用药

16. 患者男，50 岁，近 10 年后血压升高，血压最高为 160/110mmHg，尿常规（-），眼底有动静脉交叉压迫现象，心脏 X 线检查提示左心室增大。应考虑诊断

A. 急进性高血压
B. 高血压 2 期
C. 高血压 3 期
D. 高血压危象
E. 高血压脑病

17. 患者女，38 岁，血压 180/100mmHg，经服硝苯吡啶及血管紧张素转换酶抑制剂治疗 3 周后，血压降至 120/80mmHg。关于停药问题应是

A. 立即减少药物剂量
B. 可以停服降压药
C. 停药后血压增高再服
D. 继续服药，在数月如血压保持稳定后，再逐渐减少至能维持血压稳定的最小剂量
E. 为避免血压下降过低，应停药，待

症状出现随时恢复用药

18. 患者女，45岁，长期高血压。今天突感头痛，多汗，面色苍白，视物模糊，测血压254/118mmHg。考虑患者出现
    A. 急性心力衰竭　　B. 高血压脑病
    C. 高血压危象　　　D. 脑血管意外
    E. 急进性高血压

19. 对于老年人高血压的特点下列哪项不符合
    A. 血压波动大
    B. 容易发生心功能不全
    C. 容易出现直立性低血压
    D. 压力感受器调节血压敏感性减退
    E. 以舒张压增高为主

20. 合并双侧肾动脉狭窄的高血压患者降压不宜首选
    A. 钙通道阻滞剂
    B. 血管紧张素转换酶抑制剂
    C. 利尿剂
    D. β受体阻断剂
    E. α受体阻断剂

21. 高血压合并糖尿病，血肌酐正常，选用下列哪类降压药最合适
    A. 血管紧张素转换酶抑制剂
    B. 利尿剂
    C. β受体阻断剂
    D. 钙通道阻滞剂
    E. α受体阻断剂

22. 有关原发性高血压并发症中主动脉夹层的描述错误的是
    A. 主动脉夹层是猝死的原因之一
    B. 疼痛发作时心动过速，血压降低
    C. 突发剧烈的胸痛是主要表现
    D. 可迅速出现夹层破裂
    E. 高血压是导致主动脉夹层的重要因素

23. 利尿剂治疗高血压的适用人群不包括
    A. 轻、中度高血压，尤其是盐敏感性高血压
    B. 高血压伴有痛风患者
    C. 轻、中度高血压合并肥胖
    D. 轻、中度高血压合并更年期女性
    E. 老年人高血压

24. 患者女，30岁，既往高血压病史，同时满月脸、水牛背、皮肤紫纹、毛发增多，地塞米松抑制试验阳性。则该患者高血压的病因最可能为
    A. 皮质醇增多症
    B. 主动脉缩窄
    C. 嗜铬细胞瘤
    D. 原发性醛固酮增多症
    E. 单侧肾动脉狭窄

25. 患者女，40岁，高血压4年，头昏、心悸、乏力、多梦、急躁。查体：血压175/95mmHg，心率84次/分，心界不大，$A_2 > P_2$，眼底小动脉痉挛。尿沉渣镜检 WBC 0～2个/HP。诊断应为
    A. 高血压1级
    B. 高血压2级
    C. 肾盂肾炎合并高血压
    D. 心脏神经症
    E. 临界高血压

26. 患者男，32岁，发现血压增高3年。近1年血压持续为（170～200）/（130～140）mmHg。近1周头痛、视物模糊。眼底检查发现视神经盘水肿，眼底出血、渗出。最可能的诊断为
    A. 急性视神经盘病变
    B. 高血压危象
    C. 急进性高血压
    D. 腔隙性脑梗死
    E. 高血压脑病

27. 患者男，58岁，血压190/112mmHg，

服降压药后血压控制在（130～140）/（80～90）mmHg，心电图示左室肥厚，眼底视网膜动脉变窄，尿蛋白微量。该例最可能的诊断是

A. 高血压 2 级，高危

B. 高血压 3 级，中危

C. 高血压 3 级，很高危

D. 肾动脉狭窄

E. 慢性肾小球肾炎

28. 患者女，30 岁，出现头晕、头痛、胸闷 1 个月。查体：BP 200/100mmHg，其余无异常。该患者最可能的诊断为

A. 脑血栓　　　　B. 脑炎

C. 冠心病　　　　D. 心肌病

E. 高血压

二、共用题干单选题：以下提供若干个案例，每个案例下设若干道试题，每道试题有五个备选答案，请选择一个最佳答案。

（29～31 题共用题干）

患者男，45 岁，突发头痛伴恶心、呕吐 1 天来诊，有高血压病史 10 年，平日血压控制在（120～140）/（80～90）mmHg，查体：血压 230/120mmHg（右上肢），220/110mmHg（左上肢），肌力 5 级，双侧病理反射未引出，尿蛋白（－）。

29. 最可能的诊断是

A. 脑出血　　　　B. 脑血栓形成

C. 高血压脑病　　D. 恶性高血压

E. 主动脉夹层

30. 如诊断已经成立，出现上述症状的主要发病机制是

A. 血液渗入主动脉壁中层

B. 脑微小动脉瘤破裂

C. 脑动脉硬化并发血栓形成

D. 脑组织血流灌注过多引起脑水肿

E. 周围小动脉痉挛

31. 如诊断成立，该患者下一步的处理措施不正确的是

A. 行 CT 或 MRI 检查

B. 地西泮（安定）10～20mg 缓慢静脉注射

C. 甘露醇与呋塞米联合使用

D. 头部放置冰袋

E. 静脉滴注硝普钠

（32～33 题共用题干）

患者男，72 岁，4 小时前因情绪激动突发极度气急，咳嗽，咳粉红色泡沫样痰，出冷汗，焦虑不安。既往 COPD 病史 20 年，高血压病史 25 年。查体：T 36.5℃，P 120 次/分，R 34 次/分，BP 220/130mmHg，神志模糊，端坐位，口唇发绀。无颈静脉怒张。双肺可闻及细湿啰音及哮鸣音。心率 120 次/分，律齐，心尖区可闻及舒张早期奔马律及 2/6 级收缩期杂音，腹软，双下肢无水肿。血气分析：PH 7.28，PaO_2 60mmHg，$PaCO_2$ 60mmHg。

32. 该患者突发气急的最可能原因是

A. 肺动脉栓塞

B. COPD 合并右心衰竭

C. 高血压合并肺部感染

D. COPD 急性加重

E. 高血压合并急性左心衰竭

33. 该患者不适合的抢救措施是

A. 静脉滴注氨茶碱

B. 静脉注射呋塞米

C. 静脉注射吗啡

D. 静脉滴注硝普钠

E. 静脉注射毛花苷丙

（34～36 题共用题干）

患者女，62 岁，高血压病史 4 年，有家族史，多次测血压 190/110～196/110mmHg，眼底Ⅲ级。

34. 该患者诊断

A. 3级高血压，高危

B. 3级高血压，很高危

C. 2级高血压，高危

D. 2级高血压，中危

E. 2级高血压，很高危

35. 恰当的降压药治疗方法是

    A. 小剂量持续用药

    B. 监测血压及危险因素3~6个月

    C. 改善生活方式，积极治疗眼底病变

    D. 迅速有力静脉给降压药，待血压下降后停药

    E. 改善生活方式并采用降压药物治疗

36. 患者出现左室肥厚，较理想的用药是

    A. β受体阻断剂 + 钙通道阻滞剂

    B. ACEI + β受体阻断剂

    C. 利尿剂

    D. α受体阻断剂 + β受体阻断剂

    E. α受体阻断剂

（37~40题共用题干）

    患者女，66岁，高血压病史10余年，既往有哮喘病史，昨日突然出现神志不清，左侧肢体瘫痪。查体：血压190/120mmHg，血糖11.2mmol/L，血胆固醇7.8mmol/L。

37. 目前患者的主要诊断是

    A. 高血压急症   B. 高血压1级

    C. 高血压2级   D. 高血压3级

    E. 恶性高血压

38. 请问高血压合并糖尿病或肾脏病患者应使血压降至

    A. 130/80mmHg   B. 140/90mmHg

    C. 130/100mmHg   D. 120/85mmHg

    E. 100/80mmHg

39. 在血压降低过程中，最需要注意

    A. 防止患者出现血压降低过速头晕等临床症状

    B. 患者平时服用降压药物亦应控制在此水平

    C. 防止重要脏器灌注不足，出现功能障碍

    D. 防止出现冠状动脉痉挛

    E. 保证足够的外周阻力

40. 若此患者平素口服降压药，不应选择下列哪种药物

    A. 钙通道阻滞剂

    B. β受体阻断剂

    C. 血管紧张素转换酶抑制剂

    D. 血管紧张素受体阻断剂

    E. 利尿药

三、共用备选答案单选题：以下提供若干组试题，每组试题共用试题前列出的五个备选答案，请为每道试题选择一个最佳答案。每个备选答案可能被选择一次、多次或不被选择。

（41~42题共用备选答案）

    A. 脑出血   B. 高血压2级

    C. 高血压危象   D. 恶性高血压

    E. 高血压脑病

41. 血压短期内剧烈升高，伴意识障碍、抽搐，诊断为

42. 血压高达230/130mmHg以上，伴视物模糊、眼底出血、渗出和视神经盘水肿，诊断为

四、案例分析题：为不定项选择题，试题由一个病历和多个问题组成。每个问题有六个及以上备选答案，选对1个给1个得分点，选错1个扣1个得分点，直扣至得分为0。

（43~45题共用题干）

    患者男，50岁，高血压病史10年，最高血压190/100mmHg，未规律应用降压药物，平时血压（120~180）/（80~100）mmHg。查体：血压175/100mmHg，肺（-），心界向左下扩大，心率90次/分，律齐，心尖部可

闻及 2/6 级收缩期杂音，腹（－），双下肢不肿；心电图：窦性心律、左心室劳损伴继发性 ST－T 改变。

43. 患者的诊断是
    A. 高血压 2 级，很高危
    B. 高血压 2 级，中危
    C. 高血压 3 级，很高危
    D. 高血压 3 级，中危
    E. 恶性高血压
    F. 高血压 2 级，低危

44. 如患者入院时血压 200/120mmHg，伴头晕、头痛、视物模糊，处理原则不包括
    A. 静脉推注乌拉地尔使血压迅速下降至正常
    B. 静脉滴注硝普钠，在 1 小时内使平均动脉压的降低幅度不超过治疗前水平的 25%
    C. 血压逐渐下降后的 2～6 小时内继续静脉滴注硝普钠，使血压维持在 160/100mmHg 左右
    D. 如可耐受，临床情况稳定，可使血压在 1～2 天内降至正常
    E. 少尿者应控制降压幅度偏小
    F. 静脉滴注硝普钠，在 1 小时内使血压下降 50% 左右

45. 高血压最严重的病变是
    A. 左心室肥大　　B. 颗粒性固缩肾
    C. 脑软化　　　　D. 脑出血
    E. 视网膜出血　　F. 心律失常

（46～48 题共用题干）

患者男，63 岁，高血压病史 10 年，间断用药治疗。查体：血压 150/90mmHg，心率 52 次/分，心电图示Ⅰ度 AVB。

46. 该患者的诊疗应注意以下几项，但除外
    A. 降压目标应为小于 140/90mmHg

B. 老年人降压目标应为小于 130/85mmHg
    C. 血压控制满意后逐渐减量，但仍需长期用药
    D. 必要时可用 2 种或 2 种以上降压药
    E. 改善生活方式是药物治疗的基础
    F. 立即降至正常水平

47. 连续服用降压药 1 年，患者偶有胸部不适，心电图示多导联 T 波低平。以下哪项检查可确诊冠心病的诊断
    A. 普萘洛尔试验
    B. 动态心电图
    C. 偶测心电图
    D. 冠状动脉造影
    E. 心脏彩色超声
    F. X 线胸片

48. 若干年后出现心衰症状，且血压控制不理想。下列哪项联合用药是不合适的
    A. 小剂量美托洛尔＋依那普利
    B. 小剂量美托洛尔＋硝苯地平缓释片
    C. 小剂量美托洛尔＋硝酸异山梨酯
    D. 小剂量美托洛尔＋双氢克尿噻
    E. 小剂量美托洛尔＋维拉帕米
    F. 大剂量美托洛尔＋维拉帕米

参考答案与解析

1. D　2. B　3. A　4. E　5. B　6. E
7. D　8. C　9. D　10. B　11. A　12. C
13. B　14. C　15. C　16. B　17. D　18. C
19. E　20. B　21. A　22. B　23. B　24. A
25. B　26. C　27. C　28. E　29. C　30. D
31. A　32. E　33. C　34. B　35. E　36. B
37. D　38. A　39. C　40. B　41. E　42. D
43. C　44. AF　45. D　46. BF　47. D　48. EF

2. B。解析：老年人大动脉弹性减退，可导致收缩压增高，舒张压降低，脉压增大。

4. E。**解析**：硝普钠直接扩张动、静脉，立即发挥降压作用，可用于各种高血压急症。

5. B。**解析**：目前一般主张血压控制目标值至少＜140/90mmHg，糖尿病或慢性肾脏疾病合并高血压患者，血压控制目标值在＜130/80mmHg，老年收缩期性高血压的降压目标水平为收缩压140～150mmHg，舒张压＜90mmHg，但不低于65～70mmHg。

6. E。**解析**：高血压1级为收缩压140～159mmHg和（或）舒张压90～99mmHg，高血压2级为收缩压160～179mmHg和（或）舒张压100～109mmHg，高血压3级为收缩压≥180mmHg和（或）舒张压≥110mmHg。可见高血压的分级依据是血压值的高低，即血压增高的程度。

7. D。**解析**：用于危险分层标准一般包括4个内容：血压升高水平、是否有影响预后的各种心血管危险因素、是否存在靶器官损害、是否存在相关的临床并发情况。

8. C。**解析**：库欣综合征是继发性高血压的病因之一。

9. D。**解析**：利尿剂能增强其他降压药的疗效。利尿剂的主要不利作用是低血钾症和影响血脂、血糖、血尿酸代谢，但这往往发生在大剂量时，因此现在推荐使用小剂量。

10. B。**解析**：ACEI可逆转左室肥厚、改善糖耐量、延缓肾脏损害的发展，但需注意其在严重肾功能损害、双侧肾动脉狭窄时应谨慎使用。

11. A。**解析**：对早期糖尿病肾病伴高血压的患者，ACEI制剂可有效地减少蛋白尿，进而起到保护肾脏的作用。该患者为高血压合并糖尿病，应首选ACEI制剂治疗。

13. B。**解析**：单纯收缩期高血压是指收缩压≥140mmHg，和舒张压＜90mmHg，故本例可诊断为单纯收缩期高血压。

14. C。**解析**：高血压脑病诊断：根据患者原发性或继发性高血压病史，可有过劳，精神紧张、激动等诱因，血压突然急骤升高，尤其舒张压升高（＞120mmHg），出现剧烈头痛、呕吐、意识障碍、偏瘫、失语和癫痫发作等一过性神经系统局灶体征，眼底可见高血压性视网膜病变，CT或MRI显示特征性顶枕叶水肿，迅速降压后症状体征迅速消失，不遗留后遗症，一般不难诊断。但准确的诊断必须谨慎除外其他原因引起的血压升高及神经学缺陷。

15. C。**解析**：首先根据患者出现了心悸、气急等症状所以应该继续用药，并且应该查找病因。

16. B。**解析**：高血压三期，血压达确诊高血压水平，并有下列一项者：①脑出血或高血压脑病；②心力衰竭；③肾衰竭；④眼底出血或渗出，伴或不伴有视盘水肿；⑤心绞痛，心肌梗死，脑血栓形成。

17. D。**解析**：初治患者在血压维持一段时间稳定后，可小心缓慢减量至维持稳定的最小剂量，不可突然停药。

18. C。**解析**：高血压危象：①短时间内血压急剧上升，舒张压超过120mmHg或130mmHg，影响重要脏器血液供应而产生危急症状，称之为高血压危象；②出现头痛、烦躁、眩晕、恶心、呕吐、心悸、气急及视力模糊等严重症状，以及伴有痉挛动脉（椎基底动脉、颈内动脉、视网膜动脉、冠状动脉等）累及的靶器官缺血症状。

19. E。**解析**：老年人高血压的特点为血压波动大、压力感受器调节血压敏感性减退、容易有直立性低血压，尤以收缩压增高为主，可加重左心室后负荷，容易发生心功能不全。

20. B。**解析：**血管紧张素转换酶抑制剂降低出球动脉压大于降低入球动脉压力，可使肾小球滤过压降低，减少肾脏灌注，引起氮质潴留、肾缺血、坏死或肾衰。

21. A。**解析：**糖尿病和高血压常合并存在，并发肾脏损害时高血压的患病率达70%～80%，高血压患者约10%有糖尿病和糖耐量异常。治疗通常在改善生活行为的基础上需要 2 种以上降压药物联合，ARB、ACEI、长效钙通道阻滞剂和小剂量利尿剂是合理的选择。

22. B。**解析：**主动脉夹层疼痛发作时心动过速，血压更高。

23. B。**解析：**利尿剂降血压，痛风患者禁用，明显肾功能不全患者慎用。

24. A。**解析：**皮质醇增多症主要是由于促肾上腺皮质激素分泌过多导致肾上腺皮质增生或肾上腺皮质腺瘤，引起糖皮质激素过多所致，患者有高血压，同时满月脸、水牛背、皮肤紫纹、毛发增多，地塞米松抑制试验和肾上腺皮质激素兴奋试验有助于诊断。

26. C。**解析：**高血压的临床类型包括恶性高血压（又称为急进性高血压）、高血压危重症和老年人高血压，其中高血压危重症包括高血压危象和高血压脑病。恶性高血压发病较急骤，多见于中青年，血压显著升高，舒张压持续≥130mmHg，有头痛、视物模糊、眼底出血、渗出和视神经盘水肿。

27. C。**解析：**高血压 3 级指收缩压≥180mmHg，和（或）舒张压≥110mmHg；当 3 级高血压有 1 个及以上危险因素（男性＞55 岁，高血压性视网膜病变等）属于很高危。

28. E。**解析：**高血压是指在静息状态下动脉收缩压和（或）舒张压增高（≥140/90mmHg），患者可出现头痛、眩晕、耳鸣，可伴有恶心、呕吐、心悸气短、失眠、肢体麻木等症状。

46. BF。**解析：**目前主张降压治疗的目标是将血压控制在 140/90mmHg 以下，老年人也以此为标准。糖尿病、慢性肾脏病、心力衰竭或病情稳定的冠心病合并高血压患者，血压控制目标值小于 130/80mmHg。血压控制满意后逐渐减量，但仍需长期用药；必要时可用 2 种或 2 种以上降压药；改善生活方式是药物治疗的基础。上述三项都为高血压治疗的基本原则。

47. D。**解析：**冠状动脉造影是目前公认的确诊冠心病的金指标。

48. EF。**解析：**由题干可知，患者已出现心衰症状，但维拉帕米有较强的负性肌力作用，再联合应用 β 受体阻断剂时可明显加重对心肌的负性肌力作用，因此不宜联合应用。依那普利、硝苯地平缓释片、硝酸异山梨酯、双氢克尿噻的使用可以改善心肌功能，利尿减轻心脏负荷，以及控制血压，联合小剂量 β 受体阻断剂使用对该患者有利。

第二节　继发性高血压

一、单选题：以下每道试题有五个备选答案，请选择一个最佳答案。

1. 下列哪种表现最可能提示嗜铬细胞瘤

A. 年轻的高血压患者

B. 频繁发生心悸、大汗

C. 糖耐量减低

D. 肾上腺占位

E. 发作性高血压

2. 继发性高血压最常见的病因是

    A. 内分泌疾病

    B. 妊娠期合并高血压

    C. 肾脏疾病引起的高血压

    D. 肥厚型心肌病

    E. 糖尿病

3. 不是肾实质性高血压临床表现的是

    A. 蛋白尿

    B. 血尿

    C. 肾脏功能受损明显

    D. 血压水平较高且较难控制

    E. 排尿困难

4. 对于继发性高血压,下列哪项说法不正确

    A. 慢性肾小球肾炎所致的高血压主要与水钠潴留及血容量增加有关

    B. 肾血管性高血压在继发性高血压中属少见的一种

    C. 原发性醛固酮增多症仅少数病例可发展为重度或恶性高血压

    D. 对 40 岁以下的高血压者应着重考虑继发性高血压的可能

    E. 嗜铬细胞瘤在继发性高血压中是较少的一种

5. 患者男,26 岁,血压 220/120mmHg。下列哪项表现对于诊断该患者为肾血管性高血压最有特征性

    A. 有高血压家族史

    B. 眼底可见动脉交叉受压

    C. 上腹部可闻连续高调杂音

    D. 血浆肾素水平升高

    E. 尿蛋白(++),红细胞 5 个/HP

6. 下述不属于肾小球病性高血压发生机制的是

A. 水钠潴留

B. 肾素分泌增多

C. 血管内皮素分泌增多

D. 肾内激肽释放酶 – 激肽生成减少

E. 前列腺素生成减少

7. 下列关于继发性高血压,说法错误的是

    A. 继发性高血压的病因消除后,血压不一定恢复正常

    B. 肾血管性高血压后期解除狭窄可以使血压恢复正常

    C. 原发性醛固酮增多症是以长期高血压伴低血钾为特征的

    D. 嗜铬细胞瘤高血压可为阵发性

    E. 主动脉缩窄的特征是躯体上半部分高血压,下肢低血压

8. 患者男,24 岁,持续性高血压 3 个月,伴多汗、心动过速、头痛、焦虑、烦躁。对常用降压药无效,α 受体阻断剂有效。诊断考虑

A. 原发性高血压

B. 原发性醛固酮增多症

C. 嗜铬细胞瘤

D. 甲亢

E. Cushing 综合征

9. 患者女,40 岁,近 4 个月以来发作性血压升高,达 220/130mmHg,伴心慌、大汗、头痛,症状持续 1~2 小时后可自动消失,血压恢复正常。该病例最可能的诊断是

A. 主动脉狭窄

B. 原发性醛固酮增多症

C. 嗜铬细胞瘤

D. 脑血管病

E. 原发性高血压

10. 患者女,45 岁,肢体软弱无力、夜尿多 2 年余,今晨起双下肢不能活动。查体:血压 170/100mmHg,均匀性轻

度肥胖，双下肢松弛性瘫痪，血钾2.4mmol/L。最可能的诊断为

A. 嗜铬细胞瘤

B. 原发性高血压

C. 肾性高血压

D. 原发性醛固酮增多症

E. 库欣综合征

11. 患者男，32岁，体检时发现血压高达210/120mmHg，无自觉症状。临床考虑为肾血管性高血压。下列哪项对诊断有利

A. 有高血压血管病变家族史

B. 眼底检查有动静脉交叉受压

C. 分侧肾静脉肾素活性测定

D. 蛋白尿（＋＋），红细胞0~3个/HP

E. 上腹部有血管杂音

12. 治疗嗜铬细胞瘤所致的血压升高，首选哪种降压药

A. 哌唑嗪　　　B. 酚妥拉明

C. 硝苯地平　　D. β受体阻断剂

E. 氨苯蝶啶

13. 患者男，26岁，上肢血压（180~200）/（100~110）mmHg，下肢血压140/80mmHg。查体：肩胛间区可闻及血管杂音，伴震颤，尿17-酮皮质类固醇、17-羟皮质类固醇正常，尿苦杏仁酸正常。其高血压原因应考虑为继发于

A. 皮质醇增多症

B. 主动脉缩窄

C. 嗜铬细胞瘤

D. 原发性醛固酮增多症

E. 单侧肾动脉狭窄

二、共用题干单选题：以下提供若干个案例，每个案例下设若干道试题，每道试题有五个备选答案，请选择一个最佳答案。

（14~17题共用题干）

患者男，30岁，近2年出现发作性血压增高，最高达210/120mmHg，伴头痛、面色苍白、出汗、心慌，持续半个小时，发作间歇血压正常。

14. 该患者最可能的诊断是

A. 嗜铬细胞瘤

B. 高血压危象

C. 高血压脑病

D. 双侧肾动脉狭窄

E. 急进性肾小球肾炎

15. 对诊断比较有帮助的实验室检查是

A. PRA测定

B. 血儿茶酚胺及尿VMA测定

C. 尿17-羟皮质类固醇检测

D. 血清钾检查

E. 尿、血醛固酮测定

16. 对该病常用的定位诊断方法是

A. 腹部X线平片检查

B. 肾上腺CT检查

C. 肾动脉CTA

D. 静脉肾盂造影

E. 地塞米松抑制试验

17. 该病的最佳治疗方法是

A. 酚妥拉明静脉滴注

B. 卡托普利口服

C. 硝苯地平口服

D. 手术治疗

E. 放射治疗

参考答案与解析

1. D　2. C　3. E　4. B　5. C　6. C

7. B　8. C　9. C　10. D　11. C　12. B

13. B　14. A　15. B　16. B　17. D

1. D。解析：嗜铬细胞瘤最有诊断意义的是影像学检查发现肾上腺占位。

3. E。解析：肾脏病变的发生常先于高血压或与其同时出现；血压水平较高且较难控制、易进展为恶性高血压；蛋白尿，

血尿发生早、程度重、肾脏功能受损明显。

4. B。**解析**：慢性肾小球肾炎主要病变为两肾弥漫性肾小球病变。可有肾小球内皮系膜增殖性炎症、肾小球硬化等。其所致的高血压主要与水钠潴留、血容量增加有关。原发性醛固酮增多症是由肾上腺皮质肿瘤或增生，分泌过多醛固酮引起的综合征。高血压是其主要临床表现，大多表现为轻、中度，少数可发展为重度或恶性高血压。嗜铬细胞瘤可由于肿瘤持续或间断地释放大量儿茶酚胺而引起持续或阵发性高血压，此类病变在继发性高血压中是较少的一种。肾血管性高血压是指单侧或双侧肾动脉主干或分支狭窄引起的高血压，在继发性高血压中属常见的一种，在国外以动脉硬化为最常见，而我国以大动脉炎为最常见。大量临床实践证明，对40岁以下的高血压患者应着重考虑继发性高血压的可能性。

5. C。**解析**：肾血管性高血压近半数患者在上腹部或肾区可闻及血管杂音。

6. C。**解析**：肾小球病性高血压的发生机制包括①各种因素使水钠潴留，引起容量依赖性高血压；②肾实质缺血使肾素分泌增多，引起肾素依赖性高血压；③肾实质损害后，肾内降压物质分泌减少，如肾内激肽释放酶－激肽生成减少，前列腺素生成减少，导致肾小球病性高血压，而血管内皮素分泌与之无关。

7. B。**解析**：早期狭窄解除可以使血压恢复正常，但后期解除狭窄，因为已有高血压维持机制参与或肾功能减退，血压已不能恢复正常。

8. C。**解析**：对常用降压药无效，继发性高血压，α受体阻断剂有效，诊断考虑嗜铬细胞瘤。

9. C。**解析**：根据患者高血压阵发性升高的特点，发作时交感神经兴奋，考虑嗜铬细胞瘤的可能性最大。

10. D。**解析**：本例患者高血压（170/100mmHg）+低血钾（2.4mmol/L），应诊断为原发性醛固酮增多症。

11. C。**解析**：确诊有赖于肾动脉造影和分侧肾静脉肾素比值测定，后者测定肾素水平高于肾动脉血25%时，可诊断动脉狭窄。肾动脉狭窄可引起高血压。

12. B。**解析**：酚妥拉明用于诊断嗜铬细胞瘤及治疗其所致的高血压发作，包括手术切除时出现的高血压，也可根据血压对本品的反应用于协助诊断嗜铬细胞瘤。

13. B。**解析**：根据患者的年龄、体征与实验室检查，考虑为主动脉缩窄引起的高血压。皮质醇增多症和原发性醛固酮增多症的尿17－酮皮质类固醇、17－羟皮质类固醇有增高，嗜铬细胞瘤的尿苦杏仁酸会有显著增高，单侧肾动脉狭窄在上腹部或背部肋脊角处可闻及血管杂音。

第四章　冠状动脉粥样硬化性心脏病

第一节　心绞痛

一、单选题：以下每道试题有五个备选答案，请选择一个最佳答案。

1. 下述哪项不是典型心绞痛的缓解方式
   A. 含服硝酸甘油后 1～3min 完全缓解
   B. 由活动诱发者停止活动后数分钟即可完全缓解
   C. 服速效救心丸 30min 后缓解
   D. 胸痛缓解完全，同未发作时感觉一样
   E. 卧位心绞痛需立即坐起或站立才可逐渐缓解

2. 心绞痛发作时的疼痛性质是
   A. 尖锐样刺痛，咳时加剧
   B. 压榨样闷痛，伴窒息感
   C. 针扎样刺痛，反复发作
   D. 闪电样抽痛，起止突然
   E. 刀割样疼痛，辗转呻吟

3. 高血压患者发作稳定型心绞痛时首选
   A. 维拉帕米　　　　B. 美托洛尔
   C. 硝酸甘油　　　　D. 硝酸异山梨酯
   E. 呋塞米

4. 稳定型心绞痛临床表现不正确的是
   A. 心前区或胸骨后压榨感
   B. 持续数分钟，经停止活动或含服硝酸甘油后缓解
   C. 疼痛是钝痛性质
   D. 没有放射痛
   E. 症状严重时可伴出汗

5. 心绞痛发作时首选药物治疗是
   A. 含化硝酸甘油　　B. 口服美托洛尔

   C. 口服硝苯地平　　D. 静脉注射吗啡
   E. 口服阿司匹林

6. 稳定型心绞痛的药物治疗中不包括
   A. 钙通道阻滞剂　　B. β受体阻断剂
   C. 硝酸酯类　　　　D. 抗血小板药
   E. 免疫抑制剂

7. 有关稳性型心绞痛的发病机制中说法不正确的是
   A. 静脉血流经冠脉循环的过程中携带的大部分氧被心肌摄取利用
   B. 心肌的氧需求与冠状动脉的氧供应达成平衡，在心肌耗氧量增加时很难通过提高氧利用率来满足心肌的代谢要求
   C. 可以通过增加血流量增加氧气携带量
   D. 冠状动脉血流量减少或者是心肌需氧量增加引起的
   E. 只要心肌氧供求平衡被打破就会造成心肌缺氧

8. 患者近 2 个月来因体力活动诱发胸骨后压榨性疼痛，并向左肩放射，停止活动后 3～5 分钟疼痛缓解，用硝酸甘油效果好，且每次发生疼痛性质、部位无改变。可诊断为
   A. 变异型心绞痛
   B. 稳定型心绞痛
   C. 不稳定型心绞痛
   D. 中间综合征
   E. 急性心肌梗死

9. 患者女，56 岁，因劳累后胸痛 2 年收住院。入院后根据其发作时的心电图诊断为"心绞痛"，其发作时最可能的心电图表现是
   A. T 波高大
   B. 窦性心动过速
   C. 左心室肥大劳损
   D. ST 段呈弓背向上抬高，部分导联深而宽的 Q 波
   E. ST 段下移，有时 T 波倒置

10. 患者男，68 岁，反复发作性胸骨后压迫性疼痛 2 年，每次持续约 10 分钟。最有价值的检查是
   A. 动态心电图
   B. 心肌核素显像
   C. 活动平板
   D. 冠状动脉造影
   E. 胸部 CT

11. 患者女，70 岁，"阵发性心前区疼痛 3 年"，诱因为快步走路、上四楼及以上楼层，每次持续 3 ~ 5 分钟不等，硝酸甘油 0.5mg 舌下含化有效。心电图：$V_3 \sim V_5$ 导联 ST 段水平压低 0.1 ~ 0.15mV。最可能的诊断是
   A. 不稳定型心绞痛
   B. 稳定型心绞痛
   C. 急性心肌梗死
   D. 心脏神经症
   E. 隐匿性冠心病

12. 以下关于他汀类药物的描述，正确的是
   A. 他汀类药物能有效地降低 TG 水平，稍降低 LDL - C 水平和升高 HDL - C 水平
   B. 这类药物是细胞内胆固醇合成限速酶即 HMG - CoA 还原酶的激动剂，是目前临床上应用最广泛的一类调血脂药
   C. 因 HMG - CoA 还原酶在凌晨活性最高，故该类药物应在晨起顿服
   D. 除调节血脂外，他汀类药物还可逆转动脉内中膜增厚，稳定粥样硬化斑块，发挥抗动脉粥样硬化作用
   E. 与贝特类药物合用时不易引起横纹肌溶解

13. 下列有关稳定型心绞痛的发病机制，描述错误的是
   A. 稳定型心绞痛的发病机制主要是冠状动脉存在固定狭窄或部分闭塞的基础上发生需氧量的增加
   B. 当冠脉狭窄或部分闭塞时，其扩张性减弱，血流量减少，对心肌的供血量相对比较固定
   C. 在劳力、情绪激动、饱食、受寒等情况下，一旦心脏负荷突然增加，使心率增快、心肌张力和心肌收缩力增加等而导致心肌氧耗量增加
   D. 稳定型心绞痛的发病机制主要是血流量较少
   E. 冠状动脉的供血不能满足心肌对血液的需求时，可引起心绞痛

14. 患者女，68 岁，在家中休息突然发生胸骨后疼痛，疼痛难忍，家属立即送其入医院，入院后服用阿司匹林，症状好转，以下疾病中最可能的是
   A. 稳定型心绞痛
   B. 不稳定型心绞痛
   C. 心肌梗死
   D. 扩张型心肌病
   E. 病毒性心肌炎

15. 患者男，54 岁，1 年前日常活动后出现胸骨后疼痛，每日 2 ~ 3 次，近 2 个月发作次数增多，每日 5 ~ 6 次，轻微活动也能诱发，发作时心电图 ST 段呈

一过性水平压低，应诊断为

    A. 稳定型心绞痛

    B. 变异型心绞痛

    C. 心内膜下心肌梗死

    D. 中间综合征

    E. 不稳定型心绞痛

二、共用题干单选题：以下提供若干个案例，每个案例下设若干道试题，每道试题有五个备选答案，请选择一个最佳答案。

（16～18题共用题干）

    患者女，58岁，1年来在生气或劳累时发生左胸前区闷痛，伴左后背部痛，在休息时也有发生。心电图未见异常。

16. 采集病史时应特别注意询问

    A. 家族史

    B. 吸烟、饮酒史

    C. 近期服用药物的情况

    D. 近期心电图检查结果

    E. 胸痛部位、性质、放射部位、诱因及缓解方式

17. 最有价值的无创检查方法是

    A. 动态心电图检查

    B. 心脏X线检查

    C. 超声心动图

    D. 放射性核素心肌显像

    E. 心脏电位检查

18. 心电图负荷试验的适应证是

    A. 不稳定型心绞痛

    B. 梗死后心绞痛

    C. 哮喘

    D. 心肌梗死合并心律失常

    E. 稳定型心绞痛

（19～21题共用题干）

    患者男，49岁，工人，反复胸骨后憋闷感5年，加重1个月。患者每于劳累时出现胸骨后憋闷感，停止活动休息10分钟左右可缓解，发病次数逐渐增加，活动耐力逐渐减低，曾就诊于县医院，诊断为"冠心病"，给予硝酸异山梨酯、阿司匹林治疗，后未规律用药。

19. 此患者不能进行哪项检查

    A. 心电图

    B. 运动平板试验

    C. 24小时动态心电图

    D. 放射性核素检查

    E. CTA

20. 患者入院后最适宜的治疗方案是

    A. 阿司匹林、氯吡格雷

    B. 硝酸甘油

    C. IABP

    D. 冠状动脉造影术

    E. 心电监护

21. 患者如按照上述治疗方案执行，在操作中最常见的并发症是

    A. 假性动脉瘤

    B. 暂时性动脉痉挛

    C. 插管器械折断

    D. 血管断裂

    E. 皮下血肿

三、案例分析题：为不定项选择题，试题由一个病历和多个问题组成。每个问题有六个及以上备选答案，选对1个给1个得分点，选错1个扣1个得分点，直扣至得分为0。

（22～24题共用题干）

    患者男，54岁，近1个月来每天午睡或夜间1点发生胸骨后压迫性疼痛，每次持续20分钟，含硝酸甘油5分钟缓解，临床诊断变异型心绞痛。

22. 变异型心绞痛，胸痛发作时心电图的改变应是

    A. 有关导联的ST段抬高

    B. 有关导联的ST段下移

C. 心电图无变化

D. 有关导联 T 波倒置

E. 有关导联有异常 Q 波

F. 有关导联 T 波高尖

23. 首选的药物是

A. β 受体阻断剂 　B. 钙通道阻滞剂

C. 硝酸酯 　D. 抗凝剂

E. 抗血小板制剂

F. ACEI

24. 能与急性心肌梗死鉴别的辅助检查是

A. 超声心动图 　B. 血清心肌酶谱

C. X 线胸片 　D. 动态心电图

E. 血脂分析 　F. 普萘洛尔试验

(25～27 题共用题干)

患者男，58 岁，因心前区疼痛 10 天就诊。患者 10 天前因工作劳累出现胸骨后闷痛，无放射，不伴大汗，休息同时含服异山梨酯约 5 分钟后缓解。1 天前，情绪激动时再次出现上述症状，含服异山梨酯 3 分钟后缓解。既往健康，吸烟 30 年，20～30 支/日，少量饮酒。查体：T 36.2℃，P 86 次/分，BP 145/90mmHg，R 18 次/分，双肺未闻及干湿啰音，心律规整，心率 86 次/分，肝脾不大，双下肢无水肿；心电图示：窦性心率 86 次/分，心电轴 -13°，$RV_5 + SV_1 = 4.2mV$。

25. 该患者诊断为

A. 冠心病，初发型心绞痛

B. 冠心病，恶化型心绞痛

C. 冠心病，变异型心绞痛

D. 急性心肌梗死

E. 心脏神经症

F. 不稳定型心绞痛

26. 治疗应选择

A. 急诊介入治疗

B. 溶栓治疗

C. 阿司匹林 + 硝酸甘油 + 美托洛尔

D. 阿司匹林 + 硝酸甘油 + 地尔硫䓬

E. 阿司匹林 + 硝酸甘油

F. 抗凝治疗

27. 心绞痛发作时疼痛的部位可以是

A. 下颌 　B. 心前区

C. 胸骨后 　D. 左臂内侧

E. 左肩部

F. 前额

参考答案与解析

1. C　2. B　3. B　4. D　5. A　6. E

7. A　8. B　9. E　10. D　11. B　12. D

13. D　14. B　15. E　16. E　17. D　18. E

19. B　20. D　21. B　22. A　23. B　24. B

25. A　26. C　27. ABCDE

2. B。解析：心绞痛发作时是压榨样痛，伴有窒息感。

3. B。解析：β 受体阻断剂具有良好的降压和抗心律失常作用，而且减少心肌氧耗量，适用于轻、中度高血压，尤其是心率较快的中、青年患者，对合并冠心病、心绞痛及心肌梗死后高血压更为适用。

4. D。解析：有时可放射至左肩背部、左上臂、左前臂及左手尺侧、咽部、下颌等部位。

6. E。解析：抗心绞痛药包括 β 受体阻断剂、钙通道阻滞剂、硝酸酯类等，血小板聚集是发生不良心血管事件的原因，所有冠心患者若无禁忌证或严重不良反应均应该长期口服抗血小板药物。

7. A。解析：正常情况下，动脉血流经冠脉循环的过程中携带的大部分氧被心肌摄取利用，心肌的氧需求与冠状动脉的氧供应达成平衡，在心肌耗氧量增加时很难通过提高氧利用率来满足心肌的代谢要求，而只能通过增加血量达到这一目的。

8. B。**解析：**稳定型心绞痛是由于劳力引起心肌缺血，导致胸部及附近部位的不适，可伴心功能障碍，但没有心肌坏死。常由劳累或情绪激动引起，以发作性胸痛为主要临床表现。主要在胸骨体上段或中段，常放射至左肩。发生在劳累或激动当时，为压迫、发闷、紧缩感，偶伴濒死感。出现后逐步加重，一般在 3 ~ 5 分钟内消失。

9. E。**解析：**患者劳累后胸痛结合心电图考虑为稳定型心绞痛，稳定型心绞痛发作的心电图表现为 ST 段压低，有时 T 波倒置。

13. D。**解析：**稳定型心绞痛的发病机制主要是冠状动脉存在固定狭窄或部分闭塞的基础上发生需氧量的增加。

14. B。**解析：**不稳定型心绞痛，是介于劳累性稳定型心绞痛与急性心肌梗死和猝死之间的临床表现。主要包括初发心绞痛、恶化型劳力型心绞痛、静息型心绞痛伴心电图缺血改变和心肌梗死后早期心绞痛。其特征是心绞痛症状进行性增加，新发作的休息或夜间性心绞痛或出现心绞痛持续时间延长。由于其具有独特的病理生理机制及临床预后，如果不能恰当及时的治疗，患者可能发展为急性心肌梗死。阿司匹林可以抗血小板聚集，所以能缓解心绞痛。

15. E。**解析：**患者"1 年前日常活动后出现胸骨后疼痛，每日 2 ~ 3 次"，提示曾发生心绞痛；"近 2 个月发作次数增多，每日 5 ~ 6 次，轻微活动也能诱发，发作时

心电图 ST 段呈一过性水平压低"，提示进展为不稳定型心绞痛。

22. A。**解析：**变异型心绞痛，胸痛发作时心电图仅有相关导联一过性的 ST 段抬高，而无病理性 Q 波。

23. B。**解析：**变异型心绞痛的发病机制主要是冠状动脉痉挛，因此首选钙通道阻滞剂，扩张冠脉，疗效最好。变异型心绞痛一般不使用 β 受体阻断剂，以免有可能诱发冠状动脉痉挛。硝酸酯类药物与钙通道阻滞剂，有可能加强疗效。抗凝剂和抗血小板制剂是抗血栓药物，对变异型心绞痛无疗效。

24. B。**解析：**变异型心绞痛通常没有心肌酶的升高，而血清心肌酶升高是诊断急性心肌梗死的金标准。

25. A。**解析：**根据该患者 10 天前第一次出现劳累后出现胸骨后闷痛、含服异山梨酯后缓解等心绞痛典型症状，可考虑冠心病，初发型心绞痛。

26. C。**解析：**改善缺血、减轻症状的药物：①硝酸酯类药：为内皮依赖性血管扩张剂，能减少心肌需氧和改善心肌灌注，从而减低心绞痛发作的频率和程度，增加运动耐量。②β 受体阻断剂：能抑制心脏 β 受体，减慢心率、减弱心肌收缩力、降低血压，从而降低心肌耗氧量以减少心绞痛发作和增加运动耐量。③预防心肌梗死，改善预后的药物：阿司匹林可通过抑制环氧化酶和血栓烷 A_2 的合成达到抗血小板聚集的作用，所有患者只要没有用药禁忌证都应该服用。

第二节　急性心肌梗死

一、单选题：以下每道试题有五个备选答案，请选择一个最佳答案。

1. 下列药物最常应用于治疗冠心病变异型心绞痛发作的是

A. α 受体阻断剂

B. β 受体阻断剂

C. 钙通道阻滞剂

D. 硝酸酯类

E. 血管紧张素转换酶抑制剂

2. 以下情况可发生心肌梗死，除了

A. 冠脉内膜下出血使管腔闭塞

B. 冠状动脉持续痉挛使管腔闭塞

C. 原有冠脉病变严重发生室速

D. 已建立充分的侧支循环的冠状动脉分支发生闭塞

E. 患者进食大量脂肪食物后

3. 不稳定型心绞痛危险因素较多，其中不符合的是

A. 年龄≥65 岁

B. 3 个或 3 个以上冠心病危险因素

C. 已知有冠状动脉狭窄≥50%

D. 近 48h 内有严重的心绞痛发作至少 2 次

E. 发病前服用阿司匹林超过 7 天

4. 梗死后心绞痛患者容易发生

A. 梗死延展　　　　B. 心绞痛

C. 室壁瘤　　　　　D. 栓塞

E. 再梗死

5. 导致急性心肌梗死患者早期（24 小时内）死亡的主要原因为

A. 心律失常　　　　B. 心源性休克

C. 心力衰竭　　　　D. 心脏破裂

E. 肺栓塞

6. 有关不稳定型心绞痛分级的描述，错误的是

A. 详细的危险分层根据患者的年龄、心血管危险因素、心绞痛严重程度和发作时间、心电图、心脏损伤标志物和有无功能改变等因素做出

B. Ⅰ级指严重的初发型心绞痛或恶化型心绞痛，无静息疼痛

C. Ⅱ级指亚急性静息型心绞痛（1 个月内发生过，但 48 小时内无发作）

D. Ⅲ级指急性静息型心绞痛（在 48 小时内有发作）

E. Ⅲ级指急性静息型心绞痛（在 72 小时内有发作）

7. 关于右室心肌梗死的诊断和治疗，下列哪项不正确

A. 右室梗死时出现不能解释的全身低氧血症，提示存在卵圆孔未闭

B. 常与下壁及后壁心肌梗死同时存在

C. 右室梗死的血流动力学改变与心包积液相似

D. 右室梗死时心房的输送功能丧失的处理主要是应用袢利尿药

E. V_4R 导联 ST 段抬高是诊断右室梗死的敏感和特异性指标

8. 关于急性心肌梗死进行急诊介入治疗（PCI），下列不正确的是

A. 静脉溶栓的冠脉再通率较直接 PCI 低

B. 支架置入患者的病死率极低

C. 静脉溶栓较直接 PCI 有更高的卒中发生率

D. 支架置入可减少以后的靶血管重建术

E. 直接 PCI 置入支架适用于急性心肌梗死患者

9. 对于急性心肌梗死溶栓治疗下列哪项不正确

A. 心电图示病理性 Q 波，不宜再溶栓

B. 长时间心肺复苏后不宜再溶栓

C. 采用纤溶酶原激活剂（rt－PA）溶栓后要随即应用肝素抗凝

D. 再灌注心律失常出现与否不是溶栓成败的主要标准

E. 用尿激酶作静脉溶栓，首次剂量宜
150 万单位

10. 关于急性心肌梗死溶栓治疗，下列哪一
项不正确

    A. ST 段抬高 AMI 溶栓治疗 1 个月时
    的病死率降低 15% ~ 20%

    B. 新出现束支阻滞的 AMI 患者，溶栓
    效果与前壁 ST 段抬高心肌梗死
    相似

    C. 与前壁 ST 段抬高患者相比，下壁
    ST 段抬高溶栓效果更好

    D. 发病 12 小时以上，溶栓不能降低
    病死率

    E. >75 岁的患者一般列入溶栓治疗相
    对禁忌证

11. 关于急性冠状动脉综合征，下列哪项
不正确

    A. 冠状动脉血栓堵塞可引起 ST 段
    抬高

    B. 临床上 ST 段抬高的心肌梗死，全
    部导联都出现 Q 波

    C. 病理上"穿壁性"梗死在心电图不
    一定出现 Q 波

    D. 冠状动脉不完全堵塞性血栓引起非
    ST 段抬高或 T 波倒置或两者并存

    E. 首次 Q 波和非 Q 波心肌梗死的预后
    相似

12. 急性冠脉综合征的病理基础最可能为

    A. 冠状动脉痉挛

    B. 冠状动脉内炎症

    C. 冠状动脉狭窄

    D. 冠状动脉粥样斑块形成

    E. 冠状动脉内粥样斑块破裂，出血，
    不全或完全血栓形成

13. 急性心肌梗死时血清酶中升高最早
的是

    A. AST   B. 肌红蛋白

C. LDH   D. CK – MB

E. cTnT

14. 急性心肌梗死早期最重要的治疗措
施是

    A. 降低心肌耗氧量

    B. 消除心律失常

    C. 心肌再灌注

    D. 补充血容量

    E. 控制心室率

15. 不能用于判断急性心肌梗死后溶栓成
功的临床指标为

    A. 胸痛缓解

    B. 2 小时内频发的室性期前收缩

    C. 冠状动脉造影

    D. CK – MB 峰值前移

    E. 窦性心动过速

16. 患者男，70 岁，因急性广泛前壁心肌
梗死入院。查体：血压 95/60mmHg，
高枕卧位，双侧中下肺均可闻水泡音，
心律整，心率 108 次/分，可闻及奔马
律，四肢末梢皮温正常。胸片示心脏
不大，主动脉迂曲钙化，两肺门阴影
增大、模糊。按 Killip 分级，该患者心
功能应属于

    A. Ⅰ级   B. Ⅱ级

    C. Ⅲ级   D. Ⅳ级

    E. Ⅴ级

17. 以下情况急性心肌梗死时可行溶栓治疗

    A. 2 周前股骨颈骨折

    B. 12 小时前做过肝活检

    C. 血压 160/100mmHg

    D. 6 个月前腔隙性脑梗死

    E. 主动脉夹层

18. 急性心肌梗死时，特异性最高的血清
标志物是

    A. LDH   B. AST

C. ALT   D. TnI

E. CK

19. 患者男，60 岁，突发胸骨后压榨性剧痛，呈持续性，伴窒息感，大汗淋漓，面色苍白，恶心呕吐。最可能的诊断是

A. 心肌梗死   B. 肺梗死

C. 心绞痛   D. 膈疝

E. 自发性气胸

20. 患者男，50 岁，在抗洪抢险一线，突获其母病故后当日发生急性下壁心肌梗死。既往有高血压 10 年、糖尿病 15 年、吸烟 40 余年。该患者急性心肌梗死的主要病因是

A. 劳累及情绪激动

B. 糖尿病

C. 高血压

D. 动脉粥样硬化

E. 吸烟过量

21. 患者男，68 岁，陈旧性前壁心肌梗死 5 年，劳累后心悸、气短 3 年，双下肢浮肿半年。近 1 周气短加重，体力活动明显受限，从事一般家务活动即感喘憋。入院时心电图与 2 个月前相比无变化。该患者的心功能分级为

A. NYHA Ⅰ级   B. NYHA Ⅱ级

C. NYHA Ⅳ级   D. 全心衰

E. NYHA Ⅲ级

22. 患者男，63 岁，既往有高血压、冠心病及胃溃疡病史，1 天前突然剧烈上腹疼痛、濒死感伴发热，白细胞增多，心电图 Ⅱ、Ⅲ、aVF 导联 ST 段抬高，有病理性 Q 波。诊断为

A. 心绞痛   B. 急性心包炎

C. 急性肺动脉栓塞   D. 急性心肌梗死

E. 急腹症

23. 患者女，70 岁，剧烈心前区疼痛 4 小时不缓解，急诊心电图提示广泛前壁心肌梗死。查体：BP 90/60mmHg，呼吸急促，28 次/分，口唇发绀，双肺底闻及细小水泡音，心率 120 次/分，心尖区第一心音减弱，可闻及舒张期奔马律。最可能的诊断是

A. 急性广泛前壁心梗合并肺部感染

B. 急性广泛前壁心梗合并心律失常

C. 急性广泛前壁心梗合并心力衰竭

D. 急性广泛前壁心梗合并心源性休克

E. 急性广泛前壁心梗合并肺栓塞

24. 患者男，60 岁，高血压、糖尿病 5 年，近 1 年经常凌晨胸闷、胸痛发作，而白天活动不受限制。诊断应考虑为

A. 劳力型心绞痛   B. 变异型心绞痛

C. 自发型心绞痛   D. 梗死前心绞痛

E. 混合型心绞痛

25. 患者女，55 岁，急性前壁心肌梗死，溶栓后 1 小时突然心悸、晕厥伴抽搐，宽大畸形 QRS 波，频率 170 次/分，可见心室夺获。治疗首选

A. 利多卡因静脉注射

B. 体外同步直流电复律

C. 毛花苷丙静脉注射

D. 胺碘酮静脉注射

E. 硝酸甘油静脉滴注

26. 患者男，56 岁，阵发性胸痛 10 天。每次发作持续 10 分钟左右，运动可诱发。近 1 周胸痛发作频率增加，休息时亦有发作。既往陈旧心肌梗死病史。该患者暂时不宜做的检查是

A. 心电图   B. 超声心动图

C. 动态心电图   D. 冠状动脉造影

E. 心电图负荷试验

27. 患者男，60 岁，高血压、糖尿病 5 年，近 1 年经常凌晨胸闷、胸痛发作，而

白天活动不受限制，考虑为心绞痛。首选药物应具备的特点是

A. 减慢心率，降低心肌氧耗

B. 增快心率，增加心排量，改善心肌血供

C. 解除冠状动脉痉挛

D. 提高血压，改善心肌灌注

E. 增快心率，消除早搏

28. 患者男，70 岁，胸痛伴呕吐 16 小时入院。心电图下壁导联和右胸导联 ST 段抬高 0.1 ~ 0.3mV。经过补液治疗，血压仍然偏低，双肺呼吸音清晰。进一步处理是

A. 给毛花苷丙　　　B. 给多巴胺

C. 继续补液　　　　D. 给呋塞米

E. 可考虑溶栓

二、共用题干单选题：以下提供若干个案例，每个案例下设若干道试题，每道试题有五个备选答案，请选择一个最佳答案。

（29 ~ 31 题共用题干）

　　患者男，60 岁，因急性心肌梗死收入院。住院第 2 天心尖部出现 Ⅱ ~ Ⅲ 级粗糙的收缩期杂音，间断伴喀喇音，经抗缺血治疗后心脏杂音消失。

29. 该患者最可能的诊断为

A. 心脏乳头肌功能失调

B. 心脏乳头肌断裂

C. 心脏游离壁破裂

D. 心脏二尖瓣穿孔

E. 心室膨胀瘤

30. 心肌坏死的心电图特征性表现是

A. ST 段水平型下降

B. 病理性 Q 波

C. T 波低平

D. 冠状 T 波

E. ST 段压低

31. 急性心梗第 3 周出现发热和心包摩擦音，血沉 30mm/h，血白细胞 6.1×10^9/L，中性粒细胞 55%。可能是

A. 急性心梗的反应性心包炎

B. 心脏破裂

C. 急性心梗后综合征

D. 伴发病毒性心包炎

E. 室壁瘤

（32 ~ 34 题共用题干）

　　患者男，41 岁，3 小时前在睡眠中突发胸痛，有压抑感，伴大汗而来急诊。既往无类似病史，曾查血脂高，有吸烟史 20 年。查体：BP 120/70mmHg，P 70 次/分，双肺（－），心尖部可闻 S_4，未闻及杂音。心电图：Ⅰ、aVL、V_2 ~ V_4 导联 ST 段下移，CK－MB 正常，cTnT（＋）。

32. 最可能的诊断是

A. 劳力型心绞痛

B. 变异型心绞痛

C. 急性非 ST 段抬高心肌梗死（NSTE－MI）

D. 急性 ST 段抬高心肌梗死（STEMI）

E. 主动脉夹层

33. 不合适的即刻处理措施是

A. 镇静止痛（吗啡）

B. 扩冠治疗（硝酸甘油）

C. 预防心律失常（利多卡因）

D. 抗凝治疗（肝素）

E. 抗血小板治疗（阿司匹林）

34. 若按上述处理 30 分钟后，患者症状持续不缓解，心电图 ST 段下移加重，最佳治疗措施为

A. 急诊溶栓（尿激酶）

B. 加用 β 受体阻断剂（美托洛尔）

C. 强化抗血小板（噻氯匹定）

D. 加用 ACEI（卡托普利）

E. 急诊冠脉介入（PCI 术）

(35 ~ 38 题共用题干)

患者男,65 岁,冠心病 10 年。6 小时前胸骨后剧痛,为压榨性,并向左臂放射。先后含硝酸甘油 4 次,疼痛稍减轻,烦躁不安,出汗。查体:急性痛苦面容,体温 36.5℃,血压 100/70mmHg,脉率 110 次/分;心界不大,律齐,心音低,未闻奔马律及杂音;双肺少许湿啰音;肝脾未触及。

35. 最可能的诊断是

    A. 变异型心绞痛

    B. 急性左心衰竭

    C. 心包积液

    D. 肺动脉栓塞

    E. 急性心肌梗死

36. 于入院后第 3 天突发剧烈胸痛,端坐呼吸,心脏超声见明显二尖瓣反流。查体时最有诊断意义的体征为

    A. 胸骨左缘中下部收缩期杂音

    B. 心音遥远,心界增大

    C. 血压降低,脉压减小

    D. 心尖区响亮的全收缩期杂音

    E. 满肺湿啰音及颈静脉曲张

37. 该例患者诊断应为

    A. 急性心脏压塞   B. 乳头肌断裂

    C. 急性左心衰竭   D. 室间隔破裂

    E. 室壁瘤破裂

38. 该并发症最常见于何部位的梗死

    A. 右室梗死

    B. 广泛前壁心肌梗死

    C. 下壁心肌梗死

    D. 前间壁心肌梗死

    E. 正后壁心肌梗死

(39 ~ 41 题共用题干)

患者女,51 岁,劳累后胸痛 1 年余。近 1 年每于重体力劳动或用力排便即感心前区疼痛,并向左肩、左臂放射,持续数分钟可自行缓解。近 2 周发作频繁且有夜间睡眠中发作。晚饭后疼痛剧烈不能缓解,向胸部及后背部放射,有濒死感、大汗。

39. 该患者可能发生的情况是

    A. 急性胆囊炎   B. 心脏压塞

    C. 心源性休克   D. 急性心肌梗死

    E. 急性肺栓塞

40. 下列诊断该病最有意义的辅助检查是

    A. 心电图

    B. 血清肌酸激酶同工酶

    C. 血清乳酸脱氢酶

    D. 血清肌红蛋白

    E. 胸部 CT

41. 为缩小心肌坏死范围,改善预后,最积极有效的治疗措施是

    A. 硝酸甘油静脉滴注

    B. 哌替啶肌内注射

    C. 卧床休息,吸氧

    D. 肝素静脉滴注

    E. 经皮冠状动脉介入治疗

(42 ~ 45 题共用题干)

患者男,68 岁,近 10 天来出现间断胸痛,多于劳累时发作,3 小时前无明显诱因开始持续胸痛伴大汗、恶心。查体:血压 110/80mmHg,心率 120 次/分。心电图示 $V_1 \sim V_4$ 导联 ST 段抬高 0.2 ~ 0.4mV。既往糖尿病 3 年,冠心病 12 年。

42. 考虑诊断最可能为

    A. 变异型心绞痛

    B. 急性前壁心肌梗死

    C. 急性前间壁心肌梗死

    D. 急性心包炎

    E. 急性心内膜下心肌梗死

43. 对该患者的治疗,首选

    A. 尿激酶溶栓

    B. 肝素抗凝

    C. 硝酸酯静脉滴注改善心肌供血

    D. β 受体阻断剂降心率

E. 血管紧张素转换酶抑制剂改善心功能

44. 下列指标对诊断最有帮助的是
    A. CK
    B. AST
    C. LDH
    D. CK – MB
    E. cTnI

45. 患者住院第 2 天发生心源性休克，经一般常规治疗无效，最好选用
    A. 加大毛花苷丙用量
    B. 加大皮质激素用量
    C. 大量补液
    D. 主动脉体外反搏
    E. PTCA

(46～49 题共用题干)

　　患者女，70 岁，因持续性胸痛 2 小时，含硝酸甘油无效来院急诊。心电图示Ⅱ、Ⅲ、aVF 导联呈弓背样抬高 3mV，V_1～V_3 导联 ST 段水平样压低 2mV，偶发室性期前收缩 1 次，诊断急性心肌梗死。

46. 此时最合适的处理是
    A. 吸氧
    B. 溶栓治疗
    C. 静脉注射吗啡
    D. 皮下注射低分子肝素
    E. 静脉滴注硝酸甘油

47. 2 小时后复查心电图Ⅱ、Ⅲ、aVF 导联出现病理性 Q 波，其梗死部位应是
    A. 正后壁
    B. 间壁
    C. 下侧壁
    D. 下壁
    E. 前间隔

48. 患者第 2 天出现烦躁不安、出冷汗、血压偏低，心电图示三度房室传导阻滞，交界性异搏。此时应首选的治疗方法是
    A. 多巴胺静脉滴注
    B. 肾上腺素静脉滴注

C. 加快输液速度，扩容治疗
D. 阿托品静脉滴注
E. 临时心脏起搏

49. 如果出现急性乳头肌功能不全，心脏检查可发现
    A. 胸骨左缘第 2 肋间连续性机械样杂音
    B. 剑突下收缩期杂音
    C. 主动脉瓣区收缩期杂音
    D. 心尖部收缩期杂音
    E. 肺动脉瓣区收缩期杂音

(50～52 题共用题干)

　　患者女，58 岁，1 年来每于剧烈活动时或饱餐后发作剑突下疼痛，向咽部放射，持续数分钟可自行缓解。1 周来发作频繁且有夜间睡眠中发作。2 小时来疼痛剧烈，不能缓解，向胸部及后背部放射。伴憋闷，大汗。

50. 该患者首先考虑的诊断是
    A. 主动脉夹层分离
    B. 自发性气胸
    C. 急性胰腺炎
    D. 急性肺动脉栓塞
    E. 急性心肌梗死

51. 下列选项中，首选的治疗方法是
    A. 卡托普利口服
    B. 溶栓治疗
    C. 硝酸甘油含服
    D. 肝素静脉滴注
    E. 硝酸甘油静脉滴注

52. (假设信息) 该患者在心肌梗死后 4 周，心电图 ST 段仍持续升高，未回到等电位线，应考虑的并发症是
    A. 再发心肌梗死
    B. 梗死面积扩大
    C. 急性心包炎
    D. 室壁瘤形成

E. 梗死后再发心肌缺血

(53~55 题共用题干)

患者女，74 岁，1 周前因股骨颈骨折卧床行保守牵引治疗。8 小时前在睡眠中突发心前区疼痛，持续伴阵发加重，出汗，口含硝酸甘油不缓解。既往有高血压、糖尿病病史。入院查体：脉率 62 次/分，血压 110/70mmHg，双肺（－），心脏不大，心律整，$A_2 > P_2$，双侧脉搏对称。

53. 对该患者最可能的诊断是
    A. 栓塞
    B. 主动脉夹层
    C. 不稳定型心绞痛
    D. 急性心肌梗死
    E. 肥厚型心肌病

54. 为明确诊断，最有价值的检查是
    A. 肌酸激酶同工酶（CK－MB）
    B. D－二聚体（D－dimer）
    C. 肌钙蛋白 T（TnT）
    D. 脑钠肽（BNP）
    E. 乳酸脱氢酶（LDH）

55. 下列关于该患者的急诊处理措施中，错误的是
    A. 溶栓治疗
    B. 抗凝治疗
    C. 抗血小板治疗
    D. 急诊介入治疗
    E. 哌替啶肌内注射

(56~58 题共用题干)

患者男，68 岁，2 周来反复胸痛，发作与劳累及情绪相关，休息可以缓解。3 小时前出现持续性疼痛，进行性加剧，并伴有气促，不能平卧。查体：血压 110/70mmHg，心率 120 次/分，律齐，心尖部可闻及Ⅲ级收缩期杂音，双肺散在哮鸣音及湿啰音。

56. 根据上述临床表现，该患者的诊断最

可能是
    A. 风心病二尖瓣关闭不全
    B. 扩张型心肌病
    C. 支气管哮喘
    D. 支气管肺炎
    E. 急性心肌梗死并发左心衰竭

57. 首选检查为
    A. X 线胸片　　　　B. 心电图
    C. 超声心动图　　　D. 血清心肌酶
    E. 心肌核素扫描

58. 首选治疗方案应为
    A. 抗生素控制感染
    B. β 受体阻断剂预防室性心律失常
    C. 洋地黄类药物
    D. 吗啡和利尿剂
    E. 肾上腺皮质激素减轻支气管痉挛

(59~61 题共用题干)

患者女，68 岁，10 年前诊断为劳力型心绞痛，无高血压和糖尿病病史，夜间突发心前区疼痛 8 小时入院，入院时血压为 150/90mmHg，经心电图检查，诊断急性前壁心肌梗死。

59. 起病 4 周后，患者反复低热。左肺底部有湿啰音，心前区闻及心包摩擦音，此时应考虑并发
    A. 肺部感染
    B. 急性心包炎
    C. 室间隔穿孔
    D. 心肌梗死后综合征
    E. 肺栓塞

60. 入院后最可能的心电图表现为
    A. Ⅱ、Ⅲ、aVF 出现异常 Q 波，伴 ST 段弓背向上抬高
    B. $V_1 \sim V_4$ 出现异常 Q 波伴 ST 段弓背向上抬高
    C. $V_1 \sim V_4$ 出现冠状 T 波
    D. 频发室性期前收缩

E. 三度房室传导阻滞

61. 此时最具特征性的实验室改变是

A. 血清 LDH 水平增高

B. 血清 AST 水平增高

C. 血清 ALT 水平增高

D. 血清 CK – MB 水平增高

E. 血清肌红蛋白下降

(62~64 题共用题干)

患者男，60 岁，突然感到心前区闷痛，伴心悸 3 小时，自服硝酸甘油 1 片，疼痛未能缓解。查体：BP 150/90mmHg，心率 120 次/分，律不齐，心尖部可闻及收缩期杂音。心电图示Ⅱ、Ⅲ、aVF 导联出现异常 Q 波。

62. 该患者的诊断是

A. 不稳定型心绞痛

B. 心包压塞

C. 急性心肌梗死

D. 扩张型心肌病

E. 病毒性心肌炎

63. 根据心电图显示，心脏病变部位是

A. 前壁 　　　　B. 下壁

C. 正后壁 　　　D. 前间壁

E. 后壁

64. 若此时患者并发急性左心功能不全，下列哪项处理不适宜

A. 应用吗啡

B. 快速利尿剂

C. 多巴酚丁胺静脉滴注

D. 硝普钠静脉滴注

E. 快速洋地黄化

三、共用备选答案单选题：以下提供若干组试题，每组试题共用试题前列出的五个备选答案，请为每道试题选择一个最佳答案。每个备选答案可能被选择一次、多次或不被选择。

(65~66 题共用备选答案)

A. 起病 6h 内升高，24h 达高峰，3~4d 恢复正常

B. 起病 4h 内升高，16~24h 达高峰，3~4d 恢复正常

C. 起病 8~10h 升高，2~3d 时达高峰，1~2 周正常

D. 起病 6~12h 升高，24~48h 达高峰，3~6d 恢复

E. 起病 3h 升高，第 2~5d 出现平坦峰，持续 3 周

65. 急性心肌梗死 LDH 变化规律是

66. 急性心肌梗死 CK 变化规律是

四、案例分析题：为不定项选择题，试题由一个病历和多个问题组成。每个问题有六个及以上备选答案，选对 1 个给 1 个得分点，选错 1 个扣 1 个得分点，直扣至得分为 0。

(67~69 题共用题干)

患者男，53 岁，因急性心肌梗死入院治疗 1 天。发作心慌，呼吸困难，血压 76/40mmHg。心电图示室性心律，心率 165 次/分。

67. 应怎样处理

A. 给予利多卡因静脉注射

B. 给予胺碘酮静脉注射

C. 给予毛花苷丙静脉注射

D. 暂不应用抗心律失常药，寻找原因

E. 电复律

F. 超速抑制

68. 急性前壁心肌梗死早期常见何种心律失常

A. 室性期前收缩 　　B. 房早

C. 房速 　　　　　　D. 室速

E. 房室传导阻滞

F. 房颤

69. 下列哪种药物可以改善该患者预后

A. 他汀类

B. 阿司匹林

C. β 受体阻断剂

D. 钙通道阻滞剂

E. 胺碘酮

F. 血管紧张素转换酶抑制剂

G. 肝素

H. 华法林

I. 硝酸甘油

(70~74 题共用题干)

患者男，62 岁，突发胸痛 2 小时来诊，既往糖尿病史 5 年，脑血栓 2 个月。BP 100/70mmHg，心电图示如图。

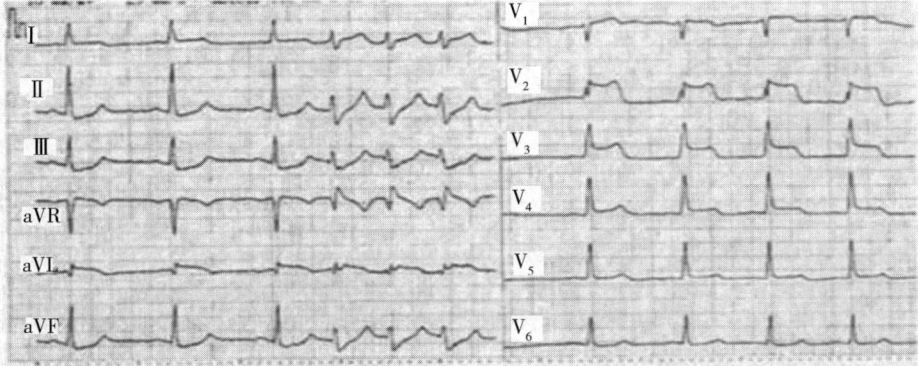

70. 根据病史及心电图，考虑诊断是

    A. 急性下壁心肌梗死

    B. 急性前间壁心肌梗死

    C. 急性非 ST 段抬高性心肌梗死

    D. 短阵室速

    E. 室颤

    F. 短阵房速

71. 下列治疗措施不恰当的包括

    A. 吸氧

    B. 阿司匹林 300mg 嚼服

    C. 胺碘酮静脉注射

    D. 静脉应用溶栓药物

    E. 补液扩容

    F. 应用 β 受体阻断剂

72. 患者在急诊室诊察过程中突发抽搐，意识不清，监护显示室颤，应立即采取的措施是

    A. 胺碘酮静脉注射

    B. 肾上腺素静脉注射

    C. 人工呼吸

    D. 电除颤

    E. 临时起搏器植入

    F. 利多卡因注射

73. 常见的引起晕厥的心律失常包括

    A. 病态窦房结综合征

    B. 三度房室传导阻滞

    C. 一度房室传导阻滞

    D. 窦性心动过速

    E. 室性心动过速

    F. 心房颤动

    G. 频发房早

74. 患者接受急诊介入治疗后病情稳定出院，下列哪些药物需要长期服用

    A. 硝酸酯类　　　　B. 阿司匹林

    C. 地高辛　　　　　D. 美托洛尔

    E. 他汀类调脂药　　F. ACEI 类药物

    G. 呋塞米　　　　　H. 地尔硫䓬

    I. 氨茶碱

🔍 **参考答案与解析**

1. C　　2. D　　3. D　　4. A　　5. A　　6. E

7. D　　8. B　　9. A　　10. D　　11. B　　12. E

13. B　　14. C　　15. E　　16. C　　17. C　　18. D

19. A　　20. D　　21. E　　22. C　　23. C　　24. C

25. B　　26. E　　27. C　　28. C　　29. A　　30. B

31. C　　32. C　　33. C　　34. E　　35. E　　36. C

37. B　　38. C　　39. D　　40. A　　41. E　　42. B

43. A　　44. E　　45. E　　46. B　　47. C　　48. E

49. D　　50. E　　51. B　　52. D　　53. C　　54. C

55. A　　56. E　　57. C　　58. E　　59. D　　60. B

61. D　　62. C　　63. B　　64. E　　65. C　　66. A

67. E　　68. AD　69. ABCF　70. BD　71. DE

72. D　73. ABE　74. BDEF

1. C。**解析**：钙通道阻滞剂可解除冠状动脉痉挛，抗血小板凝聚，改善冠脉供血和微循环灌注，为治疗变异型心绞痛首选。

2. D。**解析**：已建立充分的侧支循环的冠状动脉分支发生闭塞，因侧支循环已建立，故是不易发生梗死的。

3. D。**解析**：不稳定型心绞痛的危险分层包括①年龄≥65岁；②3个或3个以上冠心病危险因素（冠心病家族史、高血压、高胆固醇血症、糖尿病或吸烟）；③已知有冠状动脉狭窄≥50%；④心电图的 ST 段改变；⑤近24h 内有严重的心绞痛发作至少2次；⑥发病前服用阿司匹林超过7天；心肌损伤标志物（cTnI 或 cTnT）升高。

4. A。**解析**：心肌梗死后延展是指急性心肌梗死后24小时至4周内又有新的心肌坏死发生，梗死组织增加。这实际上是早期再梗死。一般认为，在急性心梗后住院期间再次发生新的梗死称为心肌梗死延展，而出院后再发梗死为再梗死。

5. A。**解析**：心肌梗死的患者中，75%～95%的患者出现心律失常，且心律失常是患者入院前的主要死因。此外，部分患者还发生低血压和休克，严重者出现

心力衰竭。心力衰竭和心源性休克不是主要原因；心脏破裂和肺栓塞是后期并发症。

6. E。**解析**：详细的危险分层根据患者的年龄、心血管危险因素、心绞痛严重程度和发作时间、心电图、心脏损伤标志物和有无功能改变等因素做出。不稳定型心绞痛严重程度分级：Ⅰ级，严重的初发型心绞痛或恶化型心绞痛，无静息疼痛；Ⅱ级，亚急性静息型心绞痛（1个月内发生过，但48小时内无发作）；Ⅲ级，急性静息型心绞痛（在48小时内有发作）。

7. D。**解析**：对于心房输送功能丧失的右室心肌梗死，建议行快速扩容治疗增加右室充盈压。

8. B。**解析**：支架组患者病死率稍高，但支架组患者需再次血运重建的比率低。

9. A。**解析**：急性心肌梗死患者心电图表现病理性 Q 波的原因：①心肌因缺血而坏死；②心肌可因急性缺血而发生心肌顿抑（或称心肌休克）。出现病理性 Q 波并不一定提示心肌已经发生不可逆的坏死。虽然患者来院时间可能较晚，心肌已经坏死，但只要患者还存有心绞痛，心电图显示心肌梗死面积还在扩大，梗死区心电图 ST 段仍举高不降，仍然是溶栓治疗的适应证。

11. B。**解析**：ST 段抬高的心肌梗死不一定所有导联出现 Q 波，病理性 Q 波一般见于面向透壁心肌坏死区的导联。

13. B。**解析**：肌红蛋白在梗死后升高最早，也十分敏感，但特异性不强。CK－MB、cTnT 升高稍迟，但特异性较强。

14. C。**解析**：急性心肌梗死患者是在冠脉粥样斑块的基础上有血栓形成，使管腔闭塞，受该血管供应的心肌发生坏死。故急性心肌梗死早期最重要的治疗措施是心肌再灌注，以减少心肌的坏死。起病3～6小时内，使闭塞的冠脉再通，心肌得到

再灌注，濒临坏死的心肌可能得以存活或使坏死范围缩小，预后改善。

15. E。**解析**：溶栓再通的判断标准：根据冠状动脉造影直接判断，或根据：①心电图抬高的 ST 段于 2 小时内回降 >50%；②胸痛 2 小时内基本消失；③2 小时内出现再灌注性心律失常；④血清 CK – MB 酶峰值提前出现（14 小时内）等间接判断血栓是否溶解。

16. C。**解析**：Killip 分级为 Ⅰ 级为无心力衰竭征象，肺内无啰音；Ⅱ 级为轻至中度心力衰竭，肺内啰音小于肺野的 50%，可有 S_1 奔马律、窦性心动过速、肺淤血的 X 线表现；Ⅲ 级为重度心力衰竭，肺啰音范围大于肺野的 50%，可有肺水肿；Ⅳ 级为心源性休克。

17. C。**解析**：溶栓治疗易导致出血，因此有出血倾向的情况不宜溶栓。溶栓治疗的禁忌证：①既往发生过出血性脑卒中，6 个月内发生过缺血性脑卒中或脑血管事件；②颅内肿瘤；③近期有活动性内脏出血；④未排除主动脉夹层；⑤入院时严重且未控制的高血压（>180/110mmHg）或慢性严重高血压病史；⑥目前正在使用治疗剂量的抗凝药或已知有出血倾向；⑦近期创伤史，包括头部外伤、创伤性心肺复苏或较长时间（>10 分钟）的心肺复苏；⑧近期（<3 周）外科大手术；⑨近期（<2 周）曾有在不能压迫部位的大血管行穿刺术。

18. D。**解析**：急性心肌梗死的实验室检查，肌红蛋白在急性心肌梗死后出现最早，也十分敏感，但特异性不很强；TnT 和 TnI 出现稍延迟，而特异性很高；乳酸脱氢酶（LDH）特异性及敏感性均不如 TnT 和 TnI，但是仍有一定的参考价值。肌酸激酶（CK）升高较能准确反应梗死的范围。

19. A。**解析**：心肌梗死的临床表现：胸骨后压榨性剧痛，呈持续性，伴窒息感，大汗淋漓，面色苍白，恶心呕吐都是其典型的临床表现。

20. D。**解析**：急性心肌梗死的病因绝大多数是基于在冠状动脉粥样硬化的基础上，血管内血栓形成，导致冠状动脉完全闭塞所致。因此动脉硬化是最基本的病因。劳累、情绪激动是发病的诱因。高血压、糖尿病、吸烟等是属于冠心病的危险因素，而不是引起心肌梗死的直接原因。

21. E。**解析**：心衰的 NYHA 分级和急性心梗的 Killip 分级是常考点，若为心衰（包括陈旧性心梗）的 NHYA 分级，则看体位，若平卧位有症状则为 Ⅳ 级。

22. D。**解析**：急性心肌梗死特征性改变为新出现 Q 波及 ST 段抬高和 ST – T 动态演变。

23. C。**解析**：急性心肌梗死后可以有急性左心衰，在病初几天内发生，或可以在疼痛、休克好转时出现，系心肌收缩力显著减弱或心肌收缩不协调所致。

24. C。**解析**：自发型心绞痛发作与体力或脑力负荷引起心肌需氧量增加无明显关系，而与冠状动脉血流贮备量减少有关，为心肌一过性缺血所致。其特点为疼痛发生与体力或脑力活动引起心肌需氧量增加无明显关系，与冠状动脉血流贮备量减少有关。疼痛程度较重，时限较长，含用硝酸甘油不易缓解。

25. B。**解析**：患者的心电图表现提示为室性心动过速，再根据"突然心悸、晕厥伴抽搐"可判断该患者存在血流动力学障碍，因此应迅速施行电复律。

26. E。**解析**：在心肌梗死急性期、不稳定型心绞痛、明显心力衰竭、严重心律失常或急性疾病者禁做运动试验。

27. C。**解析**：冠状动脉痉挛是指各种原因所致的冠状动脉一过性收缩，引起血管不完全性或完全性闭塞，从而导致心肌缺血，产生心绞痛、心律失常、心肌梗死及猝死的临床综合征。它对心肌缺血性疾病的诊断、治疗及预后判断具有重要的临床意义，现已引起广泛重视。

28. C。**解析**：根据题意，诊断为急性心肌梗死，经补液后血液仍偏低，肺部听诊清晰，考虑仍未血容量不足，因此进一步治疗是继续补液。心梗急性期禁忌毛花苷丙，在血容量未补足之前禁忌用多巴胺，12 小时之内可以溶栓，该患者已经发病 16 小时，不能溶栓。血容量不足禁忌呋塞米。

39. D。**解析**：该患者心前区疼痛，疼痛剧烈不能缓解，向胸部及后背部放射，伴憋闷、大汗，应考虑为急性心肌梗死。

40. A。**解析**：心电图检查是急性心肌梗死最有意义的辅助检查。胸部 CT 虽可诊断心肌梗死，但意义不大。血心肌坏死标记物是诊断心肌梗死的敏感指标。

41. E。**解析**：急性心肌梗死患者的治疗原则是尽快恢复心肌的血流灌注（到达医院后 30 分钟内开始溶栓或 90 分钟内行经皮冠状动脉介入治疗），以挽救濒死的心肌，防止梗死面积扩大和缩小心肌缺血范围，保护和维持心脏功能，及时处理各种并发症，防止猝死。

67. E。**解析**：患者存在室性心动过速，并有血流动力学障碍（休克），首选电复律。

68. AD。**解析**：MI 患者的心律失常多发生在起病 1~2 天，以 24 小时内最多见。其中以室性心律失常最多，尤其是室性期前收缩。

69. ABCF。**解析**：中国慢性稳定型心绞痛诊治指南提出可以改善冠心病预后的药物：①阿司匹林；②氯吡格雷；③β 受体阻断剂；④他汀类调血脂治疗；⑤血管紧张素转换酶抑制剂。

70. BD。**解析**：患者突发胸痛 2 小时，且 $V_2 ~ V_4$ 导联出现 ST 段抬高，考虑诊断为急性前间壁心肌梗死。患者心电图示短暂的阵发性室性心动过速，其频率 <150 次/分，考虑诊断为短阵室速。

71. DE。**解析**：患者 1 年内出现过缺血性脑卒中，存在溶栓禁忌证。前壁心肌梗死在没有血容量不足的情况下不宜补液扩容，以免发生心力衰竭。

72. D。**解析**：室颤首选电除颤，可以快速恢复心律，快速恢复心脏射血功能。

73. ABE。**解析**：发生晕厥主要是由于心室射血功能急剧下降。ABE 三项，均可使左心室射血功能严重受损。CDFG 项，心室仍具有一定的射血功能。

74. BDEF。**解析**：可以改善冠心病预后的药物：①阿司匹林；②氯吡格雷；③β 受体阻断剂；④调血脂治疗；⑤血管紧张素转换酶抑制剂（ACEI）。上述药物应作为冠心病患者的长期用药。

第五章 心脏瓣膜病

第一节 二尖瓣狭窄

一、单选题：以下每道试题有五个备选答案，请选择一个最佳答案。

1. 在风湿性心脏病中，下列瓣膜病变最常见的是
   - A. 单纯二尖瓣狭窄
   - B. 二尖瓣关闭不全
   - C. 二尖瓣狭窄合并关闭不全
   - D. 主动脉瓣狭窄
   - E. 主动脉瓣关闭不全

2. 风湿性心脏病中最常见的联合瓣膜病是
   - A. 二尖瓣狭窄伴主动脉瓣关闭不全
   - B. 二尖瓣关闭不全伴主动脉瓣关闭不全
   - C. 二尖瓣关闭不全伴主动脉瓣狭窄
   - D. 二尖瓣狭窄伴主动脉瓣狭窄
   - E. 二尖瓣狭窄伴三尖瓣关闭不全

3. 二尖瓣狭窄时，体循环栓塞最常发生于
   - A. 脾动脉
   - B. 脑动脉
   - C. 肾动脉
   - D. 下肢动脉
   - E. 肠系膜动脉

4. 二尖瓣狭窄患者出现右心衰竭时最可能缓解的临床表现是
   - A. 肝大
   - B. 颈静脉怒张
   - C. 肝脏压痛
   - D. 双下肢水肿
   - E. 呼吸困难

5. 风湿性二尖瓣狭窄患者典型的体征是
   - A. 心腰部凹陷
   - B. 梨形心
   - C. 心尖部可触及收缩期震颤
   - D. 水冲脉
   - E. 心尖部Ⅲ级收缩期吹风样杂音

6. 风湿性心脏病二尖瓣狭窄最具诊断价值的检查是
   - A. 心电图检查
   - B. 胸部X线片摄片
   - C. 血沉检查
   - D. 抗链O检查
   - E. 心脏听诊

7. 提示二尖瓣狭窄合并左心房增大的主要心电图改变是
   - A. 高尖P波
   - B. 双峰P波
   - C. 逆行P波
   - D. QRS波群增宽
   - E. T波明显倒置

8. 风湿性心脏病严重二尖瓣狭窄突发大咯血是由于
   - A. 肺毛细血管破裂
   - B. 合并肺结核
   - C. 急性肺水肿
   - D. 支气管静脉破裂
   - E. 主动脉狭窄

9. 单纯二尖瓣狭窄患者可有
   - A. 左房扩张，右房缩小
   - B. 右房扩大，左房缩小
   - C. 右室缩小，左房扩大
   - D. 左室缩小或正常，左房扩大
   - E. 左房扩大，左室扩大

10. 单纯二尖瓣狭窄时，心脏首先发生代偿性肥大和扩张的是
    - A. 左心房
    - B. 左心室

C. 左心房与左心室同时发生

D. 右心房与右心室同时发生

E. 右心室

11. 单纯性二尖瓣狭窄的病因主要为

A. 风湿性

B. 先天性畸形

C. 老人二尖瓣环钙化

D. 结缔组织病

E. 左房黏液瘤

12. 二尖瓣口面积为 $2.0cm^2$ 时，下列提法哪项正确

A. 为二尖瓣中度狭窄

B. 可无临床症状

C. 可无心尖部舒张期隆隆样杂音

D. 可无跨瓣压差存在

E. 一般不引起左心房扩大

13. 心尖区触及舒张期震颤，最可能的是

A. 二尖瓣狭窄

B. 主动脉瓣关闭不全

C. 主动脉瓣狭窄

D. 室间隔缺损

E. 动脉导管未闭

14. 对于二尖瓣狭窄伴主动脉瓣关闭不全，下列哪项不正确

A. 心尖部第一心音可不亢进

B. 由于二尖瓣狭窄致心排血量减少，使左心室扩大延缓

C. 约 2/3 患严重二尖瓣狭窄的患者可伴有不同程度的主动脉瓣关闭不全

D. 心排血量增加可使外周血管征缺如

E. 是风湿性心脏病的常见组合形式

15. 风心病二尖瓣狭窄患者经常出现呼吸困难、咳嗽和咯血等症状，随病程延长，上述症状减轻，但出现腹胀、肝大，提示

A. 二尖瓣狭窄程度减轻

B. 发生二尖瓣关闭不全

C. 合并主动脉瓣狭窄

D. 合并主动脉瓣关闭不全

E. 合并右心功能不全

16. 心尖区收缩中期附加音并有收缩中晚期杂音者最可能的诊断为

A. 主动脉瓣狭窄

B. 风心病二尖瓣关闭不全

C. 二尖瓣脱垂

D. 扩张型心肌病

E. 乳头肌功能不全

17. 二尖瓣狭窄主要出现的杂音是以下哪种

A. Graham – Steel 杂音

B. Austin – Flint 杂音

C. Duroziez 征

D. Musset 征

E. Traube 征

18. 患者女，20 岁，心尖部听到舒张中期出现的先递减后递增型的隆隆样杂音，伴有第一心音增强；心率表现为节律不规则，第一心音强弱不一致，心率大于脉率现象。提示该患者的风湿性心脏瓣膜病是

A. 二尖瓣狭窄

B. 二尖瓣关闭不全

C. 二尖瓣狭窄合并关闭不全

D. 二尖瓣狭窄合并心房颤动

E. 二尖瓣关闭不全合并心房颤动

19. 患者女，40 岁，活动后心悸、气短 5年，夜间不能平卧 2 周，既往有反复关节痛病史。查体：两颊呈紫色，心尖部可闻及舒张杂音。最有助于确诊的检查是

A. 血培养＋药敏　　B. 血常规

C. 胸部 X 线片　　D. 超声心动图

E. MRI

二、共用题干单选题：以下提供若干个案例，每个案例下设若干道试题，每道试题有五个备选答案，请选择一个最佳答案。

（20～23题共用题干）

患者男，38岁，劳累后心悸、气短5年，近1周间断咯血，无发热。查体：双颊紫红，口唇轻度发绀，颈静脉怒张。两肺未闻干、湿啰音。心浊音界在胸骨左缘第3肋间向左扩大，心尖部局限性舒张期隆隆样杂音，第一心音亢进。肝脏不肿大，下肢无水肿。

20. 本病诊断应首先考虑
    A. 肺结核
    B. 风心病二尖瓣狭窄
    C. 室间隔缺损
    D. 扩张型心肌病
    E. 风心病二尖瓣关闭不全

21. 本病最易发生的心律失常是
    A. 一度房室传导阻滞
    B. 心房颤动
    C. 心室颤动
    D. 室性期前收缩
    E. 窦性心动过缓

22. 本病致死的主要原因是
    A. 心功能不全
    B. 心律失常
    C. 肺栓塞
    D. 亚急性感染性心内膜炎
    E. 呼吸道感染

23. 预防本病的关键在于
    A. 注意休息
    B. 劳逸结合、增强体质
    C. 积极防治高血脂
    D. 积极防治风湿热
    E. 预防金黄色葡萄球菌感染

（24～26题共用题干）

患者男，20岁，有四肢关节疼痛病史，近半年来时感心悸，活动后气急，休息后缓解。查体：两颧轻度发绀，听诊心尖区闻及舒张期隆隆样杂音，胸骨左缘第3～4肋间可闻及二尖瓣开放拍击音，P_2亢进、分裂。

24. 应首先考虑的诊断是风心病
    A. 二尖瓣狭窄
    B. 二尖瓣关闭不全
    C. 主动脉瓣狭窄
    D. 主动脉瓣关闭不全
    E. 二尖瓣狭窄伴关闭不全

25. 入院第二天后体检发现第一心音强弱不等，心律绝对不规则，心率120次/分，脉率100次/分，应考虑并发
    A. 窦性心动过速
    B. 阵发性室上性心动过速
    C. 心房扑动
    D. 心房颤动
    E. 窦性心律不齐

26. 首选的治疗药物是
    A. 普萘洛尔   B. 利多卡因
    C. 毛花苷丙   D. 苯妥英钠
    E. 新斯的明

（27～29题共用题干）

患者女，28岁，风心病10年，心房颤动史3年，长期服用地高辛治疗，停经3个月，诊为早孕。1周来恶心、呕吐、食欲减退就诊。查体：心脏增大，心率70次/分，律不齐，心尖部第一心音减弱，可闻及Ⅲ级收缩期杂音，向左腋下传导并可及舒张期杂音，胸骨左缘2～4肋间Ⅱ级收缩期杂音，P_2亢进，心电图示房颤、室性早搏。

27. 本例心脏瓣膜病应诊断为
    A. 二尖瓣关闭不全伴相对性二尖瓣

狭窄

B. 二尖瓣狭窄兼关闭不全伴肺动脉高压

C. 二尖瓣狭窄伴肺动脉高压

D. 二尖瓣狭窄伴主动脉瓣狭窄

E. 二尖瓣狭窄伴二尖瓣关闭不全

28. 下列哪项表现应与洋地黄类药物无关

    A. 恶心、呕吐

    B. 右束支传导阻滞

    C. 频发室早

    D. 三度房室传导阻滞

    E. 黄视

29. 本例恶心呕吐应考虑是哪种原因

    A. 妊娠反应

    B. 洋地黄类药物中毒

    C. 右心功能不全

    D. 洋地黄类药物用量不足

    E. 低血钾

(30~32 题共用题干)

　　患者女，35 岁，既往风湿性关节炎病史 10 年，劳累后心悸、气促 4 年。近来加重，夜间不能平卧。查体：心尖部舒张期隆隆样杂音，肺底可听到细小水泡音，腹胀，双下肢水肿。

30. 该患者的可能诊断为

    A. 支气管哮喘

    B. 风湿性心脏病二尖瓣狭窄

    C. 肺部感染

    D. 急性心包炎

    E. 风湿性心脏病三尖瓣狭窄

31. 该患者既往劳累后气促主要是由于

    A. 肺淤血、肺水肿所致

    B. 左心室扩大所致

    C. 体循环静脉压增高所致

    D. 肺动脉压增高所致

    E. 心室重构所致

32. 该患者目前心功能不全的类型为

    A. 左心衰竭

    B. 右心衰竭

    C. 全心衰竭

    D. 右心衰竭伴肺感染

    E. 左心衰竭伴肾功能不全

(33~35 题共用题干)

　　患者女，40 岁，近 4 年来逐渐出现活动后心悸、气短。查体：心尖部可闻及舒张期隆隆样杂音，局限、不传导，常可触及舒张期震颤。

33. 最可能的诊断是

    A. 二尖瓣狭窄

    B. 二尖瓣关闭不全

    C. 主动脉瓣狭窄

    D. 主动脉瓣关闭不全

    E. 室间隔缺损

34. 进一步查体发现心尖部 S_1 亢进，可闻及开瓣音提示

    A. 病变瓣膜弹性良好

    B. 病变瓣膜钙化

    C. 肺淤血

    D. 肺动脉高压

    E. 病变瓣膜赘生物形成

35. 最有助于确诊的检查是

    A. 血清心肌酶

    B. 超声心动图

    C. 胸部 X 线摄片

    D. 心脏放射性核素检查

    E. 冠状动脉造影

(36~37 题共用题干)

　　患者女，50 岁，活动后胸闷 1 年，夜间阵发性呼吸困难 4 天。查体：BP 130/80mmHg，P_2 亢进，心尖部可闻及舒张期隆隆样杂音，余瓣膜区未闻及杂音。

36. 该患者最可能的诊断是

    A. 二尖瓣关闭不全

B. 主动脉瓣关闭不全

C. 主动脉瓣狭窄

D. 室间隔缺损

E. 二尖瓣狭窄

37. 该患者突发心悸，伴胸闷、喘憋。查体：BP 70/40mmHg，心率 160 次/分，心率绝对不齐。若发生于 24 小时内首选治疗措施是

A. 置入临时起搏器

B. 静脉注射毛花苷丙

C. 静脉应用胺碘酮

D. 非同步直流电复律

E. 同步直流律

三、共用备选答案单选题：以下提供若干组试题，每组试题共用试题前列出的五个备选答案，请为每道试题选择一个最佳答案。每个备选答案可能被选择一次、多次或不被选择。

(38~39 题共用备选答案)

A. 电复律

B. 静脉注射毛花苷丙

C. 手术换瓣

D. 硝酸酯类制剂

E. 静脉注射呋塞米

38. 患者女，34 岁，风湿性心脏病二尖瓣狭窄病史 3 年，突然出现呼吸困难，咳粉红色泡沫样痰，应采取的治疗措施是

39. 患者女，36 岁，风湿性心脏病二尖瓣狭窄病史 8 年，心悸 1 小时，心电图示快速心房颤动，应采取的治疗措施是

四、案例分析题：为不定项选择题，试题由一个病历和多个问题组成。每个问题有六个及以上备选答案，选对 1 个给 1 个得分点，选错 1 个扣 1 个得分点，直扣至得分为 0。

(40~42 题共用题干)

患者女，38 岁，风湿性心脏病 5 年，超声心动图检查示二尖瓣中度狭窄。2 个月前曾患感冒，当时发热 1 周。近 1 个月工作较劳累，经常出现夜间阵发性呼吸困难。目前体温正常，血、尿常规正常。

40. 此患者首先应考虑的诊断是

A. 亚急性细菌性心内膜炎

B. 急性细菌性心内膜炎

C. 风湿性心脏病合并左心衰

D. 风湿性心脏病合并右心衰

E. 风湿性心脏病合并肺部感染

F. 风湿性心脏病合并全心衰

41. 二尖瓣中度狭窄，其瓣口面积为

A. 0.5~1.0cm^2

B. 2.0~3.0cm^2

C. 4.0~6.0cm^2

D. <0.5cm^2

E. 6.5~7.5cm^2

F. 1.0~1.5cm^2

42. 应首选用下列哪种药物治疗

A. 利尿剂 B. 钙通道阻滞剂

C. 抗生素 D. 洋地黄类药物

E. β 受体阻断剂 F. ACEI

🔍 **参考答案与解析**

1. C 2. A 3. B 4. E 5. B 6. E
7. B 8. D 9. D 10. A 11. A 12. B
13. A 14. D 15. E 16. C 17. A 18. D
19. D 20. B 21. B 22. A 23. D 24. A
25. D 26. C 27. B 28. B 29. B 30. B
31. A 32. C 33. A 34. A 35. B 36. E
37. E 38. E 39. B 40. C 41. F 42. A

1. C。**解析**：单纯二尖瓣狭窄占风心病的 25%，二尖瓣狭窄伴有二尖瓣关闭不全占 40%。

2. A。**解析**：风湿性心脏瓣膜病几乎

二尖瓣均受累并造成二尖瓣狭窄，其次受累的是主动脉瓣，造成主动脉瓣关闭不全，亦可引起二尖瓣关闭不全与主动脉瓣狭窄，而侵犯肺动脉瓣与三尖瓣少见，肺动脉瓣与三尖瓣关闭不全多是相对性的，继发于肺动脉高压与右心室扩大。

3. B。**解析**：20%的二尖瓣狭窄患者发生体循环栓塞，尤其合并心房颤动者更易发生。栓塞概率为脑动脉栓塞（占2/3）＞外周动脉＞内脏动脉。栓子常来源于左心耳或左心房。

4. E。**解析**：二尖瓣狭窄患者由于血液从左心房进入左心室受阻，故左心房容量负荷增加，导致压力负荷增加，引起肺淤血，出现呼吸困难。晚期，若出现右心衰竭，则右心室射入肺动脉的血液减少，肺淤血减轻，故呼吸困难缓解。出现右心衰竭时，ABCD项症状将加重，而不见减轻。

5. B。**解析**：二尖瓣狭窄时由于左心房增大，后前位胸片见左心缘变直，心脏外形呈梨形，称为梨形心，又称二尖瓣型心。心腰是指主动脉与左心室的凹陷处，心腰部凹陷使心脏呈靴型，常见于主动脉瓣狭窄。C、E均为二尖瓣关闭不全的典型特征。水冲脉是主动脉瓣关闭不全的典型体征。

6. E。**解析**：二尖瓣狭窄最有诊断价值的检查是心脏听诊时于心尖部闻及舒张期隆隆样杂音，此为特征性体征。心电图检查主要用于诊断心律失常。胸片为影像学检查，主要反映心脏的外形。血沉检查主要用于了解风湿热是否处于活动期。抗O检查主要反映是否有过链球菌感染。

7. B。**解析**：P波是心房肌去极化的电位变化，正常时限≤0.11s。当重度二尖瓣狭窄合并左心房增大时，左心房收缩增强，导致P波宽大＞0.12s，伴切迹，呈双峰P波，两峰间距≥0.04s，称为二尖瓣型P波。高尖P波（肺型P波）常见于右心房肥大。逆行P波常见于房室交界性早搏。QRS波群增宽常见于室性期前收缩。T波明显倒置常见于陈旧性心肌梗死。

8. D。**解析**：严重二尖瓣狭窄患者，左心房血液进入左心室受阻，导致左心房压力增高，肺静脉高压，支气管静脉破裂出血，引起咯血。肺毛细血管破裂是肺结核痰中带血的原因。急性肺水肿常表现为咳粉红色泡沫样痰，而不是大咯血。支气管动脉破裂是支气管扩张反复咯血的原因。

9. D。**解析**：严重二尖瓣狭窄时，首选出现左心房扩大。二尖瓣狭窄时，由于血液左房流入左室受阻，导致左室受阻，导致左心室充盈量减少，左心室内压力降低，久而久之，导致左心室早期正常，晚期失用性萎缩。

10. A。**解析**：正常情况下，血液由右房→三尖瓣→右室→肺动脉→肺→肺静脉→左房→二尖瓣→左室→主动脉瓣→主动脉。因此，当二尖瓣狭窄时，血液从左房流入左室受阻，血液淤积在左心房内，出现左心房高压，久而久之，导致左心房代偿性肥大和扩张。升高的左心房压力被动向后传递，导致肺静脉增高→肺动脉压增高→右心室压力增高→左心房压力增高。因此相应引起右心室肥大，右心房肥大。可见二尖瓣狭窄时，各心腔的代偿性肥大的顺序：左心房肥大→左心室肥大→右心房肥大。左心房是第1个代偿性肥大和扩张的心腔。

11. A。**解析**：单纯性二尖瓣狭窄的病因主要为风湿性。

12. B。**解析**：正常人的二尖瓣口面积为4.0～6.0cm²，当瓣口面积为2.0cm²时，属轻度二尖瓣狭窄（1.0～1.5cm²中度，小于1.0cm²重度）。此时心脏可以依靠已经增高的跨瓣压差，推动血液自左心房进入左心室，临床上处于心功能代偿期，并可保持正常活动而无特殊症状。但由于瓣口面积已经缩小，左心房压力已经代偿性增高，所以可出现左心房增大，并且可听到明显的二尖瓣区舒张期隆隆样杂音。瓣膜口面积在 $> 1.5cm^2$ 的轻度二尖瓣狭窄患者一般无症状，瓣口面积在 $< 1.5cm^2$ 时，才会导致严重的血流动力学变化，引起明显的症状。

13. A。**解析：** 心尖区触及舒张期震颤，最可能的是二尖瓣狭窄；若触及收缩期震颤，则提示重度二尖瓣关闭不全。

14. D。**解析：** 二尖瓣狭窄伴主动脉瓣关闭不全是风湿性心脏病的常见组合形式，由于二尖瓣狭窄致心排血量减少，可使左心室扩大延缓和外周血管征缺如。据临床资料证明，约 2/3 患严重二尖瓣狭窄的患者有胸骨左缘舒张早期杂音，其中大部分有不同程度的主动脉瓣关闭不全。由于伴有主动脉瓣关闭不全，可使心尖部第一心音不亢进。

15. E。**解析：** 风心病二尖瓣狭窄患者多年后，支气管静脉壁增厚，而且随着病情的进展肺血管阻力增加，出现右心功能不全使以上症状减轻。肝脏大是因右心功能不全引起的肝淤血，腹胀可能是腹水。

16. C。**解析：** 二尖瓣关闭不全时，有自第一心音开始后立即开始，与第二心音同时终止的全收缩期吹风样高调一贯型杂音，在心尖部最响，杂音可向左腋下和左肩胛下区传导。典型的二尖瓣脱垂为随喀喇音之后的收缩晚期杂音（脱垂的二尖瓣可表现为关闭不全）。乳头肌功能不全时，杂音向胸骨左缘和心底部传导。

17. A。**解析：** 二尖瓣狭窄肺动脉高压使第二心音的肺动脉成分 P_2 亢进，严重时可在肺动脉瓣区闻及舒张早期的 Graham - Steel 杂音。

18. D。**解析：** 根据"心尖部，舒张中期出现的先递减后递增型的隆隆样杂音，伴有第一心音增强"提示二尖瓣狭窄；"心律表现为节律不规则，第一心音强弱不一致，心率大于脉率现象"提示心房颤动。

19. D。**解析：** 本例两颊呈紫色，心尖部可闻及舒张期杂音，最可能的诊断为二尖瓣狭窄，最有助于确诊的检查是超声心动图。

第二节　二尖瓣关闭不全

单选题：以下每道试题有五个备选答案，请选择一个最佳答案。

1. 下列关于二尖瓣关闭不全听诊特点的叙述，正确的是

    A. 第二心音出现延后

    B. 不出现第三心音

    C. 杂音可掩盖第一心音

    D. 杂音多呈递增型

    E. 杂音不向胸骨左缘及心底部传导

2. 下列哪项引起左室舒张期负荷加重

    A. 二尖瓣关闭不全

    B. 肺动脉瓣关闭不全

    C. 主动脉瓣狭窄

    D. 肥厚型心肌病

    E. 二尖瓣狭窄

3. 二尖瓣结构不包括

    A. 瓣环　　　　　　B. 瓣叶

    C. 腱索　　　　　　D. 乳头肌

E. 室间隔膜部

4. 二尖瓣关闭不全的特异性体征是
   A. 胸骨左缘第 2 肋间连续性机械样杂音
   B. 胸骨右缘第 2 肋间收缩期喷射样杂音
   C. 心尖部全收缩期吹风样杂音
   D. 胸骨左缘第 3 肋间舒张期叹气样杂音
   E. 心尖部舒张中晚期隆隆样杂音

5. 急性过度增加心室容量负荷所致急性左心衰竭由下列哪种病变引起
   A. 心绞痛
   B. 急性心内膜炎
   C. 高血压危象
   D. 急性乳头肌断裂
   E. 快速性心律失常

6. 诊断二尖瓣关闭不全最佳的方法是
   A. 多普勒超声心动图
   B. 超声心动图
   C. CT
   D. MRI
   E. 胸部 X 线片

7. 二尖瓣关闭不全时可有
   A. 心尖区全收缩期杂音，并在吸气时明显增强
   B. 心尖内侧的收缩期杂音，向主动脉瓣区传导
   C. 心尖区全收缩期杂音，并在呼气时增强
   D. 心尖区第一心音亢进
   E. 常伴有肺动脉瓣相对关闭不全的杂音

8. 患者女，57 岁，心慌气短 8 年，反复咯血 2 年，近 2 日又咯血不止就诊。查体：唇发绀，呼吸困难，端坐呼吸，双肺底满布湿啰音，脉搏强弱交替，心率 120 次/分，心尖部有收缩期 3/6 级吹风样杂音。诊断为二尖瓣关闭不全，下肢水肿。治疗应首先
   A. 外科手术   B. 血管扩张剂
   C. 利尿剂   D. 地高辛
   E. 阿替洛尔

9. 患者女，65 岁，冠脉介入手术时突感呼吸困难，欲坐起。查体：BP 100/70mmHg，心率 102 次/分，律齐，心尖部新出现收缩期吹风样杂音。该患者杂音的最可能原因是
   A. 左室流出道狭窄
   B. 风湿性心脏瓣膜病
   C. 主动脉瓣脱垂
   D. 急性心包炎
   E. 急性二尖瓣关闭不全

10. 患者女，45 岁，心脏二尖瓣关闭不全 5 年，发热 1 月，体温为 37.2℃ ~ 37.6℃，厌食，消瘦，贫血貌。确诊手段首选
   A. 胸部 X 线片   B. 血培养
   C. 测定血红蛋白   D. 心肌酶检查
   E. 测定血沉

参考答案与解析

1. C   2. A   3. E   4. C   5. D   6. A
7. C   8. C   9. E   10. B

1. C。解析：二尖瓣关闭不全时，左心室射血时间缩短，主动脉瓣及肺动脉瓣关闭所致的第二心音出现提前。严重二尖瓣关闭不全时常可出现第三心音。杂音的性质是可在第一心音后即刻出现，第一心音常减弱，可被杂音掩盖。杂音呈现为全收缩期吹风样高调的一贯型杂音。当二尖瓣后叶异常时，杂音可向胸骨左缘和心底部传导。

4. C。解析：二尖瓣关闭不全的特异性体征是心尖部闻及全收缩期吹风样高调一贯型杂音，可向左腋下和左肩胛下传导。

5. D。解析：急性乳头肌断裂引起二尖瓣反流，左心室容量急剧增加。

6. A。解析：多普勒超声心动图是诊断和评估二尖瓣关闭不全最精确的无创检查方法，多普勒超声还能测定肺动脉收缩压。

7. C。解析：二尖瓣关闭不全时，在左心室收缩期，血液自左室返流至左房并产生杂音，即可闻及心尖部全收缩期杂音。任何可以增加收缩期左室和左房之间压力阶差的因素，都可以使杂音增强。深呼气时，胸腔内压上升，肺循环阻力增加，肺循环容量减少，流入左心的血量增加；同时，心脏长轴逆钟向转位，二尖瓣更贴近胸壁，可使左心的杂音听得更清楚。

8. C。解析：二尖瓣关闭不全有明显心衰时可用利尿剂治疗。

9. E。解析：患者心尖部闻及收缩期吹风样杂音，应考虑急性二尖瓣关闭不全，可能为冠脉介入治疗时损伤二尖瓣所致。左室流出道狭窄常于胸骨左缘第3、4肋间闻及粗糙的收缩期杂音，杂音不在心尖部。由于心尖部杂音是新近出现的，因此不能诊断为风湿性心脏瓣膜病。主动脉瓣脱垂常导致主动脉瓣关闭不全，可于心尖部闻及柔和、短促的舒张期杂音。急性心包炎不会在心尖部闻及杂音，而是在心前区闻及心包摩擦音。

10. B。解析：根据题干中所述，该患者在心脏瓣膜病的基础上，出现了感染症状，为确定感染细菌或病毒的具体类型，首选的检查手段是血培养。

第三节 主动脉瓣狭窄

一、单选题：以下每道试题有五个备选答案，请选择一个最佳答案。

1. 主动脉瓣狭窄患者最重要的体征是主动脉瓣区
   A. 收缩期喷射性杂音
   B. 收缩期叹气样杂音
   C. 舒张期喷射性杂音
   D. 舒张期隆隆样杂音
   E. 舒张期叹气样杂音

2. 符合主动脉瓣狭窄的表现是
   A. 梨形心
   B. 靴形心
   C. 心尖区收缩期喀喇音
   D. 心尖区收缩期吹风样杂音，向背部传导
   E. 反复发作心绞痛、晕厥

3. 劳累时有心绞痛及晕厥发作的主动脉瓣狭窄患者首选治疗为
   A. 静脉滴注硝酸甘油
   B. 强心
   C. 利尿
   D. 主动脉瓣球囊成形术
   E. 主动脉瓣瓣膜置换术

4. 胸骨右缘第2肋间触及收缩期震颤，最常见于
   A. 三尖瓣狭窄
   B. 肺动脉瓣狭窄
   C. 二尖瓣狭窄
   D. 室间隔缺损
   E. 主动脉瓣狭窄

5. 重度主动脉瓣狭窄的射流速度一般为
   A. 1m/s
   B. 2m/s
   C. 3m/s
   D. 4m/s

E. ＞4m/s

6. 患者男，27 岁，劳累时心悸、胸骨后疼痛 1 年。查体：可闻及主动脉瓣区收缩期粗糙的喷射性杂音，主动脉瓣区第二心音减弱；X 线检查示左室扩大和升主动脉扩张。可能的诊断是

A. 冠心病心绞痛

B. 非梗阻性肥厚型心肌病

C. 主动脉瓣狭窄

D. 主动脉瓣关闭不全

E. 高血压性心脏病

7. 患者女，60 岁，发现主动脉瓣狭窄 10 年，小跑时感心前区憋闷 3 年。近日胸闷症状加重，偶伴胸痛，入院行心电图示左心室肥厚。该患者治疗宜首选

A. 主动脉瓣瓣膜置换术

B. 主动脉瓣球囊成形术

C. 主动脉瓣修补术

D. 冠状动脉旁路移植术

E. 心脏移植

8. 患者女，38 岁，活动后心悸、气喘 1 年余。查体：轻度贫血，心率快，律整，胸骨右缘第 2 肋间闻及响亮而粗糙的收缩期杂音（Ⅲ级）。首先应想到的疾病为

A. 动脉导管未闭

B. 主动脉瓣关闭不全

C. 二尖瓣关闭不全

D. 室间隔缺损

E. 主动脉瓣狭窄

9. 患者男，76 岁，因咳嗽，咳黄痰 3 天就诊。查体发现主动脉瓣区粗糙的收缩期杂音。超声心动图示主动脉瓣狭窄，左室射血分数 0.55，心电图检查正常。对该患者的处置不恰当的是

A. 化痰药物

B. 胸部 X 线片检查

C. 血管紧张素转换酶抑制剂

D. 定期复查超声心动图

E. 抗生素

10. 患者女，67 岁，发作性左胸痛 5 年，疼痛放射至左肩，发作持续 3～4 分钟，休息后可缓解。今日下午劳动时突发晕厥急诊。查体：BP 90/50mmHg，神清，心率 140 次／分，主动脉瓣区可闻及收缩期喷射样杂音伴震颤，杂音向颈部传导，双肺呼吸音清。首先考虑的诊断是

A. 主动脉扩张

B. 主动脉瓣狭窄

C. 主动脉粥样硬化

D. 高血压

E. 主动脉瓣关闭不全

11. 患者女，76 岁，1 年来日常活动时即感胸闷，4 天前突发夜间阵发性呼吸困难，伴咳粉红泡沫样痰。查体：血压 100/70mmHg，心尖搏动呈抬举样，胸骨右缘第 2 肋间可闻及Ⅳ级收缩期喷射样杂音，向颈部传导，双肺可闻及散在细湿啰音。对明确诊断最有帮助的检查是

A. ECG　　　　　　B. 超声心动图

C. 胸部 X 线检查　　D. 胸部 CT

E. 心电图运动负荷试验

二、案例分析题：为不定项选择题，试题由一个病历和多个问题组成。每个问题有六个及以上备选答案，选对 1 个给 1 个得分点，选错 1 个扣 1 个得分点，直扣至得分为 0。

（12～16 题共用题干）

患者女，70 岁，活动后胸痛、气短 5 年，曾有晕厥病史。查体：心界向左下扩大，心底部可闻及 4/6 级粗糙的收缩期杂音；X 线示左室增大；心电图示左室高电

压，$V_4 \sim V_6$ 导联 ST 段压低，T 波倒置。

12. 下列哪些心音特点有助于该患者的诊断
    A. 主动脉瓣区第二心音减弱
    B. 第二心音反常分裂
    C. 第一心音减弱
    D. 杂音呈喷射性
    E. 杂音向颈部传导
    F. 杂音呈递减型

13. 该患者可能出现的症状有
    A. 心绞痛   B. 急性肺水肿
    C. 呼吸困难   D. 急性脑缺血
    E. 猝死   F. 心律失常

14. 该患者应立即采取的治疗措施为
    A. 吸氧   B. 大剂量利尿药
    C. β 受体阻断剂   D. CCB
    E. 硝酸酯   F. α 受体阻断剂

15. 该患者如无冠脉病变，引起其心肌缺血的机制有
    A. 左心室壁增厚，心室收缩压升高和射血时间延长，增加心肌氧耗
    B. 左心室肥厚，心肌毛细血管密度相对减少
    C. 左心室射血时间增加，导致舒张时间即对心肌的灌注时间减少
    D. 左心室舒张末压升高，压迫心内膜下冠状动脉
    E. 主动脉舒张压力降低使冠状动脉灌注压减少
    F. 血管狭窄，心肌血供不足

16. 该患者可能出现的常见并发症包括
    A. 心律失常
    B. 心脏性猝死
    C. 心力衰竭
    D. 感染性心内膜炎
    E. 体循环栓塞
    F. 肺栓塞

参考答案与解析

1. A   2. E   3. E   4. E   5. D   6. C
7. A   8. E   9. C   10. B   11. B
12. ABDE   13. ABCDEF   14. AE
15. ABCDE   16. ABC

1. A。解析：主动脉瓣狭窄时，心室收缩射血不畅，在胸骨右缘第 2 肋间可闻及 3 级以上的收缩期喷射性杂音，呈递增 – 递减型，并向颈部传导。

2. E。解析：主动脉瓣狭窄主要由风湿热的后遗症、先天性主动脉瓣结构异常或老年性主动脉瓣钙化所致。患者在代偿期可无症状，瓣口重度狭窄的患者大多有倦怠、呼吸困难（劳力性或阵发性）、心绞痛、眩晕或晕厥，甚至突然死亡。

3. E。解析：人工瓣膜置换术为治疗成人主动脉瓣狭窄的主要方法。无症状的轻、中度狭窄患者无手术指征。重度狭窄伴心绞痛、晕厥或心力衰竭症状为手术的主要指征。无症状的重度狭窄患者，如伴有进行性心脏增大和明显左心室功能不全，也应考虑手术。

4. E。解析：胸骨右缘第 2 肋间为主动脉瓣区，若触及收缩期震颤提示主动脉瓣狭窄。

5. D。解析：重度主动脉瓣狭窄时瓣口面积 $< 1.0 \text{cm}^2$，射流速度 $> 4\text{m/s}$。

6. C。解析：患者劳累后心悸、胸痛为稳定型心绞痛的表现，主动脉瓣区闻及收缩期粗糙的喷射性杂音，可诊断为主动脉瓣狭窄。左心室轻度扩大，升主动脉根部常见狭窄后扩张为主动脉瓣狭窄的特点。冠心病心绞痛无心肌缺血梗死，不会出现心脏杂音。非梗阻性心肌病可有心脏轻度扩大，但无心脏杂音。主动脉瓣关闭不全多可于胸骨左缘第 3 肋间闻及舒张期叹气样杂音。冠心病无心肌缺血症状及心脏

杂音。

7. A。**解析**：人工瓣膜置换术为治疗成人主动脉瓣狭窄的主要方法。无症状的轻、中度狭窄患者无手术指征。重度狭窄（平均跨瓣压＞50mmHg）伴心绞痛、晕厥或心力衰竭症状为手术的主要指征。严重左心室功能不全、高龄、合并主动脉瓣关闭不全或冠心病，增加手术和术后晚期死亡风险，但不是手术禁忌证。有冠心病者，需要同时作冠状动脉旁路移植术。

8. E。**解析**：胸骨右缘第2肋间闻及响亮而粗糙的收缩期杂音，为主动脉瓣狭窄的典型体征。动脉导管未闭可于胸骨左缘第2肋间闻及连续性机械样响亮杂音。主动脉瓣关闭不全为胸骨左缘第3肋间闻及舒张期叹气样杂音。二尖瓣关闭不全可于心尖部闻及收缩期吹风样杂音。室间隔缺损可于胸骨左缘第3、4肋间闻及响亮粗糙的收缩期杂音。

9. C。**解析**：根据题干所述，该患者属于退行性老年钙化性主动脉瓣狭窄。该病内科治疗的主要目的是确定狭窄的程度，观察狭窄进展情况，为有手术指征的患者选择合理手术时间。具体措施包括预防感染性心内膜炎；无症状的轻度患者选择每2年复查一次，应包括超声心动图定量测定，中、重度患者应避免剧烈体力活动，每2～6个月复查一次；如有频发房性期前收缩，应予抗心律失常药物。不可使用作用于小动脉的血管扩张剂（如ACEI），以防血压过低。由于该患者有肺部感染的征象，应用抗菌药和化痰药，还应作胸部X线检查。

10. B。**解析**：患者出现发作性左胸痛，休息可缓解，劳动时突发晕厥，主动脉瓣区可闻及收缩期喷射样杂音伴震颤，杂音向颈部传导，为主动脉瓣狭窄的临床表现。

11. B。**解析**：从题干描述的症状体征来看，考虑主动脉瓣瓣膜有狭窄，（胸骨右缘第2肋间可闻及Ⅳ级收缩期喷射样杂音），超声心动图对瓣膜疾病的诊断具有确诊价值。

12. ABDE。**解析**：老年患者，胸痛、气短、有晕厥史，心界向左下扩大，心底部可闻及4/6级粗糙的收缩期杂音，X线示左室增大，心电图示左室高电压，为典型主动脉瓣狭窄病例。听诊：第一心音正常，第二心音减弱或消失，第二心音中主动脉瓣成分延迟，严重狭窄者可呈逆分裂。其典型杂音为：粗糙而响亮的射流性杂音，3/6级以上，呈递增-递减型，向颈部传导，在胸骨右缘1、2肋间听诊最清楚。

13. ABCDEF。**解析**：心绞痛为主动脉瓣狭窄的临床表现。主动脉瓣狭窄并发症包括①心律失常（可出现心绞痛）；②心脏性猝死；③充血性心力衰竭（可出现呼吸困难和肺水肿）；④感染性心内膜炎；⑤体循环栓塞；⑥胃肠道出血。

14. AE。**解析**：快速利尿可降低血容量和左室舒张末压，从而减少心排血量，可能发生直立性低血压。患者有晕厥病史，β受体阻断剂有负性肌力作用应避免使用。CCB具有强大的扩血管作用，易导致低血压。α受体阻滞剂有扩张血管、降低外周血管阻力的作用，应避免使用。

15. ABCDE。**解析**：冠状动脉为心肌的供血血管，患者无冠脉病变，无血管狭窄。

16. ABC。**解析**：主动脉瓣狭窄并发症包括①心律失常；②心脏性猝死；③充血性心力衰竭；④感染性心内膜炎；⑤体循环栓塞；⑥胃肠道出血。其中前三种常见。

第四节 主动脉瓣关闭不全

一、单选题：以下每道试题有五个备选答案，请选择一个最佳答案。

1. 导致脉压增大的疾病是
   A. 主动脉瓣狭窄
   B. 心力衰竭
   C. 二尖瓣关闭不全
   D. 主动脉瓣关闭不全
   E. 缩窄性心包炎

2. 主动脉瓣反流时心尖部可存在
   A. Graham – Steel 杂音
   B. Austin – Flint 杂音
   C. Ewart 征
   D. Musset 征
   E. Traube 征

3. 主动脉瓣关闭不全时的 Austin – Flint 杂音提示相对性
   A. 二尖瓣狭窄
   B. 二尖瓣关闭不全
   C. 肺动脉瓣关闭不全
   D. 主动脉瓣失去功能
   E. 主动脉瓣弹性良好

4. 患者男，65 岁，近 2 年来活动时气短。查体：BP 130/50mmHg，胸骨左缘第 3 肋间可闻及舒张早期叹气样杂音。与上述心脏病变相关的体征为
   A. Ewart 征
   B. 心尖部开瓣音
   C. Austin – Flint 杂音
   D. Graham – Steell 杂音
   E. 奇脉

5. 患者女，25 岁，活动后心悸，气促 4 年，偶感心前区疼痛。查体：血压 140/40mmHg，心界向左下扩大，胸骨左缘第 3 肋间闻及舒张期叹气样杂音。最可能的诊断为
   A. 心肌炎
   B. 动脉导管未闭
   C. 梗阻性肥厚型心肌病
   D. 冠心病心绞痛
   E. 风心病，主动脉瓣关闭不全

6. 主动脉关闭不全的辅助检查不包括
   A. 超声心动图检查
   B. 胸部 X 线
   C. 心电图
   D. 心脏核磁共振成像
   E. 肺功能检查

二、共用题干单选题：以下提供若干个案例，每个案例下设若干道试题，每道试题有五个备选答案，请选择一个最佳答案。

(7~9 题共用题干)

患者男，50 岁，近几年来逐渐出现心悸、乏力、活动后气急。体检发现：心脏向左下扩大，心尖部有舒张期滚筒样杂音，主动脉瓣听诊区闻及舒张期泼水样杂音。

7. 可能的诊断是
   A. 二尖瓣关闭不全
   B. 二尖瓣狭窄
   C. 主动脉瓣狭窄
   D. 梗阻性肥厚型心肌病
   E. 主动脉瓣关闭不全

8. 最有价值的诊断方法是
   A. 胸部 X 线摄片
   B. 心电图
   C. 超声心动图
   D. 心脏核素检查
   E. 冠状动脉造影

9. 应选用的药物是

　　A. 地高辛

　　B. 硝酸甘油

　　C. 普萘洛尔（心得安）

　　D. 卡托普利

　　E. 双氢克尿噻

参考答案与解析

1. D　2. B　3. A　4. C　5. E　6. E
7. E　8. C　9. D

　　1. D。**解析：**主动脉瓣关闭不全时左心室的舒张期不仅接受左心房流入的血液，而且接受从主动脉反流的血液，左心室舒张末期容量增加，左心室搏出量增加，使舒张期主动脉血液一部分反流到左心室，使舒张压降低，综上，脉压增大。

　　2. B。**解析：**主动脉瓣关闭不全时，左室舒张期容量负荷过高，二尖瓣基本处于半关闭状态，呈现相对狭窄而产生杂音，称 Austin－Flint 杂音；Graham－Steel 杂音出现在肺动脉瓣区，多由于肺动脉扩张导致相对性关闭不全所致的功能性杂音。Traube 征及 Musset 征是主动脉瓣关闭不全时出现的周围血管征。Ewart 征见于心包压塞。

　　3. A。**解析：**明显主动脉瓣关闭不全时，在心底部主动脉瓣区常可听到收缩中期喷射性、较柔和、短促的高调杂音，向颈部及胸骨上凹传导，为极大的心搏出量通过畸形的主动脉瓣膜所致，并非由器质性主动脉瓣狭窄引起。心尖区常可闻及柔和、低调的隆隆样舒张中期或收缩期杂音，即 Austin－Flint 杂音。此乃由于主动脉瓣大量反流，冲击二尖瓣前叶，妨碍其开启并使其振动，引起相对性二尖瓣狭窄。

　　4. C。**解析：**胸骨左肋第 3 肋间闻及舒张期叹气样杂音，应考虑主动脉瓣关闭不全。严重的主动脉瓣反流使左心室舒张压快速升高，使二尖瓣处于半关闭杂音，导致二尖瓣相对狭窄，于心尖部可闻及舒张中晚期隆隆样杂音，称为 Austin－Flint 杂音。Ewart 征见于大量心包积液。心尖部开瓣音见于二尖瓣狭窄。二尖瓣狭窄伴相对性肺动脉瓣关闭不全时，可出现 Graham－Steell 杂音。奇脉常见于大量胸腔积液、大量心包积液、缩窄性心包炎、肺气肿、支气管哮喘。

　　5. E。**解析：**患者有胸骨左缘第 3 肋间舒张期叹气样杂音，左室增大，脉压升高，符合主动脉瓣关闭不全的表现。

　　6. E。**解析：**主动脉瓣关闭不全的辅助检查包括超声心动图检查、胸部 X 线、心电图、心脏核磁共振成像、多层螺旋 CT。

第六章　心肌疾病

第一节　概　念

单选题：以下每道试题有五个备选答案，请选择一个最佳答案。

关于心肌病，下列说法错误的是

A. 肥厚型心肌病属于遗传性心肌病

B. 心肌病是一组异质性心肌疾病，由不同病因引起，以遗传性病因较多见

C. 心肌病常表现为心室肥厚或扩张

D. 心肌病最终可导致心脏性死亡或进行性心力衰竭

E. 围生期心肌病为遗传性心肌病的一种

参考答案与解析

E。解析：围生期心肌病属于获得性心肌病。

第二节　扩张型心肌病

一、单选题：以下每道试题有五个备选答案，请选择一个最佳答案。

1. 扩张型心肌病 X 线检查常见心胸比为

   A. > 0.3　　　　　B. > 0.4

   C. > 0.5　　　　　D. > 0.6

   E. > 0.7

2. 扩张型心肌病可出现下列哪项临床表现

   A. 患者血压明显升高。查体：血压 200/130mmHg，眼底出血渗出、视盘水肿，实验室报告：肾功能不全

   B. 患者 1 周前出现发热，全身无力，现自觉心悸，胸闷。查体：心率 120 次/分，偶闻室性早搏，实验室回报 CK、AST、LDH 增高

   C. 患者平日有心悸、胸痛、劳力时气促、起立或运动时眩晕。查体：胸骨左缘第 3～4 肋间可闻及较粗糙的喷射性收缩期杂音，屏气时杂音增强

   D. 患者血压明显升高，伴有剧烈头痛、呕吐、抽搐

   E. 患者气急，端坐呼吸。查体：心脏扩大，听诊可闻及第四心音奔马律，双下肢水肿，超声心动图报告：左心室腔明显扩大

3. 扩张型心肌病的主要表现是

   A. 心尖部收缩期杂音

   B. 心脏扩大，搏动弥漫性减弱

   C. 第三心音或第四心音

   D. 心音减弱

   E. 下肢水肿

4. 关于扩张型心肌病，下列说法错误的是

   A. 主要是心脏扩大，常伴有 S_3 与 S_4 及房性奔马律与室性奔马律

   B. 心电图低电压、非特异性 ST－T 改变，心律失常

   C. 主要的死因为心力衰竭与心律失常

   D. 不需要应用阿司匹林，可使用小剂

量洋地黄类药物改善心功能

E. 超声心动图示房室腔扩大，室壁变薄，射血分数降低

5. 扩张型心肌病的最主要特征是

A. 心肌收缩期泵衰竭

B. 心肌舒张期泵衰竭

C. 呼吸困难

D. 附壁血栓

E. 房颤

6. 扩张型心肌病的彻底治疗方法是

A. 安装 DDD 型起搏器

B. 休息及使用血管扩张剂

C. 强心剂

D. 药物治疗及休息，低盐饮食

E. 心脏移植术

7. 目前认为扩张型心肌病最主要的病因是

A. 单基因显性遗传

B. 持续病毒感染

C. 冠状动脉病变

D. 药物因素

E. 心肌能量代谢障碍

8. 下列不符合扩张型心肌病的临床表现是

A. 心脏向两侧明显扩大，搏动减弱

B. 心尖搏动明显左偏

C. 二尖瓣收缩期杂音

D. 心脏扩大明显，可发生致命性室性心律失常

E. 应用普萘洛尔后杂音减弱

9. 下列哪种疾病可以导致低排血量性心力衰竭

A. 脚气病

B. 贫血

C. 甲状腺功能亢进症

D. 扩张型心肌病

E. 动静脉瘘

10. 患者男，42 岁，劳累时心悸、气短 2

年，腹胀、尿少 3 天。入院诊断为扩张型心肌病，心功能Ⅳ级；胸部 X 线示心影明显增大，心胸比值 60%，肺淤血；心电图示心率 96 次/分，心房颤动，血清钾 6.5mmol/L，血清钠 130mmol/L。该患者不宜应用

A. 硝普钠

B. 呋塞米

C. 螺内酯（安体舒通）

D. 地高辛

E. 阿司匹林

11. 患者男，35 岁，劳累后心悸、气促、下肢水肿 6 个月。查体：心界向两侧扩大，心尖区闻及 2/6 级收缩期杂音，两肺底有小水泡音，超声心动图示左室腔增大，心电图提示完全性左束支传导阻滞。最可能的诊断是

A. 扩张型心肌病

B. 心包炎

C. 肺源性心脏病

D. 急性病毒性心肌炎

E. 二尖瓣狭窄

12. 患者男，35 岁，心悸气短 1 年，下肢水肿 3 个月。查体：BP 90/60mmHg，颈静脉怒张，心界向两侧扩大，第一心音减弱，心尖部闻及 2 级收缩期吹风样杂音，移动性浊音阳性，肝脏大，心电图示左束支传导阻滞。最可能的诊断是

A. 冠心病

B. 扩张型心肌病

C. 心肌炎

D. 心包积液

E. 风心病二尖瓣关闭不全

13. 患者男，45 岁，活动耐量逐年下降来诊。查体：心尖搏动减弱，范围弥散，心界向两侧扩大，心尖部可闻及 2/6

级收缩期吹风样杂音。该患者最可能的诊断是

A. 扩张型心肌病　　B. 肺源性心脏病

C. 心包积液　　　　D. 风湿性心脏病

E. 缺血性心肌病

14. 患者男，38 岁，1 年来活动后气促，伴腹胀及双下肢水肿，自述既往无不适，生活工作正常。查体：BP 100/60mmHg，颈静脉怒张，双肺底可闻及湿啰音，心界向两侧扩大，S_1 减弱，心尖部可闻及 3/6 级收缩期杂音，肝肋下 3cm，双下肢凹陷性水肿。该患者最可能的诊断是

A. 冠心病　　　　　B. 扩张型心肌病

C. 肥厚型心肌病　　D. 风湿性心脏病

E. 缩窄性心包炎

15. 患者男，36 岁，活动性气急、夜间阵发性呼吸困难 3 年。查体：血压 100/60mmHg，无颈静脉怒张，双下肺可闻及少许湿啰音，心率 90 次/分，双下肢水肿（+）；超声心动图显示：全心扩大，以左心室扩大为主，二尖瓣前叶舒张活动振幅降低，瓣口开放小，呈钻石样双峰图形。该患者最可能的诊断是

A. 风湿性心脏病

B. 纤维蛋白性心包炎

C. 渗出性心包炎

D. 肥厚型心肌病

E. 扩张型心肌病

16. 患者男，42 岁，1 年余开始出现气急、双下肢水肿。体格检查可见心脏向两侧扩大，心尖区可闻及奔马律，心肌核素检查可见舒张末期和收缩末期左心室容积增大，左室射血分数降低，且核素心肌显像显示左室壁呈灶性散在放射性减低区。最可能的诊断是

A. 冠状动脉粥样硬化性心脏病

B. 病毒性心肌炎

C. 扩张型心肌病

D. 风湿性心脏病

E. 心包积液

二、共用题干单选题：以下提供若干个案例，每个案例下设若干道试题，每道试题有五个备选答案，请选择一个最佳答案。

（17～19 题共用题干）

患者女，36 岁，近 2 年来出现胸闷、气促，呼吸困难，超声心动图示左室心腔扩大，LVEF 32%。

17. 该患者最可能的诊断是

A. 扩张型心肌病

B. 酒精型心肌病

C. 肥厚型心肌病

D. 限制型心肌病

E. 克山病

18. 该患者诊断成立后，目前主要治疗措施为

A. 应用血管紧张素转换酶抑制剂

B. 心脏移植

C. 营养心肌

D. 洋地黄类药物

E. 糖皮质激素

19. 该患者一直食欲不佳，进食量少，近 3 日下肢水肿，入院后应用呋塞米后，尿量增加明显，此时最应

A. 防止感染

B. 防止低蛋白血症

C. 防止电解质紊乱

D. 防止低血糖

E. 防止酸碱平衡失调

（20～24 题共用题干）

患者男，61 岁，活动后心悸、气促 5 年，加重伴双下肢水肿 3 个月。查体：血压 140/90mmHg，双肺底少许湿啰音，心

界扩大，心率 130 次/分，心律绝对不齐，心音强弱不等，可闻及舒张期奔马律，心尖区可闻及 2/6 级收缩期柔和吹风样杂音，肝肋下 3cm，脾未触及，双下肢中度水肿。

20. 最可能的诊断是

A. 高血压性心脏病

B. 风湿性心脏病，二尖瓣关闭不全

C. 冠心病

D. 扩张型心肌病

E. 退行性心脏瓣膜病

21. 应重点鉴别的疾病是

A. 高血压性心脏病

B. 缺血性心肌病

C. 心包积液

D. 风湿性心脏病

E. 退行性心脏瓣膜病

22. 主要鉴别要点是

A. 有无心绞痛与心肌梗死病史

B. 有无心肌炎病史

C. 有无高血压病史

D. 有无结核病史

E. 有无风湿病史

23. 以下选项对鉴别诊断最可靠的是

A. 冠状动脉造影　　B. 动态心电图

C. 超声心动图　　　D. 心电图

E. 左心室造影

24. 这两种疾病的最主要的治疗不同点是

A. ACEI　　　　　B. 强心剂

C. 利尿剂　　　　　D. β 受体阻断剂

E. PTCA 或冠状动脉内支架植入

(25～28 题共用题干)

患者男，28 岁，活动后心悸、气促 1 年，2 年前有心肌炎病史。查体：血压 140/90mmHg，心脏叩诊浊音界扩大，心尖冲动及第一心音减弱，心尖部有 3/6 级收缩期杂音，心率 110 次/分，频发期前收

缩，双肺底少量湿啰音，颈静脉怒张，肝肋下 3cm，双下肢轻度水肿，心电图示频发室性期前收缩。

25. 该病例最可能的诊断是

A. 风湿性心脏病，二尖瓣关闭不全

B. 扩张型心肌病

C. 缺血性心肌病

D. 高血压性心脏病

E. 甲亢性心脏病

26. 该病例主要与下列相鉴别的疾病是

A. 心包积液

B. 缩窄性心包炎

C. 限制型心肌病

D. 缺血型心肌病

E. 肥厚型心肌病

27. 为进一步确诊应进行的检查是

A. 血沉　　　　　　B. 动态心电图

C. 超声心动图　　　D. X 线胸片

E. 心肌酶谱

28. 不适合于该患者的治疗措施是

A. 钙通道阻滞剂　　B. 利尿剂

C. ARB 类　　　　　D. β 受体阻断剂

E. 血管紧张素转换酶抑制剂

(29～32 题共用题干)

患者男，40 岁，1 年来进行性心慌气短，腹胀，下肢浮肿。查体：一般情况好，心脏叩诊浊音界向两侧扩大，心尖搏动及第一心音减弱，心尖部有 3/6 级收缩期杂音，心率 100 次/分，律整，双肺底湿啰音，颈静脉怒张，肝肋下 4cm，脾未及，双下肢浮肿（+），血压 130/90mmHg，心电图示完全性右束支传导阻滞。

29. 该病例最可能诊断是

A. 风湿性心脏病，二尖瓣关闭不全

B. 高血压心脏病

C. 冠心病伴乳头肌功能不全

D. 扩张型心肌病

E. 缩窄性心包炎

30. 该病例主要与下列哪个疾病相鉴别

    A. 心包积液

    B. 冠心病

    C. 限制型心肌病

    D. 缩窄性心包炎

    E. 肥厚型心肌病

31. 为进一步确诊应进行下列哪项检查

    A. 动态心电图　　　B. X 线胸片

    C. 超声心动图　　　D. 心肌酶谱

    E. 红细胞沉降率

32. 下列治疗措施中哪项不合适于该患者

    A. 钙通道阻滞剂

    B. 利尿剂

    C. 硝酸盐类制剂

    D. β 受体阻断剂

    E. 血管紧张素转换酶抑制剂

🔍 参考答案与解析

1. C　　2. E　　3. B　　4. D　　5. A　　6. E

7. B　　8. E　　9. D　　10. C　　11. A　　12. B

13. A　　14. B　　15. E　　16. C　　17. A　　18. A

19. C　　20. D　　21. B　　22. A　　23. A　　24. E

25. B　　26. A　　27. C　　28. A　　29. D　　30. E

31. C　　32. D

1. C。**解析**：扩张型心肌病 X 线检查可见心影增大，心胸比大于 0.5，可见肺淤血及胸腔积液。

2. E。**解析**：患者端坐呼吸为左心功能不全，心脏扩大是扩张型心肌病的主要体征，以左室显著，常可闻及第三或四心音奔马律。

4. D。**解析**：扩张型心肌病应长期应用阿司匹林或者氯吡格雷等抗血小板聚集药物。

6. E。**解析**：扩张型心肌病的心肌改变是不可逆的，其唯一的彻底治疗方法就是心脏移植术。

8. E。**解析**：梗阻性肥厚型心肌病存在心肌收缩力下降，应用 β 受体阻断剂（如普萘洛尔）时，杂音会减弱。

9. D。**解析**：低排血量型心力衰竭指患者在休息时其心排血量低于或接近正常。常见于心脏本身疾病，如心肌病、心脏瓣膜病等。

10. C。**解析**：扩张型心肌病的治疗原则是，针对充血性心力衰竭和各种心律失常，一般限制体力劳动，低盐饮食，应用洋地黄类药物（地高辛）和利尿药。此外，常用扩血管药物、血管紧张素转换酶（ACE）抑制剂等长期口服。硝普钠可以扩血管，呋塞米可以利尿排钾，阿司匹林可以预防血栓。而螺内酯是保钾利尿药，会造成血钾增高，考虑患者血清钾 6.5mmol/L，已经大于正常范围，所以不宜应用。

11. A。**解析**：扩张型心肌病的诊断缺乏特异性诊断指标，但具备心脏扩大，心力衰竭，心律失常等临床表现，超声心动图出现"一大、二薄、三弱、四小"（心腔大，室间隔和室壁薄，室壁搏动弱，二尖瓣口开放幅度小）即可考虑本病。

12. B。**解析**：发病年龄较轻，心脏扩大，全心衰竭，瓣膜相对性关闭不全的杂音，提示为扩张型心肌病。

13. A。**解析**：患者心界向两侧扩大，应首先考虑扩张心肌病和心包积液。扩张型心肌病由于左心室扩大，可有相对性二尖瓣关闭不全的表现，故可在心尖部闻及收缩期杂音。心包积液可于心前区闻及心包摩擦音。

14. B。**解析**：心界向两侧扩大是诊断扩张型心肌病较有价值的体征。扩张型心肌病患者可有心尖部杂音，颈静脉怒张，肝脏肿大，水肿等体征；若合并急性左心衰竭，可闻及两肺湿啰音。

15. E。**解析**：患者超声心动图示全心扩大，以左心室扩大为主，二尖瓣前叶舒张活动振幅降低，瓣口开放小，呈钻石样双峰图形，为扩张型心肌病的典型表现。

16. C。**解析**：扩张型心肌病的病理特征是心肌核素检查有舒张末期和收缩末期左心室容积增大，左室射血分数降低，且核素心肌显像有左室壁呈灶性、散在性、放射性减低区。

第三节 肥厚型心肌病

一、单选题：以下每道试题有五个备选答案，请选择一个最佳答案。

1. 对梗阻性肥厚型心肌病的诊断最有意义的是
   A. 心电图出现深而不宽的病理性 Q 波
   B. 胸骨左缘第 4 肋间有粗糙的喷射性收缩期杂音
   C. 胸前导联出现巨大倒置 T 波
   D. 超声心动图发现舒张期室间隔与左室后壁厚度之比≥1.3
   E. 可闻及第三心音及第四心音

2. 下列关于肥厚型心肌病，说法错误的是
   A. 以室间隔、心室非对称性肥厚、心腔变小为特征
   B. 可有劳力性呼吸困难，系右室顺应性差，体循环淤血所致
   C. 可有头晕、晕厥，系心输出量减少所致
   D. 超声心动图可显示舒张期室间隔厚度与左心室后壁厚度之比≥1.3
   E. 可以用 β 受体阻断剂来缓解心绞痛、减轻呼吸困难、减轻流出道梗阻

3. 梗阻性肥厚型心肌病时，可能使胸骨左缘 3～4 肋间的喷射性收缩期杂音减弱的措施是
   A. 含化硝酸甘油
   B. β 受体阻断剂
   C. 静脉注射美西律

D. 屏气动作
E. α 受体阻断剂

4. 梗阻性肥厚型心肌病的超声心电图诊断标准是
   A. 室间隔呈非对称性肥厚，收缩期室间隔的厚度与左心室后壁之比≥1.3
   B. 室间隔呈非对称性肥厚，舒张期室间隔的厚度与左心室后壁之比≥1.3
   C. 室间隔呈非对称性肥厚，收缩期室间隔的厚度与左心室前壁之比≥1.3
   D. 室间隔呈非对称性肥厚，舒张期室间隔的厚度与左心室前壁之比≥1.3
   E. 室间隔呈非对称性肥厚，收缩期和舒张期的室间隔厚度与左心室后壁之比均≥1.3

5. 肥厚型心肌病的病因是
   A. 遗传
   B. 中毒
   C. 高强度运动
   D. 代谢异常
   E. 病毒感染

6. 肥厚型心肌病心电图上出现病理性 Q 波最可能的机制是
   A. 心肌纤维化灶性坏死
   B. 心肌过度肥厚引起心肌缺血加重
   C. 左心室肥厚室内传导阻滞
   D. 心肌间质水肿
   E. 肥厚的室间隔除极向量增大

7. 梗阻性肥厚型心肌病，胸骨左缘第3、4肋间收缩期喷射性杂音，其强度的改

变，下列哪项正确

A. 含硝酸甘油减弱

B. 运动时减弱

C. 屏气减弱

D. 下蹲减弱

E. 用普萘洛尔增强

8. 梗阻性肥厚型心肌病死亡的主要原因是

A. 心律失常 　　B. 心力衰竭

C. 栓塞 　　D. 心内膜炎

E. 晕厥

9. 下列哪项对诊断肥厚型心肌病最可靠

A. 主动脉瓣区听到粗糙的收缩期杂音

B. 有心肌病家族史

C. 超声心动图示室间隔非对称性肥厚

D. 胸痛，运动时可出现晕厥

E. 心电图示右心室肥大病理性 Q 波

10. 患者男，28 岁，因从事重体力劳动时出现气短而来院就诊。查体发现：胸骨左缘第 3～4 肋间有收缩期喷射性杂音，超声心动图显示室间隔与左室后壁增厚，其比值大于 1.3。最可能的诊断是

A. 室间隔缺损

B. 肥厚型心肌病

C. 房间隔缺损

D. 先天性心脏病，主动脉瓣狭窄

E. 扩张型心肌病

11. 患者女，38 岁，因经常胸闷心悸 2 年，近半年来活动后时有胸痛，含硝酸甘油时而有效时而无效。心电图示左室高电压，$V_4～V_6$ 导联 ST 段压低，伴有深尖倒置的 T 波；心脏听诊心尖部收缩期杂音 II 级，可闻及第三心音。最可能的诊断是

A. 右室心肌病

B. 限制型心肌病

C. 心尖肥厚型心肌病

D. 扩张型心肌病

E. 缺血型心肌病

12. 患者女，29 岁，诊断为肥厚型心肌病。下列不符合其诊断的是

A. 胸骨左缘第 3、4 肋间听到喷射性收缩期杂音

B. 胸痛

C. 胸部 X 线片示心影明显增大

D. 心电图有病理 Q 波

E. 超声心动图显示室间隔非对称性肥厚

13. 患者男，29 岁，劳动时常有胸闷、气短等症状，有时突然站起时会发生眩晕、甚至神志丧失。查体：胸骨左缘第 3～4 肋间闻及 III 级粗糙的喷射性收缩期杂音，超声心动图示室间隔肥厚。应考虑为

A. 冠状动脉粥样硬化性心脏病伴心绞痛

B. 急性心肌梗死

C. 主动脉瓣狭窄

D. 高血压性心脏病

E. 梗阻性肥厚型心肌病

14. 患者男，46 岁，因心悸、胸痛、劳力性呼吸困难数日就诊。心电图示左室肥大，II、III、aVL、aVF 导联有病理性 Q 波；心导管检查示左室腔与流出道间压差 >20mmHg，Brockenbrough 现象阳性。诊断是

A. 扩张型心肌病

B. 肥厚型心肌病

C. 限制型心肌病

D. 克山病

E. 不定型心肌病

15. 患者男，43 岁，活动后胸痛 3 年，曾诊为肥厚型心肌病。现要求明确诊断，下列哪项不可能是梗阻性肥厚型心肌

病的表现

  A. 心绞痛

  B. 病理性 Q 波

  C. 晕厥

  D. 心尖部可闻及收缩期杂音

  E. 含硝酸甘油后胸骨左下缘收缩期杂音减轻

16. 患者女，30 岁，劳动时出现胸部闷痛，多次晕倒，数分钟后意识恢复，体检发现胸骨左缘闻及喷射性收缩期杂音，屏气时杂音增强。该患者可能性最大的疾病是

  A. 冠状动脉粥样硬化性心脏病

  B. 风湿性心瓣膜病

  C. 先天性心脏病

  D. 梗阻性肥厚型心肌病

  E. 病态窦房结综合征

17. 患者女，39 岁，运动时胸闷 1 周。查体：胸骨左缘第 3～4 肋间可闻及粗糙的喷射性收缩期杂音；心电图示 Ⅱ、Ⅲ 导联出现病理性 β 波；超声心动图示室间隔流出道部分向左心室内突出，二尖瓣前叶在收缩期向前方运动。该患者最可能的诊断是

  A. 室间隔缺损

  B. 风湿性主动脉瓣狭窄

  C. 肥厚型心肌病

  D. 急性心肌梗死

  E. 劳力型心绞痛

二、共用题干单选题：以下提供若干个案例，每个案例下设若干道试题，每道试题有五个备选答案，请选择一个最佳答案。

（18～19 题共用题干）

  患者男，33 岁，活动时气短、心前区疼痛 1 年。查体：BP 146/80mmHg，双肺呼吸音清，心率 78 次/分，律齐，胸骨左缘第 3、4 肋间可闻及 3/6 级收缩期喷射性杂音；超声心动图示舒张期室间隔与左室后壁厚度之比 >1.5。

18. 该患者最可能的诊断是

  A. 高血压性心脏损害

  B. 风湿性心脏病

  C. 病毒性心肌炎

  D. 肥厚型心肌病

  E. 扩张型心肌病

19. 该患者最适宜的治疗药物是

  A. 硝酸甘油   B. 地高辛

  C. 美托洛尔   D. 氢氯噻嗪

  E. 氨茶碱

（20～23 题共用题干）

  患者男，25 岁，近 3 年来常有胸痛、发作性晕厥，心脏听诊胸骨左缘 3、4 肋间有收缩期杂音，心脏轻度增大，心电图见 Ⅱ、Ⅲ、aVF 有病理性 Q 波。

20. 本病例初步拟诊为

  A. 风湿性心脏病二尖瓣狭窄

  B. 梗阻性肥厚型心肌病

  C. 二尖瓣狭窄伴三尖瓣关闭不全

  D. 风湿性心脏病主动脉狭窄

  E. 缩窄性心包炎

21. 下列病史中哪项最重要

  A. 有无风湿活动史

  B. 有无慢性支气管炎史

  C. 有无感冒、长期低热病史

  D. 有无家族史

  E. 有无高血压病史

22. 下列体检中哪项是肥厚型原发性心肌病特征

  A. 心尖部第一心音减弱

  B. 主动脉瓣第二心音逆分裂

  C. 用硝酸甘油可使原有的杂音加重

  D. 用 β 受体阻断剂可使杂音加重

  E. 用钙通道阻滞剂可使杂音加重

23. 对梗阻性肥厚型原发性心肌病下列哪项检查是主要的
    A. 心肌核素扫描　　B. X 线胸片
    C. 超声心动图　　　D. 心电图
    E. 静脉压测定

(24～26 题共用题干)

患者男，25 岁，近半年来反复心悸、胸痛、劳力性呼吸困难，时有头晕或短暂神志丧失。体检发现心脏轻度增大，心尖部有 Ⅱ 级收缩期杂音和第四心音，胸骨左缘第 3～4 肋间可闻及较粗糙的喷射性收缩杂音。

24. 最可能的诊断是
    A. 扩张型心肌病
    B. 二尖瓣关闭不全
    C. 二尖瓣狭窄
    D. 梗阻性肥厚型心肌病
    E. 病毒性心肌炎

25. 最有价值的诊断方法是
    A. MRI
    B. 活动平板心电图
    C. 超声心动图
    D. 心脏放射性核素检查
    E. 冠状动脉造影

26. 应选用的药物是
    A. 地高辛
    B. 硝酸甘油
    C. 普萘洛尔（心得安）
    D. 卡托普利
    E. 螺内酯

(27～29 题共用题干)

患者男，45 岁，2 年来劳累时胸闷，心悸，含硝酸甘油效果不佳。查体：血压 130/80 mmHg，心界大，IgE 正常，心率 80 次/分，律整，心尖部可闻及 S_4，胸骨左缘 3～4 肋间有收缩期喷射性杂音，肺清，腹（－）；超声心动图检查示左室腔正常，室间隔厚 1.5cm，左室后壁厚 1.0cm，二尖瓣前叶在收缩中期有前向移动（SAM 征）与室间隔接触，流出道狭窄。

27. 该病例诊断为
    A. 梗阻性肥厚型心肌病
    B. 非梗阻性肥厚型心肌病
    C. 冠心病
    D. 风湿性心脏病
    E. 室间隔缺损

28. 该病例不宜使用的药物为
    A. β 受体阻断剂
    B. 阿司匹林，防治栓塞
    C. 地尔硫䓬
    D. 硝酸盐类药物，如硝酸异山梨酯 10mg，每天 3 次
    E. 低分子肝素

29. 该病例可能的病因是
    A. 病毒感染
    B. 自身免疫障碍
    C. 营养不良因素
    D. 常染色体显性遗传病
    E. 寄生虫感染

(30～31 题共用题干)

患者男，52 岁，近 4 个月出现心悸、胸痛，间断出现黑矇。体格检查心界不大，在胸骨左缘第 3～4 肋间可闻及收缩期喷射性杂音，冠状动脉造影检查未见异常。

30. 首先应考虑的诊断是
    A. 先天性心脏病
    B. 风湿性心脏瓣膜病
    C. 冠状动脉粥样硬化性心脏病
    D. 扩张型心肌病
    E. 梗阻性肥厚型心肌病

31. 为了鉴别诊断，下列均可能使该杂音减弱除外
    A. 使用 β 受体阻断剂

B. 含服硝酸甘油

C. 下蹲位

D. 体育运动

E. 举腿

(32～34题共用题干)

患者男，36岁，3年来出现劳累后胸闷、头晕，1小时前因胸闷自用硝酸甘油片后感头晕加重，短暂黑矇而来院。既往无高血压病史，无烟酒史，其父有类似病史。查体：血压120/70mmHg，脉率68次/分，双肺（－），心界不大，心律整，胸骨左缘3～4肋间可闻及Ⅲ级收缩期吹风样杂音，A_2减弱。

32. 最可能的诊断是

A. 肥厚型心肌病　　B. 扩张型心肌病

C. 先天性心脏病　　D. 缺血性心脏病

E. 限制型心肌病

33. 应首选的检查是

A. 心电图　　　　　B. 超声心动图

C. 心肌核素显像　　D. 冠状动脉造影

E. X线胸片

34. 适宜该患者治疗的药物是

A. 硝酸酯类　　　　B. 洋地黄类

C. 利尿剂　　　　　D. β受体阻断剂

E. 硝普钠

三、案例分析题：为不定项选择题，试题由一个病历和多个问题组成。每个问题有六个及以上备选答案，选对1个给1个得分点，选错1个扣1个得分点，直扣至得分为0。

(35～38题共用题干)

患者男，52岁，胸闷，劳累后胸痛3年，疑诊梗阻性肥厚型心肌病来诊。

35. 下列哪几项对区别陈旧性心肌梗死和梗阻性肥厚型心肌病有帮助

A. 劳力后心绞痛

B. 左室肥厚

C. 心前区杂音可受药物和动作影响

D. 晚电位检查阳性

E. 心电图有病理性Q波

F. 心脏超声检查心室肌节段性变薄，运动减弱

36. 关于梗阻性肥厚型心肌病心电图表现，正确的描述有

A. Ⅱ、Ⅲ、aVF及V_4～V_6导联上出现深而宽的Q波

B. Ⅱ、Ⅲ、aVF及V_4～V_6导联上出现深而窄的Q波

C. 常伴V_3～V_5导联T波直立

D. 常伴V_3～V_5导联T波倒置

E. SV_1+RV_5呈有意义的增大提示右室肥厚

F. SV_1+RV_5呈有意义的增大提示左室肥厚

G. SV_1+RV_5值逐年减少提示疾病好转

37. 下列关于影响梗阻性肥厚型心肌病流出道狭窄的因素错误的是

A. 屏气使梗阻减轻

B. 心肌收缩力加强时梗阻加重

C. 周围循环阻力下降时梗阻减低

D. 周围循环阻力下降时梗阻加重

E. 二尖瓣前叶前移明显时梗阻加重

F. 左室腔与左室流出道间压差加大时梗阻加重

38. 下列关于肥厚型心肌病的治疗，说法错误的是

A. 维持窦性心律

B. 弛缓心肌为主

C. 增强心肌收缩力

D. 减轻心脏前负荷

E. 应避免剧烈运动

F. 重症梗阻性患者可手术治疗

G. β受体阻断剂可预防猝死的发生

参考答案与解析

1. D　　2. B　　3. B　　4. B　　5. A　　6. E
7. D　　8. A　　9. C　　10. B　　11. C　　12. C
13. E　　14. B　　15. E　　16. D　　17. C　　18. D
19. C　　20. B　　21. D　　22. C　　23. C　　24. D
25. C　　26. C　　27. A　　28. D　　29. D　　30. E
31. B　　32. A　　33. B　　34. D　　35. CF
36. BDF　　37. AC　　38. CD

1. D。解析： 对于梗阻性肥厚型心肌病，超声心动图是临床上主要的诊断手段，可显示室间隔的非对称性肥厚，舒张期室间隔的厚度与后壁之比≥1.3，间隔运动低下。有梗阻的病例可见室间隔流出道部分向左心室内突出、二尖瓣前叶在收缩期前移、左心室顺应性降低致舒张功能障碍等。

2. B。解析： 肥厚型心肌病可有劳力性呼吸困难，系左室顺应性差，肺循环淤血所致。

5. A。解析： 目前认为遗传因素是肥厚型心肌病的主要病因，其依据是本病有明显的家族性发病倾向，常合并其他先天性心血管畸形，有些患者出生时即有本病。

7. D。解析： 凡增加心肌收缩力或减轻心脏负荷的措施如给洋地黄类、异丙肾上腺素、亚硝酸异戊酯、硝酸甘油、作 Valsalva 动作、体力劳动后或过早搏动后均可使杂音增强；凡减弱心肌收缩力或增加心脏负荷的措施如给血管收缩药、β 受体阻断剂，下蹲，紧握掌时均可使杂音减弱。

10. B。解析： 患者室间隔明显增厚，与左室后壁的比值大于 1.3，胸骨左缘第 3～4 肋间可闻及收缩期杂音，患者有劳累后气短，应首先考虑肥厚型心肌病的可能。主动脉瓣狭窄可出现室间隔及左室壁肥厚，但其比值不应大于 1.3；患者的杂音部位及明显的室间隔及左心室后壁肥厚不支持扩张型心肌病及冠心病；室间隔缺损可有

类似的杂音，但不伴有室间隔肥厚，可排除。

13. E。解析： 梗阻性肥厚型心肌病可有劳累后呼吸困难、心悸、乏力、心绞痛、头晕、晕厥、心力衰竭、心律失常等症状，主要体征要胸骨左缘下段收缩期中、晚期喷射性杂音，可伴震颤。超声心动图示左心室壁及室间隔肥厚，室间隔与左心室厚度比值 >1.3。

14. B。解析： 肥厚型心肌病的患者可有心悸、胸痛、劳力性呼吸困难。心电图最常见的表现为左心室肥大，ST－T 改变，病理性 Q 波可在 Ⅰ、aVL 或 Ⅱ、Ⅲ、aVF、V_3、V_4 导联上出现，心导管检查时，有梗阻者左心室腔与流出道间有收缩压差 >20mmHg。Brockenbrough 现象为梗阻性肥厚型心肌病的特异性表现。Brockenbrough 现象阳性：即在有完全代偿间歇的室性期前收缩时，期前收缩后的心搏增强，心室内压上升，但同时由于收缩力增强梗阻亦加重，所以主动脉内压反而降低。

15. E。解析： 梗阻性肥厚型心肌病由于心室流出道梗阻，心输出量降低，冠脉供血不足，可有心绞痛表现，严重者血压降低会有晕厥的表现。而肥厚的室间隔使得室间隔左向右的去极化向量增加，因而在 V_4～V_6 表现出间隔 Q 波。服用硝酸甘油后，回心血量降低，压力阶差增大，杂音应该增强。

16. D。解析： 梗阻性肥厚型心肌病是以心肌非对称性肥厚、心室腔变小、左心室流出道充盈受阻、舒张期顺应性下降为基本特征病变的原因不明的心肌病。胸骨左缘下段收缩期中、晚期喷射性杂音，屏气时可使杂音增强，这点与风湿性瓣膜病不同。

17. C。解析： 该患者的心脏杂音"胸骨左缘第 3～4 肋间可闻及粗糙的喷射性收缩期杂音"和超声心动图结果"室间隔流

出道部分向左心室内突出，二尖瓣前叶在收缩期向前方运动"均提示心肌肥厚，再结合患者的病史和心电图结果可判断该患者最可能的诊断是肥厚型心肌病。

27. A。**解析**：本例的特点为有劳累后胸闷、气短，硝酸甘油效果不佳；心脏不大，可闻及 S_4，胸骨左缘有收缩期喷射性杂音；UCG 示室间隔明显增厚，室间隔厚度与左心室后壁厚度之比 ≥ 1.3，并可见 SAM 征。根据上述特征，可确定诊断为梗阻性肥厚型心肌病。

36. BDF。**解析**：肥厚心肌病的心电图表现为左心室高电压、倒置 T 波和异常 Q 波，常在胸前导联出现巨大倒置 T 波。深而不宽的病理性 Q 波可在 Ⅰ、aVL 或 Ⅱ、Ⅲ、aVF、$V_4 \sim V_6$ 导联上出现。$SV_1 + RV_5$ 呈有意义的增大提示左室肥厚。

37. AC。**解析**：C 项，凡能影响心肌收缩力，改变左心室容量及射血速度的因素均可使肥厚型心肌病患者心脏杂音的响度有明显变化。如使用 β 受体阻断剂、取下蹲位，使心肌收缩力下降或使左心室容量增加，均可使杂音减轻。对梗阻性肥厚型心肌病患者应避免激烈运动、持重或屏气，减少猝死的发生。

38. CD。**解析**：梗阻性肥厚型心肌病的治疗旨在改善症状、减少合并症和预防猝死。其方法是通过减轻流出道梗阻、改善心室顺应性、防治血栓栓塞事件、识别高危猝死患者。避免应用增强心肌收缩力和减少心脏容量负荷的药物，如洋地黄类药物、硝酸酯制剂，而应以弛缓心肌为主，防止心动过速及维持正常窦性心律。目前主张应用 β 受体阻断剂及钙通道阻滞剂治疗。对药物治疗无效、心功能不全、严重梗阻性患者，可考虑行室间隔切除术。

第四节 病毒性心肌炎

单选题：以下每道试题有五个备选答案，请选择一个最佳答案。

1. 治疗病毒性心肌炎时下列哪项不是选用糖皮质激素的适应证
   A. 房室传导阻滞
   B. 难治性心力衰竭
   C. 心源性休克
   D. 存在自身免疫病
   E. 窦性心动过速

2. 有关病毒性心肌炎的描述，错误的是
   A. 胸部 X 线示心影正常或增大
   B. 心电图可出现窦性心动过速、窦房阻滞、房室传导阻滞或束支传导阻滞等心律失常
   C. 严重心肌损害时可出现病理性 Q 波
   D. 超声心动图示左室壁节段性或弥漫性运动减弱、左室扩大、心脏收缩及舒张功能减弱或附壁血栓等
   E. 一般情况下为确诊病毒性心肌炎常看是否能分离出病毒

3. 病毒性心肌炎最常见的致病病毒是
   A. 麻疹病毒
   B. 流感病毒
   C. 脊髓灰质炎病毒
   D. 水痘病毒
   E. 柯萨奇病毒 B 组

4. 病毒性心肌炎的常见心律失常是
   A. 房室传导阻滞
   B. 房性期前收缩
   C. 室上性心动过速
   D. 室性心动过速
   E. 病态窦房结综合征

5. 以下药物可引起中毒性心肌炎的是

A. 青霉素　　　　B. 阿奇霉素

C. 吲哚美辛　　　D. 环孢素

E. 阿霉素

6. 病毒性心肌炎不会出现

A. 心电图异常　　　B. 血清酶学异常

C. 血沉异常　　　　D. 红细胞异常

E. 超声心动图心脏瓣膜结构异常

7. 患者男，27 岁，发热、咳嗽、流涕 2 周后热退，但又出现胸闷心悸。心率 120 次/分，心律不齐，偶闻期前收缩；心电图：低电压，T 波低平。应首先考虑

A. 急性心包炎　　　B. 病毒性心肌炎

C. 扩张型心肌病　　D. 风湿性心肌炎

E. 风湿性心脏病

8. 患者女，22 岁，经常患感冒，近期出现心悸，不能平卧，下肢水肿。查体：颈静脉稍充盈，心界向两侧扩大明显，心尖部第一心音低，有病理性第三心音，无杂音。诊断为

A. 急性风湿热

B. 病毒性心肌炎

C. 风湿性心脏病

D. 亚急性感染性心内膜炎

E. 扩张型心肌病

9. 有关病毒性心肌炎的描述，错误的是

A. 心电图可出现窦性心动过速、窦房阻滞、房室传导阻滞或束支传导阻滞等心律失常

B. 多合并 ST - T 改变

C. 严重心肌损害时可出现病理性 Q 波

D. 胸部 X 线示心影正常或增大

E. 室间隔显著增厚，舒张期末的室间隔厚度 >15mm 或与后壁厚度之比 ≥1.3

10. 患者女，24 岁，2 周前曾出现打喷嚏，流清水样鼻涕，咽痛等症状，近 3 天

感心悸。查体：心率 125 次/分，可闻及期前收缩。最可能的诊断是

A. 心绞痛　　　　　B. 胸膜炎

C. 肺炎　　　　　　D. 支气管炎

E. 病毒性心肌炎

11. 患者男，22 岁，急性病毒性心肌炎住院 2 周，24 小时动态心电图监测结果为夜间出现间歇性二度房室传导阻滞，呈文氏现象，心率为 48 次/分。此时处理是

A. 人工心脏起搏

B. 异丙肾上腺素静脉滴注

C. 激素治疗

D. 维持原治疗

E. 干扰素治疗

🔍 参考答案与解析

1. E　　2. E　　3. E　　4. B　　5. E　　6. D
7. B　　8. B　　9. E　　10. E　　11. D

2. E。**解析：** 病毒性心肌炎诊断依据病毒感染 1～3 周后出现心脏临床表现，心电图改变和心肌损伤标记物异常，病毒抗体阳性或分离出病毒。

3. E。**解析：** 病毒性心肌炎的致病病毒有柯萨奇 A、B，ECHO，脊髓灰质炎，流感和 HIV 等病毒，临床上发现，目前仍以柯萨奇病毒 B 组感染为最多见。

4. B。**解析：** 心律失常是病毒性心肌炎常见的临床表现，且常是引起患者注意的首发表现。各种心律失常都可出现，以期前收缩最常见，其次为房室传导阻滞。严重心律失常是造成猝死的主要原因。

9. E。**解析：** 超声心动图示室间隔显著增厚，舒张期末的室间隔厚度 >15mm 或与后壁厚度之比 ≥1.3，是肥厚型心肌病的特点。

第七章　心包炎

第一节　急性心包炎

一、单选题：以下每道试题有五个备选答案，请选择一个最佳答案。

1. 心脏压塞是指心包腔内液体增长的速度过快或积液量过大时，压迫心脏而限制心室舒张及血液充盈的现象。解除心脏压塞的首选方法是
   A. 静脉滴注泼尼松龙
   B. 心包穿刺抽液
   C. 心包切除术
   D. 大量抗生素应用
   E. 大量静脉注射利尿剂

2. Beck 三联征是指
   A. 血压突然下降，颈静脉显著怒张，心音低钝遥远
   B. 血压突然下降，颈静脉显著怒张，心音增强
   C. 血压突然下降，颈静脉显著塌陷，心音低钝遥远
   D. 血压突然下降，颈静脉显著塌陷，心音增强
   E. 血压突然升高，颈静脉显著怒张，心音低钝遥远

3. 下列各项中不符合心脏压塞体征的是
   A. 血压下降或休克
   B. 颈静脉显著怒张
   C. 心音弱且遥远
   D. 脉压加大
   E. 奇脉

4. 急性心包炎心包积液时最突出的症状是
   A. 心前区疼痛　　　　B. 休克晕厥
   C. 呼吸困难　　　　　D. 声音嘶哑

   E. 胸闷心悸

5. 急性心包炎目前最常见的病因是
   A. 非特异性　　　　　B. 化脓性
   C. 结核性　　　　　　D. 病毒性
   E. 肿瘤性

6. 急性心包压塞的典型体征是
   A. 动脉压下降，颈静脉怒张和心音低钝
   B. 动脉压下降，奇脉和心音低钝
   C. 动脉压上升，颈静脉怒张和心音低钝
   D. 动脉压上升，奇脉和心音低钝
   E. 奇脉，颈静脉怒张和双下肢水肿

7. 关于急性心包炎的心电图变化，下列哪项不正确
   A. 大多数患者心电图有异常改变
   B. 在心包炎早期可见普遍导联 ST 段抬高
   C. 窦性心动过速常见
   D. 大多数患者可见 PR 段压低
   E. 在抬高的 ST 段恢复至基线前出现 T 波倒置

8. 以下哪项不是急性心包炎的病因
   A. 感染　　　　　　　B. 遗传
   C. 自身免疫　　　　　D. 肿瘤
   E. 代谢疾病

9. 心包填塞时不出现
   A. 心音低钝
   B. 声音嘶哑
   C. 奇脉

D. 肝颈静脉反流征阳性

E. 双肺满布干湿啰音

10. 心脏压塞的特征性体征是

    A. 心音低钝

    B. 声音嘶哑

    C. 奇脉

    D. 肝颈静脉反流征阳性

    E. 左肺受压征

11. 患者女，35 岁，左胸持续性闷痛 2 天，平卧位加重。心电图示 aVR 导联 ST 段压低，其余导联 ST 段凹面向上抬高；血液肌酸磷酸激酶正常。最可能的诊断是

    A. 病毒性心肌炎　　B. 急性心包炎

    C. 急性心肌梗死　　D. 扩张型心肌病

    E. 变异型心绞痛

12. 患者男，20 岁，低热、气促、腹胀 14 天。查体：心界向两侧扩大，心尖搏动点位于左侧心界内侧，心音低钝，心脏各瓣膜未闻及杂音，肝肋下 3cm。胸部 X 线片示肺叶清晰，心音增大；心电图：窦性心动过速，QRS 波群低电压，广泛性 T 波低平。该患者最可能的诊断是

    A. 缩窄性心包炎　　B. 肥厚型心肌病

    C. 急性心肌梗死　　D. 风湿性心脏病

    E. 急性心包炎

13. 患者女，26 岁，持续性心前区疼痛 2 天，咳嗽可加重。查体：胸骨左缘 3、4 肋间可闻及搔抓粗糙摩擦音，屏气后仍可听到；ECG 示除 aVR 外的所有常规导联 ST 段呈弓背向下抬高。最可能的诊断是

    A. 急性胸膜炎　　B. 急性肺栓塞

    C. 变异型心绞痛　　D. 急性心包炎

    E. 急性心肌梗死

14. 患者男，34 岁，发热 1 周伴胸痛，用硝酸甘油无效。查体：心界向两侧扩大，心率 115 次/分，心音低沉，有舒张期附加音，血压 110/80mmHg，肘部静脉压 180mmH$_2$O；心电图：ST 段抬高见于除 aVR 导联以外的所有常规导联中，呈弓背向下型，未见病理性 Q 波。诊断可能为

    A. 急性心肌梗死

    B. 急性渗出性心包炎

    C. 变异型心绞痛

    D. 稳定型心绞痛

    E. 缩窄性心包炎

15. 患者女，20 岁，发热、心前区疼痛 2 天，向颈、肩部放射，吸气和卧位时加重，伴气促。查体：体温 39℃，血压 160/76mmHg，心率 110 次/分，律齐，心音弱；心电图示除 aVR 导联以外的所有常规导联，可见 ST 段呈弓背向下抬高。最可能的诊断是

    A. 肺炎　　　　　　B. 急性心包炎

    C. 急性心肌梗死　　D. 急性胸膜炎

    E. 肺栓塞

16. 患者男，45 岁，持续胸痛伴发热 1 天。心电图上除 aVR 导联外，其余导联 ST 段均呈弓背向下型抬高。该患者最可能的诊断为

    A. 主动脉夹层　　　B. 自发性气胸

    C. 急性心包炎　　　D. 急性心肌梗死

    E. 变异型心绞痛

17. 患者女，32 岁，持续心前区疼痛 2 天，深吸气或咳嗽可加重，胸骨左缘第 3、4 肋间闻及抓刮样粗糙音，盖过心音。该患者最可能的诊断是

    A. 心绞痛

    B. 急性心包炎

    C. 急性心肌梗死

D. 肥厚型心肌病

E. 感染性心内膜炎

18. 女，56岁。干咳、呼吸困难2周，逐渐加重，现不能平卧，无发热。查体：R 24次/分，BP 85/70mmHg，端坐位，颈静脉怒张，双肺呼吸音清，心脏浊音界向两侧扩大，心率106次/分，律齐，心音遥远，心脏各瓣膜听诊区未闻及病理性杂音，奇脉。心电图：窦性心动过速，各导联QRS波低电压。该患者最关键的治疗方案是

A. 口服美托洛尔

B. 静脉滴注硝酸甘油

C. 静脉注射呋塞米

D. 心包穿刺

E. 静脉滴注多巴胺

二、共用题干单选题：以下提供若干个案例，每个案例下设若干道试题，每道试题有五个备选答案，请选择一个最佳答案。

（19~22题共用题干）

患者女，60岁，4个月前因肺癌行手术治疗，10天来感气短、下肢水肿，1天来症状加重。查体：BP 105/84mmHg，呼吸急促，颈静脉怒张，双肺未闻啰音，心界向两侧扩大，HR 120次/分，心音遥远，有奇脉，肝脏肋下2cm，下肢水肿，心电图显示窦性心动过速。

19. 该患者诊断为

A. 心力衰竭

B. 心包压塞

C. 呼吸衰竭

D. 上腔静脉综合征

E. 心动过速

20. 为了证实诊断，应该立即做的检查是

A. 超声心动图　　B. 心导管检查

C. 心电图　　　　D. 胸片

E. 心脏放射性核素扫描

21. 确立诊断后，应立即采取的急救措施是

A. 给予西地兰（毛花苷丙）

B. 补充血容量

C. 心包穿刺抽液

D. 吸氧

E. 给予多巴胺

22. 首次行该操作时，抽液量应

A. 1000ml　　　　B. 600~800ml

C. 100~200ml　　D. 300~500ml

E. <100ml

（23~24题共用题干）

患者男，44岁，因发热、胸痛伴心包摩擦音，曾用非激素类抗炎药。2周后，呼吸困难加重，心率110次/分，律齐，心音遥远，血压90/70mmHg。肝脏肿大，下肢水肿。

23. 患者近2周出现的病情变化，提示

A. 肾功能不全　　B. 心脏压塞

C. 右心功能不全　D. 肝硬化

E. 黏液性水肿

24. 患者还存在具有诊断价值的体征是

A. 水冲脉　　　　B. 交替脉

C. 奇脉　　　　　D. 重搏脉

E. 短绌脉

（25~27题共用题干）

患者男，60岁，3个月来自觉乏力，1个月来出现渐进性呼吸困难、气短、腹胀、尿少、下肢水肿，体重无明显变化，无胸痛、发热等。既往有慢性支气管炎病史30年，饮酒史20年。查体：T 36.5℃，P 102次/分，BP 90/80mmHg，轻度贫血貌，颈静脉怒张，双肺（-），心界明显向两侧扩大，心音低，肝肋下3.0cm，双下肢水肿（++），深吸气时脉搏消失。

25. 根据患者病史及体检，导致目前临床表现的最可能原因是
    A. 心脏压塞　　　　B. 呼吸衰竭
    C. 肝脏衰竭　　　　D. 全心衰竭
    E. 肾衰竭

26. 应首先考虑的疾病诊断是
    A. 渗出性心包炎
    B. 酒精型心肌病
    C. 扩张型心肌病
    D. COPD
    E. 肾病综合征

27. 为明确诊断，应选用最简便而又有价值的检查是
    A. 动态心电图　　　B. 胸部 CT 检查
    C. 胸部 X 线片　　　D. 超声心动图
    E. 心脏造影

三、案例分析题：为不定项选择题，试题由一个病历和多个问题组成。每个问题有六个及以上备选答案，选对 1 个给 1 个得分点，选错 1 个扣 1 个得分点，直扣至得分为 0。

（28~31 题共用题干）

患者男，28 岁，心悸、气促逐渐加重伴心前区疼痛半个月，低热 T 37.5℃ ~ 38.5℃，盗汗，听诊闻及心包摩擦音。

28. 哪些检查对诊断有意义且必要
    A. 心脏超声
    B. 24 小时动态心电图
    C. 胸正侧位片
    D. 冠脉 CT
    E. 心脏核素扫描
    F. 心电图
    G. 头 CT

29. 其最可能的诊断是
    A. 肺炎　　　　　　B. 肺栓塞
    C. 心绞痛　　　　　D. 心肌梗死
    E. 心包炎　　　　　F. 心肌炎

30. 患者出现呼吸困难加重，BP 85/70mmHg，触及奇脉，心音低钝遥远，此时应采取的紧急措施是
    A. 心肺复苏术　　　B. 大量利尿剂
    C. 硝酸甘油　　　　D. 急诊 PCI
    E. 心包穿刺放液　　F. 多巴胺升压

31. 下列哪些情况需要采用上述处理措施
    A. 胸痛明显
    B. 心脏压塞
    C. 为明确心包积液原因进行积液化验检查
    D. 心音低而遥远
    E. 出现呼吸困难
    F. 针对病因向心包腔内注入药物治疗
    G. 心率 100 次/分

参考答案与解析

1. B　　2. A　　3. D　　4. C　　5. D　　6. A
7. B　　8. B　　9. E　　10. E　　11. B　　12. E
13. D　　14. B　　15. B　　16. C　　17. B　　18. D
19. B　　20. A　　21. C　　22. C　　23. B　　24. C
25. A　　26. A　　27. D　　28. ACF　　29. E
30. E　　31. BCF

　　1. B。**解析：** 心包积液迅速或大量时可发生心脏压塞，重者出现循环障碍或衰竭，临床表现为静脉压显著升高，颈静脉怒张，动脉压下降，脉压变小，甚至休克。故此时应迅速缓解心脏压塞征象，最迅速有效的方法是心包穿刺抽液。

　　2. A。**解析：** Beck 三联征是指颈静脉压升高、心音低钝、动脉压降低，常见于急性心脏压塞。

　　3. D。**解析：** 心脏压塞是心包腔内大量或急骤积液造成急性循环衰竭，表现为动脉压下降，甚至休克，收缩压降低，舒张压不变，所以脉压变小。

　　4. C。**解析：** 呼吸困难是心包积液时

最突出的症状，可能与支气管、肺受压及肺淤血有关。呼吸困难严重时，患者呈端坐呼吸，身躯前倾、呼吸急速、面色苍白，可有发绀。也可因压迫气管、食管而产生干咳、声音嘶哑及吞咽困难。此外尚可有发冷、发热、心前区或上腹部闷胀、乏力、烦躁等。

5. D。**解析：**急性心包炎的病因原来以结核性最常见，现以病毒感染最常见。缩窄性心包炎的病因以结核性最常见。

6. A。**解析：**急性心脏压塞常见于心包腔内大量积液，由于心脏舒张受限，导致舒张期心室充盈减少，从而使左心室排血量减少，收缩压下降，而舒张压变化不大，故脉压减少。大量心包积液可导致上、下腔静脉回流受阻，出现颈静脉怒张。心包积液时叩诊心界向两侧扩大，听诊心音遥远而低钝。

7. B。**解析：**急性心包炎时除 aVR 导联以外的所有常规导联 ST 段呈弓背向下型抬高，aVR 导联中 ST 段压低。

8. B。**解析：**急性心包炎的病因包括急性非特异性、感染、自身免疫、肿瘤、代谢疾病、物理因素、邻近器官疾病（急性心肌梗死、胸膜炎、主动脉夹层等）。

9. E。**解析：**心包填塞时患者呼吸困难，声音嘶哑，心尖搏动弱，听诊心音低而遥远，脉搏可正常或出现奇脉，大量渗出液累及静脉回流时，出现颈静脉怒张、肝脾大及下肢水肿。但听诊双肺无干湿啰音。

10. E。**解析：**心音低钝可见于心包积液、心肌炎、心肌病、心肌梗死等。声音嘶哑常见于急性喉炎、喉返神经受压、心包积液压迫气管等。奇脉常见于大量心包积液、缩窄性心包炎、肺气肿、支气管哮喘。肝颈静脉反流征阳性见于右心衰肝淤血等。心脏压塞时，大量心包积液可在左

肩胛骨下出现浊音及左肺受压所引起的支气管呼吸音，称为心包积液征。Ewart 征为心包积液的特有体征。

12. E。**解析：**心界向两侧扩大，心音低钝，心电图肢体导联 QRS 波群低电压，应考虑急性心包炎。

13. D。**解析：**胸骨左缘 3、4 肋间闻及搔抓粗糙摩擦音，为心包摩擦音，此为纤维蛋白性心包炎的特征性体征。急性心包炎心电图表现为除 aVR 外的所有导联 ST 段弓背向下型抬高。故本例诊断为急性心包炎。

14. B。**解析：**根据题干中所述，"发热 1 周伴胸痛，用硝酸甘油无效"，提示并非是冠脉硬化性心绞痛或心肌梗死；"心音低沉，有舒张期附加音，血压 110/80mmHg，肘部静脉压 180mmH$_2$O；心电图示 ST 段抬高，弓背向下，未见病理性 Q 波"，提示为渗出性心包炎。缩窄性心包炎多于急性心包炎后 1 年内形成，该患者才发病 1 周。

15. B。**解析：**急性心包炎的主要症状为心前区疼痛，常因咳嗽、深呼吸、变换体位而加重，可放射至颈部、左肩、左臂和左肩胛骨。体检心界扩大，心音遥远而低钝。心电图表现为除 aVR 导联外的其他导联弓背向下型抬高。结合病史和临床表现，本例应诊断为急性心包炎。

16. C。**解析：**急性非特异性心包炎可有较激烈而持久的心前区疼痛，如患者年龄较大，易与急性心肌梗死混淆。发病前常有上呼吸道感染史，疼痛与发热同时出现，全身症状较轻，无休克或心力衰竭征象。心电图除 aVR 外，其余导联 ST 段弓背向下型抬高，无异常 Q 波出现。

17. B。**解析：**急性纤维蛋白性心包炎的典型体征是心包摩擦音，因炎症而变得粗糙的壁层与脏层在心脏活动时相互摩擦而产生，呈抓刮样粗糙音，与心音的发生

无相关性。

18. D。**解析**：患者呼吸困难 2 周，心界向两侧扩大，心音遥远，应诊断为急性心包积液。患者端坐位，颈静脉怒张，奇脉，考虑急性心脏压塞的可能性大，最关键的治疗方案是心包穿刺。

28. ACF。**解析**：患者心悸气促、低热、有心包摩擦音，考虑诊断为渗出性心包炎。如心包积液较多，X 线可以检出积液。心电图可显示 ST 段和 T 波的动态变化。超声心动图可确诊有无心包积液，判断积液量，协助判断临床血流动力学改变

是否由心脏压塞所致。

29. E。**解析**：患者心悸气促、低热、有心包摩擦音，考虑诊断为渗出性心包炎。

30. E。**解析**：患者考虑出现了心脏压塞。E 项，心包穿刺引流是解除心脏压塞最简单有效的手段，对所有血流动力学不稳定的急性心脏压塞，均应紧急行心包穿刺或外科心包开窗引流，解除心脏压塞。

31. BCF。**解析**：心包穿刺引流用于抢救。心包穿刺引流用于诊断。心包穿刺引流用于治疗。

第二节 缩窄性心包炎

单选题：以下每道试题有五个备选答案，请选择一个最佳答案。

1. 下述哪项辅助检查对诊断心肌炎最有价值
   A. 超声心动图
   B. 心导管检查和心血管造影
   C. 心电图
   D. 胸部 X 线检查
   E. 心内膜心肌活检

2. 下列体征中对于缩窄性心包炎具有诊断意义的是
   A. 心率增快　　　B. 心包叩击音
   C. 腹水　　　　　D. 心音增强
   E. 心尖搏动减弱

3. 临床表现与缩窄型心包炎最相似的疾病是
   A. 扩张型心肌病　　B. 风湿性心脏病
   C. 肺栓塞　　　　　D. 限制型心肌病
   E. 充血性左心衰竭

4. 慢性缩窄性心包炎最常见的病因是
   A. 结核性心包炎

   B. 急性非特异性心包炎
   C. 化脓性心包炎
   D. 放射性心包炎
   E. 创伤性心包炎

5. 缩窄性心包炎最有效的治疗方法是
   A. 抗结核治疗　　　B. 利尿
   C. 激素治疗　　　　D. 心包切除术
   E. 血管扩张剂

6. 结核性心包炎手术治疗后，宜在术后继续抗结核治疗的时间是
   A. 1 个月　　　　　B. 2 个月
   C. 1 年　　　　　　D. 2 年
   E. 3 年

7. 患者男，38 岁，腹胀半年余。查体：血压 90/76mmHg，颈静脉充盈，心界不大，心音低钝，心率 90 次/分，律齐，无杂音，两肺呼吸音清，腹膨隆，肝剑下 5cm，脾未及，全腹无压痛，移动性浊音（+），下肢水肿（+），腹水检查微黄，清亮，比重 1.016，蛋白 25g/L，细胞总数 100×10^6/L，有核 50%。最可

能的诊断为

A. 门脉性肝硬化

B. 结核性腹膜炎

C. 慢性充血性心衰

D. 缩窄性心包炎

E. 肝硬化合并原发性腹膜炎

参考答案与解析

1. E　2. B　3. D　4. A　5. D　6. C
7. D

2. B。**解析：** 心包叩击音对于缩窄性心包炎具有诊断意义。

4. A。**解析：** 慢性缩窄性心包炎常继发于急性心包炎，其病因在我国以结核性最为常见，其次为急性非特异性心包炎、化脓性或创伤性心包炎后演变而来。少数为放射性心包炎、心脏直视手术后、心包肿瘤等。

5. D。**解析：** 缩窄性心包炎的病理机制为由于各种病因导致心包增厚粘连、壁层与脏层融合钙化，严重限制了心脏的舒张，致使静脉回流受阻，心搏量减少。在治疗上最有效的方法是松解缩窄心包对心脏舒张的束缚。因此心包切除术是最有效的治疗方法。其他的治疗措施均为对症处理方法。

6. C。**解析：** 对于结核性心包炎推荐抗结核治疗延缓心包缩窄进展，术后应继续抗结核治疗 1 年。

7. D。**解析：** 缩窄性心包炎体征有颈静脉怒张、肝大、腹水、下肢水肿、心率增快，可见 Kussmaul 征。患者腹水常较皮下水肿出现得早且明显得多，心脏体检可发现：心尖搏动不明显，心浊音界不增大，心音减低，通常无杂音，可闻及心包叩击音；后者系额外心音，发生在第二心音后，呈拍击样，系舒张期充盈血流因心包缩窄而突然受阻并引起心室壁的振动所致。心律一般为窦性，有时可有心房颤动。脉搏细弱无力，动脉收缩压降低，脉压变小。根据患者的体征，最可能的诊断为缩窄性心包炎。

第三篇

呼吸内科学

第一章　急性上呼吸道感染

一、单选题：以下每道试题有五个备选答案，请选择一个最佳答案。

1. 急性上呼吸道感染主要的病原体为病毒，少数为细菌，区别病毒和细菌感染，以下检查效果不满意的是
   A. 胸部 CT
   B. 病毒分离鉴定
   C. 酶联免疫吸附检测法
   D. 血清学诊断
   E. 免疫荧光法

2. 关于急性上呼吸道感染，下列不正确的是
   A. 常见病原体为病毒
   B. 是鼻腔、咽或喉部急性炎症的概称
   C. 一般病情较轻，病程较短
   D. 具有一定传染性
   E. 发病率低

3. 急性上呼吸道感染会并发或继发的疾病，以下不正确的是
   A. 急性鼻窦炎
   B. 中耳炎
   C. 肺结核
   D. 气管支气管炎
   E. 心肌炎

4. 急性上呼吸道感染如合并细菌感染，以下最常见的是
   A. 肺炎链球菌　　　B. 流感嗜血杆菌
   C. 葡萄球菌　　　　D. 溶血性链球菌
   E. 铜绿假单胞菌

5. 流行性感冒确诊的主要依据是
   A. 发病季节
   B. 呼吸道症状轻微而全身中毒症状重

C. 病毒分离
D. 血凝抑制试验
E. 血白细胞总数不高或减低，淋巴细胞比例增加

二、共用备选答案单选题：以下提供若干组试题，每组试题共用试题前列出的五个备选答案，请为每道试题选择一个最佳答案。每个备选答案可能被选择一次、多次或不被选择。

(6~9 题共用备选答案)
   A. 流行性感冒
   B. 普通感冒
   C. 疱疹性咽峡炎
   D. 细菌性咽扁桃体炎
   E. 急性气管支气管炎

6. 患者女，17 岁，1 天前劳累后出现鼻塞、流清涕、咽痛、声嘶、畏寒、发热。查体：咽部充血，扁桃体 I 度肿大、充血。患者最可能的诊断是

7. 患者男，15 岁，1 天来高热、乏力、肌肉酸痛，伴鼻塞，同班同学中数人有同样症状，最可能的诊断是

8. 患者男，40 岁，2 天来出现咳嗽、咳痰，开始以少量白黏痰为主，1 天来转为黏液脓性痰，咳嗽剧烈时，伴胸骨后发紧感。查体：双肺散在干啰音，胸片示肺纹理粗乱，最可能的诊断是

9. 患者男，40 岁，3 天前受凉后即咽痛，畏寒，发热，体温达 40.0℃。查体：咽部充血明显，扁桃体 II 度肿大，充血，表面有黄色点状渗出物，颌下淋巴结肿大、压痛，胸透心肺未见异常。最可能的诊断是

参考答案与解析

1. A　2. E　3. C　4. D　5. C　6. B
7. A　8. E　9. D

4. D。**解析:**急性上呼吸道感染合并细菌感染,多由溶血性链球菌引起,其次为流感嗜血杆菌、肺炎链球菌、葡萄球菌等引起。

第二章 流行性感冒

单选题：以下每道试题有五个备选答案，请选择一个最佳答案。

1. 流行性感冒的临床表现，下列哪项不符合
   - A. 全身症状重
   - B. 鼻咽部症状较轻或不明显
   - C. 老年患者或免疫力低下的患者感染流感，病情可持续发展
   - D. 胃肠型有腹痛、腹胀、呕吐和腹泻等症状
   - E. 潜伏期5~7天

2. 患者男，20岁，高热，乏力，肌肉酸痛，伴鼻塞1天，同班同学中数人有同样症状，最可能的诊断是
   - A. 肺炎
   - B. 普通感冒
   - C. 急性咽炎
   - D. 支气管炎
   - E. 流行性感冒

3. 以下不是流行性感冒特点的是
   - A. 起病急
   - B. 一般不发热
   - C. 全身症状较重
   - D. 常为明显的流行性发病
   - E. 鼻咽部症状较轻

4. 流感的预防措施中，下列哪项是错误的
   - A. 对流感患者进行隔离及治疗
   - B. 流感流行前接种流感疫苗
   - C. 流感流行前，给所有易感人群使用金刚烷胺进行药物预防
   - D. 减少公众集会活动
   - E. 室内通风

5. 关于流行性感冒的预防，以下不正确的是
   - A. 劳逸结合
   - B. 饮食合理
   - C. 预防性服药
   - D. 空气流通
   - E. 生活规律

6. 关于流行性感冒，下列哪项是错误的
   - A. 甲型流感易发生变异
   - B. 由流行性感冒病毒引起
   - C. 临床表现以上呼吸道症状较重
   - D. 发热及全身中毒症状较重
   - E. 季节性发病

参考答案与解析

1. E　2. E　3. B　4. C　5. C　6. C

1. E。**解析**：流行性感冒的临床表现潜伏期1~3天。起病急骤，主要以全身中毒症状为主，出现畏寒、高热、头痛、头晕、全身酸痛、乏力等中毒症状，鼻咽部症状较轻，有食欲减退。分单纯型，胃肠型，肺炎型和中毒型。胃肠型有腹痛、腹胀、呕吐和腹泻等。肺炎型表现为肺炎，甚至呼吸衰竭。中毒型表现为全身毒血症表现，严重者可致休克、循环衰竭、死亡。

第三章 慢性阻塞性肺疾病

第一节 慢性阻塞性肺疾病

一、单选题：以下每道试题有五个备选答案，请选择一个最佳答案。

1. 慢性阻塞性肺气肿患者发生缺氧的主要机制是
   A. 弥散功能障碍
   B. 肺组织弹力减退
   C. 通气与血流比例失调
   D. 肺动静脉分流异常
   E. 肺泡通气减少

2. 肺组织弥散功能障碍时引起单纯缺氧是由于
   A. 氧的弥散能力是二氧化碳的 1/20
   B. 氧的弥散能力是二氧化碳的 20 倍
   C. 氧的弥散能力是二氧化碳的 1/30
   D. 氧的弥散能力是二氧化碳的 30 倍
   E. 氧的弥散能力是二氧化碳的 1/10

3. 进行性慢性阻塞性肺疾病的肺功能检查最先出现异常的是
   A. X 线胸片
   B. 肺泡 – 动脉氧差
   C. 最大呼气流速
   D. 1 秒钟用力呼气量
   E. 肺活量降低时的最大呼气流量（MMF）

4. 慢性阻塞性肺气肿患者肺功能检查中，以下哪一项指标最能说明有阻塞及其程度
   A. 第 1 秒用力呼气量/用力肺活量（FEV_1/FVC）
   B. 肺活量占预计值%（VC% pred）
   C. 最大通气量占预计值%（MMV% pred）
   D. 残气量/肺总量（RV/TLC）
   E. 动脉血气分析

5. 关于长期家庭氧疗的说法，以下不正确的是
   A. $PaO_2 < 60mmHg$ 或 $SaO_2 < 90\%$，有高碳酸血症者适用
   B. PaO_2 55 ~ 60mmHg 或 $SaO_2 < 89\%$，并有肺动脉高压者适用
   C. 一般用鼻导管吸氧
   D. 氧流量为 1 ~ 2L/min
   E. 目的是使患者在静息状态下达到 $PaO_2 \geq 60mmHg$ 和（或）SaO_2 升至 90%

6. 慢性阻塞性肺疾病并发肺源性心脏病急性加重期的治疗措施最重要的是
   A. 应用呼吸兴奋剂
   B. 应用强心剂
   C. 应用利尿剂
   D. 应用血管扩张剂
   E. 控制肺部感染

7. 与 COPD 发生关系最密切的是
   A. 有害气体和有害颗粒
   B. 感染因素
   C. 免疫功能
   D. 气候异常
   E. 过敏因素

8. 慢性阻塞性肺疾病常见的并发症不包括
   A. 慢性肺源性心脏病
   B. 自发性气胸
   C. 右心功能不全

D. 支气管扩张

E. 慢性呼吸衰竭

9. 诊断慢性阻塞性肺疾病的必备条件是

A. 肺总量（TLC）增高

B. 功能残气量（FRC）增高

C. 不完全可逆的气流受限

D. 一氧化碳弥散量与肺泡通气量比值（DL_{CO}/VA）下降

E. 吸入支气管扩张剂后第一秒用力呼气量与最大肺活量的比值（FEV_1/FVC）>70%

10. 患者男，63 岁，吸烟 40 年。反复咳嗽、咳白色泡沫样痰 20 余年，气促 10 年，近 2 天因受寒后出现发热伴咳黄脓痰，气喘不能平卧。查体：双肺语颤减弱，可闻及散在干、湿啰音，心界缩小，心率 110 次/分。肺功能示吸入支气管扩张剂后 FEV_1/FVC < 70%，FEV_1 < 60% 预计值。该患者最可能的诊断是

A. 慢性支气管炎急性加重期

B. 支气管哮喘

C. 支气管扩张

D. 肺结核

E. 慢性阻塞性肺疾病急性加重期

11. 患者男，70 岁，重度吸烟史 40 余年，近 10 余年来气急进行性加重。胸部 X 线检查符合肺气肿。关于此诊断的 X 线征象，下列哪项是不可靠的

A. 肋间隙增宽

B. 膈肌位置降低

C. 膈穹隆变平坦

D. 胸骨后间隙增大

E. 肺大疱

12. 患者男，59 岁，慢性咳喘 20 余年，近 2 年来动则气急来诊。查体：两肺散在干湿啰音。X 线胸片示两肺纹理增多，

横膈低平，侧位片见胸骨后间隙明显增宽，该疾病的胸廓改变称为

A. 桶状胸　　　　　　B. 鸡胸

C. 扁平胸　　　　　　D. 正常胸

E. 漏斗胸

13. 患者男，54 岁，慢性咳嗽、咳痰 10 年，气急 3 年，逐渐加重。X 线胸片示肋间隙增宽，两肺透亮度增加，右上圆形透亮区，两下肺纹理增粗、紊乱。诊断应先考虑

A. 支气管哮喘

B. 自发性气胸

C. 支气管扩张

D. 慢性阻塞性肺疾病

E. 慢性支气管炎

二、共用题干单选题：以下提供若干个案例，每个案例下设若干道试题，每道试题有五个备选答案，请选择一个最佳答案。

（14～16 题共用题干）

患者男，70 岁，慢性咳嗽、咳痰 14 年，多为白黏痰，每年发作 3 个月左右，近半年来出现上三层楼气短，为明确诊断而就诊。查外周血白细胞为 7.5×10^9/L，分叶核粒细胞 72%，淋巴细胞 26%，嗜酸性粒细胞 2%，尿常规正常。

14. 下列检查中不应作为常规检查的是

A. 血气分析　　　　　B. 肺功能

C. 心电图　　　　　　D. 胸部 X 线片

E. 胸部 CT

15. 胸部 X 线片最可能的表现是

A. 双肺纹理增多、紊乱，伴双下肺片絮状阴影

B. 双上肺纤维索条状阴影，伴左上肺厚壁空洞

C. 肋间隙变窄，双肺透亮度降低，心脏扩大

D. 肋骨走向变平，双肺透亮度增加，横膈降低，心影狭长

E. 气管向右移位，左肺可见大片密度增高影

16. 为明确疾病的严重程度及监测病情变化，最有价值的检查是

A. 胸部 X 线片   B. 胸部 CT

C. 肺功能   D. 血气分析

E. 核磁共振

（17～22 题共用题干）

患者男，63 岁，确诊慢性阻塞性肺疾病 10 年，因呼吸困难一直需要家人护理和照顾起居。晨起大便时突然气急显著加重，伴胸痛，送来急诊。

17. 采集病史时应特别注意询问

A. 胸痛部位、性质和伴随症状

B. 冠心病、心绞痛病史

C. 吸烟史

D. 近期胸部 X 线检查情况

E. 近期服药史如支气管舒张剂、抗生素

18. 体检重点应是

A. 肺下界位置及肺下界移动度

B. 肺部啰音

C. 病理性支气管呼吸音

D. 胸部叩诊音及呼吸音的双侧比较

E. 颈静脉充盈

19. 确诊最有价值的辅助检查是

A. B 型超声显像

B. 心电图

C. X 线透视或摄片

D. MRI

E. 核素肺扫描

20. 若经检查确诊肺气肿并发左侧自发性气胸，其治疗拟选择胸腔插管水封瓶引流，主要目的是

A. 尽早使肺复张，维护已经严重受损的肺功能，防止呼吸衰竭

B. 尽快使肺复张，缩短住院时间

C. 尽快使肺复张，防止形成慢性气胸

D. 尽快使肺复张，防止胸腔继发感染

E. 尽快使肺复张，防止循环系统受扰和引起并发症

21. 如果床旁胸部 X 线摄片检查未显示明确气胸带，下列间接征象中哪一项最有助于气胸诊断

A. 心脏移位

B. 左心缘透亮度增高、左膈压低

C. 肺大疱

D. 两肺透亮度增高、肺门血管纹理增多而外周突然减少

E. 肋间隙增宽

22. 若已有检查仍不能证明气胸，诊断尚需考虑下列哪种可能性

A. 肺炎   B. 心绞痛

C. ARDS   D. 肺栓塞

E. 急性肺水肿

（23～25 题共用题干）

患者男，67 岁，慢性咳嗽、咳痰 20 余年。进行性气急加重 5 年。1 周前因感冒后病情恶化入院。血气分析（呼吸空气）示 pH 7.30，$PaCO_2$ 65mmHg，PaO_2 48mmHg。当即给予低流量（浓度）持续氧疗。

23. 本例强调低流量（浓度）氧疗是为了避免

A. 氧中毒

B. "吸收性"肺不张

C. CO_2 潴留加重

D. 氧气浪费

E. 肺内陷

24. 低流量（浓度）氧疗的机制在于

A. 利用氧离曲线特点在陡直部分增加

少许氧分压即可使氧饱和度有较大幅度提高

  B. 缺氧时组织氧提取增加

  C. 氧离曲线右移、P_{50}增加

  D. 缺氧时血红蛋白代偿性增加

  E. 缺氧时心输出量增加，氧输送量提高

25. 强调持续性氧疗是由于

  A. 为了保证组织氧提取的持续性

  B. 为了避免CO_2潴留加重

  C. 为了避免PaO_2波动幅度过大

  D. 间歇氧疗在停止吸氧时已升高的$PaCO_2$不会迅速降低，PaO_2会明显降低，缺氧恶化

  E. 避免氧中毒

(26~28 题共用题干)

  患者男，67 岁，患阻塞性肺气肿 12 年余，近日着凉后，咳嗽、咳黄痰、气喘加剧，伴发热，上腹胀痛，食欲减退，肝大伴压痛，下肢轻度水肿，心电图偶见房性期前收缩。

26. 治疗中最重要的是

  A. 抗心律失常治疗

  B. 抗生素治疗

  C. 保肝治疗

  D. 强心剂治疗

  E. 平喘、镇咳、祛痰治疗

27. 治疗稳定期 COPD 的首选吸入药物为

  A. 沙丁胺醇 B. 异丙托溴铵

  C. 特布他林 D. 布地奈德

  E. 二丙酸倍氯米松

28. 异丙托溴铵最常见的不良反应为

  A. 心悸 B. 手抖

  C. 排尿困难 D. 腹泻

  E. 失眠

三、案例分析题：为不定项选择题，试题 由一个病历和多个问题组成。每个问题有六个及以上备选答案，选对 1 个给 1 个得分点，选错 1 个扣 1 个得分点，直扣至得分为 0。

(29~34 题共用题干)

  患者男，60 岁，吸烟史 30 年，慢性咳嗽、咳痰 12 年，气急 3 年，呈逐渐加重，胸片示肋间隙增宽、双肺透亮度增加，两下肺纹理乱。

29. 最可能的诊断是

  A. 支气管扩张

  B. 慢性支气管炎

  C. 慢性阻塞性肺疾病

  D. 肺炎

  E. 支气管哮喘

  F. 肺间质纤维化

30. 提示：患者来院就诊，问医生自己是否患了慢性支气管炎，慢性阻塞性肺气肿。关于慢性支气管炎的诊断必备条件下列哪项是正确的

  A. 慢性咳嗽、咳痰或伴喘息

  B. 每年发病持续 3 个月、连续 2 年以上（含 2 年）

  C. 排除其他心、肺疾病

  D. 若发病症状持续不足 3 个月则必须有其他明确客观依据（胸片、肺功能）

  E. 肺部啰音

  F. 血常规

31. 提示：患者诉无心脏疾患，无结核病史。为进一步明确诊断，首选以下哪项检查

  A. 纤维支气管镜活检

  B. 胸部 CT

  C. 肺功能

  D. 痰培养

  E. 血常规

F. 药敏试验

32. 提示：肺功能显示肺活量占预计值80%，1秒钟用力呼气容积占用力肺活量的40%。检查结果提示是

A. 限制性通气功能障碍

B. 弥散功能障碍

C. 阻塞性通气功能障碍

D. 肺通气功能正常

E. 混合型通气功能障碍

F. 以限制为主的混合型通气功能障碍

33. 提示：此患者为非急性发作期。此期治疗重点为

A. 抗生素治疗

B. 糖皮质激素治疗

C. 长期家庭氧疗

D. 劝导患者戒烟

E. 缩唇呼气

F. 增强体质、提高免疫力

34. 提示：此患者在晨起大便时突然气急显著加重，伴有胸痛，送来急诊。你会考虑有哪些疾病的可能

A. 肺炎 B. 胸膜炎

C. ARDS D. 肺栓塞

E. 急性肺水肿 F. 气胸

🔍 参考答案与解析

1. E 2. A 3. E 4. A 5. A 6. E
7. A 8. D 9. C 10. E 11. A 12. A
13. D 14. E 15. D 16. C 17. A 18. D
19. C 20. A 21. B 22. D 23. C 24. A
25. D 26. B 27. B 28. C 29. C
30. ABCD 31. C 32. C 33. CDEF
34. DF

1. E。**解析**：持续气流受限致肺通气功能障碍。通气与血流比例失调与弥散障碍共同作用，导致换气功能发生障碍；通气和换气功能障碍可引起缺氧和二氧化碳

潴留，最终出现呼吸功能障碍。

2. A。**解析**：由于二氧化碳的弥散能力为氧的 20 倍，故弥散障碍时，二氧化碳几乎不受影响，主要影响氧的交换，以缺氧为主。

5. A。**解析**：LTOT 指征：① $PaO_2 \leqslant$ 55mmHg 或 $SaO_2 \leqslant 88\%$，有或没有高碳酸血症；② PaO_2 55 ~ 60mmHg 或 $SaO_2 < 89\%$，并有肺动脉高压、心力衰竭水肿或红细胞增多症。一般用鼻导管吸氧，氧流量为 1 ~ 2L/min。目的是使患者在静息状态下达到 $PaO_2 \geqslant$ 60mmHg 和（或）SaO_2 升至 90%。

29. C。**解析**：COPD 的临床特点主要有吸烟史，慢性咳嗽、咳痰，逐渐发展为活动后气短，双肺干湿啰音。而肺间质纤维化的主要特点为活动后呼吸困难。双肺爆裂音。支气管扩张的特点为长期大量咳嗽、咳痰、肺内固定湿啰音；肺炎的临床过程往往有急性发热、咳嗽、咳痰、病变部位湿啰音或管状呼吸音。支气管哮喘的临床特点为反复的喘息、胸闷或咳嗽，发作时散在呼气相为主的哮鸣音。

30. ABCD。**解析**：慢性支气管炎诊断标准是慢性咳嗽、咳痰或伴喘息连续 2 年、每年持续 3 个月以上、除外其他原因引起的咳痰喘，若发病症状持续不足 3 个月则必须有其他明确客观依据（胸片、肺功能检查）。

31. C。**解析**：对于慢性阻塞性肺疾病诊断的明确客观依据为胸片和肺功能。

32. C。**解析**：肺活量占预计值 80%，无限制性通气功能障碍，1 秒钟用力呼气容积占用力肺活量比值 40% 均反映为阻塞性通气功能障碍。

33. CDEF。**解析**：抗生素治疗和糖皮质激素治疗是急性发作期的治疗措施。

34. DF。**解析**：肺炎为急性起病，发热、伴或不伴胸痛、咳嗽咳痰；胸膜炎发

病与排便无关，表现为吸气后胸痛加重，不会突然出现发憋，气短；ARDS 的原因或高危因素分为肺内因素和肺外因素，肺外因素包括严重休克、感染中毒症、严重非胸部创伤、大面积烧伤、大量输血、急性胰腺炎、药物或麻醉品中毒等；急性肺水肿一般有原发心脏疾病病情加重的过程。咳嗽，咳粉红色泡沫样痰。

第二节 慢性肺源性心脏病

一、单选题：以下每道试题有五个备选答案，请选择一个最佳答案。

1. 下列最易导致肺源性心脏病的肺结核是
   - A. 原发型肺结核
   - B. 血行播散型肺结核
   - C. 浸润性肺结核
   - D. 慢性纤维空洞性肺结核
   - E. 结核性胸膜炎

2. 在我国，引起肺源性心脏病的最常见病因是
   - A. 肺间质纤维化
   - B. 慢性阻塞性肺疾病
   - C. 重症肺结核
   - D. 支气管扩张
   - E. 原发性肺动脉高压症

3. 慢性心脏病患者最易引起心力衰竭的因素是
   - A. 血红蛋白浓度少于60g/L
   - B. 妊娠
   - C. 肺部感染
   - D. 超负荷运动
   - E. 情绪激动

4. 慢性肺源性心脏病右心衰竭时，最可能降低的是
   - A. 血尿素氮
   - B. 血清胆红素
   - C. 血清钠
   - D. 血清葡萄糖
   - E. 血乳酸

5. 患者女，72岁，慢性肺源性心脏病右心衰竭，经抗感染，利尿治疗后，水肿消退，但出现躁动。四肢肌肉抽动。治疗宜选用
   - A. 增加氧流量
   - B. 呼吸兴奋剂
   - C. 强心剂
   - D. 镇静剂
   - E. 氯化钾

6. 在慢性肺源性心脏病的发生、发展过程中，导致肺血管阻力增加的最主要因素是
   - A. 缺氧
   - B. 高碳酸血症
   - C. 呼吸性酸中毒合并代谢性碱中毒
   - D. 电解质紊乱
   - E. 肺部感染

7. 患者男，71岁，吸烟患者。反复咳嗽、咳痰、气促40余年，胸闷、心悸2年，加重伴发热1周，昏睡3小时入院。入院后查体 BP 140/90mmHg，嗜睡状，呼之能应，瞳孔等大等圆，对光反射存在，口唇发绀，双肺可闻及干、湿啰音，心率120次/分，期前收缩3次/分，下肢凹陷性水肿。假设上述诊断慢性肺源性心脏病，补充体检时还可出现的最主要体征是
   - A. 心音强弱快慢不等
   - B. 心界向左下扩大
   - C. 心界向左、右两侧扩大
   - D. 肺动脉瓣区第二心音亢进
   - E. 心尖区可闻及3/6级粗糙吹风样全收缩期杂音

8. 患者女，68 岁，患慢性肺源性心脏病 6 年，其心电图表现下列不符合病情的是
   A. 没有肺型 P 波
   B. $V_1 \sim V_4$ 导联可出现 QS 波
   C. 应有右心肥大的心电图改变
   D. 肢体导联低电压可有可无
   E. 可见间歇性右束支传导阻滞

9. 关于慢性肺源性心脏病急性加重期使用强心剂的指征，以下各项中不正确的是
   A. 感染控制，呼吸功能改善，但仍有反复水肿的心力衰竭患者
   B. 以右心衰竭为主要表现，而无明显急性感染的患者
   C. 合并冠心病出现急性左心衰竭者
   D. 合并高血压性心脏病出现急性左心衰竭者
   E. 心率 >120 次/分，有房性期前收缩者

10. 患者男，60 岁，肺气肿及肺源性心脏病患者，在检查时可见肺源性心脏病征象，下列哪种说法是不符合实际的
    A. 在胸片上可见 Kerley - B 线
    B. 肝大及下肢水肿
    C. 肺动脉第二音亢进
    D. 上中腹部有搏动感
    E. 胸片上可见肺动脉弓突出

11. 患者男，75 岁，确诊慢性肺源性心脏病。引起该病最常见的原因是
    A. 纤维空洞性肺结核
    B. 支气管扩张
    C. 肺间质纤维化
    D. 慢性支气管炎、阻塞性肺气肿
    E. 脊柱胸廓畸形

12. 患者男，60 岁，肺源性心脏病患者。查体：心率 105 次/分，律不齐，有早搏，4~6 次/分，心电图为房性期前收缩。应给予下列哪项治疗
    A. 普萘洛尔
    B. 地西泮
    C. 利多卡因
    D. 综合治疗
    E. 地高辛

13. 患者女，68 岁，慢性肺源性心脏病患者，近日来病情加重，吐黄脓痰，双下肢水肿，肺部有干湿啰音。血常规：白细胞计数 18×10^9/L，中性粒细胞 82%。首要的治疗为
    A. 控制感染
    B. 解痉祛痰
    C. 纠正酸碱失衡
    D. 氧疗
    E. 强心利尿

二、共用题干单选题：以下提供若干个案例，每个案例下设若干道试题，每道试题有五个备选答案，请选择一个最佳答案。

（14~16 题共用题干）

患者男，70 岁，慢性支气管炎及阻塞性肺气肿病史 30 余年，近 1 年来反复双下肢水肿。1 周来咳嗽、咳痰加重，口唇发绀、神志恍惚。查体：双中下肺闻及干湿啰音，心率 130 次/分，可闻及期前收缩。

14. 诊断患者肺源性心脏病的必备条件是
    A. 呼吸衰竭
    B. 重度肺气肿
    C. 肺动脉高压
    D. 重度阻塞性通气功能障碍
    E. 双下肢水肿

15. 该患者发生意识障碍最可能的原因是
    A. 动脉血 $PaCO_2$ 升高
    B. 动脉血 PaO_2 下降
    C. 感染
    D. 心排血量下降
    E. 合并脑血管意外

16. 改善患者意识障碍最主要的措施是
    A. 甘露醇脱水
    B. 静脉注射纳洛酮
    C. 高流量吸氧
    D. 静脉滴注呼吸兴奋药

E. 机械通气

三、共用备选答案单选题：以下提供若干组试题，每组试题共用试题前列出的五个备选答案，请为每道试题选择一个最佳答案。每个备选答案可能被选择一次、多次或不被选择。

（17～18题共用备选答案）

A. 反复发生的肺小动脉栓塞
B. 肺脓肿
C. 慢性阻塞性肺疾病
D. 先天性肺囊肿
E. 支气管扩张

17. 导致慢性肺源性心脏病最常见的病因是

18. 不是导致慢性肺源性心脏病的疾病是

四、案例分析题：为不定项选择题，试题由一个病历和多个问题组成。每个问题有六个及以上备选答案，选对 1 个给 1 个得分点，选错 1 个扣 1 个得分点，直扣至得分为 0。

（19～21题共用题干）

患者男，50 岁，咳嗽，咳痰史 10 多年，每年持续 3 月以上，活动后气急 2 年，病情加重 3 天，呼吸困难。查体：双肺叩诊过清音，听诊双肺干湿啰音。

19. 提示：心率 130 次/分，双下肢中度水肿，该患者的诊断应考虑

A. 单纯型慢性支气管炎急性发作期
B. 单纯型慢性支气管炎、肺气肿急性发作期
C. 支气管哮喘、肺气肿
D. 喘息型慢性支气管炎、肺气肿，急性发作期
E. 肺气肿，慢性发作期
F. 肺炎
G. 慢性肺源性心脏病

20. 提示：患者出现发热，T 39.0℃。为明

确诊断应做下列哪项检查

A. 胸部 X 线摄片
B. 痰细菌学检查
C. 肺功能测定
D. 血常规检查
E. 血肝肾功能检查
F. 心脏超声

21. 提示：胸片示右肺中叶大片状实变影，血常规示 WBC 14.2×10⁹/L，N 84%，心脏超声为右室流出道 31mm。目前作何诊断

A. 喘息型慢性支气管炎、肺气肿，急性发作期
B. 肺炎
C. 肺栓塞
D. 慢性肺源性心脏病
E. 心源性哮喘
F. 肺癌

参考答案与解析

1. D　2. B　3. C　4. C　5. E　6. A
7. D　8. A　9. E　10. A　11. D　12. D
13. A　14. C　15. A　16. E　17. C　18. B
19. BDFG　20. ABCDF　21. ABD

1. D。**解析：** 当结核病灶吸收、修复与恶化、进展交替发生，发展成为慢性纤维空洞性肺结核，此时肺组织广泛破坏，纤维组织增生，引起肺组织结构和功能异常，进一步导致肺源性心脏病。

3. C。**解析：** 心力衰竭最常见诱因是感染，尤其是肺部感染。

6. A。**解析：** 缺氧可直接使肺血管平滑肌收缩，导致肺血管阻力增加。

7. D。**解析：** 慢性肺源性心脏病的特点是肺动脉高压，可闻及肺动脉瓣区第二心音亢进。

14. C。**解析：** 各种因素均可导致肺动

脉高压，引起心功能异常。

16. E。**解析：** 结合患者病史，明确诊断为 COPD 急性加重、肺性脑病，高二氧化碳及缺氧导致昏迷，危重患者，有机械通气指征，而 COPD 患者常常已经有呼吸肌疲劳，而高流量吸氧会加重二氧化碳潴留加重昏迷。

第四章 支气管哮喘

一、单选题：以下每道试题有五个备选答案，请选择一个最佳答案。

1. 哮喘持续状态有效地药物治疗是
   A. 头孢他啶　　　B. 阿托品
   C. 地塞米松　　　D. 哌替啶
   E. 右旋糖酐

2. 下列不是支气管哮喘症状特点的是
   A. 哮喘在数分钟内发作，持续数小时或数天，经支气管舒张药治疗或自行缓解
   B. 在夜间及凌晨缓解或减轻
   C. 发作性呼吸困难或发作性胸闷和咳嗽
   D. 有时以咳嗽为唯一症状
   E. 严重者被迫采取坐位或呈端坐呼吸

3. 哮喘的本质是
   A. 自身免疫性疾病
   B. 气道慢性炎症
   C. 气道平滑肌可逆性痉挛
   D. 肥大细胞 M 胆碱能受体功能亢进
   E. 气道平滑肌 β_2 受体功能低下

4. 有关气道高反应性的叙述，错误的是
   A. 是哮喘的特征
   B. 激发试验可以检测气道高反应性
   C. 气管对各种刺激呈低度敏感状态
   D. COPD 患者可以有气道高反应性
   E. 气道高反应性受遗传因素的影响

5. 单侧为局限性哮鸣音可见于
   A. 支气管哮喘
   B. 慢性阻塞性肺气肿
   C. 肺炎
   D. 液气胸
   E. 支气管肿瘤或异物

6. 重症支气管哮喘患者行机械通气治疗，下述不正确的是
   A. 容易产生人机对抗，常常需要使用镇静剂和肌松剂
   B. 执行保护性机械通气策略，设置小潮气量（7～10ml/kg）
   C. 为对抗患者存在的内源性 PEEP，可设置低值 PEEP
   D. 吸呼比的设置为 1：1～1：1.5
   E. 合并脑水肿时不应实施可容许性高碳酸血症的通气策略

7. 下列哪项检查最有助于支气管哮喘的诊断
   A. 血气分析
   B. 过敏原试验
   C. 支气管激发试验
   D. 肺通气功能
   E. 胸部 X 线

8. 典型支气管哮喘发作时的临床表现是
   A. 吸气性呼吸困难及双肺哮鸣音
   B. 呼气性呼吸困难及双肺哮鸣音
   C. 混合性呼吸困难及双肺哮鸣音
   D. 混合性呼吸困难及双肺湿啰音
   E. 咳嗽及双肺哮鸣音

9. 支气管哮喘患者，肺功能支气管舒张试验阳性的诊断标准是
   A. FEV_1 增加≥20%，且 FEV_1 增加绝对值≥150ml
   B. FEV_1 增加≥12%，且 FEV_1 增加绝对值≥150ml
   C. FEV_1 增加≥20%，且 FEV_1 增加绝对值≥200ml
   D. FEV_1 增加≥12%，且 FEV_1 增加绝对值≥200ml
   E. FEV_1 增加≥15%，且 FEV_1 增加绝对值≥150ml

10. 支气管哮喘的肺功能异常，主要表现在
    A. 肺活量增加
    B. 最大通气量增加
    C. 第一秒钟用力呼气容积减少
    D. 弥散量下降
    E. 功能残气量减少

11. 支气管哮喘急性发作伴窦性心动过速，不正确的治疗是
    A. 硫酸沙丁胺醇吸入
    B. 鼻导管吸氧
    C. 普萘洛尔口服
    D. 异丙托溴铵吸入
    E. 地塞米松静脉滴注

12. 下列不是哮喘气流受限的机制的是
    A. 支气管黏膜水肿
    B. 肺泡壁破坏
    C. 微小血管渗漏
    D. 支气管平滑肌收缩
    E. 气道壁重建

13. 支气管哮喘发作时的呼吸功能检查，下列哪项不正确
    A. FEV_1 下降
    B. FEV_1/FVC 下降
    C. MMFR 上升
    D. 弥散量下降
    E. 残气量增加

14. 不符合支气管哮喘的是
    A. 肺泡上皮细胞的基底膜薄弱并有缺损
    B. 所有小的及中等的支气管充满了黏稠的分泌物
    C. 支气管收缩引起肺的过度膨胀
    D. 纤毛上皮细胞脱落、基底膜露出
    E. 肺膨胀、肺气肿，黏液栓塞局部肺不张

15. 在哮喘气道炎症反应中，以哪种细胞浸润最为显著
    A. 淋巴细胞
    B. 中性粒细胞
    C. 单核细胞
    D. 嗜碱性粒细胞
    E. 嗜酸性粒细胞

16. 控制支气管哮喘气道炎症的首选药物是
    A. 糖皮质激素
    B. 乙酰半胱氨酸
    C. 抗组胺药物
    D. 抗胆碱药物
    E. β受体激动剂

17. 哮喘发病机制中，下列哪项是错误的
    A. cAMP 水平上升
    B. cGMP 水平上升
    C. β受体功能低下
    D. 迷走神经张力亢进
    E. P 物质增多

18. 关于哮喘的治疗，下列说法中正确的是
    A. 支气管舒张药仅在急性发作时应用
    B. 脱敏治疗可以用于所有有特异质的患者
    C. 发作期和缓解期均需要抗炎治疗
    D. 哮喘急性发作时治疗的关键是应用抗生素
    E. 缓解期不需要抗炎治疗

19. 根据下列哪项可以诊断支气管哮喘
    A. 氨茶碱治疗有效
    B. 双肺布满湿啰音
    C. X 线检查双肺过度充气，透亮度增加
    D. 动脉血气分析有呼吸性酸中毒
    E. 反复发作呼气性呼吸困难伴弥漫性哮鸣音可自行缓解或治疗后缓解

20. 支气管哮喘的治疗措施错误的为
    A. 茶碱作为控制药物效果有限
    B. 未控制的重度哮喘患者可能需要长

期口服糖皮质激素

　　C. 吸入糖皮质激素能减轻哮喘症状，改善呼吸功能，提高生活质量

　　D. 白三烯调节剂为治疗轻度哮喘的控制药物之一，目前常用的为孟鲁司特

　　E. 吸入型长效 β_2 受体激动剂可作为单一治疗药物，当效果不佳时，可以联用 ICS 来控制

21. 下列诊断支气管哮喘的依据中，错误的是

　　A. 有反复发作的支气管哮喘史

　　B. 发作时有呼气性呼吸困难

　　C. 肺部满布哮鸣音

　　D. 支气管扩张药治疗有效

　　E. 发作性吸气性呼吸困难

22. 下列对支气管哮喘最有诊断意义的检查是

　　A. 肺功能呈阻塞性通气道功能障碍

　　B. 支气管舒张试验阳性

　　C. 弥散功能减低

　　D. 痰中找到嗜酸性粒细胞

　　E. 血 IgE 及嗜酸性细胞阳离子蛋白增加

23. 支气管哮喘发作禁用

　　A. 麻黄素　　　　　B. 肾上腺素

　　C. 吗啡　　　　　　D. 氨茶碱

　　E. 沙丁胺醇（舒喘灵）

24. 关于支气管哮喘发作的临床表现，下列哪项不正确

　　A. 强迫端坐位

　　B. 出现严重呼气性呼吸困难

　　C. 呼吸动度增大、呈吸气位

　　D. 语音震颤减弱

　　E. 大汗淋漓伴发绀

25. 在支气管哮喘治疗方案中，对于轻度患者糖皮质激素的用法正确的是

　　A. 大剂量口服

　　B. 小剂量静脉用药

　　C. 小剂量吸入

　　D. 大剂量吸入

　　E. 小剂量口服

26. 患者男，25 岁，发作性干咳 3 月，伴有夜间胸闷，无发热、咯血。查体双肺未闻及干湿啰音。为明确诊断，应首选的检查是

　　A. 心脏彩超

　　B. 支气管舒张试验

　　C. 胸片

　　D. 心电图

　　E. 纤维支气管镜

27. 患者女，31 岁，反复发作性干咳伴胸闷 3 年，多于春季发作，无发热、咯血及夜间阵发性呼吸困难，多次胸片检查无异常，常用抗生素治疗效果不明显。无高血压病史。全身体检无阳性体征。为明确诊断首选的检查是

　　A. 胸部 CT　　　　B. 心脏超声波

　　C. 支气管激发试验　D. 动脉血气分析

　　E. 纤维支气管镜

28. 患者男，45 岁，发作性呼气性呼吸困难 5 年，再发 3 天，伴咳嗽，咳白色泡沫样痰，无咯血、发热。有甲状腺功能亢进症病史 1 年。查体：BP 135/90mmHg，呼气延长，双肺可闻及哮鸣音。发生呼吸困难最可能的机制是

　　A. 大支气管狭窄

　　B. 大支气管梗阻

　　C. 支气管痉挛

　　D. 呼吸面积减少

　　E. 肺泡张力增高

29. 患者女，28 岁，出现心悸，多食，消瘦近半年。经查体及实验检查确诊为

Graves 病。患者幼年时有哮喘史。应禁用的药物是

A. 普萘洛尔 B. 甲硫氧嘧啶

C. 卡比马唑 D. 甲状腺素片

E. 甲巯咪唑

30. 患者女，15 岁，幼年患哮喘，反复发作，缓解期哮鸣音仍未消失，影响体力活动，免修体育课。患者如何选择药物治疗

A. 皮下注射肾上腺素

B. 吸入 β_2 受体激动剂

C. 吸入激素加用长效 β 受体激动剂

D. 吸入异丙托溴铵

E. 静脉滴注氨茶碱

31. 患者男，21 岁，3 天前受凉后"感冒"，症状已好转。1 小时前参加篮球比赛后出现气促。查体：双肺散在哮鸣音，心率 84 次/分。该患者发病最可能的机制是

A. 肺血管阻力增加

B. 心力衰竭

C. 神经调节失衡

D. 气道高反应性

E. 气道重构

32. 患者女，24 岁，有花粉过敏史。昨日吸入花粉后诱发支气管哮喘发作，其可能出现的外周血象为

A. 中性粒细胞增多

B. 淋巴细胞增多

C. 单核细胞增多

D. 嗜酸性粒细胞增多

E. 嗜碱性粒细胞增多

33. 患者 60 岁，突发呼吸困难，两肺哮鸣音，查体心脏不大。可选用的较为合理的药物是

A. 呋塞米 B. 地西泮

C. 吗啡   D. 毛花苷丙

E. 氨茶碱

34. 患者 40 岁，支气管哮喘发作 2 天，大汗，发绀，端坐呼吸，有奇脉。应用糖皮质激素应选用

A. 大剂量静脉注射或滴注

B. 大剂量吸入

C. 小剂量长疗程

D. 小剂量逐渐递增

E. 小剂量口服

35. 患者男，45 岁，有支气管哮喘病史 20 余年，不规则使用药物治疗。给予肺功能检查示：FEV_1 在 60% ~ 80% 预计值之间，PEF 变异率 > 30%。该患者的病情评估为

A. 间歇发作 B. 轻度持续

C. 中度持续 D. 重度持续

E. 极重度持续

36. 患者男，45 岁，反复发作性咳嗽、咳痰、胸闷气喘 8 年，伴低热，乏力。为鉴别支气管哮喘或 COPD，最主要的肺相关检查项目是

A. 肺总量

B. 支气管舒张试验

C. 每分通气量

D. 最高呼吸流速

E. 肺活量

二、共用题干单选题：以下提供若干个案例，每个案例下设若干道试题，每道试题有五个备选答案，请选择一个最佳答案。

(37 ~ 39 题共用题干)

患者女，25 岁，反复喘息发作 2 年，确诊为支气管哮喘。既往无类似病史。

37. 该患者最重要的病理生理改变应为

A. 支气管黏膜杯状细胞显著增生

B. 支气管黏膜广泛中性粒细胞浸润

C. 支气管黏膜充血水肿

D. 支气管黏膜慢性炎症

E. 支气管平滑肌痉挛

38. 以下病史和该患者哮喘发病关系不大的是

    A. 患者曾行皮肤过敏原试验，提示花粉过敏

    B. 其父患湿疹多年

    C. 其祖母有过敏性鼻炎病史

    D. 患者儿时曾患麻疹肺炎

    E. 患者2年前从西北地区到南方工作

39. 有关该患者疾病特征最重要的是

    A. 气道高反应性

    B. 迟发型变态反应

    C. 速发型变态反应

    D. 阻塞性通气功能障碍

    E. 不完全可逆的气流阻塞

(40~42题共用题干)

    患者男，55岁，咳嗽5年余，近来加重，咳少量脓痰，伴发热。胸片显示双肺纹理增多，以右下肺显著。

40. 首先考虑的诊断是

    A. 肺脓肿

    B. 肺结核

    C. 慢性支气管炎急性发作

    D. 支气管炎

    E. 支气管肺炎

41. 该病加重的主要因素为

    A. 感染   B. 心功能不全

    C. 依从性不佳   D. 过敏

    E. 吸入刺激性气体

42. 治疗应首选

    A. 止咳、化痰

    B. 解痉、止血

    C. 手术治疗

    D. 适当的抗菌药物

    E. 抗结核治疗

(43~45题共用题干)

    患者男，56岁，近1周来"上呼吸道感染"后出现呼吸困难，夜间为著，可逐渐自行缓解，白天症状不明显。既往高血压病史10年，血压控制欠满意；已戒烟10年；过敏性鼻炎病史5年。门诊心肺检查及胸部X线片未见异常，行超声心动图检查未见异常。

43. 该患者首先考虑的诊断是

    A. 慢性阻塞性肺疾病

    B. 支气管哮喘

    C. 心力衰竭

    D. 睡眠呼吸暂停综合征

    E. 冠心病

44. 为明确诊断首先采取的检查是

    A. 肺功能

    B. 睡眠呼吸检测

    C. 胸部CT

    D. 动脉血气分析

    E. 冠状动脉CT血管造影术

45. 该患者入院后仍间断发作憋气，在进行检查和临床观察时应特别关注的是

    A. 症状缓解时的活动耐力

    B. 上呼吸道检查

    C. 血压波动情况

    D. 发作时心肺体征

    E. 有无杵状指

(46~49题共用题干)

    患者男，25岁，3年前呼吸道感染后出现咳嗽、胸闷，治疗后好转。此后每次上感后或接触有机粉尘后反复发作，并伴喘鸣，应用抗炎药物及支气管舒张药物后缓解，2天前再次发作。查体：呼吸28次/分，血压110/75mmHg，体温37.4℃。口唇轻度发绀，两肺叩诊过清音，可闻及哮鸣音，心率120次/分，律齐。

46. 最可能的诊断是

A. 变态反应性肺浸润

B. 支气管哮喘急性发作

C. 支气管肺癌

D. 喘息型支气管炎

E. 嗜酸性粒细胞性支气管炎

47. 做下列哪项检查对该患者的诊断最有意义

A. 支气管激发试验或舒张试验

B. 胸部 X 线检查

C. 血气分析

D. 血常规检查

E. 纤维支气管镜检查

48. 此患者最可能出现的检查结果是

A. 限制性通气功能障碍

B. 阻塞性通气功能障碍伴肺气肿

C. 阻塞性通气障碍

D. 弥散功能障碍

E. 混合性通气障碍

49. 针对该患者，下列治疗方式中不宜应用的是

A. 糖皮质激素

B. 尽快脱离过敏原

C. 氧疗，必要时给予机械通气治疗

D. 抗生素

E. β_2 受体激动剂

（50~52 题共用题干）

患者男，18 岁，反复发作阵发性干咳 2 年，寒冷天气发作更频。今天发作时频频干咳，呼气时可闻干啰音，肺功能 $FEV_1/FVC = 60\%$，IgE 水平增高。

50. 最可能的诊断是

A. 支气管扩张

B. 肺结核

C. 慢性支气管炎

D. 支气管哮喘

E. 支气管内膜结核

51. 为明确诊断可采用的检查措施是

A. 肺功能弥散试验

B. 胸部 X 线照片

C. 血气分析

D. 支气管舒张试验

E. 纤维支气管镜检查

52. 下列治疗较为合适的是

A. 氨茶碱＋皮质激素

B. 沙丁胺醇、倍氯米松气雾吸入

C. 抗生素＋色甘酸钠

D. 色甘酸钠＋倍氯米松气管吸入

E. 氧疗＋氨茶碱

（53~55 题共用题干）

患者男，40 岁，咳嗽、咳痰 5 年，冬季为重。2 天前咳嗽加重，咳黄色脓痰。查体：双肺可闻干、湿啰音，WBC $13 \times 10^9/L$，X 线胸片未见异常。

53. 该患者的诊断是

A. 支气管哮喘发作期

B. 支气管哮喘缓解期

C. 慢性支气管炎急性发作期

D. 慢性支气管炎临床缓解期

E. 慢性支气管炎迁延期

54. 该患者做 X 线胸片的目的是

A. 了解病情变化

B. 确定诊断

C. 指导治疗及判断疗效

D. 鉴别诊断及观察有无并发症

E. 判定预后

55. 最主要的治疗措施是

A. 低流量吸氧

B. 选用有效抗生素控制感染

C. 止咳祛痰

D. 糖皮质激素治疗

E. 应用药物增强免疫功能

(56～57题共用题干)

患者男，72岁，哮喘史40年，近5年来发生双下肢水肿，1周来哮喘加重，咳黄痰，1天中白天嗜睡，夜间失眠。

56. 下列在支气管哮喘的诊断中最有意义的是
    A. 胸部X线片检查
    B. 血常规检查
    C. 临床症状和体征
    D. 血气分析
    E. 支气管激发试验或舒张试验

57. 下列检查对明确诊断有意义的是
    A. 动脉血气分析　　B. 心电图
    C. 脑电图　　　　　D. 脑血流图
    E. 超声心动图

(58～60题共用题干)

患者男，45岁，反复发生夜间呼吸困难1个月，加重1天就诊。查体：血压180/110mmHg，呼吸急促，双肺散在哮鸣音，双肺底细湿啰音，心率130次/分。

58. 此患者最需鉴别的是
    A. 慢性支气管炎还是急性支气管炎
    B. 肺源性心脏病还是冠心病
    C. 支气管哮喘还是心源性哮喘
    D. 双肺炎症还是肺间质纤维化
    E. 左心衰竭还是ARDS

59. 在没有确诊情况下，不宜应用的药物是
    A. 氨溴索　　　　　B. 氨茶碱
    C. 呋塞米　　　　　D. 吗啡
    E. 糖皮质激素

60. 如无法在短期内做出鉴别又急需尽快缓解呼吸困难，可选用
    A. 吗啡　　　　　　B. 氨茶碱
    C. 强的松（泼尼松）D. 痰液稀释剂
    E. 止咳糖浆

(61～64题共用题干)

患者男，21岁，15岁起每年春秋季反复出现喘息发作、咳嗽，应用抗生素、糖皮质激素吸入有效，近2个月发作频繁，经常夜间发作，2天前闻油烟后又发生喘息。查体：大汗淋漓，口唇发绀，脉搏细速，心率126次/分，BP 165/100mmHg，T 37.6℃，双肺可闻及广泛哮鸣音。

61. 此患者最可能的诊断是
    A. 慢性支气管炎喘息型
    B. 支气管哮喘急性发作期
    C. 心源性哮喘
    D. 过敏性肺炎
    E. 急性支气管炎

62. 为对该患者的病情作出评估，应立即做的化验检查是
    A. 血清IgE测定　　B. 血电解质测定
    C. 血常规　　　　　D. 胸部CT
    E. 动脉血气分析

63. 如果动脉血气分析呈呼吸性酸中毒，进一步处理应当是
    A. 补充碱性药物，纠正酸中毒
    B. 应用镇静剂
    C. 予支气管扩张剂，纠正缺氧
    D. 应用呼吸兴奋剂
    E. 不予处理

64. 经系统治疗后患者好转准备出院，以下不在出院医嘱范围内的是
    A. 避免接触过敏原
    B. 适当锻炼，增强免疫力
    C. 规律吸入糖皮质激素及β₂受体激动剂
    D. 只需按需吸入β₂受体激动剂
    E. 3个月后复诊，调整用药

(65～66题共用题干)

患者女，30岁，反复发作性呼吸困难、胸闷2年，3天前受凉后咳嗽，咳少

量脓痰，接着出现呼吸困难、胸闷，并逐渐加重。查体：无发绀，双肺广泛哮鸣音，肺底部有湿啰音。

65. 表明气道阻塞具有可逆性的是
    A. 一秒钟用力呼气容积（FEV_1）<60%
    B. 最大呼气流量（PEF）<60%
    C. 吸入沙丁胺醇后 FEV_1 增加率≥15%
    D. 吸入二丙酸倍氯米松后 FEV_1 增加率>15%
    E. 支气管激发试验阳性

66. 最可能的诊断为
    A. 肺癌
    B. 内源性支气管哮喘
    C. 慢性支气管炎
    D. 慢性阻塞性肺疾病（COPD）
    E. 心源性哮喘

（67~69 题共用题干）

患者男，54 岁，自幼起出现咳嗽、咳痰、喘息，多为受凉后发作，静脉滴注"青霉素"可缓解，10~25 岁无发作，25 岁时严重发作 1 次，发作时大汗淋漓、周身发紫、端坐不能平卧，肺部可闻及哮鸣音，静脉滴入"茶碱，地塞米松"完全缓解。此后反复出现夜间轻微喘息，每周发作 3 次以上，不能入睡，PEF 变异率为 35%。查体：双肺听诊未闻及干湿啰音，心率 89 次/分。

67. 最可能的诊断是
    A. 支气管哮喘急性发作期
    B. 支气管哮喘非急性发作期
    C. 先天性心脏病急性左心衰
    D. 肺源性心脏病，心功能不全
    E. 慢性支气管炎急性发作

68. 根据病情程度选择药物治疗的最佳方案是
    A. 每天吸入氨茶碱 + 静脉滴注 β_2 受体激动剂

B. 每天雾化吸入 β_2 受体激动剂 + 静脉滴注氨茶碱
    C. 每天雾化吸入抗胆碱药 + 口服 β_2 受体激动剂
    D. 每天吸入糖皮质激素 + 吸入 β_2 受体激动剂
    E. 每天定量吸入糖皮质激素 + 静脉滴注 β_2 受体激动剂

69. 为提高疗效，减少复发，教育患者需掌握
    A. 正确使用气雾剂的方法
    B. 哮喘患者不发作可不用药
    C. 抗感染药治疗可根治哮喘
    D. 哮喘患者不发作不能使用激素
    E. 哮喘患者需长期使用 β_2 受体激动剂

（70~72 题共用题干）

患者男，20 岁，反复发作呼吸困难、胸闷、咳嗽 5 年，每年春季发作，可自行缓解，此次发作 1 天症状仍继续加重而来就诊。查体：双肺满布哮鸣音，心率 82 次/分，律齐，无杂音。

70. 该患者应首先考虑的诊断为
    A. 慢性支气管炎
    B. 阻塞性肺气肿
    C. 心源性哮喘
    D. 支气管哮喘
    E. 慢性支气管炎并发肺气肿

71. 对该患者的治疗应选用
    A. β_2 受体激动剂
    B. β_2 受体阻断剂
    C. 抗生素类药物
    D. α 受体阻断剂
    E. β_1 受体激动剂

72. 入院后给予足量沙丁胺醇和异丙托溴铵治疗 1 天多病情仍无好转，呼吸困难严重，口唇发绀。此时应采取措

施是

A. 大剂量二丙酸倍氯米松气雾吸入

B. 静脉滴注第三代头孢菌素

C. 原有药物加大剂量再用 24 小时

D. 应用琥珀酸氢化可的松静脉滴注

E. 静脉滴注 5% 碳酸氢钠

(73~74 题共用题干)

患者男，30 岁，呼吸困难 2 天就诊，发病前有鼻痒，喷嚏。继往有类似病史。查体：呼吸 20 次/分，双肺闻及呼气末哮鸣音，心率 96 次/分，律齐。

73. 最可能的诊断是

A. 心源性哮喘

B. 上呼吸道感染

C. 大叶性肺炎

D. 支气管哮喘

E. 喘息型支气管炎

74. 动脉血气分析示 $PaCO_2$ 38mmHg，PaO_2 96mmHg，pH 7.39。根据临床表现和血气分析结果，其病情程度分级为

A. 轻度　　　　B. 中度

C. 危重度　　　D. 重度

E. 不能确定为哪一级

(75~77 题共用题干)

患者男，37 岁，发作性咳嗽、咳痰、喘息 7 年余，加重 20 小时。吸烟 10 年，每日约 10 支。既往有海鲜过敏史。查体：双肺可闻及多量哮鸣音。

75. 最可能的诊断是

A. 支气管肺癌　　B. 支气管哮喘

C. 喘息型肺气肿　D. 支气管扩张

E. 左心衰竭

76. 为确诊为该诊断，最需做的检查是

A. 血常规

B. 胸部高分辨 CT

C. 痰培养 + 药敏

D. 肺通气功能和支气管舒张试验

E. 支气管激发试验

77. 为缓解患者的症状，首选的治疗方法是

A. 静脉滴注广谱抗生素

B. 持续低流量吸氧

C. 吸入糖皮质激素

D. 吸入 β_2 受体激动剂

E. 静脉滴注氨茶碱

(78~80 题共用题干)

患者男，19 岁，用油漆刷墙后发生喘息 1 天，伴轻咳、咳少量黏白痰，有过敏性鼻炎病史 2 年。

78. 最可能的诊断为

A. 急性支气管炎

B. 急性左心衰竭

C. 支气管哮喘急性发作

D. 慢性支气管炎急性发作

E. 大叶性肺炎

79. 查体时最可能发现的体征是

A. 两肺广泛湿啰音

B. 两肺广泛哮鸣音

C. 右肺散在小水泡音

D. 双下肺叩诊过清音

E. 双肺呼吸音增强

80. 治疗首先选择

A. 应用肾上腺素

B. 口服或静脉滴注敏感抗生素

C. 吸入 β_2 受体激动剂

D. 抗凝治疗

E. 强心、利尿

三、案例分析题：为不定项选择题，试题由一个病历和多个问题组成。每个问题有六个及以上备选答案，选对 1 个给 1 个得分点，选错 1 个扣 1 个得分点，直扣至得分为 0。

(81～87题共用题干)

患者男，30岁，反复发作性喘息6年，再发3天来诊。查体：患者神志清楚，呼吸急促，呼吸频率24次/分，双肺可闻及以呼气相为主哮鸣音，心率110次/分，律齐，无杂音。

81. 首先考虑的诊断是
    A. 支气管扩张
    B. 支气管哮喘
    C. 慢性支气管炎急性发作
    D. 阻塞性肺气肿
    E. 过敏性肺泡炎
    F. 慢性阻塞性肺疾病

82. 支持该诊断的是
    A. 吸入支气管舒张剂后，FEV_1/FVC <70%
    B. 吸入支气管舒张剂后，FEV_1较用药前增加12%或以上，且绝对值增加200毫升或以上
    C. PEF周变异率 >20%
    D. 平均每日PEF昼夜变异率 >10%
    E. 用力肺活量增加
    F. 肺总量减少
    G. 残气占肺总量百分比下降

83. 为评价患者病情严重程度，可行下列哪些检查
    A. 支气管激发试验
    B. 皮肤过敏原测试
    C. 呼气峰流速测定
    D. 脉率
    E. 动脉血气分析
    F. 心电图
    G. 胸片

84. 下列属于缓解患者喘息症状，但不属于控制患者病情的药物有
    A. 沙丁胺醇　　　　B. 异丙托溴铵
    C. 布地奈德　　　　D. 孟鲁司特

E. 氨茶碱　　　　　F. 酮替芬
G. 氟替卡松

85. 若应用足量解痉平喘药和糖皮质激素等治疗2天，病情仍无好转，患者呼吸浅快、神志不清，PaO_2 50mmHg，$PaCO_2$ 80mmHg。此时应采取的救助措施为
    A. 高浓度吸氧
    B. 应用呼吸兴奋剂
    C. 纠正水电解质和酸碱平衡紊乱
    D. 联合应用广谱抗生素静脉滴注
    E. 气管插管机械通气
    F. 静脉推注纳洛酮促进苏醒

86. 经过上述治疗后，患者曾病情好转，神志转清、氧饱和度维持在96%以上，病程中出现发热，气道脓性分泌物增多，床旁胸片示右肺斑片影，患者可能有下列哪种并发症存在
    A. 急性肺水肿
    B. 纵隔气肿
    C. 呼吸机相关性肺炎
    D. 胸腔积液
    E. 右肺不张
    F. 急性肺栓塞

87. 为了提高疗效，减少复发，教育患者需掌握
    A. 知道什么情况下应去医院就医
    B. 正确使用气雾剂的方法
    C. 哮喘患者不发作可不用药
    D. 糖皮质激素可根治哮喘
    E. 哮喘患者可长期使用 β_2 受体激动剂
    F. 症状缓解后即可停药

🔍 参考答案与解析

1. C　　2. B　　3. B　　4. C　　5. E　　6. D
7. C　　8. B　　9. D　　10. C　　11. C　　12. B
13. C　　14. A　　15. E　　16. A　　17. A　　18. C

19. E　20. E　21. E　22. B　23. C　24. C
25. C　26. B　27. C　28. C　29. A　30. C
31. D　32. D　33. E　34. A　35. C　36. B
37. D　38. D　39. A　40. C　41. A　42. D
43. B　44. A　45. C　46. D　47. B　48. C
49. D　50. D　51. D　52. B　53. C　54. D
55. B　56. E　57. A　58. C　59. D　60. B
61. B　62. E　63. C　64. D　65. C　66. B
67. B　68. D　69. A　70. C　71. A　72. D
73. D　74. A　75. B　76. D　77. D　78. C
79. B　80. C　81. B　82. BCD　83. CDE
84. ABE　85. E　86. C　87. AB

1. C。**解析**：治疗哮喘药物：①缓解哮喘发作，主要作用为舒张支气管，包括 β_2 受体激动剂、抗胆碱药、茶碱药；②治疗哮喘的气道炎症，包括糖皮质激素、白三烯调节剂、色甘酸钠及尼多酸钠等。糖皮质激素是当前控制哮喘发作最有效的药物。

4. C。**解析**：哮喘患者的神经－受体失调，α、M_1、M_3 和 P 物质受体等功能增强，而 β_2、M_2 和血管活性肠肽（VIP）受体功能不足，使哮喘患者的气道对各种免疫和物理、化学刺激因子呈高反应性。

5. E。**解析**：支气管内肿瘤或异物较大时，肺部听诊可闻及局限性哮鸣音，支气管哮喘、慢性阻塞性肺气肿急性发作时，双肺可闻及弥漫呼气性哮鸣音，肺炎常可闻及吸气末固定性湿啰音，液气胸体检示胸腔积液和气胸的体征。

6. D。**解析**：重症哮喘时肺内过度充气，故此时吸呼比需要比常规吸呼比值（$1:1 \sim 1:1.5$）要小。

7. C。**解析**：支气管激发试验是支气管哮喘症状不典型时的诊断标准之一。

9. D。**解析**：支气管舒张试验阳性（经吸入 β_2 受体激动剂后，FEV_1 增加 $\geq 12\%$，且 FEV_1 增加绝对值 $\geq 200ml$）。

10. C。**解析**：支气管哮喘发作时，肺活量减少，最大通气量下降，功能残气量增加都是第一秒钟用力呼气容积减少引起的。弥散量主要取决于肺泡与毛细血管中的氧和二氧化碳通过肺泡－毛细血管壁膜进行气体交换的过程，而哮喘患者主要是气道的梗阻，弥散量几乎不受影响。

16. A。**解析**：由于哮喘的病理基础是慢性非特异性炎症，糖皮质激素是当前控制哮喘发作的首选药。

17. A。**解析**：支气管受复杂的自主神经支配，哮喘与 β 受体功能低下和迷走神经张力亢进有关。由感觉神经末梢释放的 P 物质、降钙素基因相关肽、神经激肽 A 等可导致神经源性炎症，该炎症能通过局部轴突反射释放感觉神经肽而引起哮喘发作。哮喘患儿 cGMP 表达亢进，cAMP 表达不足。cAMP/cGMP 平衡失调，可作为监测和指导哮喘治疗的生化指标。

18. C。**解析**：哮喘是一种气道慢性炎症，并具有气道高反应性的特征，需要长期抗炎治疗；支气管扩张药与糖皮质激素并用，有协同作用，且能减少激素类药物的用量；特异性免疫治疗适用于有明显的诱因，通常伴有变应性鼻炎、特异性 IgE 抗体增高而常规治疗不满意者，或有季节性哮喘发作患者，或常规治疗虽有效，但由于无法避免接触变应原而常有发作者；对食物和药物过敏者一般不做特异性免疫治疗。

19. E。**解析**：支气管哮喘根据临床表现、临床分期及检查应作出确诊。典型的支气管哮喘出现反复发作的胸闷、气喘及呼吸困难、咳嗽等症状。在发作前常有鼻塞、打喷嚏、眼痒等先兆症状，发作严重者可短时间内出现严重呼吸困难、低氧血症。有时咳嗽为唯一症状（咳嗽变异型哮喘）。在夜间或凌晨发作和加重是哮喘的特征之一。哮喘症状可在数分钟内发作。有些症状轻重可自行缓解，但大部分需积极处理。发作时出现两肺散在、弥漫分布的呼气相哮鸣音，呼气相延长，有时吸气、呼气相均有干啰音。严重发作时可出现呼吸音低下，哮鸣音消失，临床上称为"静止肺"，预示着病情危重，随时会出现呼吸骤停。

20. E。**解析：** 吸入型长效 β_2 受体激动剂因为不能减轻哮喘的气道炎症，故不作为单一治疗药物。

21. E。**解析：** 典型支气管哮喘发作时最主要的临床表现为呼气性呼吸困难，双肺布满哮鸣音。吸气性呼吸困难为喉、气管与大支气管狭窄与阻塞所致，不是支气管哮喘的表现。

22. B。**解析：** 支气管哮喘诊断依据：①反复发作的喘息、气急、胸闷或咳嗽，多有诱因。②发作时散在或双肺弥漫性哮鸣音，以呼气相为主，呼气相延长。③治疗后症状可缓解或自行缓解。④症状不典型者至少应有以下一项阳性：支气管激发试验或运动试验阳性；PEF 平均每日昼夜变异率 >10%，或 PEF 周变异率 >20%。

23. C。**解析：** 由于吗啡能抑制呼吸及抑制咳嗽反射以及释放组胺而致支气管收缩，故禁用于支气管哮喘及肺源性心脏病患者。

24. C。**解析：** 支气管哮喘发作时可出现严重的呼气性呼吸困难，被迫采取坐位或端坐位，呼吸辅助肌参与呼吸，严重者大汗淋漓伴发绀。呼吸动度变小，呈吸气位。由于多数并发肺气肿，故语音震颤减弱。

25. C。**解析：** 吸入型糖皮质激素是最有效的抗炎药物，能减轻哮喘症状，改善肺功能，提高生活质量，降低死亡率。大

剂量糖皮质激素吸入可能会引发全身不良反应，故一般选择小剂量吸入。

26. B。**解析：** ①支气管哮喘表现为发作性呼气性呼吸困难、胸闷或咳嗽，多于夜间或凌晨发作，可自行缓解。在发作间隙期，无任何症状和体征。结合病史及临床表现，本例可诊断为支气管哮喘，确诊时应首选支气管舒张试验或激发试验；②心脏彩超、心电图检查均为心脏检查，不能确诊支气管哮喘。由于支气管哮喘病变具有可逆性，因此胸片检查常阴性。哮喘发作主要是细小支气管痉挛所致，用于大支气管检查的纤支镜对其诊断无帮助。

27. C。**解析：** ①支气管哮喘表现为发作性呼吸困难、胸闷、咳嗽，多数患者可自行缓解或经治疗后缓解，发作间隙期检查阴性。本例应考虑支气管哮喘。为明确诊断，应首选支气管舒张试验或激发试验。若支气管激发试验阳性可确诊；②胸部 CT 为影像学检查，在哮喘者为阴性。心脏超声检查对确诊哮喘无帮助。动脉血气分析可用于了解哮喘患者的酸碱失调情况。纤维支气管镜主要用于检查气管、大支气管病变。

28. C。**解析：** ①患者发作性呼气性呼吸困难 5 年，双肺哮鸣音，可诊断为支气管哮喘，其呼气性呼吸困难主要是细小支气管痉挛所致。②大支气管狭窄、大支气管梗阻主要导致吸气性呼吸困难。呼吸面积减少、肺泡张力增高主要见于 COPD。

29. A。**解析：** 哮喘患者禁用普萘洛尔，因该药为 β 受体阻断剂，会增加哮喘患者的气道高反应性。

30. C。**解析：** 近年来推荐联合吸入糖皮质激素和长效 β_2 受体激动剂治疗哮喘。这两者具有协同的抗炎和平喘作用，可获得相当于（或优于）应用加倍剂量吸入型糖皮质激素时的疗效，并可增加患者的依

从性、减少较大剂量糖皮质激素引起的不良反应，尤其适合于中、重度持续哮喘患者的长期治疗。

31. D。**解析**：青年患者，运动后气促，双肺哮鸣音，心率正常，应考虑为支气管哮喘（运动性哮喘），而不是急性左心衰竭引起的肺水肿。CDE 都是支气管哮喘的发病机制，其中气道高反应性是哮喘的基本特征，有症状的哮喘患者几乎都存在 AHR。

36. B。**解析**：对于支气管哮喘临床表现不典型者（如无明显喘息或体征），支气管舒张试验阳性可作为诊断依据之一，阳性提示存在可逆性的气道阻塞。

56. E。**解析**：对于有典型症状和体征的患者，除外其他疾病引起的喘息、气急、胸闷和咳嗽后，可作出临床诊断；对不典型病例，应作支气管舒张或激发试验，阳性者可确诊。支气管哮喘诊断的金标准是支气管舒张或激发试验阳性。

61. B。**解析**：患者为年轻男性，春秋季反复发作性喘息，此次闻油烟味后再次发作，双肺可闻广泛哮鸣音，考虑支气管哮喘急性发作。

62. E。**解析**：哮喘严重发作时可有缺氧，PaO_2 降低，由于过度通气可使 $PaCO_2$ 下降，pH 上升，表现呼吸性碱中毒，若重症哮喘，病情进一步发展，气道阻塞严重，可有缺氧及 $PaCO_2$ 潴留，$PaCO_2$ 上升，表现呼吸性酸中毒。

63. C。**解析**：治疗上应积极纠正缺氧，应用支气管扩张剂缓解气道痉挛。

64. D。**解析**：根据患者症状体征，发作频率，考虑患者为重度未控制的支气管哮喘，出院后应规律吸入糖皮质激素及 β_2 受体激动剂，脱离过敏原，增强免疫力，定期复诊调整用药。

70. D。**解析**：该患者具有哮喘的典型症状（如反复发作呼吸困难、胸闷、咳嗽）及双肺满布哮鸣音，首先考虑的诊断为支气管哮喘。

71. A。**解析**：β_2 受体激动剂有迅速松弛支气管平滑肌的作用，还具有一定的抗气道炎症，增强黏膜纤毛功能的作用，是控制症状的首选药。

72. D。**解析**：当效果不佳时可以加用糖皮质激素。糖皮质激素是当前控制哮喘最有效的抗炎药物。

75. B。**解析**：支气管哮喘是由多种细胞特别是肥大细胞、嗜酸性粒细胞和 T 淋巴细胞参与的慢性气道炎症；在易感者中此种炎症可引起反复发作的喘息、气促、胸闷和咳嗽等症状，多在夜间或凌晨发生；此类症状常伴有广泛而多变的呼气流速受限，但可部分地自然缓解或经治疗缓解；此种症状还伴有气道对多种刺激因子反应性增高。

76. D。**解析**：在哮喘发作时，由于呼气流速受限，表现为第一秒用力呼气量（FEV_1），一秒率（FEV_1/FVC）、最大呼气中期流速（MMER）、呼出 50% 与 75% 肺活量时的最大呼气流量（MEF 50% 与 MEF 75%）以及呼气峰值流量（PEFR）均减少。可有用力肺活量减少、残气量增加、功能残气量和肺总量增加，残气占肺总量百分比增高。

77. D。**解析**：β_2 受体激动剂通过对气道平滑肌和肥大细胞膜表面的 β_2 受体的兴奋，舒张气道平滑肌、减少肥大细胞和嗜碱性粒细胞脱颗粒和介质的释放、降低微血管的通透性、增加气道上皮纤毛的摆动，从而缓解哮喘的症状。

78. C。**解析**：该患者有过敏体质，现接触非特异性刺激物后出现喘息，首先考虑过敏所致哮喘。肺部听诊时哮鸣音为主要表现。

79. B。**解析：** 过敏所致哮喘肺部听诊时，哮鸣音为主要表现。

80. C。**解析：** 患者考虑为支气管哮喘，急性发作期的首选治疗为吸入 β2 受体激动剂，如沙丁胺醇、特布他林，可迅速缓解症状。

81. B。**解析：** 支气管哮喘的诊断标准：①反复发作喘息、气急或咳嗽。②发作时双肺可闻及以呼气相为主的哮鸣音。③上述症状可治疗缓解或自行缓解。④除外其他疾病引起的喘息、气急和咳嗽。⑤临床表现不典型者应有下列三项中至少一项阳性：支气管激发试验或运动试验阳性；支气管舒张试验阳性；平均每日 PEF 昼夜变异率 > 10% 或 PEF 周变异率 > 20%。

82. BCD。**解析：** 支气管舒张试验阳性是指吸入支气管舒张剂后，FEV_1 较用药前增加 12% 或以上，且绝对值增加 200 毫升或以上。平均每日 PEF 昼夜变异率 > 10% 或 PEF 周变异率 > 20%，舒张试验阳性均支持哮喘的诊断。

83. CDE。**解析：** 血气分析可判断是否出现低氧血症、高碳酸血症、酸碱平衡失调及呼吸衰竭的类型。血气分析的结果、脉率及使用 $β_2$ 激动剂后呼气峰流速测定被用于哮喘急性发作的病情严重度的分级。

84. ABE。**解析：** 缓解哮喘发作的药物有 $β_2$ 受体激动剂，抗胆碱能药物，茶碱类药物。控制或预防哮喘发作的药物有糖皮质激素，LT 调节剂，其他药物如酮替芬和新一代组胺受体阻断剂。

85. E。**解析：** 危重症哮喘患者如病情恶化缺氧不能纠正，二氧化碳潴留时，需进行机械通气。

86. C。**解析：** 呼吸机相关性肺炎是有创机械通气的一种并发症，属于院内获得性肺炎。

第五章　慢性呼吸衰竭

一、单选题：以下每道试题有五个备选答案，请选择一个最佳答案。

1. 下述哪项是酸碱平衡中反映呼吸性因素的指标
   - A. SB
   - B. PaO_2
   - C. AG
   - D. $PaCO_2$
   - E. BE

2. 有关通气/血流比例，下列哪项是错误的
   - A. 通气/血流比值大于0.8，导致无效通气
   - B. 肺泡通气量约4L/min
   - C. 肺血流量约5L/min
   - D. 通气/血流比例失调可以引起 CO_2 潴留
   - E. 通气/血流比值小于0.8，形成动静脉分流

3. 以下为Ⅱ型呼吸衰竭发生主要原因的是
   - A. 肺泡通气量下降
   - B. 弥散功能障碍
   - C. 肺动－静脉样分流
   - D. 通气血流比例失衡
   - E. 呼吸运动受限

4. 患者女，62岁，反复咳嗽、咳痰15年，发热伴神志不清1天。查体：T 38℃，神志不清，口唇发绀，双肺叩诊过清音，散在干湿啰音，心率120次/分，无杂音，神经系统检查无阳性体征。为明确昏迷的原因，首先应检查
   - A. 胸部 X 线
   - B. 血白细胞计数
   - C. 动脉血气分析
   - D. 肝、肾功能测定
   - E. 脑脊液检查

5. 患者男，58岁，因肺源性心脏病、呼吸衰竭入院。入院查体神志清晰，血气分析：PaO_2 30mmHg，$PaCO_2$ 60mmHg。吸氧后神志不清，血气分析：PaO_2 70mmHg，$PaCO_2$ 80mmHg。该患者病情恶化的原因最可能的是
   - A. 感染加重
   - B. 气道阻力增加
   - C. 氧疗不当
   - D. 心力衰竭加重
   - E. 周围循环衰竭

6. 患者男，35岁，慢性呼吸衰竭患者，近1周病情加重，肺部啰音增多，经治疗后，病情好转，但不能改善的是
   - A. 神经精神症状
   - B. 心律失常
   - C. 肺气肿
   - D. 蛋白尿
   - E. ALT 升高，黄疸

二、案例分析题：为不定项选择题，试题由一个病历和多个问题组成。每个问题有六个及以上备选答案，选对1个给1个得分点，选错1个扣1个得分点，直扣至得分为0。

（7～12题共用题干）

患者女，61岁，慢性咳喘20年。近5年来动则气急，3天前"感冒"自服"感冒通"后热退，但气急、咳嗽加重，昨夜因失眠服地西泮（安定）后入睡，今晨家人见其呼之不应，送来急诊。体检见神志恍惚，呼吸浅速，频率28次/分，发绀明显。两肺散在干湿啰音。提示：呼吸空气条件下动脉血气分析示 pH 7.40，$PaCO_2$ 80mmHg，PaO_2 40mmHg。

7. 该患者为何种呼吸衰竭
   - A. Ⅱ型呼吸衰竭
   - B. Ⅰ型呼吸衰竭
   - C. 急性呼吸衰竭
   - D. 慢性呼吸衰竭
   - E. 泵衰竭
   - F. 肺衰竭

8. 提示：呼吸空气条件下动脉血气分析：

pH 7.40，$PaCO_2$ 80mmHg，HCO_3^- 48mmol/L，PaO_2 40mmHg。其酸碱紊乱类型属于

A. 代偿性呼吸性酸中毒

B. 呼吸性酸中毒合并代谢性碱中毒

C. 复合性酸中毒

D. 呼吸性酸中毒型三重紊乱（呼吸性酸中毒加代谢性酸中毒合并代谢性碱中毒）

E. 呼吸性碱中毒型三重紊乱（呼吸性碱中毒加代谢性酸中毒合并代谢性碱中毒）

F. 复合性碱中毒

9. 该患者氧疗必须是

A. 面罩吸氧，氧浓度以不超过 50% 为宜

B. 间歇吸氧联合呼吸兴奋剂静脉滴注

C. 低流量（低浓度）持续吸氧

D. 高压氧舱

E. 氧浓度以将 PaO_2 提高至 90mmHg 所需浓度为宜

F. 高流量间断吸氧

10. 提示：患者入院后给予持续低流量吸氧 2L/min。强调低流量（浓度）氧疗是为了

A. 避免氧中毒

B. 避免"吸收性"肺不张

C. 避免 CO_2 潴留加重

D. 避免氧气浪费

E. 利用氧离曲线特点在陡直部分增加少许氧分压即可使氧饱和度有较大幅度提高

F. 缺氧时组织氧提取增加

G. 氧离曲线右移、P_{50} 增加

H. 缺氧时血红蛋白代偿性增加

I. 缺氧时心输出量增加，氧输送量提高

11. 除氧疗外，需要下列哪些抢救治疗措施

A. 气管插管、辅助机械通气

B. 试用中枢兴奋剂和呼吸兴奋剂，观察神志情况及 $PaCO_2$ 改善情况

C. 病因治疗：积极控制感染

D. 舒张支气管，降低气道阻力

E. 纠正酸碱失衡，改善呼吸肌肌力

F. 唤醒神志，改善咳嗽排痰功能

G. 营养支持，保证患者能量和热量的需要

12. 提示：如果患者接受机械通气治疗，病情一度改善。但患者突然出现与呼吸机不协调的情况，气急、发绀和躁动不安，监测肺动态顺应性降低。病情恶化原因是

A. 气道分泌物阻塞

B. 并发气压伤气胸

C. 心输出量减少

D. 肺不张

E. 呼吸机引起的 ARDS

F. 肺栓塞

G. 肺血管阻力增高

参考答案与解析

1. D　2. D　3. A　4. C　5. C　6. C
7. ADF　8. B　9. C　10. CE　11. ABCDEG
12. B

2. D。**解析**：正常通气/血流的比例为 0.8。若比例大于 0.8，即通气量正常，而血供减少，造成肺泡无效腔样增加，吸入的气体不能与血液进行有效的交换。通气/血流比例失调的后果，主要导致缺氧，多无二氧化碳潴留。

3. A。**解析**：当肺通气功能下降时，肺泡通气量不足，肺泡氧分压下降，二氧化碳分压上升，可发生 Ⅱ 型呼吸衰竭。

4. C。**解析**：该患者为老年女，长期

咳嗽、咳痰，本次发热后出现意识不清，考虑患者为慢性阻塞性肺疾病导致呼吸衰竭，最终导致肺性脑病，为明确病因应该首选动脉血气分析检查。

5. C。**解析**：慢性呼吸衰竭（Ⅱ型）有明显二氧化碳潴留时，呼吸中枢对二氧化碳的刺激已不敏感，主要依靠缺氧刺激颈动脉体和颈动脉窦的化学感受器，通过反射维持呼吸，因此慢性Ⅱ型呼吸衰竭患者，氧疗原则为低浓度持续给氧。若高浓度给氧，血氧分压迅速上升，使感受器失去低氧刺激，患者呼吸变浅慢，使肺泡通气量下降，从而加重二氧化碳潴留。

7. ADF。**解析**：按血气分析分类为Ⅱ型呼吸衰竭，按发病急缓分类为慢性呼吸衰竭，按发病机制分类为肺衰竭。

9. C。**解析**：低流量（低浓度）持续吸氧避免 CO_2 潴留加重，间歇氧疗在停止吸氧时已升高的 $PaCO_2$ 不会迅速降低，PaO_2 更加降低，缺氧恶化。

11. ABCDEG。**解析**：慢性呼吸衰竭治疗措施包括氧疗、机械通气、抗感染、保持气道通畅、呼吸兴奋剂、纠正酸碱失衡和营养支持治疗。

第六章 肺 炎

第一节 概 述

一、单选题：以下每道试题有五个备选答案，请选择一个最佳答案。

1. 引起肺炎的病原体主要是
   - A. 细菌
   - B. 病毒
   - C. 肺炎支原体
   - D. 真菌
   - E. 立克次体

2. 院外感染所致肺炎的主要病原体是
   - A. 肺炎克雷伯菌
   - B. 流感嗜血杆菌
   - C. 金黄色葡萄球菌
   - D. 肺炎链球菌
   - E. 肺炎支原体

3. X线检查发现右上肺均匀致密大片状影，其中有含支气管影，最有可能为
   - A. 支气管肺炎
   - B. 大叶性肺炎
   - C. 肺脓肿
   - D. 干酪性肺炎
   - E. 肺癌

二、共用题干单选题：以下提供若干个案例，每个案例下设若干道试题，每道试题有五个备选答案，请选择一个最佳答案。

（4~6题共用题干）

患者男，47岁，因发热、咳痰及痰中带血5天，伴右侧胸痛入院。体温39.3℃，右下肺叩诊呈浊音，可闻支气管呼吸音。

4. 该患者最可能的诊断是
   - A. 社区获得性肺炎
   - B. 医院获得性肺炎
   - C. 急性胸膜炎
   - D. 肺结核
   - E. 肺囊肿

5. 首先应进行的检查是
   - A. 痰找结核菌
   - B. 纤维支气管镜
   - C. 胸部X线正侧位片
   - D. ECG
   - E. 痰涂片革兰染色

6. 首选的治疗措施为
   - A. 试验性抗结核治疗
   - B. 静脉滴注青霉素或头孢菌素
   - C. 静脉滴注红霉素
   - D. 静脉滴注亚胺培南
   - E. 抗凝治疗

（7~8题共用题干）

患者男，28岁，打篮球后淋雨，晚上突发寒战、高热，自觉全身肌肉酸痛，右胸疼痛，深呼吸时加重，吐少量铁锈色痰，患者呈急性病容，口角有疱疹。查体：体温39℃，脉率88次/分，右肺触觉语颤增强，叩诊呈浊音，可闻及支气管呼吸音；实验室检查：WBC 25×10^9/L，中性粒细胞0.90，有核左移。

7. 该患者最可能的诊断是
   - A. 大叶性肺炎
   - B. 肺脓肿
   - C. 肺结核
   - D. 肺炎克雷伯菌肺炎
   - E. 肺炎支原体肺炎

8. 如上述诊断成立，宜首选
   - A. 红霉素
   - B. 青霉素G
   - C. 氨基糖苷类抗生素如庆大霉素

D. 利福平

E. 万古霉素

三、共用备选答案单选题：以下提供若干组试题，每组试题共用试题前列出的五个备选答案，请为每道试题选择一个最佳答案。每个备选答案可能被选择一次、多次或不被选择。

（9～10题共用备选答案）

A. 肺炎克雷伯菌　　B. 肺炎链球菌

C. 嗜肺军团菌　　　D. 肺炎支原体

E. 金黄色葡萄球菌

9. 社区获得性肺炎最常见的致病菌是

10. 引起大叶性肺炎最常见的致病菌是

参考答案与解析

1. A　2. D　3. B　4. A　5. C　6. B

7. A　　8. B　　9. B　　10. B

1. A。**解析**：肺炎是指终末气道、肺泡和肺间质的炎症。可由细菌、病毒、真菌、寄生虫等致病微生物，以及放射线、吸入性异物等理化因素引起。细菌性肺炎最常见。

2. D。**解析**：社区获得性肺炎的主要致病菌是肺炎链球菌，其次是流感嗜血杆菌。

4. A。**解析**：依据病历资料，患者应为大叶性肺炎，是社区获得性肺炎最常见类型。

5. C。**解析**：大叶性肺炎的首选检查是胸部X线片。

6. B。**解析**：大叶性肺炎应给予青霉素或头孢菌素治疗。

第二节　肺炎链球菌肺炎

一、单选题：以下每道试题有五个备选答案，请选择一个最佳答案。

1. 肺炎链球菌致病力是由于

A. 细菌产生的溶血素

B. 细菌的大量繁殖

C. 荚膜对组织的侵袭作用

D. 细菌对组织的破坏作用

E. 细菌产生内毒素

2. 肺炎链球菌肺炎患者若对青霉素过敏，宜选用的有效抗菌药物是

A. 庆大霉素　　　B. 阿米卡星

C. 链霉素　　　　D. 左氧氟沙星

E. 阿莫西林

3. 哪种细菌性肺炎极少并发肺脓肿、空洞

A. 金黄色葡萄球菌肺炎

B. 大肠埃希菌肺炎

C. 肺炎克雷伯菌肺炎

D. 铜绿假单胞菌肺炎

E. 肺炎链球菌肺炎

4. 肺炎链球菌肺炎应用足量青霉素治疗效果不满意应想到

A. 选药不当

B. 用药方法不当，立即将肌内注射改为静脉滴注

C. 没有联合用药

D. 诊断是否正确

E. 是否出现并发症

5. 下列哪项对肺炎链球菌肺炎的诊断最有价值

A. 高热、咳铁锈色痰

B. 白细胞升高，核左移，胞浆有中毒颗粒

C. 胸片大片均匀致密影呈肺叶或肺段分布

D. 肺部湿啰音

E. 痰培养肺炎链球菌阳性

6. 肺炎链球菌肺炎可出现以下体征，除了
　　A. 口角或鼻周单纯性疱疹
　　B. 肋间带状疱疹
　　C. 皮肤和黏膜出血点
　　D. 病变部位湿啰音
　　E. 病变部位支气管呼吸音

7. 肺炎病变部位没有空洞形成，常见于
　　A. 肺炎链球菌肺炎
　　B. 病毒性肺炎
　　C. 肺炎克雷伯菌肺炎
　　D. 金黄色葡萄球菌肺炎
　　E. 肺炎支原体肺炎

8. 在整个病变过程中没有肺泡壁和其他结构损坏的肺炎是
　　A. 肺炎克雷伯菌肺炎
　　B. 金黄色葡萄球菌肺炎
　　C. 干酪性肺炎
　　D. 铜绿假单胞菌肺炎
　　E. 肺炎链球菌肺炎

9. 典型肺炎链球菌肺炎体征描述，不正确的是
　　A. 患侧呼吸运动减弱
　　B. 患侧语颤减弱
　　C. 患侧叩诊呈浊音
　　D. 患侧听诊有支气管呼吸音、湿啰音
　　E. 累及胸膜时，可闻及胸膜摩擦音

10. 青霉素为哪种肺炎的首选药物
　　A. 肺炎链球菌肺炎
　　B. 肺炎克雷伯菌肺炎
　　C. 肺炎支原体肺炎
　　D. 葡萄球菌肺炎
　　E. 军团菌肺炎

11. 下列哪项不可能是肺炎链球菌肺炎的并发症

　　A. 胸膜炎
　　B. 弥散性血管内凝血
　　C. 感染性休克
　　D. 脑膜炎
　　E. 脓胸

12. 关于肺炎链球菌肺炎的治疗，错误的是
　　A. 首选青霉素治疗
　　B. 抗菌药物的疗程一般为 5~7 天
　　C. 青霉素过敏者可选用红霉素
　　D. X 线胸片浸润影吸收前需不间断使用抗生素
　　E. 卧床休息，适当支持治疗

13. 患者男，30 岁，近期劳累突发畏寒、高热。咳嗽，铁锈色痰。查体：体温高达 39℃，干咳，伴右侧胸痛，咳嗽和深呼吸时加重；急性病容，颜面潮红，口角有疱疹，右下肺可闻及支气管呼吸音。临床诊断为急性肺炎，其最可能的病原体是
　　A. 肺炎链球菌
　　B. 肺炎衣原体
　　C. 肺炎支原体
　　D. 金黄色葡萄球菌
　　E. 肺炎克雷伯菌

14. 患者女，22 岁，既往体健，3 天前淋雨后出现发热，T 39℃，咳嗽，咳黄痰，胸片示右肺中叶大片实变影。该患者的致病菌首先考虑
　　A. 肺炎支原体　　B. 肺炎链球菌
　　C. 军团菌　　D. 流感嗜血杆菌
　　E. 肺炎克雷伯菌

15. 患者女，28 岁，既往有肾炎史，此次于 2 天前患肺炎链球菌肺炎，WBC 22×10^9/L，中性粒细胞增多，核左移，尿常规：WBC 1~3 个/HP，RBC 4~8 个/HP，蛋白（++），颗粒管型

0～1 个/LP。以下哪项治疗为宜

A. 红霉素 + SMZ + TMP

B. 先锋霉素 V 号

C. 青霉素 + 庆大霉素

D. 青霉素 + 链霉素

E. 青霉素

16. 患者男，32 岁，3 天前受凉后出现寒战、高热，随之咳嗽，咳少量脓性痰伴右侧胸痛。查体：体温 39℃，急病容，左侧口角疱疹，心率 110 次/分，律齐，血白细胞 $11.0 \times 10^9/L$，N 0.78。最可能的诊断是

A. 肺炎链球菌肺炎

B. 急性肺脓肿

C. 金黄色葡萄球菌肺炎

D. 干酪性肺炎

E. 肺炎支原体肺炎

17. 患者男，21 岁，畏寒高热、咳嗽伴左胸痛 5 天。查体：BP 80/50mmHg，心率 120 次/分。胸部 X 线片见左肺下叶大片状致密影。实验室检查：血 WBC $12.2 \times 10^9/L$，N 0.87。该患者最可能感染的病原体是

A. 肺炎支原体

B. 肺炎链球菌

C. 军团菌

D. 金黄色葡萄球菌

E. 结核分枝杆菌

18. 患者女，32 岁，工人，劳累后出现低热、干咳 1 个月，当地诊所为其静脉滴注"左氧氟沙星"1 周后热退，未继续治疗。此后常有间断干咳，痰中带血。查体：T 37.3℃，消瘦，双肺未闻及干湿啰音；胸部 X 线片示两上肺斑片状影。最可能的诊断是

A. 肺炎支原体肺炎

B. 肺结核

C. 肺炎链球菌肺炎

D. 真菌性肺炎

E. 肺炎克雷伯菌肺炎

二、共用题干单选题：以下提供若干个案例，每个案例下设若干道试题，每道试题有五个备选答案，请选择一个最佳答案。

（19～21 题共用题干）

患者男，28 岁，因受凉后出现畏寒、发热，咳铁锈色痰，伴左侧胸痛。胸片左下肺大片高密度阴影。

19. 最可能的诊断是

A. 支气管 - 肺念珠菌病

B. 血源性肺脓肿

C. 金黄色葡萄球菌肺炎

D. 肺炎链球菌肺炎

E. 结核性胸膜炎

20. 该患者应用抗生素治疗后体温先接近正常后又升高，最可能的原因是

A. 出现并发症

B. 药物热

C. 细菌产生耐药

D. 抗生素用量不足

E. 病灶吸收热

21. 该病原体耐药的主要机制为

A. 主动外排系统

B. 产 AmpC 酶

C. PBP 结构改变

D. 钝化酶的产生

E. 膜通透性降低

（22～23 题共用题干）

患者男，36 岁，平素体健。淋雨后发热，咳嗽 2 天，右上腹痛伴气急、恶心 1 天。

22. 除考虑急腹症外，重点鉴别的疾病是

A. 自发性气胸

B. 肺梗死

C. 肺炎链球菌肺炎

D. 肺结核

E. 膈神经麻痹

23. 首选的治疗药物是

 A. 解热镇痛药 B. 庆大霉素

 C. 苄星青霉素 D. 头孢他啶

 E. 胃肠道解痉剂

(24～25 题共用题干)

 患者男，25 岁，突发畏寒、发热、咳嗽伴右胸疼痛 2 天，胸片见右肺叶有大片密度均匀阴影。入院后给予青霉素治疗，体温逐渐下降，患者一般情况也明显好转。

24. 该患者可能的诊断是

 A. 金黄色葡萄球菌肺炎

 B. 肺炎链球菌感染

 C. 肺炎支原体肺炎

 D. 肺结核

 E. 军团菌肺炎

25. 该患者 2 天后体温又开始升高，血象白细胞总数升高，应考虑

 A. 抗生素剂量不足

 B. 机体抵抗力低下

 C. 病原菌产生耐药性

 D. 出现并发症

 E. 休克先兆

(26～27 题共用题干)

 患者女，24 岁，突发畏寒，高热达 40℃，伴咳嗽、胸痛 2 天；2 小时前口服复方阿司匹林一片，出大汗后热退，头晕。查：神清，血压 86/50mmHg，脉率 102 次/分，WBC 21×10^9/L，胸片示右上肺大片状阴影。

26. 下列哪项诊断可能性最大

 A. 大肠埃希菌肺炎

 B. 病毒性肺炎

 C. 肺炎链球菌肺炎

 D. 肺结核

E. 肺脓肿

27. 应首先采取的治疗措施是

 A. 积极输液，静脉滴注青霉素

 B. 静脉滴注间羟胺抗休克

 C. 抗结核治疗

 D. 静脉滴注头孢他啶

 E. 应用糖皮质激素

三、案例分析题：为不定项选择题，试题由一个病历和多个问题组成。每个问题有六个及以上备选答案，选对 1 个给 1 个得分点，选错 1 个扣 1 个得分点，直扣至得分为 0。

(28～32 题共用题干)

 患者男，35 岁，3 天前遇雨淋透衣衫。昨起畏寒高热，咳嗽，以干咳为主，偶见带铁锈色黄痰，伴右侧胸痛就诊。查体：急性病容，体温 38.9℃，右上肺叩实，闻及支气管呼吸音，心率 102 次/分，律齐，心音强。

28. 该病例最可能的诊断是

 A. 肺炎衣原体肺炎

 B. 肺炎支原体肺炎

 C. 肺炎链球菌肺炎

 D. 流感嗜血杆菌肺炎

 E. 肺炎克雷伯菌肺炎

 F. 金葡菌肺炎

 G. 嗜肺军团菌肺炎

29. 该肺炎可出现的并发症有

 A. 胸膜炎

 B. 心包炎、心肌炎

 C. 机化性肺炎

 D. 末梢循环衰竭

 E. 脑膜炎

 F. 感染性休克

30. 该病例最可能的典型 X 线征象是

 A. 大叶实变

 B. 支气管周围炎

C. 跨叶段的肺浸润

D. 肺叶浸润伴空洞形成

E. 散在多发性浸润

F. 肺段或肺叶实变影中可见支气管充气征

31. 该肺炎合并感染性休克时的治疗措施有

A. 补充血容量，纠正休克

B. 大剂量青霉素

C. 保暖、高流量吸氧

D. 防止心、肺及肾衰竭

E. 若合并脓胸，需置管引流

F. 在扩容纠酸基础上应用血管活性药物

32. 提示：该病例痰培养细菌对上述药物耐药或用药 48h 未见效。此时抗菌治疗可选择

A. 第一、二代头孢菌素

B. 庆大霉素

C. β - 内酰胺类抗生素

D. 多肽类抗生素

E. 具有抗假单胞菌活性的第三代头孢菌素

F. 大环内酯类抗生素

G. 喹诺酮类抗生素

🔍 参考答案与解析

1. C   2. D   3. E   4. E   5. E   6. B
7. A   8. E   9. B   10. A   11. B   12. D
13. A   14. B   15. E   16. A   17. B   18. B
19. D   20. A   21. C   22. C   23. C   24. B
25. D   26. C   27. A   28. C   29. ABCDEF
30. AF   31. ABCDEF   32. AFG

1. C。**解析：** 肺炎链球菌致病力是由于高分子多糖体的荚膜对组织的侵袭作用，首先引起肺泡壁水肿，出现白细胞与红细胞渗出，之后含菌的渗出液经 Cohn 孔向肺的中央部分扩展，甚至累及几个肺段或整个肺叶。

2. D。**解析：** 若患者对青霉素过敏，轻症可用红霉素每天 1 ~ 2g 口服或静脉滴注，亦可用林可霉素每天 2g 口服或静脉滴注。重症患者应使用头孢唑啉每天 2 ~ 6g，分次静脉滴注。或用左氧氟沙星 200mg，每天 2 次静脉滴注。抗菌药物疗程一般为 5 ~ 7 天，或在热退后 3 天停药。

3. E。**解析：** 由于肺炎链球菌不产生毒素，不引起组织坏死，肺组织结构不被破坏，故一般不并发肺脓肿、空洞。

4. E。**解析：** 患者诊断已明确是肺炎链球菌肺炎，青霉素是首选的对症药物，治疗效果不佳时，需要考虑并发症如脓胸等问题。

5. E。**解析：** 高热、咳铁锈色痰只能是一个比较典型的临床表现，诊断中最明确的应该是培养出痰菌阳性为确诊依据。

6. B。**解析：** ①肺炎链球菌肺炎患者呈急性热病容，口角及鼻周有单纯疱疹。有败血症者，可出现皮肤、黏膜出血点，巩膜黄染。肺实变时可闻及支气管呼吸音。消散期可闻及湿啰音；②肺炎链球菌肺炎不会出现肋间带状疱疹，因为带状疱疹是由水痘 - 带状疱疹病毒感染所引起的。

7. A。**解析：** 肺炎链球菌不产生毒素，不引起组织坏死，故不形成空洞。肺炎链球菌肺炎 X 线胸片可有"假空洞"征象。BCDE 项病原体感染均可形成肺部空洞。

8. E。**解析：** 肺炎链球菌肺炎的主要病理变化为肺泡中存在大量渗出的纤维素物质。当肺炎链球菌肺炎进入消散期后，机体抗菌防御功能加强，病原菌被吞噬消灭。肺泡腔内中性粒细胞变性坏死，释放出大量蛋白溶解酶，使渗出物中的纤维素被溶解。肺炎链球菌肺炎病程中没有肺泡壁和其他结构损坏。

9. B。解析：肺炎链球菌肺炎胸部体征早期只有轻度叩诊浊音或呼吸音减弱。病程第2~3日肺实变后有典型叩诊浊音、语颤增强及管性呼吸音等。

11. B。解析：SP肺炎的并发症近年已很少见。严重脓毒症或毒血症患者易发生感染性休克，尤其是老年人。表现为血压降低、四肢厥冷、多汗、发绀、心动过速、心律失常等，而高热、胸痛、咳嗽等症状并不突出。其他并发症有胸膜炎、脓胸、心包炎、脑膜炎和关节炎等。

12. D。解析：肺炎链球菌肺炎治疗首选青霉素治疗，青霉素过敏者可选用红霉素、林可霉素、一代头孢或呼吸喹诺酮。疗程5~7天，退热后改为口服给药。

15. E。解析：链霉素和庆大霉素都属于氨基糖苷类，有肾毒性，不选；A项属于抑制菌剂，不选；E项是杀菌剂，对肺炎链球菌有很好的杀灭，但头孢类对肾功能不好的患者慎用。

16. A。解析：①肺炎链球菌肺炎好发于青年，常于受凉后突发寒战高热，咳嗽

咳痰，"口角疱疹"为其重要体征；②急性肺脓肿常表现为咳嗽，咳大量臭脓痰，很少出现胸痛及口角疱疹。金葡菌肺炎常急性起病，突发寒战高热，胸痛，咳脓性痰，毒血症状明显，如关节酸痛，精神萎靡，周围循环衰竭等，无口角疱疹。干酪性肺炎好发于体质衰弱者，常表现为结核中毒症状，咳嗽咳痰，呼吸困难。肺炎支原体肺炎好发于儿童，常表现为剧烈咳嗽，无痰或少痰，咽部充血，颈淋巴结肿大。

17. B。解析：肺炎链球菌肺炎好发于青年人，典型表现为大叶性肺炎，因此胸片可见"大片状致密影"。此外，少数患者可发生休克，因此本例最可能的诊断是肺炎链球菌肺炎。

18. B。解析：青年女性，低热、咳嗽，痰中带血，消瘦，两上肺斑片状影（肺结核好发部位），最可能为肺结核。

28. C。解析：肺炎链球菌肺炎典型症状为急性起病、高热、寒战、咳嗽、咳铁锈色痰及胸痛。

第三节 肺炎克雷伯菌肺炎

一、单选题：以下每道试题有五个备选答案，请选择一个最佳答案。

1. 肺炎克雷伯菌肺炎的首选治疗药物是
   A. 青霉素
   B. 红霉素
   C. 氨基糖苷类抗生素
   D. 耐青霉素酶的半合成青霉素
   E. 甲硝唑

2. 肺炎克雷伯菌肺炎的典型临床表现是
   A. 起病急
   B. 畏寒，高热
   C. 胸痛，气急，发绀

D. 可早期出现休克
E. 咳胶胨样砖红色脓痰

3. 患者女，76岁，既往有糖尿病史10年，突然发冷发热，痰量较多呈砖红色胶胨样。血常规：WBC 18×10^9/L，NE 90%，胸片右肺上叶大叶实变，叶间隙下坠。诊断可能为
   A. 肺炎链球菌肺炎
   B. 军团菌肺炎
   C. 葡萄球菌肺炎
   D. 肺炎支原体肺炎
   E. 肺炎克雷伯菌肺炎

4. 肺炎克雷伯菌肺炎的 X 线表现出现叶间隙下坠，其原因是
   A. 细菌在细胞内生长繁殖，引起组织坏死、液化形成
   B. 病变中的炎性渗出液黏稠而重
   C. 肺泡内的渗出液由 Cohn 孔向周围肺泡蔓延所致
   D. 肺泡内的纤维蛋白渗出较多
   E. 肺泡内的渗出液含有较多的红白细胞

5. 关于肺炎克雷伯菌肺炎，下列哪项是错误的
   A. 该细菌常存在于人体上呼吸道和肠道
   B. 病变以上叶较多见
   C. 病死率高
   D. 治疗首选青霉素
   E. 慢性病例有时需做肺叶切除

6. 肺炎克雷伯菌肺炎的临床特点，下列哪项不符合
   A. 白细胞正常或增加
   B. 咳嗽，咳砖红色胶胨样痰
   C. 青壮年多见，预后良好
   D. 起病急、胸痛、畏寒
   E. 对庆大霉素及第三代头孢菌素敏感

7. 咳砖红色、胶胨样痰，X 线见蜂窝状脓肿、叶间隙下坠。考虑下列哪种肺炎可能性大
   A. 肺炎链球菌肺炎
   B. 葡萄球菌肺炎
   C. 肺炎克雷伯菌肺炎
   D. 铜绿假单胞菌肺炎
   E. 肺炎支原体肺炎

8. 患者男，60 岁，嗜酒，急起高热、咳嗽、咳黏液脓性痰，量多，胸痛。胸片示右上肺叶实变，有多个蜂窝状空洞，叶间隙下坠。下列哪项诊断可能性最大

A. 肺炎链球菌肺炎
B. 肺炎克雷伯菌肺炎
C. 急性肺脓肿
D. 病毒性肺炎
E. 肺炎支原体肺炎

9. 肺炎克雷伯菌肺炎治疗时首选
   A. 氨基糖苷类　　　B. 大环内酯类
   C. 磺胺类　　　　　D. 青霉素类
   E. 喹诺酮类

10. 患者男，24 岁，低热、干咳 10 余天。胸部 X 线片：右上肺大片阴影，其中可见不规则透亮区，无液平，水平裂略上移。WBC 7.7×10^9/L，N 75%，ESR 72mm/h。患者最可能的诊断是
    A. 金黄色葡萄球菌肺炎
    B. 肺炎克雷伯菌肺炎
    C. 干酪性肺炎
    D. 真菌性肺炎
    E. 阻塞性肺炎

11. 患者女，60 岁，突然发生寒战、高热、咳嗽、咳痰，痰黏稠，砖红色胶胨样。最可能的病原菌是
    A. 葡萄球菌　　　　B. 铜绿假单胞菌
    C. 嗜肺军团杆菌　　D. 流感嗜血杆菌
    E. 肺炎克雷伯菌

12. 患者女，45 岁，发热、咳嗽、咳脓痰 3 天。胸部 X 线片示右上肺大片状阴影，其内可见多个透亮区，叶间裂略下移。该患者最可能的诊断是
    A. 肺脓肿
    B. 金葡菌肺炎
    C. 肺结核
    D. 肺炎链球菌肺炎
    E. 肺炎克雷伯菌肺炎

13. 患者男，70 岁，有慢性支气管炎、肺气肿病史。因畏寒、发热，伴咳嗽、

气急 5 天就诊。住院后高热不退，气急、发绀明显，咳黏稠脓性血痰。X 线胸片示右上叶大片密度增高的阴影，内有多个小透亮区，水平叶裂呈弧形下坠。最可能的诊断

A. 肺炎链球菌肺炎

B. 肺脓肿

C. 肺炎克雷伯菌肺炎

D. 干酪性肺炎

E. 金黄色葡萄球菌肺炎

14. 患者男，37 岁，1 周来咳嗽、寒战、高热，痰呈砖红色胶冻样，考虑是肺炎克雷伯菌肺炎，将拍 X 线片，关于肺炎克雷伯菌肺炎的胸部 X 线征象，下列各项中错误的是

A. 可见大叶实变

B. 可见小叶实变

C. 阴影密度较肺炎链球菌肺炎深

D. 不易形成肺脓肿

E. 叶间裂呈弧形下坠

15. 患者男，50 岁，突然发冷发热，咳嗽，咳脓性痰，黏稠，血白细胞 $18 \times 10^9 / L$，胸片可见右上肺大叶实变影，叶间隙下坠。诊断可能为

A. 肺炎链球菌肺炎

B. 肺炎克雷伯菌肺炎

C. 葡萄球菌肺炎

D. 肺结核，干酪性肺炎

E. 渗出性胸膜炎

二、共用备选答案单选题：以下提供若干组试题，每组试题共用试题前列出的五个备选答案，请为每道试题选择一个最佳答案。每个备选答案可能被选择一次、多次或不被选择。

（16～17 题共用备选答案）

A. 清洁中段尿培养，菌落计数为 5 万个/ml

B. 清洁中段尿培养，菌落计数为 10 万个/ml

C. 清洁中段尿培养，菌落计数为 < 1000 个/ml

D. 清洁中段尿培养，菌落计数为 ≥ 1000 个/ml

E. 清洁中段尿培养，菌落计数为 1 万个/ml

16. 肺炎链球菌引起的尿路感染，有临床诊断意义的最低菌落计数为

17. 肺炎克雷伯菌引起的尿路感染，有临床诊断意义的最低菌落计数为

参考答案与解析

1. C　　2. E　　3. E　　4. B　　5. D　　6. C
7. C　　8. B　　9. A　　10. C　　11. E　　12. E
13. C　　14. D　　15. B　　16. D　　17. B

1. C。解析：肺炎克雷伯菌肺炎的首选治疗药物是氨基糖苷类抗生素。

2. E。解析：肺炎克雷伯菌肺炎多见于年老体弱、原有慢性肺部疾患的患者。起病急骤、寒战、高热、咳嗽多痰，常伴气急、发绀及意识障碍，咳具有特征性的砖红色胶冻样痰。

3. E。解析：肺炎克雷伯菌肺炎多见于年老体弱，营养不良、慢性酒精中毒、原有慢性肺部疾患的患者。临床特点：起病急，高热、咳嗽、胸痛，痰量较多稠脓性，砖红色胶冻样。X 线表现多样，可为大叶实变，多见于右肺上叶，可有多发性蜂窝状脓肿，叶间隙可下坠。该病例符合肺炎克雷伯菌肺炎表现。

4. B。解析：肺炎克雷伯菌肺炎以中年以上男性多见，起病急，高热，咳嗽，痰多及胸痛，可早期出现休克，痰呈黏稠脓性、量多、带血、灰绿色或砖红色。X 线呈多样性，好发于右肺上叶、双肺下叶，多发性蜂窝状肺脓肿、叶间隙下坠（是由于病灶中渗出液黏稠而重引起）。

5. D。解析：目前肺炎克雷伯菌肺炎治疗：抗感染治疗可选择Ⅱ、Ⅲ代头孢菌素，重症患者需联合氨基糖苷类或喹诺酮类。在抗生素使用频度较低，耐菌率很低的地区，或药敏试验证明敏感，轻症患者可以选用一代头孢菌或青霉素；相反，在第三代头孢菌素广泛使用的地区，肺炎克雷伯菌产 ESBLs 株流行，常呈耐药，需要选择含 β – 内酰胺酶抑制的复方制剂如哌拉西林/三唑巴坦，也可选头孢类如头孢美唑等；重症患者则需要应用碳青霉素烯类。

6. C。解析：肺炎克雷伯菌肺炎的临床特点为起病急、胸痛、畏寒、咳嗽、咳砖红色胶胨样痰，白细胞正常或增加，对庆大霉素及第三代头孢菌素敏感。

8. B。解析：肺炎克雷伯菌肺炎多见于老年、酗酒、营养不良患者。可出现发热、咳脓痰。胸片可表现为实变伴多发性蜂窝状肺脓肿，叶间隙下坠。本例患者符合上述特点。

10. C。解析：患者有低热病史，血沉增加，有结核影像学表现，最有可能的诊断是肺结核。其中干酪性肺炎多见于机体抵抗力降低，对结核菌高度过敏者，大量结核菌侵入肺组织而迅速引起干酪样坏死性改变。X 线表现：一个肺段或肺叶实变，密度不均匀，轮廓与大叶性肺炎相似，但密度较大叶性肺炎为高，可有多处不规则的虫蚀样空洞影。该肺叶往往因有纤维化而部分萎陷。其余肺野可伴有支气管播散，而形成多数散在的小叶性干酪性肺炎。

11. E。解析：发热，咳嗽，咳痰且痰黏稠、胶胨样、砖红色为典型的肺炎克雷伯菌肺炎的表现。

12. E。解析：该患者为 70 岁男性，有发热、咳嗽、咳脓痰等表现，右上肺大片状阴影，内有多个透亮区，叶间裂略下移，最可能的诊断是肺炎克雷伯菌肺炎。

13. C。解析：X 线胸片"肺叶实变，叶间隙弧形下坠"为肺炎克雷伯菌肺炎的特征性表现。肺炎克雷伯菌肺炎好发于老年，典型痰液为砖红色胶胨样痰。

14. D。解析：肺炎克雷伯菌可在肺泡内大量生长繁殖，破坏肺泡壁，引起肺组织坏死、液化，形成单个或多个脓肿和空洞。

15. B。解析：叶间隙下坠是肺炎克雷伯菌肺炎 X 线典型表现，可和其他疾病鉴别。

第七章　胸腔积液

第一节　概　述

一、单选题：以下每道试题有五个备选答案，请选择一个最佳答案。

1. 对胸腔积液的患者，若作胸腔穿刺发现脓液并有臭味，应对脓液首先作下列哪项检查以确定病因

   A. 涂片找癌细胞

   B. 结核菌培养

   C. 化脓菌培养

   D. 厌氧菌培养

   E. 真菌涂片及培养

2. 以下选项都为渗出性胸腔积液，除了

   A. 化脓性胸膜炎

   B. 结核性胸膜炎

   C. 癌性胸腔积液

   D. 乳糜胸

   E. 肝硬化低蛋白血症所致胸水

3. 关于渗出性胸腔积液的叙述，下列不正确的是

   A. 胸腔积液 LDH > 200U/L

   B. 胸水/血清 LDH > 0.6

   C. 李凡他试验（＋）

   D. 细胞数 > 500×10^6/L

   E. 蛋白含量 > 30g/L，胸水/血清蛋白 < 0.5

4. 下列哪项是渗出液产生机制

   A. 胸膜毛细血管通透性增加

   B. 血浆胶体渗透压降低

   C. 胸膜毛细血管静水压增高

   D. 毛细血管胶体渗透压降低

   E. 胸膜毛细血管静水压降低

5. 大量胸腔积液所致呼吸困难，最有效的治疗措施是

   A. 持续吸氧

   B. 使用强效利尿剂

   C. 静脉注射糖皮质激素

   D. 立即胸腔穿刺排液

   E. 静脉注射氨茶碱

6. 根据症状和体征提示有胸腔积液时，下列选项中能确定是否有胸腔积液的首选检查是

   A. 胸片　　　　　　B. 胸膜活检

   C. 胸部 CT　　　　D. 胸部 MRI

   E. 血常规

7. 下列关于胸腔积液中说法正确的是

   A. 癌性胸腔积液中类风湿因子滴度可在 1：500 以上

   B. 结核性胸腔积液多数情况下 ADA > 65IU/L

   C. LDH < 200U/L 为渗出液

   D. 渗出液时胸水/血清 LDH > 0.6

   E. 癌性胸腔积液中 ADA 一般在 40IU/L 以上

8. 区别恶性胸腔积液与良性胸腔积液最有价值的检查是

   A. 比重

   B. 外观

   C. 蛋白定性

   D. 细胞计数及分类

   E. 胸腔积液癌胚抗原测定

9. 不符合胸腔积液的体征有

A. 浊音界以腋侧最高，前后偏低

B. 患侧胸廓饱满

C. 呼吸运动受限

D. 患侧触觉语颤增强

E. 叩诊患侧呈浊音

10. 对于腹腔积液的叙述，下列哪项是错误的

　　A. 慢性右心功能不全时腹腔积液为漏出液

　　B. 结核性腹膜炎腹腔积液为渗出液

　　C. 丝虫病常可引起血性腹腔积液

　　D. 血浆蛋白低于 25g/L 常出现腹腔积液

　　E. 腹腔内血液95%经门静脉回流到体循环

11. 关于胸腔积液的 X 线表现，描述错误的是

　　A. 肋膈角变钝提示少量胸腔积液

　　B. 中量积液胸片示内高外低的圆弧形阴影

　　C. 大量积液胸片示患侧胸腔致密阴影

　　D. 侧卧位胸片有利于区别密度增高的肺部浸润影和自由流动的胸腔积液

　　E. 局限性包裹积液多不随体位变化

12. 患者女，54 岁，发热、咳嗽2天。查体（坐位）：T 37.8℃，右侧胸廓略饱满，右下肺第4前肋间以下叩诊呈实音，呼吸音明显减弱。该患者最可能出现的其他体征是

　　A. 右下肺可闻及湿啰音

　　B. 右下肺可闻及胸膜摩擦音

　　C. 气管向右侧移位

　　D. 右下肺语音共振减弱

　　E. 右下肺可闻及支气管呼吸音

13. 患者女，42 岁，以"发热伴胸闷不适"1周来诊。胸 CT 检查示左侧胸腔中等量积液，后行胸腔穿刺化验胸腔

积液呈渗出液改变。关于胸腔积液的描述，下列错误的是

A. 外观浑浊、草绿色半透明

B. 比重 >1.018

C. 黏稠、不易抽出

D. 可自凝

E. 细胞数 $<100 \times 10^6/L$，以间皮细胞为主

14. 患者男，60 岁，既往有冠心病、慢性心力衰竭、乙肝病史。X 线胸片示左侧胸腔积液。下列检查结果提示该患者胸腔积液的形成还有其他因素参与的是

A. 比重 1.015

B. 总蛋白 29.3g/L

C. LDH 228U/L

D. 间皮细胞占4%

E. 单核细胞占92%

15. 患者女，58 岁，咳嗽、呼吸困难2周余。查体：T 36.8℃，右侧肋间隙变宽，右下肺叩诊呈浊音，呼吸音及语音共振明显减弱。该患者肺部病变最可能的情况是

A. 肺不张　　　　B. 肺实变

C. 气胸　　　　　D. 肺气肿

E. 胸腔积液

16. 患者女，21 岁，午后发热伴胸闷、气短1周入院。胸部 X 线示左侧胸腔积液（大量）。其气短的最主要的原因是

A. 阻塞性通气功能障碍

B. 肺组织弥散功能障碍

C. 限制性通气功能障碍

D. 通气/血流比例失调

E. 动－静脉分流

二、共用备选答案单选题：以下提供若干组试题，每组试题共用试题前列出的五个备选答案，请为每道试题选择一

个最佳答案。每个备选答案可能被选择一次、多次或不被选择。

（17～20题共用备选答案）

    A. Rivalta 试验（－）、中性粒细胞为主

    B. Rivalta 试验（＋）、葡萄糖含量降低

    C. Rivalta 试验（＋）、淋巴细胞为主、ADA 升高、CEA 小于 $10\mu g/L$

    D. Rivalta 试验（＋）、苏丹Ⅲ染色阳性、胆固醇含量正常

    E. Rivalta 试验（±）、淋巴细胞为主、ADA 降低、CEA 大于 $10\mu g/L$

17. 最符合肿瘤所致胸腔积液的是

18. 最符合结核病所致胸腔积液的是

19. 最符合类风湿关节炎所致胸腔积液的是

20. 最符合丝虫病所致胸腔积液的是

（21～24题共用备选答案）

    A. 漏出液   B. 渗出液

    C. 脓性胸液   D. 血性胸液

    E. 乳糜性胸液

21. 充血性心力衰竭所产生的胸腔积液为

22. 肝硬化低蛋白血症所致的胸腔积液为

23. 金黄色葡萄球菌肺炎并发的胸腔积液最常为

24. 胸导管阻塞或破裂所致的胸腔积液为

（25～27题共用备选答案）

    A. 假性乳糜性胸腔积液

    B. 乳糜性胸腔积液

    C. 渗出性胸腔积液

    D. 漏出性胸腔积液

    E. 浆液血性胸腔积液

25. 患者男，42岁，曾确诊为淋巴瘤，X线和超声检查确认右侧胸腔积液，胸水乳白色，加入乙醚静置后，变为澄清。考虑为

26. 患者女，28岁，1周来高热，体征和影像学检查确定右侧胸腔积液，胸水黄色透明，ADA 56，LDH 256U/L，蛋白25g/L，细胞计数 $0.09 \times 10^9/L$，淋巴细胞80%。考虑为

27. 患者男，72岁，既往高血压，冠心病，此次入院诊断心功能不全，体征和影像学检查确定右侧胸腔积液。考虑为

参考答案与解析

1. D   2. E   3. E   4. A   5. D   6. A

7. D   8. E   9. D   10. C   11. B   12. D

13. E   14. C   15. E   16. C   17. E   18. C

19. B   20. D   21. A   22. A   23. C   24. E

25. B   26. C   27. D

1. D。**解析**：厌氧菌感染的患者胸腔积液有脓液并有臭味。

2. E。**解析**：渗出性胸水常见原因：各种感染和非感染性胸膜炎症、肿瘤、肺栓塞等，另外恶性肿瘤、脓胸、血胸、乳糜胸等也可导致渗出性胸水。

3. E。**解析**：渗出液蛋白含量 $>30g/L$，胸水/血清蛋白 >0.5。

4. A。**解析**：渗出是因为毛细血管管壁通透性增加（炎症等介质引起）导致的。

5. D。**解析**：只有排出胸腔积液，液体不压迫肺部和气管，才能解决呼吸困难的问题。

6. A。**解析**：根据症状和体征提示有胸腔积液时，确定胸腔积液应首选胸部 X 线检查，可见肋膈角变钝；积液量增多时可见向外、向上的弧形上缘积液影。胸部 CT、胸部 MRI 都可准确定位积液的位置和多少，不是首选的定性检查。胸膜活检、血常规无法诊断胸腔积液。

7. D。**解析**：LDH $>200U/L$ 为渗出液，癌性胸腔积液中 ADA 一般在 40IU/L

以下，结核性胸腔积液多数情况下 ADA > 45IU/L。

9. D。**解析：**胸腔积液的体征是患侧局部叩诊浊音或实音、患侧胸廓饱满、患侧呼吸音减弱或消失、患侧触觉语颤减弱。

11. B。**解析：**少量胸腔积液时胸片示肋膈角变钝；积液量增多时显示有内低外高的弧形上缘的积液影。大量积液时胸片示患侧胸腔致密阴影，气管和纵隔移向健侧。侧卧位胸片有利于区别密度增高的肺部浸润影和自由流动的胸腔积液；局限性包裹积液可位于肺叶间或肺与纵隔、横膈、胸壁之间，不随体位改变而变动。

12. D。**解析：**患者"右下肺叩诊实音，右侧胸廓饱满"提示为胸腔积液。其他常见病变的肺部叩诊不可能为实音，如大叶性肺炎、肺水肿、肺不张叩诊常为浊音，COPD、哮喘叩诊常为过清音，气胸常为鼓音。右下胸腔积液可出现气管左移，

右下肺语音共振减弱。

13. E。**解析：**渗出液外观多为深黄色浑浊、血性、脓性；比重常大于 1.018。渗出液由于含有纤维蛋白原和组织、细胞破坏放出的凝血活酶，易凝结。黏蛋白定性检查，浆膜上皮细胞在炎性反应刺激下使黏蛋白分泌增加，所以渗出液中黏蛋白试验为阳性。渗出液多为炎症性因素所致。渗出液细胞较多，常 $>500 \times 10^6/L$。

14. C。**解析：**LDH 大于 200U/L 时，常提示为渗出液，其他各项均为漏出液的特点。

15. E。**解析：**中至大量胸腔积液叩诊，在积液区为实音，在积液区上方为浊音；积液区呼吸音及语音共振明显减弱或消失。

16. C。**解析：**本例诊断为大量胸腔积液，其气短的最主要原因是限制性通气功能障碍。

第二节　结核性胸膜炎

一、单选题：以下每道试题有五个备选答案，请选择一个最佳答案。

1. 不支持结核性胸水诊断的指标是
   A. 胸水抗结核抗体阳性
   B. 胸水 ADA >45U/L
   C. 胸水比重 >1.018
   D. 胸水透明质酸酶增高
   E. 胸水铁蛋白 <0.5g/L

2. 结核性大量胸腔积液患者伴有毒血症，症状严重时应
   A. 抽胸腔积液
   B. 加大抗结核药物剂量
   C. 抗结核药物疗程延长
   D. 合理抗结核治疗，酌情使用糖皮质激素

   E. 抗结核治疗同时加用抗菌药物

3. 患者女，26 岁，妊娠 11 周，此时患者间断低热，伴左胸疼，继而呼吸困难，就诊发现"左侧中等量胸腔积液"，血常规正常。诊为：左侧结核性胸膜炎。怀孕 3 个月内的孕妇，抗结核治疗应使用的药物有
   A. 利福平类药物
   B. 链霉素等氨基糖苷类药物
   C. 异烟肼
   D. 丙硫异烟胺
   E. 氟喹诺酮类药

4. 患者男，18 岁，胸腔积液检查为血性，比重1.020，蛋白定量 39g/L，LDH 503U/L，

葡萄糖定量2.4mmol/L，ADA 110U/L。最有可能的诊断为

A. 丝虫病性胸腔积液

B. 结缔组织病性胸腔积液

C. 右心衰胸腔积液

D. 结核性胸腔积液

E. 癌性胸腔积液

5. 患者男，40岁。1周前低热、盗汗、胸痛，检查胸水多呈草黄色，ADA升高，胸水可发现抗酸杆菌，是哪种胸腔积液的表现

A. 肺炎旁胸腔积液

B. 恶性胸腔积液

C. 乳糜胸

D. 心源性胸水

E. 结核性胸水

6. 患者女，39岁，发热、干咳、胸痛20天，近1周气促。查体：右侧第二前肋以下叩诊浊音，呼吸音消失，气管左移。胸腔积液：黏蛋白试验（+），蛋白29g/L，细胞总数700×10^9/L，RBC 4×10^9/L，ADA 75U/L。下列最重要的治疗措施是

A. 立即穿刺抽液

B. 使用大量青霉素

C. 使用异烟肼，利福平加吡嗪酰胺

D. 使用地塞米松

E. 使用多柔比星或顺铂胸腔内注入

7. 患者女，22岁，低热半个月来诊，检查发现右侧胸腔积液，抽取胸水为血性。化验结果：比重1.021，李氏反应（+），蛋白定量35g/L，LDH 250U/L，ADA 70U/L。最可能的诊断是

A. 漏出液

B. 结核性胸膜炎

C. 癌性胸腔积液

D. 肺炎致反应性胸腔积液

E. 病毒性胸膜炎

8. 患者男，20岁，学生，因咳嗽伴右胸不适20天，低热伴乏力、盗汗6天来诊。体检发现右侧胸腔积液，浅表淋巴结不大，抽胸水为血性，化验为渗出液。该患者最合理的治疗措施是

A. 抗结核 + 抽胸水

B. 抗结核 + 胸腔闭式引流

C. 抗炎 + 抽胸水

D. 胸腔内注入化疗药 + 抽胸水

E. 抗肿瘤 + 抽胸水

9. 患者男，46岁，吸烟史20年，发热2周（37.5℃ ~ 38℃），右胸疼痛，近4天胸痛减轻，感胸闷、气促。查体：右下胸语音震颤减弱，叩诊浊音，呼吸音降低。最可能是

A. 肺炎链球菌肺炎

B. 肺炎支原体肺炎

C. 结核性胸膜炎

D. 浸润性肺结核

E. 支气管肺癌

二、共用题干单选题：以下提供若干个案例，每个案例下设若干道试题，每道试题有五个备选答案，请选择一个最佳答案。

（10 ~ 14题共用题干）

患者女，22岁，左侧胸痛伴高热1周就诊。患者于深呼吸时加剧，近2天胸痛出现缓解，X线和超声检查证实左侧胸腔积液。胸水常规为渗出液，单核细胞占优势。

10. 该患者临床诊断为结核性胸膜炎，明确诊断还需要

A. 结核菌素试验阳性

B. 红细胞沉降率增高

C. 胸水乳酸脱氢酶（LDH）增高

D. 胸水间皮细胞增高

E. 胸水腺苷脱氨酶（ADA）增高

11. 患者除需抗结核治疗外，还应采取下列哪项措施
 A. 利尿剂
 B. 胸腔内注射抗结核药物
 C. 胸腔内注射激素
 D. 抽胸水（早期每周2次抽水）
 E. 加强营养，注意休息

12. 经查目前患者妊娠已经2.5个月，不同意终止妊娠，则哪一组药物绝对不能使用
 A. 异烟肼和对氨基水杨酸钠
 B. 异烟肼和左氧氟沙星
 C. 异烟肼和吡嗪酰胺
 D. 异烟肼和乙胺丁醇
 E. 利福平和链霉素

13. 目前患者初次胸水检查中 ADA 50U/L，则着重考虑下列哪一诊断
 A. 结核杆菌引起的胸腔积液
 B. 病毒性感染引起的胸腔积液
 C. 嗜酸性粒细胞肺炎继发胸腔积液
 D. 肺真菌感染继发胸腔积液
 E. 癌性胸腔积液

14. 该患者的抗结核化学治疗应采取
 A. 疗程较肺结核短一些
 B. 联合化学治疗药物较肺结核少一些
 C. 治疗方案同肺结核，毒性症状显著可早期联合激素治疗
 D. 与肺结核化治疗比较，联合药物减少而疗程适当延长
 E. 加局部用药（胸腔内注射）

三、案例分析题：为不定项选择题，试题由一个病历和多个问题组成。每个问题有六个及以上备选答案，选对1个给1个得分点，选错1个扣1个得分点，直扣至得分为0。

（15～18题共用题干）

患者男，21岁，低热、盗汗、干咳、乏力，2个月开始时右侧胸痛。查体：气管左移，右下胸部叩诊实音，呼吸音消失；X线胸片示右侧大量胸腔积液。为明确诊断，予以行胸腔穿刺。

15. 为避免上述情况发生，抽液时应
 A. 切忌过快过多，每次 <1500ml
 B. 切忌过快过多；每次 <700ml
 C. 切忌过快过多，首次 1000ml
 D. 切忌过快过多，首次 <300ml，以后每次 <500ml
 E. 切忌过快过多，首次 <700ml，以后每次 <1000ml
 F. 切忌过快过多，每次 <1200ml

16. 胸腔穿刺抽出淡黄色胸水，比重1.020，李凡氏试验（+），蛋白定量47g/L，白细胞数685×10⁶/L、淋巴细胞70%，ADA >45U/L。据此最可能的诊断是
 A. 癌性胸腔积液
 B. 病毒性胸膜炎
 C. 肺脓肿并发脓胸
 D. 结核性渗出性胸膜炎
 E. 肺炎引起反应性胸膜腔积液
 F. 肝硬化低蛋白血症所致胸水

17. 下列检查中哪项最有助于诊断
 A. 胸水查找胆固醇结晶
 B. 胸水细胞数
 C. 胸膜活检
 D. 胸水 ADA 测定
 E. 病原体检查
 F. 胸水 LDH 测定

18. 针对该患者治疗一般不包括下列哪项
 A. 糖皮质激素
 B. 胸腔内注射抗结核药
 C. 抽液治疗

D. 胸腔内注射链激酶

E. 对因治疗

F. 吸氧

参考答案与解析

1. D　2. D　3. C　4. D　5. E　6. A

7. B　8. A　9. C　10. A　11. D　12. E

13. A　14. C　15. E　16. D　17. E　18. B

2. D。**解析**：结核性胸膜炎治疗时，对于结核中毒症状重，多发胸膜腔积液，可酌情使用糖皮质激素。

3. C。**解析**：AD 所列药物具有致畸作用，妊娠前 3 个月内不能使用：喹诺酮类具有潜在的致畸作用（动物试验影响小鼠软骨发育），氨基糖苷类可以损伤听神经，应避免使用。

4. D。**解析**：血性胸腔积液提示有恶性肿瘤或结核病的可能。年轻患者，胸腔积液比重大于 1.018，蛋白质升高，葡萄糖不升高，ADA 升高，这些指标支持结核性胸腔积液的诊断。癌性胸腔积液有葡萄糖升高，蛋白质降低，CEA 升高，60% 患者可检出癌细胞，年轻人相对少见。

5. E。**解析**：结核性胸膜炎常常呈亚

急性起病。早期可表现为胸膜性胸痛、发热，患者可有结核中毒症状。体检可发现胸膜摩擦音。随着胸腔积液量的增加，患者胸痛较前缓解，但呼吸困难症状逐渐加重，体检可发现胸腔积液体征。胸水多呈草黄色，少数为血性胸水。符合渗出液的一般表现。急性期有核细胞分类以多核细胞为主，以后以单核细胞为主。多数情况下胸水 ADA >45IU/L。胸水找结核菌和胸水结核菌培养的阳性率不高。胸膜活检发现典型的干酪样坏死病变或抗酸染色阳性有确诊价值。

6. A。**解析**：根据题意为结核性胸腔积液，应尽快抽液避免发生粘连性胸膜炎。

8. A。**解析**：患者低热、盗汗、乏力，胸腔积液为渗出性、血性，考虑最可能为结核，首先给予抗结核治疗，体检发现有胸腔积液需要抽胸水。

9. C。**解析**：中年男，右下胸语颤减弱，叩诊浊音，呼吸音降低，应考虑胸腔积液。由于患者长期低热，应考虑结核或肺癌。但患者无咳嗽、咳痰、咯血等肺癌常见症状，故结核的可能性大。进入性肺结核多无胸痛，因此应考虑结核性胸膜炎。

第三节　肺炎旁胸腔积液

一、单选题：以下每道试题有五个备选答案，请选择一个最佳答案。

1. 肺炎旁胸腔积液多为

    A. 草黄色漏出液

    B. 脓性漏出液

    C. 血性漏出液

    D. 血性渗出液

    E. 草黄色或脓性渗出液

2. 某患者，患有肺炎后产生胸水，诊断为

肺炎旁胸腔积液，以下说法错误的是

    A. 约一半以上的肺炎患者可出现胸腔积液，称为肺炎旁胸腔积液

    B. 只有少部分患者需要闭式引流

    C. 所有产生肺炎旁胸腔积液的都要引流

    D. 单纯性肺炎旁胸腔积液只需要抗感染治疗即可

    E. 复杂性肺炎旁胸腔积液需要引流，

否则将进展为脓胸

3. 患者女，55 岁，既往健康，3 周前急性起病，发冷发热，较多量脓血痰，呼吸困难，发绀。体征：右肺叩诊呈浊音，听诊有水泡音，白细胞 $25 \times 10^9/L$，中性粒细胞 92%，胸片右下肺大片阴影，边界不清楚，其中有数个空洞和气液平面，有少量胸腔积液。此患者诊断为金黄色葡萄球菌肺炎伴胸腔积液。以下有关肺炎旁胸腔积液的描述，错误的是

A. 胸腔积液 pH 7.30 需要进行引流

B. 胸水 LDH 大于 1000IU/L 时考虑引流

C. 单纯性肺炎旁胸腔积液只需要抗感染治疗即可

D. 复杂性肺炎旁胸腔积液需要引流

E. 复杂性肺炎旁胸腔积液引起胸膜肥厚和胸廓塌陷，需要手术治疗

4. 患者女，30 岁，5 天前淋雨后发冷发热胸痛，咳嗽，气短，既往有结核病史。查体：左肺下部叩诊浊音，可闻水泡音，痰结核菌集菌阴性，白细胞 $32 \times 10^9/L$，胸片左肺下叶大片状致密阴影，可以看到肋膈角消失，上缘呈外高内低的弧形影，考虑有胸腔积液，诊断为单纯性肺炎旁胸腔积液。最合适的治疗是

A. 只需要抗感染治疗即可

B. 需要引流

C. 手术治疗

D. 开胸探查

E. 使用感冒药

二、案例分析题：为不定项选择题，试题由一个病历和多个问题组成。每个问题有六个及以上备选答案，选对 1 个给 1 个得分点，选错 1 个扣 1 个得分点，直扣至得分为 0。

（5～7 题共用题干）

患者 40 岁，农民，诊断左肺炎链球菌肺炎，治疗上应用青霉素 800 万单位，每日 2 次静脉滴注，3 天后体温未明显下降，左胸痛加重。

5. 应当立即做下列哪项工作

A. 急查心电图，确定是否冠心病

B. 做胸部 B 超、心脏 B 超，确定是否有心包积液、胸腔积液

C. 换用其他高档广谱抗生素

D. 痰细菌培养＋药敏，以确定诊断

E. 加用抗革兰阴性杆菌的药物

F. 继续应用青霉素治疗，观察后续病情变化

6. 治疗方面下列哪项有误

A. 加用头孢菌素类药物

B. 如能由浆膜腔抽出液体应做细菌培养

C. 浆膜腔冲洗

D. 加强支持疗法

E. 抗生素疗程 5～7 天

F. 抗生素疗程 7～10 天或更长时间

7. 如患者检查后提示胸腔积液，下面哪项指标与该患者比较符合

A. 胸水蛋白 25g/L

B. 胸水 LDH 156U/L，血液中 LDH 345U/L

C. 胸水 LDH 248U/L，血液中 LDH 326U/L

D. 胸水细胞数 $400 \times 10^6/L$

E. 胸水 ADA 46U/L

F. 胸水 LDH 176U/L，血液中 LDH 415U/L

🔍 **参考答案与解析**

1. E 2. C 3. A 4. A 5. B 6. E
7. C

3. A。解析：约一半以上的肺炎患者可出现胸腔积液，称为肺炎旁胸腔积液，但只有少数患者需要进行闭式引流。胸水 pH、革兰染色和培养对胸水的处理具有重要的指导作用，染色或培养阳性，或 pH ＜

7.20 是进行引流的指征。胸水 LDH 大于 1000IU/L 时也应考虑引流。上述检查阳性提示患者将进展为脓胸或已经发生脓胸，称为复杂性肺炎旁胸腔积液，否则为单纯性肺炎旁胸腔积液。单纯性肺炎旁胸腔积液只需要抗感染治疗即可，而复杂性肺炎旁胸腔积液需要引流，否则将进展为脓胸，可引起胸膜肥厚和胸廓塌陷，需要手术治疗。

4. A。**解析：**单纯性肺炎旁胸腔积液只需要抗感染治疗即可，而复杂性肺炎旁胸腔积液需要引流，否则将进展为脓胸，可引起胸膜肥厚和胸廓塌陷，需要手术治疗。

5. B。**解析：**经抗生素治疗后，高热常在 24 小时内消退，或数日内逐渐下降。若体温降而复升或 3 天后仍不降者，应考虑 SP 的肺外感染，如脓胸、心包炎或关节炎等。且患者治疗后胸痛加重，可能合并肺炎旁胸腔积液。故应做胸部 B 超、心脏 B 超检查，确定是否有心包积液、胸腔积液。

6. E。**解析：**患者 72 小时后症状无改善，考虑其原因可能有药物未能覆盖致病菌，或细菌耐药，故可加用头孢菌素类药物。患者体温 3 天后仍不降者，胸痛加重，考虑 SP 的肺外感染，如肺炎旁胸腔积液等，应酌情取胸水检查及培养以确定其性质并应积极冲洗引流。加强支持疗法：卧床休息，补充足够的蛋白质、热量及维生素。肺炎患者抗生素疗程为 7～10 天或更长时间。

7. C。**解析：**该患者治疗后胸痛加重，可能合并肺炎旁胸腔积液，而肺炎旁胸腔积液通常为渗出液。渗出液 LDH 大于 200IU/L，且腹水 LDH/血清 LDH 大于 0.6。

第四节　恶性胸腔积液

单选题：以下每道试题有五个备选答案，请选择一个最佳答案。

1. 下列关于胸腔积液的说法错误的是
   A. RA 胸水中类风湿因子 >1：320
   B. CEA 在恶性胸腔积液晚期才会升高
   C. LDH >500U/L 常提示恶性肿瘤或并发细菌感染
   D. 淀粉酶升高可见于急性胰腺炎、恶性肿瘤
   E. 结核性胸膜炎胸水中 γ 干扰素增高，其敏感性和特异性高

2. 患者男，52 岁，因咳嗽、胸闷、气短 1 周收入住院。查体：T 37.5℃，R 24 次/分，口唇发绀，左锁骨上可触及花生米大小的淋巴结，质硬、固定、无压痛，气管向左侧移位，右肺叩诊呈浊音、语颤明显减弱、呼吸音消失。胸液常规示蛋白含量 35g/L，WBC 850×10^9/L，N 20%，L 80%，细胞学见大量淋巴细胞。LDH 800U/L，PPD（+）。最可能的诊断是
   A. 右侧大叶性肺炎
   B. 右侧结核性胸膜炎
   C. 右侧恶性胸腔积液
   D. 右侧化脓性胸腔积液
   E. 右侧漏出性胸腔积液

3. 患者男，59 岁，3 周来出现胸痛、咳嗽、低热、呼吸困难。查体：气管左移，右锁骨上淋巴结肿大，右肺叩诊为实音，呼吸音消失。胸穿为血性胸腔积液。为进一步明确诊断，下列哪项检查最有意义
   A. 胸腔积液常规

B. 胸腔积液及血清癌胚抗原

C. 胸腔积液 LDH

D. 胸腔积液脱落细胞

E. 胸腔积液结核菌

4. 患者男，68 岁，吸烟史 20 余年，每天 10～20 支，右胸隐痛伴刺激性咳嗽，痰中带血丝 1 个月，呼吸困难 3 天来诊。查体：消瘦，呼吸频率 26 次/分，右锁骨上淋巴结肿大。右胸第 7 肋间以下叩诊呈浊音，呼吸音减低。胸片示右侧大量胸腔积液。最可能的诊断是

A. 结核性胸膜炎

B. 癌性胸腔积液

C. 脓胸

D. 肺炎致反应性胸腔积液

E. 肺栓塞伴发胸腔积液

5. 患者女，58 岁，因发热、咳嗽、胸闷、气短 1 周收入住院。查体：T 37.5℃，R 24 次/分，口唇发绀，双下肺叩诊呈浊音、语音明显减弱、呼吸音消失，腹部膨隆，叩诊移动性浊音（+），双侧胸液、腹水呈乳糜样，苏丹染色阴性，胸液、腹液常规均示渗出液，淋巴细胞为主，LDH 1200U/L，癌胚抗原明显增高，PPD 试验（+）。最可能的诊断是

A. 化脓性胸膜炎

B. 结核性胸膜炎

C. 恶性胸腔积液

D. 乳糜样胸腔积液

E. 结缔组织疾病

参考答案与解析

1. B　2. C　3. D　4. B　5. C

1. B。**解析：** CEA 在恶性胸腔积液中早期即可升高，且比血清更显著。

2. C。**解析：** 该患者有左锁骨上淋巴结肿大，应怀疑恶性病变转移的可能，且其胸液常规示蛋白含量 35g/L，WBC 850×10^9/L，N 20%，L 80%，细胞学见大量淋巴细胞。LDH 800U/L，PPD（+），胸水以淋巴细胞为主，LDH ＞500U/L，常提示恶性肿瘤。

3. D。**解析：** 胸液中找到癌细胞是诊断恶性胸液的金标准。虽然脱落细胞在恶性胸腔积液中阳性检出率较低。但本题问的是最有意义的检查，考虑 D 选项更明确。

4. B。**解析：** 患者吸烟多年，右胸隐痛伴刺激性咳嗽，痰中带血丝 1 个月，高度怀疑是癌症，其胸腔积液怀疑是癌性胸腔积液。

5. C。**解析：** 老年患者，胸水为渗出液，应考虑结核性和恶性胸腔积液的可能。胸水 LDH ＞500U/L，CEA 明显增高，说明恶性的可能性大。PPD 阳性对于成年人结核病的诊断意义不大。

第五节　其他原因胸腔积液

单选题：以下每道试题有五个备选答案，请选择一个最佳答案。

1. 下列疾病中不会引起漏出性胸水的是

A. 心衰

B. 低蛋白血症

C. 肝硬化

D. 系统性红斑狼疮

E. 肾病综合征

2. 患者男，52 岁，因右上肺癌伴纵隔淋巴结转移入院。体检见患者颈面部显著肿

胀，皮肤色紫而紧张。颈静脉和胸部浅静脉充盈。右肺呼吸音降低。影像学检查发现右侧胸腔积液，诊断性胸穿见胸水色黄清澈，该疾病最常见的胸水类型是

A. 血性胸水   B. 乳糜胸水

C. 渗出性胸水   D. 漏出性胸水

E. 浆液血性胸水

参考答案与解析

1. D   2. D

　　1. D。**解析：**系统性红斑狼疮一般不引起胸腔积液。

第四篇

消化系统疾病

第一章　胃、十二指肠疾病

第一节　慢性胃炎

一、单选题：以下每道试题有五个备选答案，请选择一个最佳答案。

1. 慢性胃窦胃炎（B型胃炎）的临床表现哪项是错误的
   A. 易出现嗳气、反酸、腹胀等症状
   B. 有时症状酷似消化性溃疡
   C. 消化性溃疡的发生率增高
   D. 胃酸偏低
   E. 可以引起恶性贫血

2. 在慢性胃炎的发病机制中，与幽门螺杆菌感染无关的因素是
   A. 产生胃壁细胞抗体
   B. 分泌空泡毒素 A
   C. 释放尿素酶分解尿素产生氨
   D. 产生细胞毒素相关基因蛋白
   E. 菌体胞壁作为抗原诱导免疫反应

3. 下列关于 B 型胃炎，说法正确的是
   A. 属于自身免疫性胃炎
   B. 多发生于胃体及胃底部
   C. 幽门螺杆菌感染引起
   D. 可出现恶性贫血
   E. 壁细胞抗体为阳性

4. 幽门螺杆菌在胃内的定植部位是
   A. 胃腺体内　　　　B. 胃黏膜层
   C. 胃黏膜表面　　　D. 胃固有层
   E. 胃肌层

5. 慢性 A 型胃炎的治疗，哪项是正确的
   A. 西咪替丁　　　　B. 氢氧化铝凝胶
   C. 链霉素口服　　　D. 丙谷胺
   E. 恶性贫血时注射维生素 B_{12}

6. 关于慢性胃窦胃炎，正确的是
   A. 可导致恶性贫血
   B. 由自身免疫反应引起
   C. 血清中可测得抗内因子抗体
   D. 维生素 B_{12} 水平明显低下
   E. 绝大多数由幽门螺杆菌引起

7. 关于正常情况下胃黏膜防御因子的描述，下列正确的是
   A. 胃黏膜细胞每周更新一次
   B. 胃蛋白酶不能透过胶体黏液
   C. 胶体黏液不被胃蛋白酶溶解
   D. 胶体黏液层胃腔侧的 pH 可达 6
   E. H^+ 可通过胃黏膜屏障

8. 下列疾病引起血清胃泌素增高的是
   A. 慢性萎缩性胃窦胃炎
   B. 慢性萎缩性胃体胃炎
   C. 十二指肠球部溃疡
   D. 急性胰腺炎
   E. 慢性浅表性胃炎

9. 关于浅表性胃炎的病理，下列错误的是
   A. 黏膜充血、水肿或伴有渗出液
   B. 少数有糜烂及出血
   C. 胃腺体部分消失
   D. 黏膜有淋巴细胞、炎症细胞浸润
   E. 某些呈疣状胃炎的表现

10. 区别活动性胃炎与非活动性胃炎的主要依据是
    A. 淋巴细胞浸润程度
    B. 浆细胞浸润程度
    C. 中性粒细胞浸润程度

D. 是否有 Hp 感染

E. 淋巴细胞浸润深度

11. 慢性胃体炎的主要表现为

    A. 血清抗壁细胞抗体阳性

    B. 血清内因子抗体阴性

    C. 胃液酸度正常

    D. 血清促胃液素含量低下

    E. 约 10% 发生癌变

12. 慢性活动性胃炎的治疗应特别注意采用

    A. 抑酸剂

    B. 抗菌药

    C. 抗幽门螺杆菌治疗

    D. 促胃肠动力剂

    E. 胃黏膜保护剂

13. 患者女，39 岁，上腹痛 3 年。胃镜检查提示萎缩性胃炎伴快呋塞米素酶试验阳性。给予抗 Hp 治疗。为了解 Hp 根除情况，应在停药后多长时间复查 $SB^{14}C - UBT$ 试验

    A. 治疗结束即可   B. 1 周

    C. 2 周   D. 4 周

    E. 3 个月至半年

14. 患者男，45 岁，间断性上腹不适 12 年，近来有饱胀感，嗳气，食欲减退。胃镜及病理检查诊断：慢性胃炎伴轻度肠上皮化生，$^{14}C -$ 尿素呼气试验阳性。最主要的治疗是

    A. 根除幽门螺杆菌   B. 胃黏膜保护药

    C. 抑酸药   D. 中药

    E. 促胃动力药

15. 患者男，46 岁，近 2 年反复上腹不适，胀痛，嗳气。无反酸。查体：上腹轻压痛，胃镜：胃窦黏膜红白相间，以白为主，可能是下列哪种疾病

    A. 慢性浅表性胃炎

    B. 慢性萎缩性胃体炎

    C. 慢性萎缩性胃窦炎

    D. 十二指肠球炎

    E. 浅表萎缩性胃炎

16. 患者男，54 岁，间断上腹不适疼痛 4 年，餐后加重，嗳气。胃液分析 BAO 为 0，MAO 为 5mmol/h，胃 pH 4.5，最大可能是

    A. 慢性浅表性胃窦炎

    B. 慢性萎缩性胃窦炎

    C. 慢性肥厚性胃炎

    D. 十二指肠溃疡

    E. 十二指肠球后溃疡

17. 患者女，50 岁，间断上腹部胀痛 3 年，胃镜提示慢性萎缩性胃炎，Hp 阳性。选择哪种治疗方案最佳

    A. 铋剂 + 两种抗生素

    B. 抑酸剂

    C. 保护胃黏膜

    D. PPI + 两种抗生素

    E. 前列腺素

18. 患者男，45 岁，3 个月来持续上腹隐痛，食欲不佳来诊。既往无胃病史，大便外观黄色，隐血试验时阴时阳。查体：上腹部有压痛，无包块，肝脾未及。做下列哪项检查对确诊最有帮助

    A. B 型超声波检查

    B. 胃酸测定

    C. 胃镜检查

    D. 血清胃泌素测定

    E. 腹部 CT 检查

19. 患者女，32 岁，间歇性上腹不适 4 年，餐后加重，嗳气，基础胃酸分泌量（BAO）为 0，最大胃酸分泌量（MAO）为 10mmol/L，壁细胞总数（PCM）为正常的 1/4，其最可能的疾病是

A. 慢性浅表性胃炎

B. 十二指肠球部溃疡

C. 慢性萎缩性胃炎

D. 胃溃疡

E. 胃癌

20. 患者女，26 岁，上腹胀痛，食欲减退半年余来诊。胃镜检查胃窦部黏膜呈红白相间，以红为主，黏液较多，活检病理检查有淋巴细胞、浆细胞浸润及肠上皮化生，应考虑诊断是

A. 慢性浅表性胃炎

B. 慢性萎缩性胃炎

C. 糜烂性胃炎

D. 肥厚性胃炎

E. 早期胃癌

21. 患者女，48 岁，慢性胃炎，抗 Hp 治疗后，复查 Hp 是否被清除，至少需停药的时间是

A. 1 周　　　　　　　　B. 2 周

C. 4 周　　　　　　　　D. 6 周

E. 8 周

22. 不能作为判断幽门螺杆菌根除的检验方法是

A. 活组织幽门螺杆菌培养

B. 组织学检查找幽门螺杆菌

C. ^{13}C 尿素酶呼气试验

D. 快呋塞米素酶试验

E. 血清抗幽门螺杆菌抗体检测

23. 患者男，54 岁，间歇性上腹部不适 4 年，餐后加重，嗳气来诊。胃镜检查：胃体上部大弯侧黏膜较苍白，该区活组织检查示重度不典型增生，应采取下列哪种治疗方法为宜

A. 手术治疗

B. 西咪替丁（甲氰咪胍）

C. 多潘立酮（吗丁啉）

D. 吗丁啉＋法莫替丁

E. 奥美拉唑（洛赛克）

24. 只见于萎缩性胃炎的黏膜变化为

A. 肠型化生

B. 假幽门腺化生

C. 中性粒细胞浸润

D. 淋巴细胞浸润

E. 腺体破坏及减少

25. 患者女，65 岁，反复不规律上腹部隐痛 8 年，胃镜诊断为萎缩性胃炎。则验证活动性炎症的客观依据是

A. 肠上皮化生

B. 中性粒细胞浸润

C. 出血

D. 浆细胞浸润

E. 淋巴细胞浸润

26. 患者男，68 岁，农民，1 年来上腹部不适，排稀便，消瘦明显，未查胃镜，实验室检查便常规：潜血（＋＋）。口服抗生素，2 周后，复查便常规，潜血（＋＋）。则可能的诊断是

A. 浅表性胃炎

B. 慢性萎缩性胃炎

C. 十二指肠球部溃疡

D. 胃癌

E. 胃溃疡

27. 患者男，65 岁，慢性萎缩性胃炎 10 余年，1 个月来食欲减退，消瘦。首先应考虑

A. 功能性消化不良

B. 胃癌

C. 胃溃疡

D. 慢性胰腺炎

E. 反流性食管炎

二、共用题干单选题：以下提供若干个案例，每个案例下设若干道试题，每道试题有五个备选答案，请选择一个最

佳答案。

(28 ~ 29 题共用题干)

患者女，38 岁，上腹不适、食欲减退 3 年，体重减轻、乏力半年。查体：贫血貌，上腹部轻压痛，Hb 88g/L，MCV 115fl；胃镜检查示胃体皱襞稀疏，黏膜血管透见。

28. 该患者应首先考虑的诊断是
    A. Ménétrier 病
    B. 慢性浅表性胃炎
    C. 慢性萎缩性胃炎
    D. 慢性淋巴细胞性胃炎
    E. 胃癌

29. 对诊断最有意义的辅助检查是
    A. 血癌胚抗原
    B. 血胃泌素
    C. 血胃蛋白酶原
    D. 血壁细胞抗体
    E. 血抗线粒体抗体 M_2 亚型

(30 ~ 32 题共用题干)

患者女，45 岁，反复上腹痛 2 年，加重 1 周，伴反酸，腹胀，一直未治疗。查体：睑结膜、口唇黏膜苍白，腹平软，上腹部轻度压痛，无反跳痛，胃镜检查示胃黏膜变薄，呈花斑状，黏膜下血管隐约可见。

30. 该患者最可能的诊断为
    A. 浅表性胃炎
    B. 萎缩性胃炎
    C. 出血糜烂性胃炎
    D. 腐蚀性胃炎
    E. 胆汁反流性胃炎

31. 若快呋塞米素酶试验示 Hp （+），应如何治疗
    A. 立即给予根除 Hp 的治疗
    B. 给予抑酸、保护胃黏膜等治疗
    C. 同时给予抑酸、保护胃黏膜的治疗和根除 Hp 的治疗

D. 先根除 Hp 再抑酸、保护胃黏膜等治疗
E. 给予抑酸、保护胃黏膜治疗效果差再根除 Hp

32. 若患者就诊时血红蛋白 80g/L，经正规内科治疗（抑酸、补铁等）2 月腹痛、反酸缓解，而贫血无明显改善，拟诊慢性胃体胃炎，应做的检查不包括
    A. 血清抗壁细胞抗体
    B. 血清抗内因子抗体
    C. 组织活检病理学检查
    D. 维生素 B_{12} 吸收试验
    E. 胃液分析

(33 ~ 36 题共用题干)

患者女，50 岁，反复上腹部疼痛、腹胀 5 年，无规律性。查体：消瘦，上腹压痛，有舌炎，贫血貌；胃镜检查示黏膜红白相间，以白为主，皱襞平坦，黏膜下血管透见，黏液湖缩小，黏膜活检呈重度不典型增生。

33. 最可能的诊断是
    A. 慢性萎缩性胃体炎
    B. 急性胃炎
    C. 慢性胃炎
    D. 慢性浅表性胃炎
    E. 慢性萎缩性胃窦炎

34. 这种胃炎在我国主要的好发部位是
    A. 胃窦部   B. 胃体部
    C. 胃底   D. 胃大弯
    E. 胃小弯

35. 实验室检查的结果正确的是
    A. 血清中检测不出其他自身抗体
    B. 无恶性贫血
    C. 血清壁细胞抗体阴性
    D. 血清壁细胞抗体阳性
    E. 基础胃酸分泌增加

36. 当前正确的治疗方法是
    A. 保护胃黏膜
    B. 避免服用刺激性的食物和药物，合理饮食
    C. 抑酸药 + 促胃肠动力药
    D. 抗 Hp 治疗
    E. 外科手术

(37 ~ 38 题共用题干)

患者女，38 岁，上腹饱胀伴嗳气 2 年，1 个月来食欲减退、乏力、恶心。体查无明显异常发现，X 线钡剂未见异常；胃镜活检：炎性细胞浸润及肠上皮化生，未见腺体萎缩。

37. 患者诊断首先考虑为
    A. 胃黏膜脱垂
    B. 胃食管反流病
    C. 慢性萎缩性胃炎
    D. 慢性浅表性胃炎
    E. 胃神经症

38. 萎缩性胃炎中哪项最可能是癌前病变的病理改变是
    A. 肠腺化生
    B. 假性幽门腺化生
    C. 黏膜固有膜腺体减少
    D. 重度不典型增生
    E. 腺体局部增生

(39 ~ 41 题共用题干)

患者男，63 岁，既往有"胃病"病史 10 年，近 2 个月上腹痛，伴有恶心、食欲减退、乏力及体重下降。

39. 胃镜下可见黏膜苍白、变薄，血管透见。应诊断为
    A. 胃溃疡
    B. 胃黏膜相关性淋巴瘤
    C. 胃癌
    D. 慢性糜烂性胃炎
    E. 慢性萎缩性胃炎

40. 关于此患者的病理组织学检查，错误的是
    A. 胃腺体部分或全部萎缩
    B. 仅见黏膜浅层炎性细胞浸润
    C. 常见幽门腺化生
    D. 重度肠上皮化生
    E. 常伴异型增生

41. 应选择的治疗是
    A. 手术治疗
    B. 抑酸治疗
    C. 抗生素治疗
    D. 肿瘤标志物检测
    E. 定期胃镜追踪观察

(42 ~ 44 题共用题干)

患者男，40 岁，中上腹隐痛 5 年余，胃食欲减退 1 个月就诊。检查上腹部轻度压痛，胃液分析 BAO 为 0，MAO 为 0.5mmol/h。

42. 该患者最可能的诊断是
    A. 慢性萎缩性胃炎
    B. 慢性浅表性胃炎
    C. 非溃疡性消化不良
    D. 胃癌
    E. 胃溃疡

43. 要明确诊断，首选的检查方法是
    A. 血清胃泌素测定
    B. 血清维生素 B_{12} 测定
    C. 血清胃蛋白酶原测定
    D. 上消化道钡餐检查
    E. 胃镜及活组织检查

44. 患者不宜用下列哪项治疗
    A. 多潘立酮　　　B. 硫糖铝
    C. 胶体铋剂　　　D. 甲硝唑
    E. 奥美拉唑

(45 ~ 47 题共用题干)

患者男，35 岁，胃溃疡史 5 年，3 月来上腹无规律疼痛，进食后显著。钡透：

胃黏膜增粗，紊乱，胃窦见 1.0cm×1.5cm 龛影。

45. 该患者的诊断为
A. 胃溃疡合并幽门梗阻
B. 胃溃疡合并胃黏膜脱垂
C. 胃溃疡恶变
D. 复合性溃疡
E. 胃溃疡合并慢性胃炎

46. 如 BP 为 60/45mmHg，脉率 110 次/分，烦躁，出汗。首选的处理是
A. 快速输葡萄糖
B. 肌内注射立止血（血凝酶）
C. 快速输血
D. 口服去甲肾上腺素
E. 快速输盐水

47. 哪种病情需紧急手术
A. 并发幽门梗阻
B. 穿透性溃疡
C. 胃溃疡可疑癌变
D. 大出血停止后不到 1 日，又有大出血
E. 有胸骨后烧灼感

（48～49 题共用题干）

患者女，50 岁，间断上腹不适 5 年，胃镜检查提示重度萎缩性胃炎伴肠化，W-S 染色阳性。

48. 患者治疗后复查，最宜在停药后多长时间
A. 当时　　　　　B. 2 个月
C. 2 年　　　　　D. 1 个月
E. 6 个月

49. 随访宜采用
A. B 超
B. 定期钡剂造影
C. UBT 试验
D. 定期胃镜检查及活检
E. 肿瘤标志物

三、共用备选答案单选题：以下提供若干组试题，每组试题共用试题前列出的五个备选答案，请为每道试题选择一个最佳答案。每个备选答案可能被选择一次、多次或不被选择。

（50～51 题共用备选答案）
A. 胃酸轻度升高
B. 胃酸明显增高
C. 胃酸轻度减少
D. 胃酸明显减少
E. 胃酸正常或减少

50. 重度萎缩性胃体胃炎患者可见
51. 萎缩性胃窦胃炎患者可见

（52～54 题共用备选答案）
A. 血清胃泌素明显升高
B. 血清壁细胞抗体阳性
C. 血清 G 细胞抗体阳性
D. 血清 CEA 明显升高
E. 胃酸中度升高

52. 胃体萎缩性胃炎可见
53. 卓-艾综合征可见
54. 胃癌可见

参考答案与解析

1. E　2. A　3. C　4. C　5. E　6. E
7. B　8. B　9. C　10. C　11. A　12. C
13. D　14. A　15. C　16. B　17. A　18. C
19. C　20. A　21. C　22. E　23. B　24. E
25. B　26. D　27. B　28. C　29. D　30. B
31. E　32. C　33. A　34. B　35. D　36. E
37. D　38. D　39. E　40. B　41. E　42. A
43. E　44. E　45. C　46. C　47. D　48. D
49. D　50. D　51. E　52. B　53. A　54. D

1. E。**解析：** 胃窦炎不会导致恶性贫血。

3. C。**解析：** 慢性萎缩性胃炎可再分为多灶萎缩性胃炎和自身免疫性胃炎两大

类，前者病变主要在胃窦部，胃窦炎或 B 型胃炎多由幽门螺杆菌感染引起的慢性浅表性胃炎发展而来，壁细胞抗体为阴性，不会发生恶性贫血；后者病变主要位于胃体部，又称 A 型胃炎，由自身免疫引起，患者血液中存在自身抗体如壁细胞抗体，伴恶性贫血者还可查到内因子抗体。

5. E。**解析**：A 型胃炎时胃酸分泌降低，重症者无酸，同时壁细胞抗体和内因子抗体阳性，维生素 B_{12} 的吸收需要和内因子结合，故 A 型胃炎患者机体吸收维生素 B_{12} 障碍，易出现恶性贫血，治疗需注射维生素 B_{12}。

8. B。**解析**：胃体为主的慢性胃炎或萎缩性胃炎患者血清胃泌素水平升高，这是因为胃酸缺乏不能抑制 G 细胞分泌之故。

10. C。**解析**：慢性胃炎是以淋巴细胞和浆细胞为主的慢性炎症细胞浸润，当有中性粒细胞浸润，提示有活动性炎症。

13. D。**解析**：根除治疗后复查，应在根除治疗结束至少 4 周后进行。

14. A。**解析**：建议根除幽门螺杆菌适用于下列幽门螺杆菌感染的慢性胃炎患者：①有明显异常的慢性胃炎，如胃黏膜有糜烂、中至重度萎缩等；②有胃癌家族史；③伴糜烂性十二指肠炎；④消化不良症状经常规治疗疗效差者。

15. C。**解析**：萎缩性胃炎胃镜下：胃黏膜变薄，呈灰黄或灰白。黏膜皱襞减少变细，甚至消失，黏膜光滑。黏膜下血管分支清晰可见，有时可见出血和糜烂。红白相间，以白为主。慢性萎缩性胃体炎，主要累及胃体部。本例病变发生在胃窦部，最可能为慢性萎缩性胃窦炎。

16. B。**解析**：慢性浅表性胃炎的胃酸分泌常正常或增高，A 型萎缩性胃炎的胃

酸降低，重度者可无胃酸。在本题中患者间断上腹不适疼痛 4 年，餐后加重，嗳气，胃液分析 BAO 为 0，MAO 为 5mmol/h，胃 pH 4.5 说明低酸。

17. A。**解析**：根除幽门螺杆菌（Hp）指征：①有明显的慢性胃炎（胃黏膜有糜烂，中至重度萎缩性胃炎，肠化生，异型增生）；②有胃癌家族史；③伴糜烂性十二指肠炎；④消化不良症状经常规治疗效果差者。治疗方案：目前推荐 PPI 或胶体铋剂为基础加上两种抗生素的三联疗法。萎缩性胃炎胃酸分泌减少，不能用 PPI。

20. A。**解析**：慢性胃炎是以淋巴细胞和浆细胞为主的慢性炎症细胞浸润，胃镜下以红为主为浅表性胃炎的表现。

23. A。**解析**：对于肯定的重度异型增生宜予以预防性手术，目前多采用内镜下胃黏膜切除术。

25. B。**解析**：慢性胃炎的过程是胃黏膜损伤与修复的一种慢性过程，主要组织病理学特征是炎症、萎缩和肠化生，炎症表现为黏膜层以淋巴细胞和浆细胞为主的慢性炎症细胞浸润，当见有中性粒细胞浸润时显示有活动性炎症，称为慢性活动性胃炎，多提示存在幽门螺杆菌感染。

27. B。**解析**：慢性萎缩性胃炎常伴有肠上皮化生，可以逐渐演变为异型增生，出现癌变，故老年萎缩性胃炎患者出现消瘦，应警惕胃癌的发生。

37. D。**解析**：慢性浅表性胃炎诊断依据：①上腹饱胀伴嗳气 2 年，近期食欲减退、乏力、恶心；②胃镜活检：炎性细胞浸润及肠上皮化生，未见腺体萎缩；③体检无明显异常发现，X 线钡剂未见异常，可排除早期胃癌。

39. E。**解析**：萎缩性胃炎的内镜表现主要是黏膜苍白、变薄，血管透见。

第二节 消化性溃疡

一、单选题：以下每道试题有五个备选答案，请选择一个最佳答案。

1. 鉴别良恶性溃疡的最重要方法是
   A. 溃疡大小
   B. 大便潜血
   C. 胃液分析
   D. 胃黏膜组织病理学检查
   E. 幽门螺杆菌（Hp）检查

2. 下列选项中最易发生出血的溃疡是
   A. 巨大溃疡
   B. 幽门管溃疡
   C. 球后溃疡
   D. 老年人消化性溃疡
   E. 复合溃疡

3. 消化性溃疡最常见的并发症是
   A. 腹腔脓肿
   B. 癌变
   C. 出血
   D. 幽门梗阻
   E. 穿孔

4. 关于消化性溃疡的治疗，正确的是
   A. 需长期应用黏膜保护剂以降低溃疡复发率
   B. 为降低复发率，需长期服用质子泵抑制剂
   C. 只要内镜证实溃疡已经愈合，溃疡就不会复发
   D. 根除幽门螺杆菌可以降低溃疡复发率
   E. 有消化道出血的溃疡患者必须长期维持治疗

5. 对降低消化性溃疡复发率最有效的治疗措施是

   A. 抗生素治疗
   B. 根除幽门螺杆菌治疗
   C. 高选择性迷走神经切除术
   D. 抗酸剂治疗
   E. 胃黏膜保护剂治疗

6. 对于球后溃疡的临床表现，下列哪项不符合
   A. 疼痛常向背部放散
   B. 夜间痛常见
   C. 症状较一般十二指肠溃疡严重而持续
   D. 不易出血
   E. 内科疗效差

7. 十二指肠溃疡的发病机制主要是
   A. 胃酸、胃蛋白酶等侵袭因素增强
   B. 黏膜屏障减弱
   C. 黏膜血流量减少
   D. 细胞更新能力减弱
   E. 表皮生长因子减少

8. 以下关于消化性溃疡的描述，不正确的是
   A. 临床上十二指肠溃疡较胃溃疡多见
   B. 全世界均多见
   C. 消化性溃疡发病可无任何症状
   D. 十二指肠溃疡发病年龄较胃溃疡平均晚10年
   E. 秋冬和冬春之交多见

9. 胃溃疡发病与下列哪些因素无关
   A. 长期服用激素
   B. 避免服用 NSAIDs 药物
   C. 吸烟
   D. 长期精神紧张
   E. 遗传因素

10. 下列对胃溃疡说法正确的是
    A. 胃溃疡可能恶变，故均有手术指征
    B. 饮食也可以促进溃疡愈合
    C. 与十二指肠溃疡相反，胃溃疡不易出血
    D. 通常胃酸正常或降低
    E. 常表现为夜间痛

11. 根据部位，下列哪种胃溃疡最为多见
    A. 后壁溃疡
    B. 小弯溃疡
    C. 高位溃疡
    D. 幽门前溃疡
    E. 复合溃疡

12. 胃内分泌胃泌素的细胞主要是
    A. 主细胞
    B. 黏液细胞
    C. 壁细胞
    D. 胃内分泌细胞
    E. G细胞

13. 消化性溃疡引起的疼痛以哪项最具特征性
    A. 上腹部剑突下疼痛
    B. 饥饿痛
    C. 反复发作性痛
    D. 节律性痛
    E. 长期上腹部隐痛

14. 消化性溃疡发病中导致黏膜损伤的主要原因是
    A. NSAIDs
    B. 胃酸/胃蛋白酶
    C. 胰酶
    D. 乙醇
    E. 胆盐

15. 对于消化性溃疡的叙述，哪一项是不正确的
    A. 十二指肠溃疡好发于青壮年
    B. 十二指肠溃疡较胃溃疡多见
    C. 消化性溃疡的发作无季节性
    D. 消化性溃疡是人类的常见病
    E. 胃溃疡的发病年龄较十二指肠溃疡大

16. 下列消化性溃疡出血不宜选择的治疗是
    A. 药物治疗
    B. 三腔二囊管压迫止血
    C. 内镜治疗
    D. 介入治疗
    E. 手术治疗

17. 下列不是幽门管溃疡特点的是
    A. 餐后很快发生疼痛，制酸剂难控制
    B. 好发于20~40岁
    C. 早期可出现呕吐
    D. 易并发幽门梗阻、出血及穿孔
    E. 部分患者需手术治疗

18. 以下哪项是侵入性Hp检查的首选方法
    A. 细菌培养
    B. 病理学检查
    C. 血清抗体检测
    D. 快呋塞米素酶试验
    E. PCR

19. 临床上胃溃疡好发于胃窦和胃体黏膜交界处、小弯胃角附近的胃窦一侧的可能原因下列错误的是
    A. 溃疡易发生在小弯侧的机制较明确，而交界处机制不清
    B. 交界处胃窦黏膜较脆弱
    C. 交界处直接溶于相邻胃体腺分泌的胃酸中
    D. 小弯侧部位黏膜下层的血管网相对欠丰富
    E. 小弯侧部位斜肌特别发达，收缩时易导致血管闭塞引起黏膜缺血性损伤

20. 下列哪项不是消化性溃疡的常见并发症
    A. 出血
    B. 穿孔

C. 幽门梗阻　　　D. 反流性食管炎

E. 癌变

21. 胃、十二指肠溃疡外科手术的适应证不包括

　　A. 低位溃疡

　　B. 并发急性大出血

　　C. 瘢痕性幽门梗阻

　　D. 胃溃疡恶变

　　E. 溃疡巨大

22. 关于胃、十二指肠溃疡癌变，下列错误的是

　　A. 少数胃溃疡可癌变，十二指肠溃疡则不会

　　B. 癌变率估计在 5%

　　C. 慢性胃溃疡，45 岁以上，症状顽固，严格 8 周内科治疗无效者应予高度重视

　　D. 粪便隐血持续阳性应予高度重视

　　E. 胃溃疡癌发生在溃疡边缘

23. 患者男，68 岁，持续性上腹部隐痛 3 个月，多次大便隐血阳性，消瘦。查体：上腹部压痛，未触及包块。下列哪项检查对确诊有帮助

　　A. 胃镜伴活检

　　B. 肝放射性核素扫描

　　C. 胃酸测定

　　D. B 型超声检查

　　E. 血清促胃液素测定

24. 患者男，28 岁，间断性上腹痛 5 年，近日腹痛加重，伴有腹胀及呕吐，呕吐物量多，为隔夜食物。抑酸剂治疗无效。体检上腹部有振水音，转动体位症状不能缓解。最可能的诊断是

　　A. 十二指肠淤滞症

　　B. 消化性溃疡合并幽门梗阻

　　C. 慢性胃炎

　　D. 胃癌

E. 胃溃疡

25. 患者女，63 岁，反复冬季上腹痛 3 年，腹痛多于餐后半小时发作，餐前缓解，病发 1 周。查体：神志清，无贫血貌。腹部剑突下压痛（+），肝脾未触及。最可能的疾病是

　　A. 胃癌　　　　　　B. 慢性胃炎

　　C. 十二指肠溃疡　　D. 慢性胆囊炎

　　E. 胃溃疡

26. 患者男，25 岁，节律性间断上腹隐痛 3 年，加重 2 天，10 小时前开始黑便 3 次，量约 1000g，P 120 次/分，Hb 60g/L。首选下列哪种治疗

　　A. 大量输液　　　　B. 输右旋糖酐

　　C. 外科手术　　　　D. 急诊内镜止血

　　E. 输血、补液

27. 患者女，40 岁，既往有十二指肠球部溃疡史，1 个月来食后中上腹痛，且伴有呕吐就诊，呕吐物含酸酵宿食。查体：消瘦，上腹稍膨隆，偶见胃型，有振水音。宜选择下列哪项治疗

　　A. 使用解痉药治疗

　　B. 急诊胃大部切除术

　　C. 补液，洗胃，继续观察

　　D. 胃肠减压

　　E. 胃肠减压，抑酸，补液

28. 患者男，30 岁，3 年来间断性上腹痛，多在春秋发作。近 10 天又有上腹痛，晨呕血 400ml，排柏油便 4 次，自觉头晕、心悸。血压 98/68mmHg，心率 108 次/分，肝脾未触及，HBsAg（+），可能的诊断为

　　A. 肝硬化食管静脉曲张破裂出血

　　B. 消化性溃疡出血

　　C. 急性胃黏膜损伤

　　D. 食管贲门黏膜撕裂综合征

　　E. 胃癌出血

29. 患者女，31 岁，间断上腹痛 5 年，受凉后易诱发。近 1 周腹痛加重，2 小时前突然呕血 400ml。既往：8 年前曾患肝炎，HBsAg（－）。查体：血压 95/60mmHg，巩膜无黄染，上腹部无压痛，肝脾未及。最可能的诊断是

   A. 肝炎后肝硬化

   B. 食管贲门黏膜撕裂综合征

   C. 急性糜烂性胃炎

   D. 消化性溃疡出血

   E. 原发性肝癌

30. 患者男，48 岁，胃溃疡病史 10 年，近 2 个月上腹痛加重，用多种药物治疗无效。查体：浅表淋巴结无肿大，腹平软，上腹部压痛，可扪及肿块。应首选

   A. 便隐血试验

   B. 血清胃泌素测定

   C. B 超

   D. 胃镜检查

   E. 上消化道造影

31. 患者男，28 岁，周期性中上腹痛 5 年余，多于饥饿时痛，时有夜间痛醒，进食后缓解，常有反酸、嗳气。近 2 天大便呈柏油状，伴头昏、乏力就诊。查体：血压 90/60mmHg，心率 104 次/分，腹软，上腹部轻度压痛，肝脾肋下未扪及，肠鸣音活跃。最可能的诊断是

   A. 胃溃疡合并出血

   B. 十二指肠球部溃疡合并出血

   C. 胃癌合并出血

   D. 食管静脉曲张破裂出血

   E. 急性胃黏膜病变

32. 患者男，78 岁，反复上腹痛 10 年，多出现于餐后半小时至 1 小时，进食后加重，未系统诊治。近 1 年疼痛不规律，消瘦，偶有黑便。最应该检查

   A. 便常规＋潜血　　B. ^{14}C 呼气试验

   C. 胃镜＋活检　　　D. 腹部 CT

   E. X 线钡餐

二、共用题干单选题：以下提供若干个案例，每个案例下设若干道试题，每道试题有五个备选答案，请选择一个最佳答案。

（33～34 题共用题干）

   患者女，33 岁，因呕血 200ml，黑便 3 次伴晕厥而被抬送来诊。查体：贫血貌，腹平软，剑下轻压痛，肝脾肋下未及，移动性浊音阴性。

33. 如果考虑为消化性溃疡，最重要的病史为

   A. 规律性上腹痛　　B. 反酸嗳气

   C. 反复黑便　　　　D. 腹泻

   E. 恶心呕吐

34. 为了明确诊断，首选的检查方法为

   A. 胃镜检查

   B. 肠镜检查

   C. 上腹 CT 检查

   D. 肝、胆、脾超声检查

   E. 钡餐检查

（35～38 题共用题干）

   患者女，45 岁，反复上腹部隐痛，疼痛于进餐后 1 小时加重，有反酸灼热，7 天前上述症状加重并伴有腹胀。查体：上腹部压痛。

35. 该患者初步诊断为

   A. 十二指肠溃疡　　B. 反流性食管炎

   C. 球后溃疡　　　　D. 胃溃疡

   E. 胃癌

36. 若该患者检查 Hp（＋），经过铋剂＋阿莫西林＋甲硝唑治疗方案失败后，可选择下列哪种治疗方案继续治疗

   A. 阿莫西林＋克拉霉素

   B. PPI＋克拉霉素

C. 铋剂 + 呋喃唑酮

D. 铋剂 + 替硝唑

E. PPI + 铋剂 + 阿莫西林 + 甲硝唑

D. 生胃酮

E. 铋剂加阿莫西林（羟氨苄青霉素）加甲硝唑

37. 若该患者选用 PPI 制剂，治疗的疗程是

A. 2～4 周   B. 4～6 周

C. 6～8 周   D. 半年

E. 1 年

38. 下列选项中，该患者不会出现的并发症是

A. 穿孔   B. 出血

C. 癌变   D. 胃多发息肉

E. 幽门梗阻

（39～41 题共用题干）

患者男，45 岁，有胃病史 10 余年，近 1 年症状加剧，食欲减退就诊。胃镜检查见胃角溃疡，幽门螺杆菌（+）。

39. 在问诊时最有诊断价值的病史是

A. 上腹部痛无规律性

B. 饥饿痛为主，进食后缓解

C. 午夜痛为主

D. 痛往往发作于餐后 0.5～1 小时

E. 发作性剧痛

40. 胃良性溃疡与恶性溃疡主要鉴别方法是

A. 根据疼痛程度

B. 根据全身情况

C. 根据大便隐血持续阳性

D. 根据内科治疗疗效

E. 根据胃镜与 X 线钡餐检查

41. 本病例的最佳治疗方法是

A. 阿莫西林（羟氨苄青霉素）加甲硝唑

B. 多潘立酮（吗丁啉）加阿莫西林（羟氨苄青霉素）

C. 手术切除

（42～43 题共用题干）

患者男，25 岁，反复胃痛 5 年，因呕吐咖啡色液体及黑便来诊。既往无肝病史。查体：面色稍苍白，血压 100/60mmHg，心率 98 次/分，腹软，肝、脾未触及，肠鸣音活跃。

42. 最可能的诊断是

A. 食管静脉曲张破裂出血

B. 十二指肠溃疡并发出血

C. 胃癌出血

D. 卓-艾综合征并发出血

E. 食管贲门撕裂综合征

43. 药物治疗首选

A. 质子泵抑制剂

B. 硫糖铝

C. 生长抑素制剂

D. 枸橼酸铋钾（胶体次枸橼酸铋）

E. 米索前列醇

（44～46 题共用题干）

患者男，45 岁，上腹隐痛 6 年，为空腹时疼痛，进餐后可缓解，1 年前患者行胃肠钡透提示十二指肠球部变形，2 天前因大量进食后出现上腹疼痛加重，疼痛可向腰背部放散。查体：上腹部压痛、反跳痛及肌紧张。急检血常规示白细胞 $11 \times 10^9/L$，中性粒细胞 78%。

44. 该患者初步诊断为

A. 急性重症胰腺炎

B. 胃溃疡穿孔

C. 绞窄性肠梗阻

D. 十二指肠溃疡穿孔

E. 胃癌

45. 消化性溃疡的重要病因是

A. 幽门螺杆菌感染

B. 非甾体消炎药

C. 吸烟

D. 胃酸、胃蛋白酶

E. 遗传

46. 最易发生幽门梗阻的溃疡是

A. 胃角溃疡　　　B. 胃窦溃疡

C. 球后溃疡　　　D. 胃多发性溃疡

E. 幽门管溃疡

(47~48题共用题干)

患者女，35岁，4年前始反复上腹痛，空腹时出现，餐后缓解。今晨突然出现剧烈腹痛，来诊。查体：BP 85/45mmHg，体温38.9℃，上腹部压痛、反跳痛及肌紧张，肠鸣音减弱，RBC 4.2×10^{12}/L，WBC 22×10^9/L，N 0.90。

47. 可能的诊断是

A. 消化性溃疡穿孔

B. 急性胆源性胰腺炎

C. 不典型心肌梗死

D. 急性肠梗阻

E. 急性胃肠炎

48. 该患者首先应采取的重要治疗是

A. 抗感染

B. 胃肠减压留置胃管

C. 立即手术

D. 禁食

E. 维持水电酸碱平衡

(49~53题共用题干)

患者男，40岁，间断上腹痛3年，多饥饿痛、夜间痛，进食后减轻。

49. 最可能的诊断为

A. 胃溃疡　　　　B. 慢性胃炎

C. 十二指肠溃疡　D. 慢性胰腺炎

E. 复合性溃疡

50. 某患者，2小时前突发上腹痛，伴全身大汗，全腹剧痛。查体：腹肌紧张，

全腹压痛、反跳痛阳性，考虑为溃疡穿孔可能。下列最有助于溃疡穿孔诊断的体征是

A. 腹式呼吸消失

B. 腹肌紧张

C. 腹部移动性浊音阳性

D. 肝浊音界消失

E. 肠鸣音消失

51. 急诊应做哪项检查以明确诊断

A. 钡餐造影　　　B. 胃镜

C. 腹腔穿刺　　　D. 腹部透视

E. 腹部B超

52. 十二指肠球部穿孔的常见部位是

A. 前壁　　　　　B. 后壁

C. 小弯侧　　　　D. 大弯侧

E. 球后

53. 穿孔后几小时内手术效果最好

A. 48小时　　　　B. 24小时

C. 12小时　　　　D. 10小时

E. 8小时

三、共用备选答案单选题：以下提供若干组试题，每组试题共用试题前列出的五个备选答案，请为每道试题选择一个最佳答案。每个备选答案可能被选择一次、多次或不被选择。

(54~58题共用备选答案)

A. 多为上腹正中或偏右节律性疼痛

B. 上腹持续性剧痛、放射至背后

C. 多为剑突下正中或偏左节律性疼痛

D. 上腹疼痛无典型节律性、呕吐多见

E. 右上腹节律性疼痛，夜间痛和背部疼痛多见且突出

54. 穿透性溃疡可出现

55. 十二指肠球部溃疡可出现

56. 幽门管溃疡可出现

57. 球后溃疡可出现

58. 胃溃疡可出现

（59～60 题共用备选答案）

A. 恶心、呕吐、泛酸

B. 面色苍白，尿少，血压下降

C. 腹痛失去节律性，粪便隐血试验持续阳性

D. 餐后上腹疼痛，呕吐量最大，含隔夜宿食

E. 突然全腹剧痛，腹肌紧张

59. 胃溃疡癌变时

60. 消化性溃疡并发大出血时

（61～62 题共用备选答案）

A. 硝酸异山梨酯　　B. 对乙酰氨基酚

C. 复方降压片　　　D. 奥美拉唑

E. 呋塞米

61. 可导致消化性溃疡的是

62. 可降低门静脉压的是

四、案例分析题：为不定项选择题，试题由一个病历和多个问题组成。每个问题有六个及以上备选答案，选对 1 个给 1 个得分点，选错 1 个扣 1 个得分点，直扣至得分为 0。

（63～66 题共用题干）

患者男，68 岁，8 年来餐后 1 小时左右上腹部疼痛。多于秋季复发，每次持续 3～5 天不等。服雷尼替丁后症状可缓解。近 2 个月疼痛持续性，服药后不缓解，间断黑便。查体：重度贫血貌，左锁骨上可触及 2 个约花生米大小，质地较硬的淋巴结，上腹部轻压痛。

63. 应首选下列哪项检查

A. 大便潜血试验

B. 血清胃泌素测定

C. B 超

D. 胃镜检查

E. 钡餐造影

F. 腹部平片

64. 就目前资料考虑，以下哪项诊断可能

性最大

A. 胃良性溃疡复发

B. 胃溃疡癌变

C. 并发幽门梗阻

D. 穿透性溃疡

E. 复合性溃疡

F. 胃溃疡穿孔

65. 多次胃镜检查诊断为十二指肠溃疡。此患者溃疡病反复发作与下列哪种细菌无关

A. 大肠埃希菌　　　B. 幽门螺杆菌

C. 链球菌　　　　　D. 空肠弯曲菌

E. 葡萄球菌　　　　F. 结核杆菌

66. 下列哪些是消化性溃疡的手术适应证

A. 大出血内科治疗无效

B. 急性穿孔

C. 内科治疗无效的顽固性溃疡

D. 水肿性幽门梗阻

E. 胃溃疡疑有癌变

F. 瘢痕性幽门梗阻

（67～70 题共用题干）

患者男，50 岁，胃病史 5 年余，近 1 个月腹痛症状加剧。胃镜检查示胃角溃疡，幽门螺杆菌检查阳性。

67. 该患者最具诊断价值的病史是

A. 发作性剧痛

B. 腹痛发生于餐后 0.5～1 小时

C. 午夜痛为主

D. 饥饿痛为主，进食后缓解

E. 上腹痛无规律

F. 间歇性腹痛

68. 鉴别该溃疡是良性溃疡还是恶性溃疡的主要根据是

A. 胃镜与 X 线钡餐检查结果

B. 全身情况

C. 大便潜血持续阳性

D. 疼痛程度

E. 经内科治疗无效

F. 腹部平片结果

69. 该病治疗最重要的手段是

A. 及早行胃大部切除术

B. 定时进食、少量多餐

C. 氢氧化铝凝胶口服

D. 保护胃黏膜并清除幽门螺杆菌

E. 卧床休息、注意劳逸结合

F. 抗生素治疗

70. 出现了下列哪种情况必须行手术治疗

A. 并发水肿性幽门梗阻

B. 发现胃溃疡伴异型增生

C. 胃溃疡癌变

D. 溃疡较小穿孔

E. 溃疡少量出血

F. 并发瘢痕性幽门梗阻

参考答案与解析

1. D　2. C　3. C　4. D　5. B　6. D
7. A　8. D　9. B　10. D　11. B　12. E
13. D　14. B　15. C　16. B　17. B　18. D
19. A　20. D　21. A　22. B　23. A　24. B
25. E　26. E　27. E　28. C　29. D　30. D
31. B　32. C　33. A　34. A　35. B　36. E
37. B　38. D　39. D　40. E　41. E　42. B
43. A　44. D　45. A　46. E　47. A　48. C
49. C　50. D　51. D　52. A　53. E　54. B
55. A　56. D　57. E　58. C　59. C　60. B
61. B　62. A　63. D　64. B　65. ACDEF
66. ABCEF　67. B　68. A　69. D　70. CF

1. D。**解析**：溃疡的大小、大便潜血试验、胃液分析结果有助于溃疡良恶性的鉴别，胃黏膜组织病理学检查为鉴别良恶性溃疡的最准确方法。幽门螺杆菌检查对溃疡良恶性的鉴别并无帮助。

2. C。**解析**：球后溃疡发生在十二指肠球部以下的溃疡，临床症状典型，夜间

痛及背部痛多见，对药物治疗反应差，较易并发出血。

3. C。**解析**：出血是消化性溃疡最常见并发症。

4. D。**解析**：溃疡的复发与幽门螺杆菌有直接关系。在幽门螺杆菌根除后，消化性溃疡可得到根治。

5. B。**解析**：根除幽门螺杆菌可使溃疡复发率降至5%以下。

16. B。**解析**：消化性溃疡出血止血措施包括抑酸、内镜、介入、手术治疗等。其中药物治疗首选质子泵抑制剂，胃内pH>6时才能有效诱导血小板聚集。消化性溃疡出血约80%不经特殊处理即可自行止血，对药物治疗无效者，可行内镜下止血。如内镜失败，可通过血管介入治疗栓塞相关动脉。以上均无效，可行手术治疗。三腔二囊管、垂体后叶素等均用于食管胃底静脉曲张破裂出血，对胃黏膜损害所致出血效果不佳。

17. B。**解析**：本病男性多见，好发于50～60岁之间。幽门管溃疡的临床特点有①常缺乏溃疡病典型的周期性和节律性疼痛，多数患者餐后迅速出现疼痛，少数可表现为饥饿痛或饥饿与餐后均出现疼痛，腹痛不易被抑酸药控制；②幽门管溃疡易并发幽门水肿、痉挛，早期可出现呕吐。反复炎症刺激可致瘢痕性幽门狭窄，导致器质性梗阻；③幽门管溃疡出血率较普通溃疡高，且易于反复发生；④幽门管溃疡穿孔也较多见。

18. D。**解析**：Hp产生尿素酶的能力特别强，尿素酶降解尿素成氨与CO_2，使周围培养基pH升高，因此活检标本中的Hp能借pH指示剂显色而检测到，目前常用的快呋塞米素酶制剂通常在活检标本放入后几分钟内即可显示，为最简便的筛选Hp的方法。

20. D。**解析**：消化性溃疡的常见并发症为出血、穿孔、幽门梗阻、癌变。

21. A。**解析**：胃、十二指肠溃疡的手术适应证包括①经内科手术治疗 3 个月仍不愈合或愈合后短期又复发者；②并发急性大出血，瘢痕性幽门梗阻，溃疡穿孔及溃疡穿透至胃壁外者；③溃疡巨大或高位溃疡；④胃、十二指肠复合溃疡；⑤胃溃疡恶变或不能排除恶变者。

22. B。**解析**：胃溃疡癌变的发生率为 1%～3%，十二指肠溃疡不会引起癌变。

24. B。**解析**：消化性溃疡合并幽门梗阻的诊断依据是：有上腹痛病史，疼痛与餐后加重；恶心、呕吐隔夜酸性宿食，大量呕吐后症状可以缓解；失水、低钾低氯性碱中毒；胃型和蠕动波；清晨空腹时检查胃内有振水音，插胃管抽出液体量 > 200ml。诊断幽门梗阻时最具价值的是呕吐隔夜酸性宿食。

25. E。**解析**：胃溃疡多为餐后 1 小时开始上腹疼痛，1～2 小时逐渐缓解，下次进餐再痛，具有进食－疼痛－缓解的规律。本例表现为餐后痛，餐前缓解，故应诊断为胃溃疡。

26. E。**解析**：根据病史，患者可能有消化性溃疡，本次并发消化道出血，出现低血压、贫血，需要立即输血、补液治疗，以迅速纠正低血压状态和贫血，这是消化性溃疡大出血的紧急治疗手段。

29. D。**解析**：患者虽曾经患肝炎，但目前检测 HBsAg（－），说明体内无乙肝病毒，巩膜无黄染，肝脾未触及，排除肝硬化引起的上消化道出血；间断上腹痛 5 年可能有胃溃疡病史，且消化性溃疡是上消化道出血的最常见原因，所以考虑 D 项最可能。

30. D。**解析**：患者有胃溃疡病史，近来疼痛加重药物治疗无效，上腹部可触及肿块，考虑胃癌，应胃镜检查以明确诊断。

32. C。**解析**：典型的消化性溃疡有以下临床特点：慢性过程，周期性发作，发作与自发缓解相交替，常有季节性，多在秋冬或冬春之交发病。发作时上腹痛呈规律性，腹痛多可因服用抗酸药物缓解。年龄 45 岁以上，溃疡顽固不愈，腹痛不规律，应用抗酸药物不能缓解，伴有消瘦、贫血等症状时，应高度警惕恶变。患者不能排除溃疡恶变的可能，目前最主要的检查是内镜＋活组织检查。

35. D。**解析**：消化性溃疡上腹痛具有典型的节律性，十二指肠溃疡表现为疼痛在两餐之间发生（饥饿痛），持续不减至下餐进食后缓解；胃溃疡表现为在餐后约 1 小时发生，经 1～2 小时后，逐渐缓解，至下餐进食后重复上述节律，由题干可知，该患者为胃溃疡。

36. E。**解析**：因该患者经过铋剂＋阿莫西林＋甲硝唑治疗方案失败，再次用同样方法治疗较困难，可采用 PPI、铋剂合用两种抗生素的四联疗法。

37. B。**解析**：根除幽门螺杆菌疗程结束后，继续给予该方案中所含抗溃疡药物常规剂量完成 1 疗程是最理想的（如 DU 患者总疗程为 PPI 2～4 周，胶体铋 4～6 周，GU 患者总疗程为 PPI 4～6 周，胶体铋 6～8 周）。

38. D。**解析**：消化性溃疡引起的并发症有出血、穿孔、幽门梗阻、癌变。

47. A。**解析**：消化性溃疡穿孔的诊断依据：①既往有消化性溃疡症状，突发剧烈腹痛；②出现发热、休克、腹膜刺激征，肠鸣音减弱；③RBC 降低，WBC 明显升高。

61～62. B、A。**解析**：消化性溃疡主要指发生于胃和十二指肠的慢性溃疡。近年来的实验与临床研究表明，胃酸分泌过多、幽门螺杆菌感染和胃黏膜保护作用减弱等因素是引起消化性溃疡的主要环节。胃排空延缓和胆汁反流、胃肠肽的作用、遗传因素、药物因素（特别是非甾体抗炎药物）、环境因素和精神因素等，都和消化性溃疡的发生有关，对乙酰氨基酚属于非甾体抗炎药物。硝酸异山梨酯可降低门静脉压。

63. D。**解析**：患者胃溃疡多年，现腹痛性质改变、黑便、消瘦，确诊需进行胃镜检查。

64. B。**解析**：患者胃溃疡多年，现腹痛性质改变、黑便、消瘦，考虑胃溃疡癌变的可能性大。

65. ACDEF。**解析**：十二指肠溃疡反复发作多与幽门螺杆菌感染有关。

66. ABCEF。**解析**：消化性溃疡的手术适应证：大量出血经内科紧急处理无效时；急性穿孔；瘢痕性幽门梗阻；内科治疗无效的顽固性溃疡；胃溃疡疑有癌变。

第三节 胃 癌

一、单选题：以下每道试题有五个备选答案，请选择一个最佳答案。

1. 以下属于胃癌癌前病变的是
   A. 残胃炎
   B. 慢性萎缩性胃炎
   C. 胃黏膜上皮重度以上非典型增生
   D. 胃溃疡
   E. Hp 相关性胃炎

2. 下列检查有助于区分早期胃癌和进展期胃癌的是
   A. 胃镜
   B. 超声胃镜
   C. X 线钡餐
   D. 上腹部 CT 平扫
   E. 剖腹探察

3. 残胃癌发生在胃良性病变施行胃大部切除术后至少
   A. 1 年
   B. 2 年
   C. 3 年
   D. 4 年
   E. 5 年

4. 关于胃癌癌前状态的描述，正确的是
   A. 又叫癌前病变
   B. 癌前疾病是指与胃癌相关的胃良性疾病，有发生胃癌的危险性，如疣状胃炎
   C. 癌前病变是指较易转变为癌组织的病理学变化，如假幽门腺化生
   D. 胃腺瘤性息肉，直径 2cm 以上的广基息肉容易癌变
   E. 慢性胃炎不属于癌前病变

5. 早期胃癌是指
   A. 癌肿小于 1.0cm 者
   B. 癌肿局限而深度不超过黏膜层
   C. 癌肿局限而深度不超过黏膜下层
   D. 癌肿局限而深度不超过肌层
   E. 没有局部淋巴结转移者

6. 小胃癌的大小为
   A. <0.1cm
   B. <0.5cm
   C. <1.0cm
   D. <2.0cm
   E. <2.5cm

7. 持续性大便隐血试验阳性考虑诊断为
   A. 胃炎
   B. 胃癌
   C. 胃溃疡
   D. 十二指肠球部溃疡
   E. 胃泌素瘤

8. 中晚期胃癌最多见的肉眼类型是
   A. 溃疡型
   B. 局限浸润型
   C. 息肉型
   D. 皮革胃
   E. 胶样癌

9. 1994 年 WHO 宣布胃癌的Ⅰ类致癌原是
   A. 霉变食品
   B. 环境因素
   C. 腌制烟熏食品
   D. 遗传因素
   E. 幽门螺杆菌

10. 胃癌患者出现早饱感，主要是胃的哪个部分受累
    A. 贲门
    B. 胃底
    C. 幽门
    D. 胃壁
    E. 胃窦

11. 对于胃癌的淋巴转移，下列哪项是正确的
    A. 胃癌浸润深度与淋巴结转移无相关关系
    B. 淋巴转移不是胃癌的主要转移途径
    C. 无跳跃式淋巴结转移
    D. 恶性程度较高或较晚期的胃癌可转移至锁骨上淋巴结
    E. 区域淋巴结转移与原发肿瘤的部位无关

12. 胃癌最好发的部位是
    A. 幽门管
    B. 胃窦大弯侧
    C. 胃窦小弯侧
    D. 胃体大弯侧
    E. 贲门小弯侧

13. 有关 Hp 感染，下列哪种说法不正确
    A. Hp 是Ⅰ类致癌因子
    B. 胃癌患者中 Hp 感染率最高
    C. Hp 阳性的低度恶性 MALT 淋巴瘤在根除 Hp 后，病变可消退
    D. Hp 阳性的功能性消化不良患者，根除 Hp 后不一定症状改善
    E. Hp 能引起急性糜烂性胃炎

14. 胃癌最常见的扩散方式是
    A. 直接蔓延
    B. 淋巴转移
    C. 血行播散
    D. 腹腔内种植
    E. 胃内转移

15. 患者女，56 岁，有胃溃疡史多年，上腹部持续性疼痛，厌肉食及腥味食物，消瘦，近半月大便呈黑色。应考虑
    A. 胃溃疡
    B. 胃癌
    C. 乙型肝炎
    D. 戊型肝炎
    E. 胰腺炎

16. 患者女，45 岁，腹胀，食欲不振 2 个月就诊。胃镜检查及病理证实为胃体部腺癌早期，下列哪项治疗措施应为首选
    A. 手术治疗
    B. 放射治疗
    C. 全身化学治疗
    D. 免疫治疗
    E. 中药治疗

二、共用题干单选题：以下提供若干个案例，每个案例下设若干道试题，每道试题有五个备选答案，请选择一个最佳答案。

(17～18 题共用题干)

患者男，58 岁，既往体健，近半年来有乏力、食欲减退，进行性消瘦，伴上腹部不适。近 1 个月来上述症状逐日加重。检查：Hb 78g/L，尿常规正常，SGPT 30U，血清白蛋白 31g/L，球蛋白 20g/L，BSP 潴留试验示 45 分钟 <5%，粪便隐血试验（+）。

17. 该患者最可能的诊断是
    A. 消化性溃疡
    B. 肝癌
    C. 慢性活动性肝炎
    D. 胃癌
    E. 门静脉性肝硬化

18. 明确诊断后首选的治疗方案是
    A. 足量放疗
    B. 积极全身化疗

C. 内镜下局部化疗粒子植入

D. 内科保守治疗

E. 及时手术治疗

（19～21 题共用题干）

患者男，53 岁，因上腹部隐痛 1 个月余就诊。查粪隐血（+），行纤维胃镜检查，见胃小弯 2cm×2cm 溃疡，中央凹陷有污秽苔，周围隆起且不规则，质硬易出血，蠕动少。

19. 本例最可能的诊断是

A. 胃小弯溃疡

B. 胃癌

C. 胃肉瘤

D. 胃溃疡合并真菌感染

E. 胃原发性淋巴瘤

20. 为明确诊断，最可靠的检查方法是

A. 胃液分析

B. 胃镜加活检

C. X 线胃肠钡餐造影

D. 癌胚抗原检测

E. 胃脱落细胞检查

21. 本病最恰当的处理方法是

A. 按胃溃疡治疗 1 个月再胃镜复查

B. 抗溃疡 + 抗真菌治疗

C. 按胃癌进行化学治疗

D. 手术切除病变

E. 手术切除病变加化学治疗

（22～23 题共用题干）

患者女，60 岁，上腹不适 6 个月。胃镜示胃体小弯侧胃癌，直径 1.5cm，不超过肌层。

22. 治疗首选方法

A. 全胃切除及胃周淋巴结清扫

B. 内镜下病灶手术切除

C. 胃大部切除术

D. 化疗 + 病灶切除

E. 放疗 + 病灶切除

23. 患者手术治疗后 5 年生存率约

A. 40% B. 60%

C. 70% D. 90%

E. 95% 以上

（24～25 题共用题干）

患者女，60 岁，间断上腹隐痛，饱胀 3 年，有时嗳气。

24. 胃镜检查发现幽门前区黏膜透见血管网，最可能诊断为

A. 胃癌

B. 慢性浅表性胃炎

C. 胃溃疡并出血

D. 慢性萎缩性胃窦胃炎

E. 糜烂性胃炎

25. 如果病理检查提示中度非典型增生，治疗上宜

A. 手术治疗

B. 胃镜下病灶切除

C. 积极药物治疗

D. 胃液分析

E. 全身化疗

参考答案与解析

1. C 2. B 3. E 4. D 5. C 6. C
7. B 8. A 9. E 10. D 11. D 12. C
13. B 14. A 15. B 16. A 17. D 18. E
19. B 20. B 21. E 22. C 23. E 24. B
25. C

1. C。解析：胃癌的癌前状态分为癌前疾病和癌前病变，前者有慢性萎缩性胃炎、胃息肉、胃溃疡和残胃炎；后者有肠型化生和非典型增生。

2. B。解析：超声胃镜（EUS）是将探头引入内镜的一种检查，能判断胃内和胃外的肿块，观察肿瘤侵犯胃壁的深度，对肿瘤的侵犯深度的判断准确率可达 90%，有助于区分早期和进展期胃癌。还

能了解有无局部淋巴结转移，可作为 CT 检查的重要补充。此外超声内镜还可以引导对淋巴结的针吸活检，进一步明确肿瘤性质。

3. E。**解析**：残胃癌是指因胃或十二指肠良性病变而行胃大部切除术 5 年以上，由残胃发生的原发肿瘤，多发生在毕Ⅱ式手术后 10～15 年。

4. D。**解析**：胃癌的癌前状态分为癌前疾病和癌前病变。前者指与胃癌相关的胃良性疾病，有发生胃癌的危险性，如慢性萎缩性胃炎，胃息肉（炎性息肉约占 80%，直径多在 2cm 以下，癌变率低，腺瘤性息肉癌变概率较高，特别是直径 > 2cm 的广基息肉），胃溃疡，残胃炎（癌变多在毕Ⅱ氏胃切除术后 10～15 年发生）。后者指较易转变为癌组织的病理学变化，如肠型化生（分为小肠及大肠型）和非典型增生。

5. C。**解析**：早期胃癌的定义为癌浸润不超过黏膜下层，不论有无局部淋巴结转移。

10. D。**解析**：早饱感是指患者虽感饥饿，但稍进食即感饱胀不适，早饱感或呕吐是胃壁受累的表现。

12. C。**解析**：胃癌好发于胃窦小弯

侧，其次为贲门部，胃体及全胃相对较少。

13. B。**解析**：Hp 感染相关胃 - MALT 淋巴瘤患者根除 Hp 是可以痊愈的；Hp 感染率在胃癌中并不是最高的，胃癌的病因多种多样，Hp 仅是其中一个病因。

14. A。**解析**：直接蔓延是胃癌的主要扩散方式之一。血行转移：晚期经门静脉体循环转移，以肝最常见。种植转移：黏液腺癌种植转移最多见。淋巴转移是胃癌主要转移途径，早期转移率近 20%，进展期高达 70%。

16. A。**解析**：早期胃癌，可行胃部分切除术。根据题干信息，患者应选择手术为首选治疗方法。

22. C。**解析**：本例胃癌系早期胃癌，无转移灶，首选手术治疗，术后一般不需要化疗。早期胃癌未侵袭到黏膜下层时，可行内镜下黏膜切除术；该患者病变不超过肌层，提示有侵犯黏膜下层的可能，不宜行内镜下治疗。全胃切除及胃周淋巴结清扫为进展期胃癌的手术方法之一。

24. B。**解析**：胃镜下，慢性浅表性胃炎的黏膜红白相间，或黏膜皱襞肿胀增粗，幽门前区黏膜透见血管网提示腺体萎缩明显，黏膜失去正常橘红色而呈现白色，黏膜下血管透见。

第二章 肝硬化

一、单选题：以下每道试题有五个备选答案，请选择一个最佳答案。

1. 轻度性格改变和行为异常等表现是肝性脑病哪个分期的表现
   - A. 轻微肝性脑病
   - B. 一期
   - C. 二期
   - D. 三期
   - E. 四期

2. 下列实验室检查结果不符合肝硬化失代偿期的是
   - A. 胆固醇常低于正常
   - B. 肝硬化严重坏死时天冬氨酸氨基转移酶（AST）活力常增高
   - C. 血清 MAO 增高
   - D. 凝血酶原时间延长，注射维生素 K 可以纠正
   - E. 血清白蛋白减少，γ-球蛋白显著增高

3. 关于肝硬化失代偿期患者的检查，下列哪项不正确
   - A. 凝血因子减少
   - B. 血红蛋白下降
   - C. 雄激素增多
   - D. 雌激素增多
   - E. 糖皮质激素可减少

4. 患者男，48 岁，8 年来反复乏力、食欲减退、肝区隐痛，血清转氨酶反复升高，血清球蛋白升高。查体：可见肝掌及蜘蛛痣，腹膨隆，肝右肋下未及，脾肋下 1.5cm，移动性浊音阳性。电子胃镜：食管胃底静脉曲张明显。化验：类风湿因子阳性，肝功 ALT 350U/L，T-Bil 178μmol/L，HBV 标志物为 HBsAg、抗-HBe、抗-HBc 阳性。对此病例的诊断应为
   - A. 肝炎后肝硬化（失代偿期）
   - B. 急性黄疸型肝炎
   - C. 慢性重型肝炎

   - D. 类风湿关节炎
   - E. 胆道感染

5. 患者男，50 岁，肝炎后肝硬化 5 年，近日烦躁，昼睡夜醒。最有意义的检查是
   - A. ALT/AST
   - B. 线粒体抗体
   - C. AFP
   - D. 蛋白电泳
   - E. 动脉血氨

6. 患者男，46 岁，肝硬化患者。1 周前曾有上消化道出血，近 3 天来烦躁不安，昼夜颠倒。不宜应用的药物是
   - A. 地西泮
   - B. 水合氯醛
   - C. 异丙嗪
   - D. 氯苯那敏
   - E. 去氯羟嗪

7. 患者男，43 岁，肝硬化腹腔积液，尿少，四肢水肿，心率 125 次/分，呼吸频率 40 次/分，端坐呼吸，有脐疝。治疗中首选
   - A. 毛花苷丙静脉注射
   - B. 氢氯噻嗪口服
   - C. 放腹腔积液
   - D. 口服甘露醇
   - E. 硫酸镁导泻

8. 对肝硬化诊断有确诊价值的检查是
   - A. X 线钡餐检查
   - B. 腹腔镜检查＋活检
   - C. 胃镜检查
   - D. 腹部 B 超
   - E. 腹部 CT

9. 下列均为肝硬化腹腔积液治疗必须遵循的原则除外
   - A. 腹腔积液患者必须限制钠、水的摄入
   - B. 留钾利尿剂和排钠利尿剂并用
   - C. 服用呋塞米利尿时应补充氯化钾

D. 腹腔积液减退后，仍需限制钠的摄入

E. 快速利尿消退腹腔积液可促使病情缓解

10. 肝硬化患者血清免疫学检查，发现免疫球蛋白的 IgM 显著增加，血清抗线粒体抗体强阳性（1：128），最可能的诊断是

　　A. 肝炎后肝硬化

　　B. 原发性胆汁性肝硬化

　　C. 酒精性肝硬化

　　D. 血吸虫性肝硬化

　　E. 血色病所致肝硬化

11. 关于肝硬化的诊断，下列哪一项最可靠

　　A. 脾大

　　B. 肝掌及蜘蛛痣

　　C. 白蛋白/球蛋白倒置

　　D. 肝脏穿刺活检有假小叶形成

　　E. 胃底食管静脉曲张

12. 肝硬化上消化道大出血后，为预防肝性脑病的发生，最常采取的措施是

　　A. 立即大量输血

　　B. 给予左旋多巴

　　C. 大剂量应用抗生素

　　D. 复方氨基酸静脉滴注

　　E. 弱酸液灌肠

13. 肝硬化患者近日发热，全腹压痛，抽出腹腔积液浑浊，为有效合理治疗，应尽快采取的措施为

　　A. 腹腔积液细菌培养

　　B. 血细菌培养

　　C. 腹腔积液涂片染色查细菌

　　D. 腹部平片

　　E. 抗生素早期联合应用

14. 门静脉高压症的三大临床表现是

　　A. 恶心呕吐、侧支循环的建立和开放、腹水

　　B. 脾肿大、侧支循环的建立和开放、腹水

　　C. 脾肿大、黄疸、恶心呕吐

　　D. 黄疸、侧支循环的建立和开放、蜘蛛痣

　　E. 脾肿大、侧支循环的建立和开放、蜘蛛痣

15. 肝硬化门静脉高压诊断最有特征的表现是

　　A. 腹水　　　　　　B. 贫血

　　C. 侧支循环建立　　D. 脾大

　　E. 内分泌紊乱

16. 肝硬化患者伴门静脉高压、脾大、脾亢者如只行脾切除术而不行门奇断流，可能会引起的危险是

　　A. 感染加重

　　B. 血栓形成

　　C. 消化道出血加重

　　D. 胃扩张

　　E. 其他

17. 肝硬化患者因腹泻发生昏迷。查：血钾 2.6mmol/L，血钠 136mmol/L，血氯化物 110mmol/L，血氨 158.7μmol/L，血 pH 7.40。宜选用的药物是

　　A. 谷氨酸钠　　　　B. 谷氨酸钾

　　C. 盐酸精氨酸　　　D. 乳果糖

　　E. 左旋多巴

18. 下列哪一项不是肝硬化代偿期的表现

　　A. 乏力、食欲减退

　　B. 食管、胃底静脉曲张

　　C. 肝脏质地结实或偏硬

　　D. 脾脏中度肿大

　　E. 肝功能正常或轻度异常

19. 下述哪项血清学检查对肝硬化的肝功

能损害程度判断最有意义

A. 谷丙转氨酶 　　 B. 谷草转氨酶

C. 碱性磷酸酶 　　 D. 单胺氧化酶

E. 白蛋白/球蛋白比例

20. 肝硬化患者有出血倾向，与下列因素关系最小的是

A. 肝合成凝血因子减少

B. 低白蛋白血症

C. 毛细血管脆性增加

D. 脾功能亢进

E. 胃肠道黏膜炎症糜烂

21. 肝硬化患者食管静脉曲张破裂大出血后发生的变化，不正确的是

A. BUN 增高 　　 B. 脾脏缩小

C. 腹水减少 　　 D. 诱发肝性脑病

E. 诱发肝肾综合征

22. 肝硬化患者不会出现的内分泌失调的表现是

A. 雌激素增多

B. 雄激素减少

C. 醛固酮增多

D. 糖皮质激素增多

E. 抗利尿激素增多

23. 患者男，56 岁，肝硬化 14 年，现入院检查发现 AFP 高。有关 AFP 升高的临床意义，下列正确的是

A. AFP > 500 μg/L 持续 8 周以上

B. AFP > 200 μg/L 持续 4 周以上

C. AFP > 500 μg/L 持续 4 周以上

D. AFP > 300 μg/L 持续 8 周以上

E. AFP 由低浓度升高然后又下降

24. 肝硬化患者肝肾综合征的特点是

A. 血 BUN↑，血钠↑，尿钠↑

B. 血 BUN↓，血钠↓，尿钠↓

C. 血 BUN↑，血钠↓，尿钠↓

D. 血 BUN↓，血钠↓，尿钠↑

E. 血 BUN↑，血钠↓，尿钠↑

25. 患者男，54 岁，呕血、黑便 2 天，嗜睡、行为改变 1 天。实验室检查：ALT 35U/L，AST 72U/L，Alb 27.3g/L。腹部 B 超示脾大。最可能的诊断是

A. 胃癌

B. 肝硬化失代偿期

C. 急性胃黏膜病变

D. 消化性溃疡

E. 食管贲门黏膜撕裂综合征

26. 患者男，62 岁，10 年前诊断为慢性乙型肝炎，3 小时前突然呕鲜血约 1000ml 来院，既往有冠心病史 10 年，查体：贫血貌，BP 90/60mmHg，P 120 次/分，肝肋下未触及，脾肋下 3cm。血红蛋白 60g/L，红细胞 2.6 × 10^{12}/L，血小板 55 × 10^9/L。应采取的紧急止血措施不包括

A. 血管升压素静脉滴注

B. 内镜直视注射硬化剂

C. 奥美拉唑静脉滴注

D. 食管静脉套扎术

E. 奥曲肽静脉滴注

27. 某肝硬化患者，近期出现低热、腹痛，利尿剂效果不佳，腹水化验细胞数为 900 × 10^6/L，多核白细胞为 70%，最可能的诊断为

A. 肝硬化合并自发性腹膜炎

B. 肝硬化合并结核性腹膜炎

C. 肝硬化合并肝癌

D. 肝硬化合并肝肾综合征

E. 肝硬化合并门静脉血栓形成

28. 患者男，45 岁，肝硬化病史 3 年，突然呕血 300ml，黑便 3 次约 500ml。下列哪项不可能出现

A. 脾缩小

B. 血浆尿素氮升高

C. 腹腔积液减少

D. 出现肝肾综合征

E. 诱发肝性脑病

29. 肝硬化患者 1 个月前发现腹水，昨天突然出现剧烈腹痛，伴呕吐、发热，腹水迅速增加，并排出少许暗红色血便，最可能是
A. 食管静脉曲张破裂出血
B. 合并肝癌破裂
C. 合并消化性溃疡急性穿孔
D. 门静脉血栓形成
E. 合并急性腹膜炎

30. 下列哪项是小结节性肝硬化的典型病理改变
A. 纤维组织增生
B. 肝细胞变性坏死
C. 不同程度的炎性细胞浸润
D. 再生结节及假小叶形成
E. 新生细胞排列成胆小管样结构

31. 肝硬化患者肝功能减退的临床表现不包括
A. 齿龈出血　　　B. 脾大
C. 黄疸　　　　　D. 水肿
E. 肝掌

32. 肝硬化失代偿期突出的临床表现是
A. 食管、胃底静脉曲张
B. 全血细胞减少
C. 腹腔内出现漏出液
D. 皮肤色泽变黑
E. 消瘦、贫血、营养不良

33. 肝硬化失代偿期诊断的主要依据是
A. 乏力，食欲不振
B. 消瘦
C. 腹胀、腹泻
D. 少量腹腔积液
E. 肝掌

34. 肝性脑病时应用抗生素的主要目的是
A. 抑制肠道细菌，减少氨的形成
B. 减少真菌繁殖
C. 预防原发性腹膜炎
D. 预防继发性肠道感染
E. 清除肠道毒素

35. 下列不属于肝硬化腹水形成的机制是
A. 醛固酮增多
B. 抗利尿激素分泌增加
C. 门静脉压力升高
D. 血浆胶体渗透压下降
E. 血浆晶体渗透压下降

36. 患者男，45 岁。乙肝表面抗原阳性多年，近期出现肝区痛、食欲减退、消瘦，查体：肝大（肋下 4cm）、质硬，肝边缘不整。最可能的诊断是
A. 急性肝炎
B. 慢性活动性肝炎
C. 大结节性肝硬化
D. 原发性肝癌
E. 肝脓肿

37. 患者男，45 岁，1 年前确诊为肝硬化，近 1 个月来有腹胀，经检查有腹水，肝未扪及，脾肋下 2cm，入院前 1 天突出现剧烈腹痛，继之发热，便血，休克，腹水迅速增长，脾增大。最可能的并发症是
A. 原发性肝癌
B. 自发性腹膜炎
C. 食管静脉曲张破裂出血
D. 门静脉血栓形成
E. 腹腔感染

38. 患者男，58 岁，肝硬化病史 20 年，1 周来便秘、烦躁，昼夜颠倒。查体：肌张力增高，Babinski 征阳性，血氨正常。为解除患者便秘症状，下列哪项处理是错误的

A. 生理盐水灌肠　　B. 稀醋酸灌肠

C. 肥皂水灌肠　　　D. 口服乳果糖

E. 口服硫酸镁

39. 患者女，58岁，肝硬化5年，最近几日出现少尿，腹围增大，考虑肝肾综合征。下列哪项描述不正确

    A. 少尿或无尿　　　B. 低尿钠

    C. 氮质血症　　　　D. 血肌酐升高

    E. 高血钠

40. 患者男，50岁，大量饮酒史30年，1年前诊断为肝硬化失代偿期。该患者可出现下列表现，除了

    A. 贫血　　　　　　B. 低血钾

    C. 高磷血症　　　　D. 低血糖

    E. 胸腔积液

二、共用题干单选题：以下提供若干个案例，每个案例下设若干道试题，每道试题有五个备选答案，请选择一个最佳答案。

（41~43题共用题干）

患者男，56岁，肝炎后肝硬化病史9年，5小时前无明显诱因突然出现呕吐新鲜血，并排柏油样便，共约1500ml。半小时前出现意识障碍，躁动不安，尿少。查体：BP 98/50mmHg，P110次/分；血常规：HGB 60g/L，血清白蛋白28g/L，血氨135μmol/L，血钾5.3mmol/L，血钠126mmol/L，血氯98mmol/L。

41. 下列处理不正确的是

    A. 静脉滴注谷氨酸钾

    B. 立即输血补液

    C. 酸化肠道

    D. 禁食水

    E. 止血治疗

42. 患者出现躁动时，下列哪项是错误的

    A. 防止舌咬伤

    B. 肥皂水灌肠

    C. 禁用吗啡类药物

    D. 宜应用乳果糖

    E. 保持呼吸道通畅

43. 关于止血治疗错误的是

    A. 应用生长抑素

    B. 急诊手术

    C. 应用质子泵抑制剂

    D. 急诊内镜对曲张静脉套扎

    E. 急诊内镜对曲张静脉注射硬化剂

（44~47题共用题干）

患者女，39岁，平素健康，近期出现上腹不适，乏力，就医发现HBsAg（+），HBeAg（+），HBcAb（+）。

44. 为明确是否有肝硬化，首选的检查是

    A. X线血管造影　　B. 肝脏MRI

    C. 肝胆脾彩超　　　D. 肝脏穿刺

    E. 肝脏CT

45. 对于肝功能较好、无并发症的乙肝肝硬化患者，不能采用哪种治疗方案

    A. 给予小剂量干扰素

    B. 拉米夫定100mg，每日一次，口服，无固定疗程，长期应用

    C. 给予足量干扰素

    D. 对于出现菌株变异后病情加重的患者，给予阿德福韦酯

    E. 给予阿德福韦酯10mg，每日一次，口服，无固定疗程，长期服用

46. 对于肝功能失代偿的乙肝肝硬化患者，下列哪种说法是错误的

    A. 对于HBV DNA阳性，ALT正常或升高者可抗病毒治疗

    B. 当菌株发生变异时，应加用其他抗病毒药

    C. 可给予拉米夫定治疗

    D. 不能给予干扰素治疗

    E. 抗病毒治疗可改善肝硬化的最终结局

47. 该患者如出现大量腹水，应采用的措施是
    A. 高盐饮食
    B. 下地活动
    C. 输注红细胞
    D. 自身腹水浓缩回输
    E. 给予肠外营养

(48~51题共用题干)

　　患者女，48岁，肝硬化腹水患者，近来自觉腹胀加重，腹围增大，腹痛，发热。查体：腹肌略紧张，全腹压痛，反跳痛，双下肢水肿。

48. 给予患者利尿治疗，下列哪项说法是正确的
    A. 临床上常用的利尿剂为氢氯噻嗪
    B. 螺内酯是排钾利尿剂
    C. 氨苯蝶啶是排钾利尿剂
    D. 氢氯噻嗪是排钾利尿剂
    E. 呋塞米是保钾利尿剂

49. 给予利尿剂治疗时，下列哪项比例在临床上认为是效果最佳的
    A. 螺内酯60mg，呋塞米20mg
    B. 螺内酯200mg，呋塞米80mg
    C. 螺内酯200mg，呋塞米100mg
    D. 螺内酯300mg，呋塞米120mg
    E. 螺内酯400mg，呋塞米200mg

50. 在利尿过程中，每天应监测体重，该患者以每天减轻多少为宜
    A. 0.1~0.2kg　　　　B. 0.3~0.4kg
    C. 0.3~0.5kg　　　　D. 0.5~0.8kg
    E. 0.8~1.0kg

51. 如果利尿过猛，易并发
    A. 肝肺综合征　　　B. 肝肾综合征
    C. 肝性脑病　　　　D. 感染
    E. 食管胃底静脉曲张破裂出血

(52~55题共用题干)

　　患者男，46岁，乙肝病史15年，2年来出现乏力，腹胀，尿量减少，偶有牙出血和鼻出血。1天前，劳累后突然出现恶心，呕新鲜血含有血块，共约1000ml。查体：BP 85/45mmHg，P 110次/分，神志淡漠。

52. 最可能的诊断为
    A. 肝炎后肝硬化并发消化性溃疡
    B. 肝炎后肝硬化并发下消化道出血
    C. 乙肝合并出血
    D. 肝炎后肝硬化并发急性胃黏膜病变
    E. 肝炎后肝硬化并发上消化道出血

53. 为明确诊断应采取下列哪项检查
    A. 胃镜　　　　　　B. 上腹部超声
    C. 上腹部增强CT　　D. 血管造影
    E. 钡餐透视

54. 在积极治疗上述症状的同时应该采取
    A. 预防高热
    B. 预防出血量进一步增大
    C. 预防肝性脑病
    D. 预防肾脏衰竭
    E. 预防感染

55. 若患者反复大量出血，应该考虑手术治疗，下列关于手术适应证的说法不正确的是
    A. 无并发症
    B. APTT时间不超过正常值10秒
    C. 无黄疸
    D. 急诊手术效果较好
    E. 无腹水

(56~60题共用题干)

　　患者男，40岁，患肝硬化已2年，近2周来发热、腹痛就诊。查体：体温38℃左右，全腹有压痛，随访中腹水量逐渐增加。

56. 患者最可能的并发症是
    A. 自发性腹膜炎
    B. 结核性腹膜炎

C. 门静脉血栓形成

D. 原发性肝癌

E. 肝肾综合征

57. 为尽快明确诊断，应先做下列哪项检查

    A. 肝功能

    B. 血常规

    C. 血培养

    D. 腹水常规+涂片检查

    E. 腹部B型超声检查

58. 住院后仍发热、腹痛，应采取下列哪项措施

    A. 见血培养报告后再作处理

    B. 做腹水培养

    C. 输白蛋白

    D. 选用针对革兰阴性杆菌并兼顾革兰阳性球菌的抗生素

    E. 加大利尿剂的剂量

59. 假如患者住院后经常有鼻出血与牙龈出血，近日来皮肤有大片瘀斑，在注射部位更多，应考虑有下列哪种情况可能

    A. 播散性血管内凝血

    B. 维生素K缺乏

    C. 凝血因子合成障碍

    D. 毛细血管脆性增加

    E. 肝脏解毒功能不良而致毒性反应

60. 在这种情况下，下列哪种药物不宜用

    A. 低分子右旋糖酐

    B. 肝素

    C. 维生素K_1

    D. 氨甲苯酸

    E. 丹参

（61~63题共用题干）

患者男，42岁，呕吐、腹泻2天，意识模糊、烦躁不安半天急诊入院。查体：BP 110/70mmHg，神志恍惚，现膜中度黄染，颈部可见数枚蜘蛛痣，心肺未见异常，腹软，肝肋下未触及，脾肋下3cm。上肢穿刺部位有瘀斑。Hb 90g/L，WBC 3.2×10^9/L，血糖7.0mmol/L，尿糖（+），尿酮（-），尿镜检（-）。

61. 最可能的诊断是

    A. 肝硬化，并发肝性脑病

    B. 高渗性非酮症糖尿病昏迷

    C. 糖尿病酮症酸中毒

    D. 脑血管病

    E. 尿毒症

62. 诊断肝性脑病最有价值的辅助检查是

    A. 血气分析　　　　B. 肾功能

    C. 血氨　　　　　　D. 肝功能

    E. 腹部CT

63. 如果患者烦躁不安，不宜选用

    A. 东莨菪碱

    B. 水合氯醛

    C. 地西泮

    D. 扑尔敏（氯苯那敏）

    E. 异丙嗪

（64~69题共用题干）

患者女，56岁，丙肝病史30年，因周身乏力，腹胀，少尿来院就诊。查体：巩膜黄染，结膜苍白，腹膨隆，肝肋下未触及，脾肋下3cm，超声示腹腔大量积液，肝内纤维化增生，肝硬化结节形成，诊断为肝炎后肝硬化，门静脉高压症。

64. 下列指标不能提示肝功能严重损害的是

    A. 转氨酶明显升高

    B. 白蛋白明显降低

    C. 重度黄疸

    D. 凝血时间测不出

    E. 大量腹水

65. 对此类患者，采取如下措施错误的是

A. 反复抽放腹水

B. 低蛋白饮食

C. 卧床休息

D. 静脉补充白蛋白

E. 应用利尿剂

66. 如果一次性放腹水 1000ml，该患者出现嗜睡，定向力障碍，考虑为

    A. 肝肾综合征　　　B. 肝肺综合征

    C. 肝性脑病　　　　D. 离子紊乱

    E. 感染

67. 如果上述情况加重，下列措施对该症状无改善的是

    A. 限制蛋白质饮食

    B. 醋酸灌肠

    C. 口服抗生素

    D. 纠正电解质紊乱

    E. 给予镇静药

68. 肝硬化患者可出现门静脉高压，正常门静脉压力是

    A. <10mmHg　　　　B. <9mmHg

    C. <8mmHg　　　　 D. <5mmHg

    E. <6mmHg

69. 门静脉压力过高不会引起

    A. 腹壁静脉曲张　　B. 贫血

    C. 腹水　　　　　　D. 胃底静脉曲张

    E. 脾大

（70～73 题共用题干）

　　患者男，35 岁，发现 HBsAg（＋）3 年，平时无不适，为确定有无乙型肝炎，患者来院门诊。

70. 下列最有意义的检查是

    A. HBV DNA，抗－HBc IgM 测定

    B. 肝脾 B 超检查

    C. AFP、GGT、AKP 测定

    D. 血清纤维化标志物（MAO、Ⅲ型前胶原等）测定

E. HBV 的血清标志物及 ALT 检查

71. 门诊检查有异常发现，遂收住院。肝活检发现肝细胞有碎屑样坏死，门管区界破坏及被动性间隔形成，其病理诊断为

    A. 慢性重型肝炎

    B. 亚急性重症肝炎

    C. 慢性迁延性肝炎

    D. 慢性活动性肝炎

    E. 早期肝硬化

72. 住院治疗半年，病情反复波动，ALT 80～140U 之间，AST/ALT ＞0.5：1，总胆红素 60μmol/L，IgG 20g/L，RF（＋），肝活检有碎屑样坏死。最适当治疗是

    A. 泼尼松每天 40mg，每周递减 10mg，共 4 周

    B. β－IFN 1000000U，肌内注射，每周 3 次，共 12 周

    C. γ－IFN 3000000U，肌内注射，每周 3 次，共 12 周

    D. 阿昔洛韦每天 10mg/kg ＋5% 葡萄糖 500ml，静脉滴注，共 4 周

    E. 继续护肝治疗

73. 通过上述治疗，病情无好转，ALT 上升至 200U 以上，开始给予 α－IFN 5000000U，肌内注射，每周 3 次，共 20 周。症状好转于 1 年后出院，为及早发现有无早期肝硬化，下列哪一项检查为最佳监测指标

    A. 血清纤维化标志物

    B. 血清 AST/ALT 比值

    C. 有无脾大与腹水出现

    D. B 超随访门静脉宽度

    E. 血清 A/G 比值

三、共用备选答案单选题：以下提供若干组试题，每组试题共用试题前列出的

五个备选答案，请为每道试题选择一个最佳答案。每个备选答案可能被选择一次、多次或不被选择。

（74~75 题共用备选答案）

A. 肝性脑病

B. 上消化道出血

C. 自发性腹膜炎

D. 原发性肝癌

E. 酸碱平衡失调和电解质紊乱

74. 肝硬化患者最常见的并发症是

75. 肝硬化患者最严重的并发症是

（76~77 题共用备选答案）

A. 易并发肝癌　　B. 女性多见

C. 男性多见　　　D. 病程进展快

E. 预后好

76. 原发性胆汁性肝硬化的特点是

77. 乙型肝炎肝硬化的特点是

四、案例分析题：为不定项选择题，试题由一个病历和多个问题组成。每个问题有六个及以上备选答案，选对 1 个给 1 个得分点，选错 1 个扣 1 个得分点，直扣至得分为 0。

（78~82 题共用题干）

患者男，69 岁，丙肝后肝硬化 24 余年。2 天前聚餐后出现意识淡漠，行为反常，扑翼样震颤阳性，病情逐渐加重。查体：巩膜黄染，不能唤醒，腱反射和肌张力亢进，血氨 230μmol/L。

78. 患者目前的诊断考虑为

A. 低血糖昏迷

B. 脑血管意外

C. 肺性脑病

D. 肝性脑病

E. 酒精中毒

F. 糖尿病高渗昏迷

79. 目前认为哪些机制导致肝性脑病

A. 血氨干扰脑细胞三羧酸循环

B. 大脑对中性氨基酸的摄取增加

C. 酪氨酸学说

D. 色氨酸学说

E. γ－氨基丁酸/苯二氮䓬类神经递质学说

F. 假性神经递质

G. 球－管平衡学说

H. 苯丙氨酸学说

I. 长链脂肪酸学说

J. 短链脂肪酸学说

80. 该患者目前可能出现哪些表现

A. 各种反射都消失

B. 扑翼样震颤无法引出

C. 不能唤醒

D. 肌张力亢进

E. 脑电图呈特征性改变

F. 腱反射亢进

G. 唤醒后可正确回答问题，但很快再次入睡

H. 定向力差

I. 睡眠倒错

J. 书写障碍

K. 情绪激动

81. 该患者若血常规：Hb 65g/L，血气分析 pH 7.52，血清钾 2.70mmol/L，血氨 170μmol/L。可采取下列哪些治疗

A. 乳果糖灌肠治疗

B. 高蛋白饮食

C. 应用精氨酸和 L－鸟氨酸－L－天冬氨酸

D. 静脉滴注葡萄糖

E. 静脉滴注甘露醇

F. 纠正低钾性碱中毒

G. 输血

H. 胃黏膜保护剂

I. 抑酸

J. 给予地西泮镇静

82. 下列可以减少肠道氮源性毒物的产生与吸收的措施是

    A. 限制蛋白饮食

    B. 肥皂水灌肠

    C. 乳果糖口服

    D. 口服抗生素

    E. 口服益生菌制剂

    F. 食醋灌肠

    G. 加强蛋白饮食以提升血清白蛋白

（83～85 题共用题干）

患者女，58 岁，9 个月来皮肤瘙痒，1 个月前经旁人发现皮肤有黄染而住院。无腹痛，胃纳尚可，大便正常，体检皮肤有明显黄染，皮肤有搔痕，肝肋下 3cm，质硬充实，脾 肋 下 6cm，TB 85.5μmol/L，CB 46.8μmol/L，白蛋白 30g/L，球蛋白 42g/L，ALT 56U，ALP 820U/L，GGT 94.5U/L，IgG 19.6g/L，IgA 16.9g/L，IgM 8.6g/L。B 超示肝脾肿大，胆总管 6mm，肝内胆管无扩张。

83. 该例应进行的最重要的检查是下列哪一项

    A. 肝活组织检查

    B. 逆行胰胆管造影（ERCP）

    C. 静脉胆道造影

    D. 肝核素扫描

    E. 选择性腹腔动脉造影

    F. 腹部 CT

84. 下列各项检查中能出现异常结果的是哪一项

    A. 血肌酐测定   B. 空腹血糖值

    C. 自身抗体   D. 大便隐血试验

    E. 甲胎蛋白测定   F. 血、尿淀粉酶

85. 首先应考虑的诊断是

    A. 原发性肝癌

    B. 肝炎后肝硬化

    C. 原发性胆汁性肝硬化

    D. 胆总管癌

    E. 胰头癌

    F. 胆囊癌

🔍 **参考答案与解析**

1. B	2. D	3. C	4. A	5. E	6. B
7. C	8. B	9. E	10. B	11. D	12. E
13. E	14. B	15. C	16. C	17. B	18. D
19. E	20. B	21. C	22. D	23. C	24. C
25. B	26. A	27. A	28. C	29. B	30. D
31. B	32. C	33. D	34. A	35. E	36. D
37. D	38. C	39. D	40. C	41. A	42. E
43. B	44. D	45. C	46. E	47. D	48. D
49. A	50. E	51. C	52. E	53. A	54. C
55. D	56. A	57. D	58. D	59. C	60. D
61. A	62. C	63. B	64. A	65. A	66. C
67. D	68. C	69. B	70. E	71. D	72. E
73. E	74. B	75. A	76. D	77. A	78. D

79. ABDEF　80. BCDEF　81. ACEF
82. ACDEF　83. A　84. C　85. C

  1. B。**解析：** 肝性脑病一期（前驱期），有轻度性格改变和行为失常，应答尚准确。

  4. A。**解析：** 根据题意，患者有长期肝区隐痛、肝功异常史，结合患者有脾大、腹水、食管胃底静脉曲张、肝功异常，符合肝硬化表现；HBV 标志物为 HBsAg、抗 - HBe、抗 - HBc 阳性，说明乙型肝炎病毒感染。考虑为乙型肝炎肝硬化失代偿期。

  6. B。**解析：** 肝硬化患者出现神志异常为肝性脑病，必须禁用吗啡及衍生物、哌替啶、水合氯醛等，可减量使用地西泮及抗组胺等药物。

  21. C。**解析：** 大出血可导致休克，并诱发腹水和肝性脑病，有效血容量不足会诱发肝肾综合征，BUN 增高，出血后原来的脾脏可减小，甚至不能触及。

  22. D。**解析：** 肝硬化是一种常见的慢

性病,患者临床表现差异很大,部分患者可出现内分泌紊乱的情况,主要为雌激素、醛固酮和抗利尿激素增多,是由于肝硬化患者肝功能减退,对内分泌激素灭活作用减弱所致。肝硬化患者出现雌激素、醛固酮、抗利尿激素水平增高,雄激素、糖皮质激素减少。

23. C。**解析:** 血清 AFP 检查诊断肝细胞癌的标准:①AFP > 500μg/L 持续 4 周以上;②AFP > 200μg/L 持续 8 周以上;③AFP 由低浓度升高且不降。

25. B。**解析:** 患者 A1b 降低,说明肝脏合成蛋白质的能力降低。患者呕血、黑便、脾大,说明门静脉高压导致食管胃底曲张静脉破裂出血。患者嗜睡、行为改变,说明合并有肝性脑病。因此应诊断为肝硬化门静脉高压症,食管胃底静脉曲张破裂出血,肝性脑病。

26. A。**解析:** 根据患者病史、临床表现、体征,诊断上考虑肝硬化失代偿期,食管胃底静脉曲张破裂出血可能性大,急诊止血可采用内镜下套扎法、注射硬化剂,药物主要是降门静脉压(奥曲肽)、抑酸(奥美拉唑)。

30. D。**解析:** 小结节性肝硬化的组织学改变是正常肝小叶结构消失或破坏,被假小叶所取代。典型假小叶由再生肝细胞结节构成,有的假小叶则由几个不完整的肝小叶构成。假小叶内的肝细胞排列不规则,常有不同程度的变性,脂肪浸润以至坏死和再生。汇管区因结缔组织增生而显著增宽。

31. B。**解析:** 肝功能减退临床表现:①全身情况较差,有肝病面容、消瘦乏力、皮肤干枯、面色黝黑等;②消化道症状明显,有腹胀、恶心、呕吐,进食脂肪和蛋白质后易引起腹泻,可伴有黄疸;③有出血倾向和贫血。出血倾向的原因可能与毛

细血管脆性增加、维生素 K 缺乏、凝血因子合成障碍、血小板质和量异常(脾功能亢进)等因素有关;④内分泌紊乱,因肝对雌激素及醛固酮灭活作用减弱导致,男性有性欲减退、睾丸萎缩、毛发脱落及乳房发育症,女性有月经失调、闭经、不孕等,可出现蜘蛛痣和肝掌;⑤继发性醛固酮增多和抗利尿激素增多,导致水钠潴留、尿量减少、腹水加重和浮肿;⑥电解质和酸碱平衡紊乱:常见低钠血症,低钾低氯血症及代谢性碱中毒。

32. C。**解析:** 肝硬化失代偿期往往会出现腹水,俗称肝腹水。肝腹水是肝硬化失代偿期最为显著的临床表现,一般来说肝腹水量越大,反复次数越多,预后越不好。肝硬化失代偿期门静脉高压表现为食道静脉曲张、脾大和腹水,尤以食管静脉曲张最危险。由于曲张静脉的血管壁薄,很易破裂导致大出血。其来势凶猛,出血量急而多,常涌吐而出。

34. A。**解析:** 肝性脑病的治疗原则之一为减少肠内毒物的生成和吸收,其中就提到抑制细菌生长的措施,如口服新霉素、氨苄西林、乳果糖等可减少氨的形成和吸收。

35. E。**解析:** 导致腹水生成的并不是血浆晶体渗透压,血浆晶体是可以自由通过毛细血管的,毛细血管两侧晶体渗透压相等。

36. D。**解析:** 原发性肝癌的主要特征:①肝区疼痛,多为持续性胀痛或钝痛;②肝大,质地坚硬,表面凹凸不平,有大小不等的结节或巨块,边缘钝而不整齐;③晚期可有黄疸、肝硬化征象。此患者为肝癌高危人群(乙肝表面抗原阳性多年),符合上述特点,考虑最可能为肝癌。

37. D。**解析:** 约 10% 结节性肝硬化可并发门静脉血栓形成,与门静脉阻力增高

时门静脉内血流缓慢、门静脉硬化、门静脉内膜炎等因素有关。如血栓缓慢形成，侧支循环丰富，可无明显临床症状。如突然产生完全性梗阻，可出现剧烈腹痛、腹胀、发热、便血、呕血、休克等。此外，由于门静脉压力急剧增高，脾常迅速增大，腹水加速形成。

38. C。**解析：**对于肝性脑病患者不宜用碱性物质灌肠，因其不利于氨的排泄。

39. E。**解析：**肝肾综合征是指发生在严重肝病基础上的肾衰竭，但肾脏本身无器质性损害，临床表现为自发性少尿或无尿，氮质血症和血肌酐升高，稀释性低钠血症，低尿钠。

40. C。**解析：**肝硬化失代偿期可出现腹水和并发症，可有低血糖、贫血、电解质紊乱（低钠血症、低钾低氯血症），不会出现高磷血症。

55. D。**解析：**D 项并非手术适应证，且急诊手术有其缺点，如断流手术虽然相对简单，但再度出血机会大，效果并非较好。

72. E。**解析：**HBsAg 为 HBV 感染的标志，血清中 HBsAg 阳性持续超过 6 个月，意味着 HBV 感染的慢性化。病毒性乙肝的治疗首选 HBeAg 检查，HBeAg 是代表病毒复制的血清标志物。病毒性乙肝的治疗：血液 - 体液隔离，休息，加强营养支持，护肝，降酶，退黄等治疗。抗 - HBV 治疗的指征包括①HBeAg 阳性者，或 HBV DNA≥2000U/ml；②ALT≥2×正常值上限（ULN）；③ALT＜2ULN，但肝组织学显示 Knodell 肝炎活动指数（HAI）≥4，或炎症坏死≥G2，或纤维化≥S2。

78. D。**解析：**根据患者的病史、临床表现（行为反常、扑翼样震颤阳性、黄疸、血氨升高等），考虑患者为肝硬化并发肝性脑病。

79. ABDEF。**解析：**肝性脑病发病机制有神经毒素学说和神经递质的变化。神经毒素学说包括血氨干扰脑细胞三羧酸循环和大脑对中性氨基酸（如酪氨酸、苯丙氨酸、色氨酸）的摄取增加。神经递质的变化包括 γ - 氨基丁酸/苯二氮䓬类神经递质、假性神经递质、色氨酸增加。

80. BCDEF。**解析：**根据患者的临床表现，考虑患者已进入肝性脑病 4 期（昏迷期）。此期的表现：昏迷，不能唤醒。患者不能合作而无法引出扑翼样震颤。浅昏迷时，腱反射和肌张力仍亢进；深昏迷时，各种反射消失，肌张力降低。脑电图明显异常。

81. ACEF。肝性脑病的治疗包括①消除诱因、减少肠道内氮源性毒素的生成和吸收、促进体内氨的代谢、调节神经递质、人工肝、肝移植等。②限制蛋白质饮食、清洁肠道（生理盐水或弱酸液清洁灌肠）、口服乳果糖或乳梨醇、口服抗生素（如新霉素、甲硝唑、利福昔明等）、口服益生菌制剂等可减少肠道内氮源性毒素的生成和吸收。③L - 鸟氨酸 - L - 天冬氨酸（OA）、鸟氨酸 - α - 酮戊二酸、谷氨酸钠或谷氨酸钾、精氨酸等可促进体内氨的代谢。④同时为预防脑水肿，可静脉输注高渗葡萄糖或甘露醇。

82. ACDEF。**解析：**肝性脑病时，限制蛋白质饮食、清洁肠道（生理盐水或弱酸液清洁灌肠）、口服乳果糖或乳梨醇、口服抗生素（如新霉素、甲硝唑、利福昔明等）、口服益生菌制剂等可减少肠道内氮源性毒素的生成和吸收。

第三章　急性胰腺炎

一、单选题：以下每道试题有五个备选答案，请选择一个最佳答案。

1. 我国急性胰腺炎最常见的原因是
   - A. 过量饮酒
   - B. 暴饮暴食
   - C. 胆道系统疾病
   - D. 病毒感染
   - E. 胰腺缺血

2. 有关急性胰腺炎不正确的说法是
   - A. 腹痛程度与血清淀粉酶升高相平行
   - B. 腹痛体征与胰腺病理改变相平行
   - C. 腹痛向腰背部放射
   - D. 水肿型腹痛消失快
   - E. 出血坏死型腹痛持续时间长

3. 患者男，74 岁，高血压和房颤 10 余年。8h 前突然出现剧烈上腹痛，伴呕吐及发热。查体：血压 180/100mmHg，巩膜黄染，剑突下及右上腹压痛，伴反跳痛和肌紧张，肠鸣音 1 次/分。血清淀粉酶 9600U/L（Somogyi 法），超声显示胆总管直径约 1.8cm，末段可见强回声影像。诊断为胆总管末段结石合并急性胰腺炎。首选的治疗是
   - A. 生长抑素＋抑肽酶
   - B. 内镜下 Oddi 括约肌切开术（EST）
   - C. 制酸＋抗炎
   - D. 腹腔灌洗
   - E. 外科手术

4. 急性水肿型胰腺炎恢复肠内营养的指征为
   - A. 血清淀粉酶恢复正常
   - B. 腹痛消失
   - C. 腹胀消失
   - D. 血清脂肪酶恢复正常
   - E. 尿淀粉酶恢复正常

5. 急性出血坏死型胰腺炎实验室检查特点是
   - A. 血清淀粉酶显著增高
   - B. 高胆红素血症
   - C. 血清正铁血白蛋白升高
   - D. 淀粉酶、内生肌酐清除率比值升高
   - E. 血钙显著降低

6. 患者男，38 岁，4 周前诊断为急性胰腺炎，经治疗好转出院。3 天前开始自觉上腹饱胀，时有上腹痛，无发热。查体：左上腹可触及包块，大小 4cm×5cm，无压痛；血常规及血清淀粉酶正常。该患者最可能的诊断是
   - A. 胰腺脓肿
   - B. 胰腺囊肿
   - C. 胰腺假性囊肿
   - D. 慢性胰腺炎
   - E. 胰腺癌

7. 患者男，35 岁，酗酒后出现上腹部持续疼痛 3 小时，阵发加剧，向腰背部呈带状放散。下列关于其产生腹痛的机制，说法错误的是
   - A. 胰腺炎症累及肠道，导致肠胀气和肠麻痹
   - B. 胰管阻塞或胆囊炎引起疼痛
   - C. 胰腺炎性渗出液刺激腹膜
   - D. 胆汁刺激肠道
   - E. 炎症刺激和牵拉胰腺包膜上的神经末梢

8. 患者男，38 岁，上腹痛 12 小时，腹胀，阑尾切除术后 5 年。查体：上腹压痛，胁腹皮肤呈灰紫色斑，血清淀粉酶 ＜500U/L。最可能的诊断是
   - A. 急性肠梗阻
   - B. 急性轻度胰腺炎
   - C. 消化性溃疡急性穿孔
   - D. 急性心肌梗死

第三章　急性胰腺炎

E. 急性重症胰腺炎

9. 关于急性胰腺炎时腹痛发生的机制，错误的是
   A. 胰腺炎性渗出液刺激腹膜
   B. 胰管阻塞或胆囊炎引起疼痛
   C. 胆汁刺激肠道
   D. 胰腺炎症累及肠道，导致肠胀气和肠麻痹
   E. 炎症刺激和牵拉胰腺包膜上的神经末梢

10. 下列哪项不是急性重症胰腺炎的特点
    A. 出现多脏器功能衰竭
    B. 出现休克
    C. 胰腺周围脓肿
    D. 间歇性腹痛
    E. 出现精神神经系统症状

11. 下列不属于急性胰腺炎并发症的是
    A. 慢性胰腺炎　　　B. 急性肾衰竭
    C. 败血症　　　　　D. 高脂血症
    E. 胰腺脓肿

12. 关于急性坏死型胰腺炎的病理表现，下列说法错误的是
    A. 大体上表现为红褐色或灰褐色，并有新鲜出血区
    B. 有散在点状出血脂肪坏死
    C. 显微镜下可见胰腺组织凝固性坏死
    D. 坏死灶周围有炎性细胞浸润
    E. 常见静脉炎、淋巴管炎、血栓形成

13. 急性胰腺炎形成脓肿的时间为
    A. 病后 1 小时　　　B. 病后 24 小时
    C. 病后 48 小时　　　D. 病后 2～3 天
    E. 病后 2～3 周

14. 急性胰腺炎预后不良的征兆为
    A. 低钾血症
    B. 低钙血症
    C. 低镁血症

D. 代谢性碱中毒
E. 代谢性酸中毒

15. 关于血清淀粉酶测定，正确的是
    A. 发病后即刻升高
    B. 起病后 6～12 小时开始升高
    C. 淀粉酶的高低与病情的严重程度相一致
    D. 超过正常值 2 倍即可确诊
    E. 持续 1 周以上

16. 急性出血坏死型胰腺炎的特征性病变是
    A. 上腹部可触及包块
    B. 脐周及侧腹呈青紫色
    C. 黄疸
    D. 腹痛向腰背部放射
    E. 腹痛持续 1 周以上

17. 急性胰腺炎诊断分型意义不大的检查是
    A. 淀粉酶升高
    B. 血压下降
    C. 血氧分压下降
    D. 血钙降低
    E. 胁腹部及脐周出现紫色瘀斑

18. 急性坏死性胰腺炎时，下列哪项检查结果正确
    A. 血清脂肪酶早期升高
    B. 血清淀粉酶均升高
    C. 血糖升高
    D. 血钙升高
    E. 血白蛋白升高

19. 抑制胰腺酶分泌的激素为
    A. 生长抑素　　　　B. 胃泌素
    C. 胆囊收缩素　　　D. 甲状腺激素
    E. 胰岛素

20. 提示急性胰腺炎预后不良反应的指标是

· 261 ·

A. 血钙低于 1.75mmol/L

B. 血清淀粉酶超过 500U/L（Somogyi 单位）

C. 淀粉酶，肌酐清除率比值超过正常 3 倍

D. 血清淀粉酶升高持续不降超过 5 天

E. 血钾、血镁同时降低

21. 病发急性胰腺炎时，下列哪组酶变化最早

A. 血清淀粉酶、脂肪酶

B. 胃泌素、尿淀粉酶

C. 胆碱酯酶

D. 丙氨酸转氨酶

E. 胆碱酯酶、单胺氧化酶

22. 早期应用可降低 24 小时急性胰腺炎病死率的药物是

A. 生长抑素（施他宁）

B. 糖皮质激素

C. 阿托品

D. 普鲁卡因

E. H_2 受体阻断剂

23. 患者男，30 岁，饮酒饱餐后，上腹剧痛，呕吐，吐后腹痛加剧。查体：脉搏 118 次/分，血压 80/60mmHg，全腹肌紧张，压痛、反跳痛，肠鸣音消失，血白细胞 21.5×10^9/L，中性粒细胞 0.59，淋巴细胞 0.11，血清淀粉酶 320U/L，血钙 1.6mmol/L。该患者最可能的诊断是

A. 绞窄性肠梗阻

B. 溃疡病急性穿孔

C. 急性水肿型胰腺炎

D. 急性出血坏死型胰腺炎

E. 急性化脓性阑尾炎

24. 急性胰腺炎患者禁食、胃肠减压的目的是

A. 减少胰液分泌

B. 减少脂肪酸分泌

C. 减少胃蛋白酶分泌

D. 减少胃酸分泌

E. 减少胆汁分泌

25. 患者男，35 岁，腹痛 2 天，呕吐，腹胀，血清淀粉酶 750U/L，血压 80/50mmHg，脉率 120 次/分，最恰当的诊断为

A. 急性肠梗阻伴休克

B. 急性出血坏死型胰腺炎并发休克

C. 急性心肌梗死

D. 急性胃炎

E. 幽门不全梗阻

26. 急性出血坏死型胰腺炎的局部并发症是

A. 上消化道大出血

B. 急性肾衰竭

C. 胰腺假性囊肿

D. 胰性脑病

E. 血栓性静脉炎

27. 患者男，78 岁，呕吐，腹胀 21 小时，无明显腹痛。查体：腹肌紧张，血清淀粉酶 250U/L，血钙 1.7mmol/L。最可能的诊断是

A. 急性心肌梗死

B. 急性轻度胰腺炎

C. 急性重症胰腺炎

D. 急性肠梗阻

E. 消化性溃疡急性穿孔

28. 患者女，27 岁，持续性上腹痛 3 小时伴呕吐 3 次来诊。查体：腹软，上腹偏左轻度压痛，无反跳痛，血白细胞 12×10^9/L，中性粒细胞 80%，血清淀粉酶 100U/L（Somogyi 法）。下列考虑哪项是错误的

A. 血清淀粉酶正常，除外胰腺炎

B. 应询问有无酗酒或暴饮暴食史

C. 应行 B 型超声检查，了解有无胆结石

D. 暂禁食观察

E. 不可肌内注射阿托品

29. 急性胰腺炎可有

    A. 上腹部或右上腹部阵发加剧的持续疼痛

    B. 突发剑突下剧烈疼痛、阵发性伴钻顶感，间歇期不痛

    C. 上腹持续剧痛伴左肩、腰、背牵拉痛

    D. 食后上腹胀痛、伴呕吐

    E. 与饮食有关的慢性周期性节律性上腹痛

30. 下列指标提示重症胰腺炎的是

    A. 血糖 8.5mmol/L（无糖尿病病史）

    B. 血清淀粉酶 6000U/L（Somogyi 法）

    C. 血钙 1.5mmol/L

    D. 血清脂肪酶 84.5IU/L

    E. 血压 110/70mmHg

31. 在急性胰腺炎发病过程中，起关键作用的酶是

    A. 溶菌酶   B. 弹力蛋白酶

    C. 胰蛋白酶   D. 磷脂酶 A

    E. 激肽酶

32. 患者男，62 岁，急性重症胰腺炎患者，于保守治疗过程中，尿量逐渐减少，无尿 2 日，出现气促、全身水肿，血压 180/92mmHg，心率 120 次/分，听诊闻及两下肺布满细湿啰音，血钾 6.9mmol/L，BUN 25.2mmol/L，肌酐 577μmol/L。目前应采取的最有效治疗手段是

    A. 袢利尿剂静脉注射

    B. 静脉滴注甘露醇利尿

    C. 口服甘露醇或硫酸镁导泻

    D. 控制入液量，停止补钾

    E. 及时紧急透析

33. 患者男，31 岁，酗酒后突感左上腹剧痛并向左腰放射，伴发热恶心、呕吐。查体：腹平软，左上腹呈束带式压痛，肝、脾不大。应首先考虑的是

    A. 急性胰腺炎   B. 急性胆囊炎

    C. 心肌梗死   D. 急性肠炎

    E. 急性胃炎

34. 下列属于重症胰腺炎特有的临床表现是

    A. 腹痛

    B. 发热

    C. 低血压或休克

    D. Grey – Turner 征

    E. 恶心呕吐

35. 关于急性胰腺炎时淀粉酶的说法，错误的是

    A. 尿淀粉酶值受患者尿量的影响

    B. 胰源性胸腔积液和腹水中的淀粉酶值亦明显升高

    C. 重症胰腺炎的淀粉酶值可正常或低于正常

    D. 部分急腹症的淀粉酶一般不超过正常值的 2 倍

    E. 血淀粉酶的高低反映病情轻重

二、共用题干单选题：以下提供若干个案例，每个案例下设若干道试题，每道试题有五个备选答案，请选择一个最佳答案。

（36～39 题共用题干）

    患者男，48 岁，酗酒 9 小时后出现中上腹疼痛，放射至两侧腰部，伴恶心、呕吐。查体：腹部有压痛、肌紧张及两侧腰腹部出现蓝棕色斑，BP 80/60mmHg，P 110 次/分。

36. 最可能的诊断是

    A. 急性胆囊炎   B. 急性胃炎

C. 急性肠梗阻　　　D. 急性胰腺炎

E. 急性胆管炎

37. 下列检查应首先选择

A. 血、尿常规

B. 尿淀粉酶测定

C. 胸腹部 X 线平片

D. 血清淀粉酶测定

E. 腹部 B 超

38. 对诊断困难者应进一步采取

A. 剖腹检查

B. ERCP 检查

C. 抗感染治疗下严密观察

D. 抗休克治疗

E. 腹腔穿刺

39. 在诊断尚未确立之前，不应采用的是

A. 胃肠减压　　　B. 吗啡类止痛药

C. 胰酶抑制剂　　D. 禁食

E. 营养支持

(40~42 题共用题干)

患者男，38 岁，暴饮暴食后，心窝部突然疼痛，恶心呕吐。呕吐物为胃内容物，吐后疼痛不缓解。查体：体温 38.3℃，脉搏 96 次/分，脐周压痛，反跳痛，肌紧张不明显，无移动性浊音，肠鸣音减弱，血WBC 12.0×10^9/L，中性粒细胞88%。

40. 诊断怀疑最可能为

A. 急性单纯性肠梗阻

B. 急性阑尾炎

C. 急性胰腺炎

D. 急性胃肠炎

E. 急性胆囊炎

41. 为进一步明确诊断，需进行以下哪项检查

A. 心电图

B. 动脉造影

C. 腹部立位平片

D. 肝、胆、胰、脾彩色超声检查

E. 血、尿淀粉酶测定

42. 该患者应采取的治疗方法是

A. 禁食水，解痉止痛

B. 抗生素，补液治疗

C. 流食，中药治疗

D. 半流食，针刺疗法

E. 禁食水，抗生素注射，补液，解痉止痛

(43~46 题共用题干)

患者女，25 岁，暴饮暴食后，心窝部突然疼痛，伴恶心、呕吐 4 天，无黄染，体温 37.8℃，脉率 90 次/分，血压为 110/70mmHg，左上腹压痛，轻度肌紧张，白细胞 15×10^9/L。疑为急性胰腺炎。

43. 此时做血生化检查，最可能出现的结果为

A. 血清正铁血白蛋白阴性

B. 血钙升高

C. 血清脂肪酶升高

D. 血清淀粉酶升高

E. 尿淀粉酶降低

44. 为了解患者病情的严重程度，做下列哪项检查最有意义

A. MRI　　　　　　B. 腹腔镜

C. X 线腹部平片　　D. 腹部 B 超

E. CT

45. 保持下列哪种体位可使患者腹痛减轻

A. 仰卧位　　　　　B. 俯卧位

C. 截石位　　　　　D. 胸膝位

E. 弯腰抱膝位

46. 目前下列哪项处置正确

A. 禁食，解痉止痛，肾上腺皮质激素

B. 手术疗法

C. 半流食，针刺疗法

D. 半流食，解痉，助消化药

E. 禁食补液，抗生素注射，解痉，止痛，抑肽酶

(47~48 题共用题干)

患者男，45 岁，急性胰腺炎，静脉应用广谱抗生素非手术治疗 1 周后，腹痛、腹胀加重，体温再度升高。

47. 此时应紧急选择最有诊断意义的检查是
    A. 血白细胞计数 + 分类
    B. 腹部平片了解有无肠麻痹
    C. CT 检查注意是否发生胰腺坏死
    D. 腹腔穿刺检测渗出液淀粉酶含量
    E. 检查血脂酶了解胰腺炎病情变化

48. 若腹腔穿刺涂片查出大肠埃希菌时，应选择的治疗措施是
    A. 加用甲硝唑静脉滴注
    B. 甲硝唑和广谱抗生素腹腔灌洗
    C. 急诊行剖腹外引流手术
    D. 急诊行剖腹内引流手术
    E. 西药静脉滴注 + 中药胃管内滴注

(49~51 题共用题干)

患者女，37 岁，昨日餐后 2 小时出现腹部剧烈疼痛，恶心、呕吐，呕吐大量胃内容物。2 个月前做 B 超检查发现胆囊大。查体：体温 37.8℃，脉率 90 次/分，血压 98/60mmHg，腹平软，剑突下有轻压痛，Murphy 征阳性，血白细胞 10.5×10^9/L，中性分叶核粒细胞 0.88，血清淀粉酶 1000U/L。

49. 最可能的诊断是
    A. 慢性结石性胆囊炎
    B. 十二指肠球部溃疡合并幽门梗阻
    C. 胃溃疡合并穿孔
    D. 急性水肿型胰腺炎和胆囊炎
    E. 急性不完全性肠梗阻

50. 为明确诊断，首选的检查方法是
    A. B 超

B. ERCP
C. 超声内镜检查
D. 全消化道钡剂造影检查
E. 上腹部 CT

51. 最理想的治疗方法是
    A. 内镜下治疗
    B. 中医治疗
    C. 抗感染治疗
    D. 手术切除
    E. 支持治疗

(52~53 题共用题干)

患者男，50 岁，酒后上腹痛，腹胀 8 小时。查体：上腹明显压痛，肌紧张，反跳痛，血压 120/80mmHg，脉率 88 次/分，血清淀粉酶 >500U/L。

52. 最可能的诊断是
    A. 消化性溃疡急性穿孔
    B. 急性胰腺炎
    C. 急性肠梗阻
    D. 急性心肌梗死
    E. 急性胃肠炎

53. 对判定预后有帮助的指标是
    A. 血清钙低于 1.75mmol/L
    B. 血清淀粉酶 >500U/L
    C. 尿淀粉酶 >1000U/L
    D. 血清淀粉酶持续升高超过 5 天
    E. 血清钾、血清镁同时降低

(54~56 题共用题干)

患者男，55 岁，上腹疼痛 8 小时。进食高脂餐并饮酒后出现上腹痛，呕吐 2 次后疼痛无缓解。查体：T 37.8℃，巩膜轻度黄染，心肺未见异常，上腹偏左压痛、反跳痛阳性。

54. 最有诊断意义的辅助检查是
    A. 心电图
    B. 血常规
    C. 血清淀粉酶
    D. 血清脂肪酶
    E. 立位腹部 X 线平片

55. 最可能的诊断是

A. 急性胰腺炎

B. 急性心肌梗死

C. 肠梗阻

D. 急性胃炎

E. 急性胆囊炎

56. 若血 WBC 17.5×10^9/L，N 0.85，仍发热，抗生素选择最佳配伍是甲硝唑和

    A. 青霉素   B. 阿奇霉素

    C. 环丙沙星   D. 克林霉素

    E. 头孢拉定

（57～60 题共用题干）

    患者男，26 岁，酗酒后出现上腹部持续疼痛 8 小时，阵发加剧，伴恶心呕吐。

57. 最可能的诊断为

    A. 急性胃炎   B. 急性肠梗阻

    C. 心肌梗死   D. 急性胰腺炎

    E. 急性胆囊炎

58. 查体发现下列体征提示病情严重，除了

    A. 肠鸣音减弱

    B. 腹膜刺激征

    C. 血钙 2mmol/L 以下

    D. 血糖 >11.2mmol/L（无糖尿病病史）

    E. 四肢温暖

59. 若确诊为急性胰腺炎，要鉴别是水肿型还是坏死型，首选检查方法是

    A. 血清淀粉酶测定

    B. 血清脂肪酶

    C. 尿淀粉酶

    D. CT 显像

    E. 立位腹平片

60. 下列治疗措施错误的是

    A. 胃肠减压   B. 禁食

    C. 手术治疗   D. 抗生素

    E. 抑酸治疗

（61～67 题共用题干）

    患者女，38 岁，反复右上腹疼痛病史 5 年，9 小时前参加宴会后突发中上腹部持续性疼痛，伴恶心呕吐。既往无胃病病史。查体：T 39.0℃，畏寒寒战，巩膜黄染，左上腹压痛，轻度肌紧张，肝浊音界正常，Murphy（+），肠鸣音正常。

61. 最可能的诊断是

    A. 急性肠梗阻

    B. 急性心肌梗死

    C. 消化性溃疡穿孔

    D. 急性胰腺炎

    E. 急性阑尾炎

62. 为明确诊断，首选的检查是

    A. 血清淀粉酶   B. 血清脂肪酶

    C. 尿淀粉酶   D. 腹部平片

    E. 血钙

63. 结合患者病史，考虑引起该病的病因为

    A. 大量饮酒

    B. 胆道疾病

    C. 内分泌与代谢障碍

    D. 感染

    E. 胰管阻塞

64. 若患者持续高热不退，黄疸较前加重，首先考虑

    A. 合并胆道梗阻

    B. 消化道出血

    C. 胰腺假性囊肿

    D. 麻痹性肠梗阻

    E. 败血症

65. 应采取的最佳治疗措施为

    A. 中医中药   B. 腹腔灌洗

    C. EST   D. 经皮穿刺引流

    E. 胃肠减压

66. 若患者于治疗过程中，尿量逐步减少，无尿 2 天，全身水肿，呼吸急促。实验室检查：BUN 26.1mmol/L，肌酐 622μmol/L，血钾 6.8mmol/L。首先考虑出现哪种并发症
    A. 真菌感染　　　　B. 心力衰竭
    C. 败血症　　　　　D. 急性呼吸衰竭
    E. 急性肾衰竭

67. 应采取的最有效治疗措施是
    A. 呋塞米利尿　　　B. 停止补钾
    C. 紧急透析　　　　D. 手术治疗
    E. 腹腔灌洗

(68～72 题共用题干)

患者男，46 岁，中上腹部疼痛 8 小时，伴发热，体温 39.0℃，恶心呕吐。查体发现上腹部压痛，肌紧张，无移动性浊音，X 线未见膈下游离气体。

68. 为明确诊断，需行检查的项目为
    A. 血清淀粉酶
    B. 血清脂肪酶
    C. 尿淀粉酶
    D. CRP
    E. 血钙

69. 最可能的诊断是
    A. 胃溃疡穿孔　　　B. 急性心肌梗死
    C. 急性胰腺炎　　　D. 肠梗阻
    E. 胆囊炎

70. 应采取的基本治疗措施是
    A. 手术治疗
    B. 禁食和胃肠减压
    C. EST
    D. 中医中药治疗
    E. 腹腔灌洗

71. 若患者在治疗期间出现高热、腹痛、上腹包块。首先考虑
    A. 麻痹性肠梗阻　　B. 结肠癌

C. 胰腺癌　　　　　D. 胰腺假性囊肿
E. 胰腺脓肿形成

72. 若患者胰腺脓肿形成，可采取的治疗措施不包括
    A. 应用对胰腺有较好渗透性的抗生素
    B. 积极营养支持
    C. 手术切除
    D. 经皮穿刺引流
    E. 手术引流

(73～75 题共用题干)

患者男，36 岁，12 小时前工作中突然出现右上腹痛，继之出现豆油色尿，半小时前出现上腹痛向腰背部放射，俯首弯腰可减轻腹痛，血压 120/80mmHg，呼吸频率 18 次/分。

73. 下列检查可能出现异常且最有意义的是
    A. 心电图　　　　　B. 血清淀粉酶
    C. X 线腹部平片　　D. 肝脏 B 超
    E. 血脂肪酶

74. 下列诊断可能性最大的是
    A. 急性胆囊炎　　　B. 急性胰腺炎
    C. 肾绞痛　　　　　D. 阑尾穿孔
    E. 肠系膜血管栓塞

75. 下列治疗措施不合适的是
    A. 禁食
    B. 胃肠减压
    C. 静脉滴注生长抑素
    D. 及早应用糖皮质激素
    E. 奥美拉唑静脉滴注

(76～80 题共用题干)

患者女，45 岁，餐后持续中上腹痛 3 小时，伴恶心、呕吐来急诊。查体：腹软，上腹部轻度压痛，无反跳痛，血淀粉酶 300U/L（Somogyi 法）。

76. 应首先考虑哪种疾病

A. 急性胃炎

B. 急性阑尾炎

C. 消化性溃疡穿孔

D. 急性胆囊炎

E. 急性胰腺炎

77. 为证实诊断，应采取下列哪项辅助检查

A. 血常规

B. 随访血清淀粉酶

C. 腹部 X 线透视

D. 腹部 B 超

E. 血清正铁血白蛋白

78. 若患者腹痛波及全腹，并出现压痛及反跳痛，血压下降，Grey – Turner 征（＋），应考虑

A. 坏死性胰腺炎　　B. 合并胆囊炎

C. 并发胰腺囊肿　　D. 败血症

E. 急性腹膜炎

79. 此时最有价值的实验室检查是

A. 白细胞计数

B. 血清淀粉酶测定

C. 血清正铁血白蛋白

D. 血清胰岛素测定

E. 血清胆红素测定

80. 下列哪种情况预后最凶险

A. 血钙

B. 血、尿淀粉酶持续下降

C. 脐部及腰部皮肤出现紫斑

D. 出现黄疸

E. 高糖血症

(81 ~ 84 题共用题干)

患者女，36 岁，饮酒后中上腹持续性疼痛 9 小时，呕吐 2 次来院急诊。既往体健。查体：体温 37.8℃，上腹偏左压痛，伴轻度肌紧张。

81. 对诊断最有意义的辅助检查是

A. 血常规　　　　　B. 腹部 B 超

C. 腹部 X 线透视　　D. 血清淀粉酶

E. 血清脂肪酶

82. 如为急性胰腺炎，下列哪项治疗方法是错误的

A. 大剂量广谱抗生素

B. 适当抑制胃酸

C. 禁食、补液

D. 维持水与电解质平衡

E. 静脉滴注西咪替丁

83. 若 2 周后患者体温升高至 40℃，血白细胞上升至 $21 \times 10^9/L$，血淀粉酶仍然较高，应考虑胰腺炎合并有

A. 急性胆囊炎　　　B. 膈下脓肿

C. 败血症　　　　　D. 胰腺脓肿

E. 肠系膜血管栓塞

84. 出现下列哪项提示患者预后不良

A. 血糖升高　　　　B. 血糖降低

C. 血钙升高　　　　D. 血钙降低

E. 血磷降低

三、案例分析题：为不定项选择题，试题由一个病历和多个问题组成。每个问题有六个及以上备选答案，选对 1 个给 1 个得分点，选错 1 个扣 1 个得分点，直扣至得分为 0。

(85 ~ 89 题共用题干)

患者女，44 岁，餐后 2 小时突然出现剧烈上腹痛，伴恶心、呕吐、腹胀和发热。腹部平片显示"结肠切割征"。

85. 诊断应首先考虑为

A. 急性肠梗阻

B. 急性胆囊炎

C. 急性阑尾炎穿孔

D. 消化性溃疡穿孔

E. 急性胰腺炎

F. 急性胃炎

86. 追问发病诱因，可以考虑的是
    A. 饮酒史
    B. 胆道疾病史
    C. 服药史
    D. 腮腺炎病史
    E. 维生素 D 摄入不足
    F. 手术史

87. 治疗时采取的方法是
    A. 禁食水　　　　 B. 给予抑酸剂
    C. 营养支持抗生素　 D. 补液
    E. 坏死组织清除　　 F. 腹腔引流手术

88. 经过上述治疗 3 周后无上腹痛，偶有进食后恶心。查体：左中上腹局部有增厚感，无压痛；血常规：白细胞及中性粒细胞正常，血清淀粉酶 65U/L。该患者最可能的诊断是
    A. 胰腺脓肿　　　　 B. 胰腺囊肿
    C. 胰腺假性囊肿　　 D. 慢性胆囊炎
    E. 胰腺癌　　　　　 F. 慢性胰腺炎

89. 为了明确诊断，最需要进行的检查是
    A. 立位腹平片　　　 B. 血脂肪酶测定
    C. 胰腺增强 CT　　　 D. 肾脏超声
    E. 肝脏 MRI　　　　 F. 尿淀粉酶测定

参考答案与解析

1. C　2. A　3. B　4. A　5. E　6. C
7. D　8. E　9. C　10. D　11. D　12. B
13. E　14. B　15. B　16. B　17. A　18. C
19. A　20. A　21. A　22. A　23. D　24. A
25. B　26. C　27. C　28. A　29. C　30. C
31. C　32. A　33. A　34. D　35. E　36. D
37. D　38. E　39. B　40. C　41. E　42. E
43. C　44. E　45. E　46. E　47. C　48. C
49. D　50. A　51. B　52. B　53. A　54. C
55. A　56. C　57. C　58. E　59. D　60. C
61. D　62. A　63. B　64. A　65. C　66. E
67. C　68. A　69. C　70. B　71. E　72. C

73. B　74. B　75. D　76. E　77. B　78. A
79. C　80. A　81. D　82. A　83. D　84. D
85. E　86. ABCDF　87. ABCD　88. C
89. C

　3. B。**解析**：内镜下 Oddi 括约肌切开术（EST）对胆源性胰腺炎，可用于胆道紧急减压、引流和去除胆石梗阻。

　6. C。**解析**：胰腺假性囊肿常在病后 3～4 周形成，系由胰液和液化的坏死组织在胰腺内或其周围包裹所致，囊壁无上皮，仅见坏死肉芽和纤维组织；患者 4 周前诊断为急性胰腺炎，目前出现腹部包块，考虑胰腺假性囊肿或胰腺脓肿，但因无发热、压痛，考虑胰腺假性囊肿的可能性更大。

　9. C。**解析**：急性胰腺炎腹痛的主要发生机制：①胰腺的急性水肿，炎症刺激和牵拉其包膜上的神经末梢；②胰腺的炎性渗出液和胰液外溢刺激腹膜和腹膜后组织；③胰腺炎症累及肠道，导致肠胀气和肠麻痹；④胰管阻塞或伴胆囊炎、胆石症引起疼痛。

　11. D。**解析**：急性胰腺炎的并发症，可表现为局部并发症和全身并发症。局部并发症包括胰腺脓肿和胰腺假性囊肿。全身并发症包括急性呼吸衰竭；急性肾衰竭；心力衰竭与心律失常；消化道出血；胰性脑病；败血症与真菌感染；高血糖；慢性胰腺炎。

　12. B。**解析**：急性坏死型胰腺炎的病理表现：大体上表现为红褐色或灰褐色，并有新鲜出血区，分叶结构消失，有较大范围的脂肪坏死，显微镜下胰腺组织的坏死主要为凝固性坏死，细胞结构消失。坏死灶周围有炎性细胞浸润包绕。常见静脉炎、淋巴管炎、血栓形成及出血性坏死。

　19. A。**解析**：生长抑素可抑制体内多种激素的分泌，减少胰腺分泌。

　22. A。**解析**：能引起急性胰腺炎的药

物是糖皮质激素；早期应用可降低 24 小时病死率的药物是生长抑素（施他宁）。

24. A。**解析：**急性胰腺炎的非手术治疗：①防治休克，改善微循环，应积极补充液体、电解质和热量，以维持循环的稳定和水、电解质平衡；②抑制胰腺分泌，应用 H_2 受体阻断剂、抑肽酶、5 - 氟尿嘧啶等，禁食和胃肠减压；③解痉止痛；④营养支持；⑤应用抗生素；⑥对腹腔内有大量渗出者，可做腹腔灌洗，使腹腔内含有大量胰酶和毒素物质的液体稀释并排出体外；⑦加强监护；⑧间接降温疗法。

28. A。**解析：**急性胰腺炎病情与血清淀粉酶升高的程度并不一致，一般起病后 8 小时血清淀粉酶才开始上升，48 ~ 72 小时后开始下降，持续 3 ~ 5 天恢复正常，因此，起病初期（8 小时以内）或 3 天以后即使存在胰腺炎，血淀粉酶活性也可能正常，甚至低于正常。

30. C。**解析：**有以下表现应当按重症胰腺炎处置：①临床症状：烦躁不安、四肢厥冷、皮肤呈斑点状等休克症状；②体征：腹肌强直、腹膜刺激征，Grey - Turner 征或 Cullen 征；③实验室检查：血钙显著下降 2mmol/L 以下，血糖 > 11.2mmol/L（无糖尿病史），血、尿淀粉酶突然下降；④腹腔诊断性穿刺有高淀粉酶活性腹水。

31. C。**解析：**急性胰腺炎是由胰酶的自身消化引起胰腺组织的化学性炎症。正常情况下胰腺内除淀粉酶、脂肪酶以及核糖核酸酶为活性酶外，其余酶均以酶原形式存在。一旦胰酶在胰腺内被激活，即对胰腺本身起消化作用。胰液进入十二指肠后，在肠激酶作用下，首先激活胰蛋白酶原，形成胰蛋白酶，胰蛋白酶启动各种酶原活化的级联，使各种胰消化酶原被激活，对食物进行消化。

32. E。**解析：**重症胰腺炎患者，尿量减少至无尿，水肿、高血压、血肌酐增高，可诊断为急性肾衰竭。本例血肌酐 > 442μmol/L，血钾 > 6.5mmol/L，属于肾透析的指征。

33. A。**解析：**患者有酗酒史，左上腹疼痛，呈束带式压痛，考虑是急性胰腺炎。

34. D。**解析：**Grey - Turner 征见于重症胰腺炎患者，多因胰酶、坏死组织及出血沿腹膜间隙与肌层渗入腹壁下，致两侧腹部皮肤呈暗灰蓝色。

35. E。**解析：**血清淀粉酶、脂肪酶的高低与病情程度无确切关联，部分患者的胰酶可不升高。

76. E。**解析：**急性胰腺炎是多种病因导致胰酶在胰腺内被激活后引起胰腺组织自身消化、水肿、出血甚至坏死的炎症反应。临床以急性上腹痛、恶心、呕吐、发热和血胰酶增高等为特点。病变程度轻重不等，轻者以胰腺水肿为主，临床多见，病情常呈自限性，预后良好，又称为轻症急性胰腺炎。少数重者的胰腺出血坏死，常继发感染、腹膜炎和休克等，病死率高，称为重症急性胰腺炎。临床病理常把急性胰腺炎分为水肿型和出血坏死型两种。该患者中年女，持续中上腹痛 3 小时，伴恶心、呕吐，且血淀粉酶300U/L。根据以上信息诊断患者为急性胰腺炎。

79. C。**解析：**根据患者情况推断为急性胰腺炎。B 项已经做过，短时间内没必要再做。A 项是最常规的检查，也是必须要做的检查，但是不等于最有诊断价值，而 C 项更好，可以判断病情是否严重，更有价值。急性胰腺炎时，胰蛋白酶活性增高会分解血红蛋白产生正铁蛋白。

85. E。**解析：**腹部平片显示"结肠切割征"为急性胰腺炎的间接影像，结合患者的临床表现，考虑诊断为急性胰腺炎。

86. ABCDF。**解析：**急性胰腺炎的发病原因包括胆石症与胆道疾病，胰管阻塞，手术与创伤，内分泌与代谢障碍（高钙血症）等。大量饮酒和暴饮暴食为急性胰腺炎最常见的诱因。

87. ABCD。**解析**：患者未出现器官功能衰竭或其他重症胰腺炎征象，考虑为轻症急性胰腺炎，不需要行坏死组织清除和引流手术。

88. C。**解析**：患者急性胰腺炎经过3周治疗后症状好转，血常规和血淀粉酶正常，左中上腹局部有增厚感，无压痛，考虑出现胰腺假性囊肿。

89. C。**解析**：胰腺假性囊肿为胰腺炎的常见并发症，为明确诊断需要查胰腺增强CT，可鉴别包块的良恶性。

第四章 炎症性肠病

第一节 克罗恩病

一、单选题：以下每道试题有五个备选答案，请选择一个最佳答案。

1. 应用糖皮质激素治疗克罗恩病时一般主张
   - A. 初始采用小剂量
   - B. 短疗程
   - C. 快速减量
   - D. 剂量因人而异，减量时加用 5 - 氨基水杨酸
   - E. 激素治疗停药复发，改用 5 - 氨基水杨酸

2. Crohn 病内瘘不包括
   - A. 肠系膜
   - B. 腹壁
   - C. 腹膜后
   - D. 膀胱
   - E. 输尿管

3. 控制 Crohn 病最有效的药物是
   - A. 完全胃肠外营养
   - B. 糖皮质激素
   - C. 柳氮磺吡啶
   - D. 5 - 氨基水杨酸
   - E. 免疫抑制剂

4. Crohn 病发生剧烈腹痛和腹肌紧张提示
   - A. 进餐过多
   - B. 局部肠痉挛
   - C. 不完全性或完全性肠梗阻
   - D. 急性肠穿孔
   - E. 肠蠕动增加

5. Crohn 病最常见的并发症是
   - A. 急性肠穿孔
   - B. 中毒性结肠扩张
   - C. 直肠结肠癌变
   - D. 肠梗阻
   - E. 腹腔内脓肿

6. 克罗恩病与肠结核最主要的鉴别点是
   - A. 有无血沉增快
   - B. 肉芽肿有无干酪样坏死
   - C. 病变部位
   - D. 有无瘘管形成
   - E. 临床表现

7. 关于克罗恩病内镜下表现，描述错误的是
   - A. 病变呈节段性分布
   - B. 黏膜呈铺路卵石样改变
   - C. 可见纵行溃疡
   - D. 肠腔狭窄
   - E. 可见环状溃疡，边缘呈鼠咬状

8. 患者女，30 岁，克罗恩病史 5 年。近日突然出现剧烈腹痛，伴恶心、呕吐胃内容物，发热，3 天未排大便。其原因可能是
   - A. 克罗恩病复发
   - B. 并发肠梗阻
   - C. 并发癌变
   - D. 瘘管形成
   - E. 发生急性阑尾炎

二、共用备选答案单选题：以下提供若干组试题，每组试题共用试题前列出的五个备选答案，请为每道试题选择一个最佳答案。每个备选答案可能被选择一次、多次或不被选择。

（9～10 题共用备选答案）
   - A. 糖皮质激素
   - B. 抗生素

C. 免疫抑制剂　　D. 氨基水杨酸

E. SASP

9. 克罗恩病活动期最有效的治疗是

10. 克罗恩病对糖皮质激素不敏感者应选用

三、案例分析题：为不定项选择题，试题由一个病历和多个问题组成。每个问题有六个及以上备选答案，选对 1 个给 1 个得分点，选错 1 个扣 1 个得分点，直扣至得分为 0。

（11 ～ 13 题共用题干）

患者男，42 岁，近 5 个月来常感脐周围或右下腹痛，伴间歇性腹泻，粪便呈糊状无脓血便。查体：右下腹有压痛，且隐约可扣及边缘欠清的肿块，结核菌素试验阴性。

11. 该病例最可能的诊断是

A. 阿米巴肉芽肿　　B. 克罗恩病

C. 肠结核　　　　　D. 溃疡性结肠炎

E. 右侧结肠癌　　　F. 肠易激综合征

12. 若上述诊断成立，其痉挛性腹痛最常见的部位是

A. 下腹或脐周　　　B. 右下腹或脐周

C. 右上腹或脐周　　D. 左下腹

E. 左上腹　　　　　F. 中上腹

13. 其药物治疗应选用

A. 氟尿嘧啶 + 长春新碱

B. 庆大霉素 + 糖皮质激素灌肠

C. 甲硝唑 + 痢特灵（呋喃唑酮）

D. 糖皮质激素 + SASP

E. 异烟肼与利福平联合治疗

F. 蒙脱石散止泻

🔍 **参考答案与解析**

1. D　2. B　3. B　4. D　5. D　6. B

7. E　8. B　9. A　10. C　11. B　12. B

13. D

1. D。**解析：**用药原则：①始量要足；②病情改善后逐步减量，不可骤减；③尽量减至最低限度维持量；④维持治疗时间不宜太长，有的主张半年至 1 年停药，或在控制活动期后采用 SASP 或其他免疫制剂维持。

2. B。**解析：**瘘管形成是 CD 的临床特征之一，其内瘘可通向其他肠段、肠系膜、膀胱、输尿管、阴道、腹膜后等处。

3. B。**解析：**糖皮质激素是目前控制 CD 病情活动最有效的药物，适用于本病的活动期。

4. D。**解析：**腹痛是 Crohn 病最常见的症状，多位于右下腹或脐周，一般为中等度疼痛，呈痉挛性，餐后加重，禁食、休息、局部热敷可减轻。如炎症波及腹膜或急性肠穿孔时可出现全腹剧痛，呈急性腹膜炎表现。

5. D。**解析：**40% 以上的 Crohn 病病例有程度不等的肠梗阻，且可反复发生，急性肠穿孔占 10% ～40%。

7. E。**解析：**肠结核可见黏膜充血水肿、环形溃疡（边缘呈鼠咬状）、炎性息肉和肠腔变窄。

8. B。**解析：**克罗恩病由于肠壁肉芽肿性病变及纤维组织增生可使肠壁增厚，肠腔狭窄，并发肠梗阻。

11. B。**解析：**克罗恩病以腹痛（最常见，位于右下腹或脐周）、糊状便腹泻、腹部包块等为主要临床表现。溃疡性结肠炎以腹泻（脓血便）最常见，结核菌素试验阴性暂时可排除肠结核，结肠癌多以排便习惯与排血便常见。阿米巴肉芽肿的常见表现是局限性腰痛，体重减轻与肠梗阻，主要诊断依据是大便当中可以检出溶组织阿米巴。

12. B。**解析：**克罗恩病的病变部位常

见于末端回肠和邻近结肠，主要表现是腹痛，腹痛的位置多位于右下腹和脐周，间歇性发作。

13. D。**解析**：克罗恩病的药物治疗主要包括①氨基水杨酸制剂，其中柳氮磺吡啶是治疗本病的常用药物；②糖皮质激素，适用于各型中至重度患者；③免疫抑制剂。

第二节　溃疡性结肠炎

一、单选题：以下每道试题有五个备选答案，请选择一个最佳答案。

1. 符合溃疡性结肠炎的描述是
   A. 肉芽肿形成
   B. 由金黄色葡萄球菌感染引起
   C. 形成大量腺瘤性息肉
   D. 病变多局限于大肠黏膜和黏膜下层
   E. 溃疡圆形或椭圆形，其长轴与肠管相平行

2. 患者女，50 岁，间断腹痛、腹泻 5 年，排便 4 ~ 5 次/天，便不成形，有脓血、黏液，服用黄连素（小檗碱）、氟哌酸（诺氟沙星）等后腹泻可稍缓解，近 1 个月症状加重，大便 7 ~ 8 次/天。若临床诊断为溃疡性结肠炎，治疗药物首选
   A. 口服黄连素（小檗碱）
   B. 静脉使用抗生素
   C. 肠道益生菌
   D. 柳氮磺吡啶
   E. 洛哌丁胺

3. 患者女，50 岁，间断腹痛、腹泻 5 年，排便 3 ~ 5 次/天，便不成形，有脓血、黏液，服用黄连素（小檗碱）、氟哌酸（诺氟沙星）等后腹泻可稍缓解，近半月症状加重，大便 7 ~ 8 次/天，以下哪项检查对诊断帮助最大
   A. 大便隐血
   B. 腹部 CT
   C. 钡灌肠
   D. 直肠动力学检查
   E. 结肠镜

4. 溃疡性结肠炎活动期的主要表现是
   A. 发热
   B. 黏液脓血便
   C. 腹痛 – 便意 – 便后缓解
   D. 消瘦
   E. 口腔复发性溃疡

二、共用题干单选题：以下提供若干个案例，每个案例下设若干道试题，每道试题有五个备选答案，请选择一个最佳答案。

(5 ~ 7 题共用题干)

患者男，36 岁，间断黏液血便 2 年，加重 1 个月。每天大便次数 5 ~ 6 次，为明显血便，粪质少；实验室检查和辅助检查：Hb 126g/L，ESR 20mm/h，肠镜示直肠至肝曲黏膜明显充血、水肿，散在针尖样溃疡，黏膜质脆，触之易出血；大便潜血（ + + ）。

5. 为明确诊断，最需要做的检查
   A. 钡灌肠
   B. 胃镜检查
   C. 便查结核菌
   D. 大便细菌、真菌等病原学检查
   E. 腹部 B 超检查

6. 本病最可能的诊断是
   A. 溃疡性结肠炎（广泛性，缓解期）
   B. 溃疡性结肠炎（广泛性，轻度）

C. 溃疡性结肠炎（广泛性，活动期）

D. 溃疡性结肠炎（广泛性，活动期，重度，慢性持续型）

E. 溃疡性结肠炎（广泛性，活动期，中度，慢性复发型）

7. 最需要鉴别的疾病有

　　A. IBS

　　B. 急性细菌性痢疾

　　C. 急性阿米巴肠炎

　　D. 结肠癌

　　E. 血吸虫病

三、案例分析题：为不定项选择题，试题由一个病历和多个问题组成。每个问题有六个及以上备选答案，选对 1 个给 1 个得分点，选错 1 个扣 1 个得分点，直扣至得分为 0。

（8～10 题共用题干）

患者女，22 岁，反复脓血便半年，左下腹压痛，肠镜检查见距肛门 30cm 处肠黏膜充血，水肿，呈颗粒状，触之易出血。

8. 最可能的诊断是

　　A. 溃疡性结肠炎

　　B. 慢性细菌性痢疾

　　C. 克罗恩病

　　D. 肠道菌群失调

　　E. 肠易激综合征

　　F. 肠结核

9. 应选哪种治疗

　　A. 庆大霉素口服

　　B. 柳氮磺吡啶口服

　　C. 氟哌酸口服

　　D. 手术治疗

　　E. 阿托品口服

F. 异烟肼口服

10. 下列与此病确诊无关的检查是

　　A. 钡灌肠检查　　　B. 结肠镜

　　C. C 反应蛋白　　　D. 便常规

　　E. 肠黏膜活检　　　F. 大便潜血试验

参考答案与解析

1. D　2. D　3. E　4. B　5. D　6. E
7. D　8. A　9. B　10. C

1. D。**解析**：溃疡性结肠炎病因未明，与环境、遗传及肠道微生态等多因素相互作用导致肠道异常免疫失衡有关。病变主要限于大肠黏膜与黏膜下层。内镜表现为浅溃疡、黏膜弥漫性充血水肿，颗粒状，脆性增加。

3. E。**解析**：本病溃疡性结肠炎的可能性大，结肠镜可明确诊断。

4. B。**解析**：溃疡性结肠炎粪便性状为脓血便、黏液便或血便。

8. A。**解析**：溃疡性结肠炎的诊断：具有持续或反复发作腹泻和黏液脓血便、腹痛，里急后重，伴有或不伴不同程度的全身症状者，在排除细菌性痢疾、阿米巴痢疾、慢性血吸虫、肠结核等感染性肠炎以及克罗恩病、缺血性肠炎、放射性肠炎等基础上，具有相关肠镜检查（黏膜血管纹理模糊、紊乱或消失、充血、水肿、易脆、出血及脓性分泌物附着等等）及黏膜活检组织学所见，可以诊断本病。

9. B。**解析**：柳氮磺吡啶是治疗本病轻、中度的常用药物。

10. C。**解析**：C 反应蛋白为非特异性指标，增高时提示病情活动。

第五章 上消化道出血

一、单选题：以下每道试题有五个备选答案，请选择一个最佳答案。

1. 对于上消化道出血的表现，哪种说法是不正确的
   - A. 幽门以下出血常表现黑便
   - B. 幽门以下出血量多时可引起呕血
   - C. 幽门以上出血常兼有呕血和黑便
   - D. 幽门以上出血量少时可以无呕血
   - E. 上消化道出血的方式与出血部位无关

2. 患者男，42岁，上腹烧灼样痛半年，近1周排柏油便。为确诊，宜首选哪项检查
   - A. X线胃肠钡餐透视
   - B. X线钡灌肠透视
   - C. 便潜血试验
   - D. B型超声
   - E. 胃镜

3. 患者女，57岁，不规则反复上腹痛3年，食欲缺乏。突然呕血3次，每次约300ml，积极治疗24小时不能止血。血压92/52mmHg，脉率120次/分。进一步治疗宜用哪种治疗措施
   - A. 注射用血凝酶
   - B. 雷尼替丁静脉滴注
   - C. 服用去甲肾上腺素
   - D. 尽快手术
   - E. 输血输液

4. 患者男，28岁，上腹痛1周，黑便3天，每天排便3~4次，量较多，头昏，乏力，心慌。有间断上腹痛3年，每次发病持续2~4周方缓解。饮酒史4年，每天100g白酒，曾患乙肝。首先考虑的诊断是
   - A. 肝硬化食道静脉曲张出血

   - B. 消化性溃疡出血
   - C. 急性胃黏膜病变出血
   - D. 下消化道出血
   - E. 食道贲门撕裂综合征出血

5. 患者男，40岁，因类风湿关节炎经常服用吲哚美辛，近日关节痛加剧，吲哚美辛25mg，每天2次，昨日发现大便黑色来诊。查体：粪隐血（＋）。最可能的诊断是
   - A. 胃溃疡并发出血
   - B. 十二指肠溃疡并发出血
   - C. 胃癌并发出血
   - D. 急性胃黏膜病变
   - E. 食管静脉曲张破裂出血

6. 患者女，20岁，间断上腹痛3年，加重1周，3小时前出现呕吐暗红色血液，量约1000ml。查体：血压95/65mmHg，脉率102次/分。首选下列哪项治疗
   - A. 急诊胃镜检查
   - B. 血管造影
   - C. 给予升压药物
   - D. 外科手术治疗
   - E. 输血、补液、纠正血容量不足

7. 患者女，40岁，慢性活动性肝炎病史15年，1年前诊断为肝硬化，反复出现腹水。1周前钡餐检查示球部龛影。3小时前呕吐咖啡样物。诊断为上消化道出血，其最可能的原因是
   - A. 十二指肠球部溃疡
   - B. 胃溃疡
   - C. 食管胃底静脉曲张破裂
   - D. 急性胃黏膜病变
   - E. 胃癌

8. 患者男，57岁，以"呕血4小时"为

主诉入院。查体：重度贫血貌，肝掌（＋），蜘蛛痣（＋），脾大，肋下 4cm 可及，移动性浊音可疑阳性。上消化道出血的病因最可能为

A. 食管胃底静脉曲张破裂出血

B. 胃癌

C. 消化性溃疡

D. 急性胃炎

E. 食管贲门黏膜撕裂综合征

9. 患者男，51 岁，十二指肠球部溃疡病史 6 年，未系统治疗。3 小时前大量饮酒后出现上腹部烧灼感，恶心，呕吐暗红色血，量约 1000ml，排柏油样便共约 300ml。查体：血压 80/40mmHg，脉率 122 次/分，神志清楚，巩膜无黄染，结膜苍白，腹平软，无压痛，肠鸣音 8 次/分。对该患者首选的治疗是

A. 急诊胃镜检查　　B. 法莫替丁

C. 手术治疗　　　　D. 输血补液

E. 三腔二囊管

10. 患者男，45 岁，上腹部隐痛 6 个月，1 天前饮酒后呕咖啡样物，约 150ml，排柏油样便 200ml，既往无肝病史。查体：BP 90/55mmHg，HR 110 次/分，上腹部轻压痛，无反跳痛和肌紧张，肠鸣音活跃，化验血红蛋白 90g/L。其止血措施正确的是

A. 垂体后叶素

B. 血凝酶（立止血）

C. 氨甲苯酸（止血芳酸）

D. 奥美拉唑（洛赛克）

E. 三腔二囊管

11. 不能早期判断上消化道大出血的是

A. 呕血量及持续时间

B. 四肢冰冷和心慌

C. 血红蛋白和红细胞下降

D. 血压下降、呼吸急促或休克

E. 脉搏频数微弱

12. 应激性溃疡可引起消化道出血，发生应激性溃疡最常见的部位是

A. 十二指肠　　B. 空肠

C. 口腔　　　　D. 食管

E. 胃

13. 患者男，32 岁，十二指肠溃疡病史 1 年，口服药物治疗，因 4 小时前呕吐鲜血来诊。血压为 80/50mmHg，输血 1000ml 后，血压仍有波动。查体：贫血貌，剑突下压痛，腹软。此患者最适宜的治疗方法是

A. 快速补液、输血

B. 静脉注射止血药

C. 胃镜电凝止血

D. 急诊剖腹手术

E. 应用血管活性药物

14. 剧烈呕吐后出现呕血的情况，强烈提示

A. 食管胃底静脉曲张破裂

B. 食管贲门黏膜撕裂综合征

C. 消化性溃疡

D. 慢性胃炎

E. 食管癌

15. 下列疾病可表现为肠鸣音活跃的是

A. 急性胰腺炎

B. 麻痹性肠梗阻

C. 上消化道出血

D. 肠系膜上动脉栓塞

E. 上消化道穿孔

16. 男，57 岁。进食后呕吐大量鲜血 6 小时，既往乙肝病史 30 余年。为迅速明确出血病因，首选的检查是

A. 腹部 CT

B. 选择性腹腔动脉造影

C. 胃镜

D. 腹部 B 超

E. 上消化道 X 线钡餐造影

17. 肝硬化消化道出血，伴高血压、冠心病患者，下列止血措施中最不恰当的是

A. 三腔二囊管压迫

B. 去甲肾上腺素胃管滴注

C. 冰生理盐水洗胃

D. 6 - 氨基己酸静脉滴注

E. 垂体后叶素静脉推注

18. 患者女，50 岁，经常出现右上腹痛，午夜加重，疼痛放射至背部，先后曾发生 3 次上消化道大出血，X 线胃肠钡餐检查未发现异常，查体示右上腹轻压痛。最有可能的诊断是

A. 胃溃疡　　　　B. 胃黏膜脱垂

C. 胃癌　　　　　D. 慢性胃炎

E. 十二指肠球后溃疡

二、共用题干单选题：以下提供若干个案例，每个案例下设若干道试题，每道试题有五个备选答案，请选择一个最佳答案。

（19～20 题共用题干）

患者女，35 岁，因"上消化道大出血"就诊。上消化道造影见胃底部 4cm 圆形充盈缺损，边缘整齐，中间可见"脐样"龛影。

19. 此患者最可能的诊断是

A. 胃癌　　　　　B. 胃平滑肌瘤

C. 胃息肉癌变　　D. 胃淋巴瘤

E. 胃平滑肌肉瘤

20. 最合适的治疗方案是

A. 手术切除　　　B. 放疗

C. 生物治疗　　　D. 化疗

E. 免疫治疗

三、共用备选答案单选题：以下提供若干

组试题，每组试题共用试题前列出的五个备选答案，请为每道试题选择一个最佳答案。每个备选答案可能被选择一次、多次或不被选择。

（21～24 题共用备选答案）

A. 食管静脉曲张破裂出血

B. 反流性食管炎出血

C. 食管贲门黏膜撕裂综合征

D. 十二指肠溃疡出血

E. 出血糜烂性胃炎出血

21. 患者男，30 岁，4 年来上腹部偏右侧节律性疼痛，进食后可缓解，伴反酸，3 天前出现柏油样便，见于

22. 患者男，50 岁，既往有慢性肝病史，进硬食后，突然呕血约 1000ml，色红，心率 110 次/分，血压 80/50mmHg，见于

23. 患者女，50 岁，曾患类风湿关节炎，近 1 周因关节痛而连续服用阿司匹林，1 日前开始排柏油样便，见于

24. 患者男，25 岁，既往健康，大量饮酒后出现剧烈恶心、呕吐，继而呕血约 500ml，鲜红色，见于

四、案例分析题：为不定项选择题，试题由一个病历和多个问题组成。每个问题有六个及以上备选答案，选对 1 个给 1 个得分点，选错 1 个扣 1 个得分点，直扣至得分为 0。

（25～27 题共用题干）

患者男，50 岁，半天来突然呕血 4 次，量约 1200ml，黑便 2 次，量约 600g，伴头昏心悸来急诊。查体：血压 75/45mmHg，心率 118 次/分，巩膜轻度黄染，腹部膨隆，肝未及，脾肋下 3cm，移动性浊音（＋）。

25. 此时应给予患者的首要处理是

A. 配血，等待输血

B. 快速输液，配血，等待输血

C. 紧急胃镜检查明确出血部位

D. 诊断性腹穿，明确腹水性质

E. 急查红细胞压积

F. 观察

26. 如患者经三腔管压迫止血后，无继续出血，24 小时后的处理是

A. 三腔管继续压迫24 小时

B. 继续压迫至大便隐血转阴后放气拔管

C. 气囊放气后留置三腔管

D. 放气拔管，继续内科治疗

E. 放气拔管，转外科手术治疗

F. 三腔管继续压迫12 小时

27. 降低门静脉高压的药物宜首选

A. 静脉滴注垂体后叶素

B. 静脉滴注西咪替丁（甲氰咪胍）

C. 静脉滴注奥美拉唑（洛赛克）

D. 普萘洛尔（心得安）口服

E. 口含硝酸甘油

F. 静脉滴注法莫替丁

（28～30 题共用题干）

患者男，60 岁，突发呕血500ml，黑便 3 次，共约 500g，并伴有意识不清。既往有肝功异常史 20 余年，高血压病史 10 年，长期服用阿司匹林。查体：贫血貌，BP 80/60mmHg，HR 102 次/分，肝肋下未及，脾肋下 3cm，移动性浊音（＋），血糖 5.8mmol/L。

28. 引起消化道出血的原因首先考虑

A. 急性胃黏膜损害

B. 胃溃疡出血

C. 食管静脉曲张破裂出血

D. 胃癌出血

E. 十二指肠溃疡出血

F. 应激性溃疡出血

29. 引起患者意识不清最可能的原因为

A. 肝性脑病　　　B. 脑出血

C. 休克　　　　　D. 贫血

E. 低血糖昏迷　　F. 低血压

30. 静脉用药止血应首选

A. 止血敏（酚磺乙胺）

B. 维生素 K

C. 质子泵抑制剂

D. 生长抑素

E. 垂体后叶素

F. 法莫替丁

参考答案与解析

1. E　　2. E　　3. D　　4. B　　5. D　　6. E
7. A　　8. A　　9. D　　10. D　　11. C　　12. B
13. D　　14. B　　15. C　　16. C　　17. E　　18. E
19. E　　20. A　　21. D　　22. A　　23. E　　24. C
25. B　　26. C　　27. D　　28. C　　29. A　　30. D

2. E。**解析：** 胃镜是诊断上消化道出血原因、部位和出血情况的首选方法，它不仅能直视病变，取活检，对于出血病灶可进行及时准确的止血治疗。

3. D。**解析：** 根据题干描述，可判断该患者为上消化道出血，且经过 24 小时积极治疗不能止血。在上消化道出血经过积极内科治疗不能止血的情况下，应该抓住时机进行手术治疗。

5. D。**解析：** 急性胃黏膜病变是以胃黏膜发生不同程度糜烂、浅溃疡和出血为特征的病变，以急性黏膜糜烂病变为主者称急性糜烂性胃炎；以黏膜出血改变为主可称为急性出血性胃炎，发生于应激状态，以多发性溃疡为主者可称为应激性溃疡。服用有关药物发生应激性溃疡，常表现为上消化道出血。

6. E。**解析：** 患者上消化道大出血，血压 95/65mmHg，脉率 102 次/分，提示外周循环衰竭，应积极抗休克、输血、补

液、纠正血容量不足。

7. A。解析：上消化道出血的患者即使确诊为肝硬化，不一定都是食管静脉曲张破裂出血，约有 1/3 患者出血，系消化性溃疡、急性糜烂出血性胃炎或其他原因，该患者 1 周前钡餐检查示球部龛影，现上消化道出血，考虑为十二指肠球部溃疡导致可能性大。

8. A。解析：患者出现上消化道出血，查体肝掌（＋），蜘蛛痣（＋），脾大，肋下 4cm 可及，提示肝硬化；重度贫血貌考虑出血量较大，因此考虑食管胃底静脉曲张破裂出血的可能性大。

9. D。解析：患者上消化道大出血，血压 80/40mmHg，脉率 122 次/分，提示周围循环衰竭，所以选抗休克，补充血容量，输血补液。

10. D。解析：该患者上腹部隐痛 6 个月，1 天前饮酒后出血上消化道出血，既往无肝病史，考虑消化性溃疡导致出血可能性大，故选 PPI 制剂，如奥美拉唑（洛赛克）。

11. C。解析：消化道出血短时间内因为仅仅是血管内血容量的丢失，出血当时患者血液尚未被组织液等代偿性稀释，故短时间内血红蛋白浓度及红细胞计数不变，而随着代偿性稀释的发生，血红蛋白浓度和红细胞计数均会降低。

12. E。解析：应激性溃疡也称急性胃黏膜病变，好发部位在胃，位于十二指肠者少见。

13. D。解析：十二指肠溃疡患者，药物治疗中，出现大量呕血（或便血），短期内出现休克状态，呈溃疡病大出血。其中多数患者可经非手术治疗止血，但 10% 的患者需要急症手术止血，该患者正在治疗中发生大出血，短期内出现休克状态，

说明出血速度快，属于手术适应证。应在积极抗休克同时，准备急诊手术止血。手术应争取在出血 48 小时内进行。

14. B。解析：食管贲门黏膜撕裂综合征也称 Mallory－Weiss 综合征，其特点是剧烈呕吐后，发生上消化道出血，出血量可大可小，多为鲜血。

15. C。解析：上消化道出血时，血液积聚在肠道，刺激肠管引起肠蠕动增强，可导致肠鸣音活跃。肠系膜上动脉栓塞可致肠管缺血坏死，肠蠕动减弱或消失，故肠鸣音减弱甚至消失。麻痹性肠梗阻时肠鸣音消失。急性胰腺炎、上消化道穿孔可引起肠鸣音减弱甚至消失。

16. C。解析：慢性乙肝易演变为肝硬化，引起门静脉高压食管胃底静脉曲张破裂出血，且出血量较大。为明确出血原因，首选胃镜检查。腹部 CT、腹部 B 超为辅助检查方法，选择性腹腔动脉造影为有创检查，一般不作为首选。上消化道出血期间，不宜行急诊钡餐检查。

17. E。解析：垂体后叶素可收缩内脏血管，减少门静脉血流量，降低门静脉压力，常用于治疗门静脉高压所致的食管胃底曲张静脉破裂出血。但由于垂体后叶素也可收缩冠状动脉，因此高血压、冠心病患者不宜使用。

18. E。解析：球后溃疡指发生在十二指肠球部以下的溃疡，多发生在十二指肠乳头的近端，临床症状典型，夜间痛及背痛多年，对药物治疗反应差，较易并发出血。

19. E。解析：半圆形充盈缺损，边缘整齐，中央有时见"脐样"龛影是胃平滑肌肉瘤的影像特征。

25. B。解析：患者有头昏、心悸、血压下降、心率加快等周围循环衰竭的表现，

提示出血量大，因此首先应快速输液、配血、等待输血，保证生命体征平稳。

26. C。**解析：**三腔管压迫止血，出血停止 24 小时后可放出囊内气体，并放松牵引继续观察。如再经 24 小时后仍无出血，即可拔除三腔管。

27. D。**解析：**口服普萘洛尔（心得安）减少心输出量，胃肠道血管收缩而使门静脉血流减少，血压降低，在无心动过缓及肝功能严重失代偿患者是首选的降门静脉压力的药物。

28. C。**解析：**患者有肝病病史，出血量大，查体有门静脉高压症状，首先应考虑为食管静脉曲张破裂出血。

第五篇
肾内科学

第一章　尿液检查

第一节　血　尿

单选题：以下每道试题有五个备选答案，请选择一个最佳答案。

1. 肉眼血尿的患者，首先应该检查
   A. 尿找癌细胞
   B. 肾脏 B 超
   C. 肾活检
   D. 静脉肾盂造影
   E. 尿 RBC 畸形率检查

2. 非肾小球源性血尿性质为
   A. 尿红细胞形态正常
   B. 尿红细胞形态异常
   C. 尿常规白细胞管型
   D. 尿常规上皮细胞管型
   E. 尿常规多数红细胞管型

3. 下列肾脏疾病中最容易出现血尿的是
   A. 糖尿病肾病
   B. 过敏性紫癜性肾炎
   C. 高血压肾损害
   D. 特发性间质性肾炎
   E. 骨髓瘤肾病

4. 下面有关血尿的说法，哪一项是错误的
   A. 镜下血尿是指新鲜尿液离心后沉渣每高倍视野红细胞＞3 个
   B. Addis 计数 1 小时尿红细胞计数超过 10 万，或 12 小时计数超过 50 万为镜下血尿
   C. 血红蛋白尿、肌红蛋白尿、某些药物或食物都可以造成尿隐血试验阳性
   D. 红细胞管型提示血尿为肾小球源性血尿
   E. 变形红细胞尿一定来源于肾小球

🔍 参考答案与解析

1. E　　2. A　　3. B　　4. E

3. B. **解析**：糖尿病肾病、高血压导致的肾小动脉硬化、间质性肾炎和骨髓瘤肾病很少会引起血尿，应注意复查、排除肿瘤性疾病。过敏性紫癜性肾炎是一种继发性血管炎，常常会伴发血尿。

4. E. **解析**：变形红细胞尿大多来自肾小球疾病，但移行细胞癌和膀胱癌也可以产生变形红细胞尿。

第二节　蛋白尿

一、单选题：以下每道试题有五个备选答案，请选择一个最佳答案。

1. 关于溢出性蛋白尿，正确的是
   A. 尿中有凝溶蛋白
   B. 尿中有 β_2 - 微球蛋白
   C. Tamm - Horsfall 蛋白
   D. 活动后出现尿蛋白，平卧后消失
   E. 活动后出现尿蛋白（＋），平卧后仍持续存在

2. 关于功能性蛋白尿，正确的是
   A. 24 小时尿蛋白大于 4g

B. 尿中有大量白细胞

C. 剧烈运动后出现一过性蛋白尿

D. 24 小时尿蛋白小于 0.15g

E. 高热出现肾功能不全

3. 成人 24 小时尿蛋白大于多少时称为蛋白尿

　　A. 100mg　　　　　　B. 150mg

　　C. 200mg　　　　　　D. 250mg

　　E. 300mg

4. 哪种疾病可以出现无菌性白细胞尿

　　A. 糖尿病肾病

　　B. 急性肾小管坏死

　　C. 狼疮肾炎

　　D. 薄基底膜肾病

　　E. 膜性肾病

5. 有关蛋白尿，下列说法哪项是错误的

　　A. 尿液中每天蛋白质排泄量若 >100mg 称蛋白尿

　　B. 肾小球性蛋白尿以白蛋白为主，多是肾小球滤过膜损伤所致

　　C. 当尿中 β_2 - 微球蛋白增多时说明近端肾小管的重吸收障碍

　　D. 尿中出现本 - 周蛋白并不代表肾小球滤过膜损伤

　　E. 体位性蛋白尿可能与静脉淤血有关，青年人多见

6. 患者男，19 岁，学生，参加学校运动会 5000m 长跑后出现泡沫尿，乏力，尿蛋白 1.0g/L，透明管型 2 ~ 4 个/LP，休息 1 天后尿常规正常。蛋白尿为

　　A. 溢出性蛋白尿

　　B. 组织性蛋白尿

　　C. 分泌性蛋白尿

　　D. 功能性蛋白尿

　　E. 肾小管性蛋白尿

二、共用备选答案单选题：以下提供若干组试题，每组试题共用试题前列出的五个备选答案，请为每道试题选择一

个最佳答案。每个备选答案可能被选择一次、多次或不被选择。

（7 ~ 8 题共用备选答案）

　　A. 组织性蛋白尿

　　B. 微量白蛋白尿

　　C. 大量白蛋白尿

　　D. 直立性蛋白尿

　　E. 溢出性蛋白尿

7. 早期糖尿病肾病见

8. 多发性骨髓瘤见

（9 ~ 10 题共用备选答案）

　　A. <40mg/24h

　　B. 40 ~ 100mg/24h

　　C. 100 ~ 150mg/24h

　　D. 150mg/24h

　　E. 3.5g/24h

9. 临床中大量蛋白尿是指尿中排出蛋白超过

10. 病态蛋白尿是指蛋白质持续超过

🔍 参考答案与解析

1. A　　2. C　　3. B　　4. B　　5. A　　6. D

7. B　　8. E　　9. E　　10. D

　　1. A。解析：血浆中出现异常增多的低分子量蛋白质，超过肾小管重吸收能力所致的蛋白尿为溢出性蛋白尿。血红蛋白尿、肌红蛋白尿即属此类，见于溶血性贫血和挤压综合征；另一类较常见的是凝溶蛋白，见于多发性骨髓瘤、浆细胞病、轻链病等。

　　2. C。解析：功能性蛋白尿是指尿蛋白增多而无实质性肾病者，常见原因有高热、剧烈运动、寒冷、去甲肾上腺素、充血性心力衰竭等。

　　5. A。解析：每天尿蛋白量持续超过 150mg 或尿蛋白/肌酐比率 >200mg/g，称为蛋白尿。其余选项正确。

第二章　肾小球疾病

第一节　概　述

一、单选题：以下每道试题有五个备选答案，请选择一个最佳答案。

1. 有关免疫介导性肾小球疾病的发病机制，下列说法哪项是错误的
   A. CIC 常沉积于肾小球系膜区和内皮下
   B. 原位 IC 多在肾小球基膜上皮细胞侧形成
   C. 研究证实微小病变型肾病中有 IC
   D. 炎症介质参与了肾小球肾炎的发病机制
   E. 高脂血症也是加重肾小球损伤的重要因素

2. 肾小球疾病的发生机制主要为
   A. 感染性炎症疾病
   B. 细胞免疫异常
   C. 与体液免疫无关
   D. 非免疫非炎症性疾病
   E. 免疫介导性炎症疾病

二、共用题干单选题：以下提供若干个案例，每个案例下设若干道试题，每道试题有五个备选答案，请选择一个最佳答案。

（3～6 题共用题干）

患者女，70 岁，高血压 20 年。2 个月前开始乏力、食欲缺乏，伴恶心、呕吐。血压 170/100mmHg，Hb 70g/L，血肌酐 600μmol/L。

3. 有助于鉴别急慢性肾衰竭的是
   A. 血肌酐和血尿素氮比值
   B. 贫血

C. B 超示肾大小
   D. 血肌酐值
   E. 消化道症状

4. 该患者在接受透析治疗前采用的较为安全有效的药物是
   A. 呋塞米
   B. 钙通道阻滞剂
   C. 卡托普利
   D. 螺内酯
   E. $α_2$ 受体阻断剂

5. 如果双肾增大，对明确诊断和指导治疗意义最大的检查是
   A. 肾活检
   B. 肾脏 CT
   C. 24 小时尿蛋白定量
   D. 尿沉渣镜检
   E. 肾盂造影

6. 如患者现有发热、体重下降，同时听力下降、"红眼病"和咳血痰，应考虑诊断为
   A. 系统性硬化症
   B. 肾结核
   C. 高血压肾损害
   D. 原发性小血管炎肾损害
   E. 狼疮肾炎

参考答案与解析

1. C　2. E　3. C　4. B　5. A　6. D

1. C。**解析**：微小病变型肾病主要由细胞免疫引起，肾小球内无 IC 证据，但研究显示患者淋巴细胞在体外培养可释放血管通透因子，故此项错误。

第二节 肾病综合征

一、单选题：以下每道试题有五个备选答案，请选择一个最佳答案。

1. 肾病综合征糖皮质激素治疗的原则不包括
    A. 起始剂量要足
    B. 全程足量、联合免疫抑制剂
    C. 减药缓慢
    D. 疗程要足够长
    E. 小剂量维持治疗

2. 患者男，70 岁，大量蛋白尿、低蛋白血症，已确诊肾病综合征。对于感染并发症，防治措施不恰当的是
    A. 一旦发现感染，应及时选用对致病菌敏感、强效且无肾毒性的抗生素积极治疗
    B. 有明确感染灶者应尽快去除
    C. 严重感染难控制时应考虑减少或停用激素
    D. 通常在激素治疗时需应用抗生素预防感染，否则达不到预防目的
    E. 在激素治疗时无需应用抗生素预防感染，可能诱发真菌二重感染

3. 患者男，38 岁，诊断为肾病综合征，用泼尼松 60mg/d，2 个月后尿蛋白由（＋＋＋＋）减为（±）。近 1 周发生上腹痛、烧心。应如何处理
    A. 停用泼尼松
    B. 加用潘生丁（双嘧达莫）
    C. 改用环磷酰胺
    D. 加用雷尼替丁
    E. 加用地西泮

4. 不属于原发性肾病综合征常见的病理类型是

    A. 微小病变型肾病
    B. 系膜增生性肾炎
    C. 毛细血管内增生性肾炎
    D. 膜性肾病
    E. 局灶性节段性肾小球硬化

5. 肾病综合征的典型表现是
    A. 高血压、水肿、蛋白尿、低血脂
    B. 发作性肉眼血尿，无水肿与高血压
    C. 水肿、蛋白尿、低蛋白血症、高血脂
    D. 血尿、蛋白尿、高血压、肾功能减退
    E. 血尿、贫血、肾功能衰竭

6. 区别肝肾综合征和肝病合并肾小管坏死最有意义的是
    A. 尿沉渣检查   B. 尿蛋白测定
    C. 氮质血症   D. 尿钠测定
    E. 病史

7. 关于肾病综合征应用激素治疗的不良反应，说法不正确的是
    A. 长期应用易发生感染
    B. 类固醇性糖尿病
    C. 骨质疏松
    D. 高血压
    E. 呼吸衰竭

8. 肾病综合征的治疗，下列不合适的是
    A. 大剂量激素
    B. 抗凝治疗并辅以血小板解聚药
    C. 用袢利尿剂冲洗管型，碱化尿液以防管型形成
    D. 预防性用抗生素
    E. 急性肾衰竭适时透析

9. 关于肾病综合征水肿原因，下列说法不正确的是
   A. 低蛋白血症
   B. 血浆胶体渗透压下降
   C. 有效血容量下降
   D. 钠水潴留
   E. 血浆肾素水平正常或下降

10. 关于肾病综合征血浆白蛋白变化的原因，不正确的是
    A. 血浆免疫球蛋白不受影响
    B. 蛋白质摄入不足
    C. 蛋白质丢失
    D. 蛋白质吸收不良
    E. 胃肠道黏膜水肿

11. 环孢素治疗肾病综合征的不良反应，不包括
    A. 肝毒性　　　　B. 肾毒性
    C. 高血压　　　　D. 多毛
    E. 脱发

12. 肾病综合征最基本的表现是
    A. 尿蛋白定量 > 3.5g/d
    B. 尿颗粒管型
    C. 血清白蛋白 < 35g/L
    D. 高度水肿
    E. 高脂血症

13. 已确诊糖尿病肾病，肾病综合征，肾功能正常，处理错误的是
    A. 监测血糖
    B. 合理膳食
    C. 酌情使用糖皮质激素消除尿蛋白
    D. 控制血压
    E. 定期复查肾功能

14. 肾病综合征常见并发症不包括
    A. 感染
    B. 消化道出血
    C. 血栓及栓塞并发症

D. 急性肾衰
E. 蛋白质及脂肪代谢紊乱

15. 患者男，15 岁，全身水肿显著，大量蛋白尿，无镜下血尿，肾功能正常，首次经泼尼松 40mg/d 治疗 4 周后，水肿明显消退、尿蛋白有所减少。此时应
    A. 减少泼尼松用量
    B. 加用环磷酰胺
    C. 静脉滴注白蛋白
    D. 继续原治疗不变
    E. 加用抗生素预防感染

16. 患者男，15 岁，临床表现为"肾病综合征"，经 4 周足量泼尼松治疗后，症状明显改善，其肾脏病理表现最可能为
    A. 增殖性肾炎
    B. 局灶性肾小球硬化
    C. 膜性肾病
    D. 肾小球囊壁层上皮增生新月体形成
    E. 镜下所见肾小球基本正常

17. 患者男，27 岁，诊断为原发性肾病综合征，初次常规治疗每天用泼尼松 60mg，6 周后尿蛋白仍为（+），此时应采取的措施是
    A. 将泼尼松加量到 80mg/d
    B. 改为地塞米松
    C. 改用环磷酰胺
    D. 用原量继续观察
    E. 泼尼松减量到 40mg/d，加用免疫抑制剂

18. 患者男，39 岁，眼睑及双下肢水肿 20 天，尿常规示蛋白（＋＋＋＋），血浆白蛋白 22g/L，血肌酐 72μmol/L。最可能的诊断是
    A. 流行性出血热肾损害
    B. 肝硬化

C. 急性肾小球肾炎

D. 急进性肾小球肾炎

E. 肾病综合征

19. 患者女，15 岁，无原因出现眼睑及下肢浮肿，BP 100/70mmHg，心肺正常，尿蛋白（＋＋＋），红细胞 0～1 个/HP，血浆白蛋白 29g/L。最可能的诊断为

A. 急性肾炎　　　　B. 肾病综合征

C. 慢性肾炎　　　　D. 肾淀粉样变

E. 泌尿系感染

20. 患者男，40 岁，因肾病综合征入院，经检查发现合并肾静脉血栓形成。下列哪种因素与肾静脉血栓形成无关

A. 免疫复合物损伤血管内皮细胞

B. 低血容量、血液浓缩、血流缓慢

C. 高脂血症促使血黏度增加

D. 大量抗凝血因子随蛋白尿丢失

E. 低白蛋白血症促使肝合成凝血因子增多

21. 肾病综合征患者，近 1 周来发热、尿频。查体：尿蛋白 4g/d，尿红细胞 5～6 个/HP，尿白细胞 6～10 个/HP，尿培养肠球菌感染。最恰当的治疗是

A. 按"肾盂肾炎"治疗

B. 肾病综合征，尿路感染兼治

C. 先治疗肾病综合征

D. 对症治疗

E. 支持治疗

22. 患者男，42 岁，因周身水肿入院，入院时诊断肾病综合征，肾活检提示膜性肾病，入院 1 周后突然出现腰痛，尿少，肾功能急剧恶化。该患者腰痛的原因最可能为

A. 肾周脓肿

B. 肾盂肾炎

C. 肾结石

D. 肾静脉血栓形成

E. 急性胰腺炎

23. 患者女，36 岁，确诊肾病综合征，血白蛋白 15g/L，近 2 日感右侧腰部隐痛，尿色偏深，无明显尿频、尿急、尿痛。尿常规：RBC 20～40 个/HP，WBC 0～2 个/HP。B 超：双肾、输尿管未见异常。应首先考虑的合并症是

A. 隐匿性肾炎

B. 肾结核

C. 肾肿瘤

D. 急性肾盂肾炎

E. 肾静脉血栓形成

24. 患者男，62 岁，双下肢水肿，尿检蛋白尿（＋＋＋＋），血白蛋白 28g/L，穿刺肾活检病理诊断为膜性肾病。关于临床免疫抑制剂的应用，不恰当的是

A. 免疫抑制剂常需要与糖皮质激素联合应用

B. 目前临床上常用的免疫抑制剂有环孢霉素 A、他克莫司（FK506）、麦考酚吗乙酯和来氟米特等

C. 不愿接受糖皮质激素治疗方案或存在禁忌证的患者，可单独应用免疫抑制剂治疗

D. 依据免疫抑制剂的作用靶目标，制定个体化治疗方案

E. 根据循证医学的研究结果，针对不同的病理类型，提出相应治疗方案

25. 患者女，21 岁，全身重度水肿。尿蛋白 6.4g/24h，血浆白蛋白 23g/L，BP 120/60mmHg；肾功能：BUN 9.1mmol/L，Cr 100μmol/L。应选择的主要治疗措施是

A. 输新鲜血浆　　　B. 输白蛋白

C. 应用呋塞米　　　D. 使用环磷酰胺

E. 糖皮质激素

二、共用题干单选题：以下提供若干个案例，每个案例下设若干道试题，每道试题有五个备选答案，请选择一个最佳答案。

（26～28 题共用题干）

患者男，25 岁，双下肢浮肿 4 周。查体：BP 100/65mmHg，尿蛋白（＋＋＋＋），红细胞 1～3 个/HP，白细胞 0～4 个/HP，血红蛋白 120g/L，血肌酐 80μmol/L。

26. 为明确诊断，应首选下列哪项检查
    A. 血电解质 　　　B. 血尿素氮
    C. 血清白蛋白 　　D. 血胆固醇
    E. 双肾 B 超

27. 本例最可能的诊断是
    A. 肾病综合征
    B. 急进性肾小球肾炎
    C. 隐匿性肾小球肾炎
    D. 慢性肾小球肾炎
    E. 肾炎综合征

28. 下列哪种检查对判断患者的预后最有帮助
    A. 肾活检 　　　　B. 血清白蛋白
    C. 血胆固醇 　　　D. 血尿素氮
    E. 肌酐

（29～30 题共用题干）

患者男，15 岁，全身水肿 1 周。查体：BP 120/70mmHg，腹部移动性浊音阳性。尿蛋白定量 6.5g/d，沉渣 RBC 0～2/HP。血白蛋白 22g/L，胆固醇 8mmol/L，BUN 6.5mmol/L，Scr 98μmol/L。ASO 升高，血补体 C3 0.88g/L（正常值 0.8～1.5g/L）。

29. 最可能的临床诊断是
    A. 原发性肾病综合征
    B. 狼疮肾炎
    C. 急进性肾小球肾炎
    D. 急性肾小球肾炎

E. 慢性肾小球肾炎

30. 最可能的肾脏病理类型是
    A. 新月体性肾病
    B. 膜性肾病
    C. 微小病变型肾病
    D. 重度系膜增生性肾病
    E. 系膜毛细血管性肾炎

（31～32 题共用题干）

患者女，60 岁，间断浮肿 2 年，加重半个月，伴气急、咯血 3 天。血压 150/90mmHg，腹水征阳性，尿蛋白（＋＋＋＋），红细胞 0～2 个/HP，血白蛋白 20g/L，三酰甘油 2.1mmol/L，双肾大，双肾静脉主干有血栓。

31. 拟诊应考虑
    A. 肺栓塞 　　　　B. 心功能不全
    C. 肺 - 肾综合征 　D. 肾病综合征
    E. 高血压肾损害

32. 如做肾穿，最可能的病理类型为
    A. 毛细血管内增生性肾炎
    B. 系膜毛细血管性肾炎
    C. 系膜增生性肾炎
    D. 毛细血管外增生性肾炎
    E. 膜性肾病

三、案例分析题：为不定项选择题，试题由一个病历和多个问题组成。每个问题有六个及以上备选答案，选对 1 个给 1 个得分点，选错 1 个扣 1 个得分点，直扣至得分为 0。

（33～35 题共用题干）

患者女，50 岁，间断呕吐、腹泻 2 年，双下肢浮肿 2 个月来诊。曾就诊发现胸腔积液、贫血。2 个月前尿中泡沫增多。查体：BP 135/80mmHg，头发稀疏，双下肢重度浮肿。WBC 1.9×10^9/L，Hb 77g/L，PLT 180×10^9/L。

33. 经分析，该患者怀疑最可能为

A. 肾小球肾炎

B. 肾病综合征

C. 系统性红斑狼疮

D. 再生障碍性贫血

E. 不全肠梗阻

F. 肝硬化

34. 应做的化验检查包括

A. 尿常规

B. 24 小时尿蛋白

C. ANA，ENA

D. 免疫球蛋白

E. 补体 C3、C4

F. 肾功

35. 结果显示 24 小时尿蛋白 3.8g，CRP 0.22mg/dl，RF 20IU/L，C3 降低，ESR 80mm/h；ANA 1：1000（+），肝功正常。哪种物理检查有帮助

A. 心电图　　　　　B. 胸片

C. 脑电图　　　　　D. 胸部 CT

E. 肌电图　　　　　F. 动态心电图

G. 胃镜　　　　　　H. 肠镜

参考答案与解析

1. B　2. D　3. D　4. C　5. C　6. D

7. E　8. D　9. C　10. A　11. E　12. A

13. C　14. B　15. D　16. E　17. D　18. E

19. B　20. A　21. B　22. D　23. E　24. A

25. E　26. C　27. A　28. A　29. A　30. C

31. D　32. E　33. BC　34. ABCDEF

35. ABDGH

1. B。**解析：** 糖皮质激素的使用原则为开始用量要足，足量用药时间要够长，治疗有效者要缓慢减药。对于激素依赖和激素无效者，可以加用免疫抑制剂药物以提高疗效。

2. D。**解析：** 通常在激素治疗时无需应用抗生素预防感染，否则不但达不到预防目的，反而可能诱发真菌二重感染。

3. D。**解析：** 长期应用激素必须严密观察有无不良反应和并发症，并及时给予处理。本例患者为"激素敏感型"，但出现激素的消化道不良作用，此时不可停用泼尼松或换药，应予以对症处理。本题中患者服用泼尼松后出现胃黏膜糜烂或消化性溃疡症状，可用雷尼替丁减少胃酸分泌，保护胃黏膜。

4. C。**解析：** 原发性肾病综合征常见病理类型：微小病变型肾病、系膜增生性肾小球肾炎、系膜毛细血管性肾小球肾炎、膜性肾病、局灶性节段性肾小球硬化。

6. D。**解析：** 肝肾综合征又称功能性肾衰竭，特征为自发性少尿或无尿、氮质血症、稀释性低钠血症和低尿钠；但肾却无重要病理改变。肝病合并肾小管坏死尿钠含量增高。尿钠浓度可作为估计肾小管坏死程度的指标。尿钠排泄量多少取决于胞外液量及肾小管重吸收的变化，在鉴别急性肾功能衰竭和肾前性氮质血症时有意义。

7. E。**解析：** 长期应用激素患者可出现感染、药物性糖尿病、骨质疏松、高血压等并发症。

9. C。**解析：** 肾病综合征时低蛋白血症、血浆胶体渗透压下降，使水分从血管腔内进入组织间隙，是造成肾病综合征水肿的基本原因。近年的研究表明，约 50% 患者的血容量正常或增加，血浆肾素水平正常或下降，提示某些疾病原发于肾内的钠、水潴留因素，在肾病综合征水肿发生机制中起一定作用。

11. E。**解析：** 环孢素的主要不良反应有肝、肾毒性，并可致高血压、高尿酸血症、多毛及牙龈增生等。环磷酰胺的主要不良反应为骨髓抑制及中毒性肝损害，并可出现性腺抑制（尤其男性）、脱发、胃

肠道反应及出血性膀胱炎。

12. A。**解析**：肾病综合征的诊断标准：①大量蛋白尿：尿蛋白定量 > 3.5g/d；②低蛋白血症：白蛋白 < 30g/L；③水肿；④高脂血症。其中①、②是必备条件。

14. B。**解析**：除了消化道出血，其他都是肾病综合征的并发症，影响患者长期预后，应积极防治。肾病综合征需激素治疗，免疫力降低，常并发感染；大量丢失蛋白和水肿，血液黏稠度增大导致血栓；肾实质受损，继发肾衰；有高血脂和低蛋白血症并存的特点。

15. D。**解析**：临床拟诊肾病综合征（轻微病变），泼尼松用药至少 6 ~ 8 周，继续原治疗不变。

16. E。**解析**：患者最可能的病理诊断是肾小球微小病变，病理光镜下肾小球基本正常，近曲小管上皮细胞可见脂肪变性，电镜下有广泛的肾小球脏层上皮细胞足突融合为特征性改变。

17. D。**解析**：糖皮质激素应用原则为起始足量泼尼松 1mg/kg，口服 8 周，必要时可延长至 12 周。缓慢减药，长期维持。

19. B。**解析**：患者主要表现为水肿、蛋白尿、低蛋白血症（ < 30g/L），首先考虑为肾病综合征。急性肾炎可表现为血尿、蛋白尿、水肿、高血压、肾功能一过性受损，但常为轻、中度蛋白尿，很少出现大量蛋白尿，注意鉴别。

20. A。**解析**：肾病综合征合并血栓形成的原因包括血液浓缩及高脂血症造成血黏度增加；某些蛋白质从尿中丢失，及肝脏代偿性合成蛋白质增加，引起机体凝血、抗凝和纤溶系统失衡；加之肾病综合征时血小板功能亢进、应用利尿剂和糖皮质激素等均可进一步加重高凝状态。

22. D。**解析**：膜性肾病易合并血栓栓塞症，结合腰痛、少尿、肾功能恶化的临床特点，可能为肾静脉血栓形成。

23. E。**解析**：女性患者确诊为肾病综合征，有严重低白蛋白血症，近 2 日感右腰部隐痛，尿红细胞增多，应首先考虑并发肾静脉血栓形成，这是肾病综合征的常见并发症，其他均可能性小。

24. A。**解析**：部分患者因对糖皮质激素相对禁忌或不能耐受（如未控制糖尿病、精神因素、严重的骨质疏松），及部分患者不愿接受糖皮质激素治疗方案或存在禁忌证的患者，可单独应用免疫抑制剂治疗（包括作为初始方案）某些病理类型的肾病综合征，如局灶节段性肾小球硬化、膜性肾病、微小病变型肾病等。

25. E。**解析**：本例符合肾病综合征诊断标准，糖皮质激素是主要治疗药物。

33. BC。**解析**：综合病史及表现，有多系统受累表现，考虑系统性红斑狼疮可能。该患者有浮肿及大量蛋白尿，符合肾病综合征，但为继发的。

第三节　急进性肾小球肾炎

一、单选题：以下每道试题有五个备选答案，请选择一个最佳答案。

1. 急进性肾小球肾炎典型的病理改变是
   A. 肾小球内皮细胞和系膜细胞增生
   B. 肾小球节段性纤维素样坏死
   C. 新月体性肾炎
   D. 白金耳形成
   E. 肾小管萎缩

2. 下面不是急进性肾小球肾炎临床特征

的是

A. 可因感染或接触烃、苯类化合物诱发或加重

B. 肾功能进展一般比慢性肾衰快，比典型的急性肾衰竭慢

C. Ⅰ型患者的血循环免疫复合物及冷球蛋白可呈阳性

D. Ⅰ型好发于青中年，Ⅱ型和Ⅲ型常见于中老年患者

E. Ⅱ型患者常伴肾病综合征，Ⅲ型患者常有不明原因的发热、乏力、关节痛或贫血

二、共用题干单选题：以下提供若干个案例，每个案例下设若干道试题，每道试题有五个备选答案，请选择一个最佳答案。

（3~4 题共用题干）

患者男，28 岁，1 周前感冒，3 日来浮肿、尿少（300~400ml/24h），血压 150/100mmHg；血红蛋白 118g/L，血沉 90mm/h，尿蛋白（+++），尿沉渣红细胞 20~40 个/HP，血肌酐 580μmol/L，尿素氮 20mmol/L；B 超示双肾大。

3. 该患者最可能的诊断是

A. 急性过敏性间质性肾炎

B. 急进性肾小球肾炎

C. 急性肾小管坏死

D. 急性肾炎综合征

E. 慢性肾炎急性发作

4. 下列对其治疗中，错误的是

A. 甲基泼尼松龙冲击治疗

B. 环磷酰胺冲击治疗

C. 大剂量免疫球蛋白静脉滴注

D. 强化血浆置换

E. 立即进行肾移植手术

（5~6 题共用题干）

患者女，68 岁，低热、四肢肌肉酸痛伴双下肢水肿 25 天，少尿 3 天，咯血 1 天，血常规示 Hb 83g/L，尿常规蛋白阳性、尿红细胞满视野，白细胞 20 个/HP，24 小时尿蛋白定量 3.7g，血浆白蛋白 29.6g/L，血肌酐 524μmol/L。

5. 首先考虑的诊断是

A. 皮肌炎

B. 系统性红斑狼疮

C. 急进性肾小球肾炎

D. 溶血性尿毒症综合征

E. 慢性肾小球肾炎

6. 为明确病因，检查首选

A. ENA 谱检测

B. 补体 C3 检测

C. 胸片

D. 外周血破碎红细胞检查

E. ANCA 检查

参考答案与解析

1. C　2. C　3. B　4. E　5. C　6. E

1. C。**解析：**急进性肾小球肾炎又称新月体性肾小球性肾炎，典型病理改变为肾小囊内大量上皮细胞增殖形成细胞新月体。

2. C。**解析：**血循环免疫复合物及冷球蛋白呈阳性是Ⅱ型急进性肾小球肾炎的特征。

5. C。**解析：**本病例病程短，有血尿、蛋白尿肾损害，肾功能迅速恶化，少尿性急性肾衰竭，无皮肌炎、狼疮肾及溶血性尿毒症综合征的特异性发现，且发病年龄不完全相符，故首先考虑急进性肾小球肾炎。

6. E。**解析：**该患者为老年女性，有全身症状、咯血，伴贫血、尿红细胞满视野，肾功能损害，应考虑血管炎，故应查 ANCA。

第四节 糖尿病肾病

单选题：以下每道试题有五个备选答案，请选择一个最佳答案。

1. 糖尿病肾病的特点是
   A. 与病程长短无关，只与糖尿病类型有关
   B. 蛋白尿较轻微，而主要表现为肾功能衰竭
   C. 尿中最先出现 M 蛋白及 β_2 - 微球蛋白
   D. 常发生坏死性乳头炎
   E. 与糖尿病病程有关，可有大量蛋白尿、水肿、血浆蛋白下降，早期可为间歇性蛋白尿

2. 诊断早期糖尿病肾病较有意义的检查是
   A. 尿常规检查
   B. 尿微量白蛋白测定
   C. 尿渗透压测定
   D. 双肾 B 超
   E. 肌酐清除率

3. 糖尿病肾病的典型临床表现为
   A. 糖尿病患者发生急性肾衰竭
   B. 糖尿病病史 10 年后出现大量蛋白尿
   C. 糖尿病 10 年后，尿检以血尿为主
   D. 糖尿病 2 年后表现为肾病综合征
   E. 糖尿病 2 年后发现双肾缩小

4. 对糖尿病肾病具有特异性的肾脏病理变化为
   A. 弥漫性肾小球硬化
   B. 结节性肾小球硬化
   C. 渗出性肾小球病变
   D. 系膜细胞增生
   E. 基膜增厚呈钉突样改变

5. 临床糖尿病肾病最早期的表现是

   A. 高血压
   B. 水肿
   C. 低蛋白血症
   D. 血肌酐、尿素氮增高
   E. 微量蛋白尿

6. 老年人继发性肾病综合征常见的疾病是
   A. 乙型肝炎病毒相关性肾炎
   B. 肾盂肾炎
   C. 过敏性紫癜肾病
   D. 微小病变型肾病
   E. 糖尿病肾病

7. 患者男，65 岁，糖尿病肾病 12 年。维持性血液透析 2 年，血肌酐 1020μmol/L，血压 180/95mmHg，1 天前出现视物模糊，眼底检查发现眼底出血。今日透析宜选用
   A. 高张葡萄糖　　　B. 硝苯地平
   C. 生理盐水　　　　D. 地塞米松
   E. 低分子量肝素

8. 患者女，42 岁，多饮、多食 10 年，空腹血糖经常大于 10.8mmol/L。近 2 个月来眼睑及下肢轻度水肿。血压 160/100mmHg，尿蛋白（＋＋）。最可能的诊断为
   A. 糖尿病肾病
   B. 高血压病
   C. 糖尿病合并肾盂肾炎
   D. 肾小球肾炎
   E. 糖尿病酮症酸中毒

9. 下列糖尿病肾病特异性改变包括
   A. 毛细血管祥"帽状"结构
   B. 弥漫型肾小球硬化
   C. 肾小囊"泪滴样"改变

D. 结节型肾小球硬化

E. 小动脉内膜明显增厚

参考答案与解析

1. E　2. B　3. B　4. B　5. E　6. E
7. E　8. A　9. D

1. E。**解析：**糖尿病肾病多见于糖尿病病史超过 10 年的患者，早期常表现为间歇性微量白蛋白尿，晚期常表现为持续白蛋白尿。

4. B。**解析：**糖尿病肾病特异性的病理改变为结节性肾小球硬化，典型结节为 K – W 结节。

5. E。**解析：**糖尿病肾病可分为五期。Ⅰ期为糖尿病初期，肾小球超滤过是此期最突出的特征，肾小球滤过率（GFR）明显升高。

7. E。**解析：**为减少对凝血系统的影响，降低进一步出血风险，血液透析时宜选用低分子量肝素抗凝。

8. A。**解析：**中年女性患者，多饮、多尿、多食病史 10 年，空腹血糖经常大于 10.8mmol/L，初步诊断为 1 型糖尿病。因其糖尿病 10 年控制不满意，更易发生糖尿病性慢性并发症。糖尿病性慢性并发症最常见的是糖尿病肾病和糖尿病性视网膜病变。本例患者在长期糖尿病控制不好的基础上，近 2 个月有眼睑及下肢轻度水肿，血压增高为 160/100mmHg，尿蛋白（＋＋），首先要考虑糖尿病肾病。

第三章　肾小管间质肾病
（药物过敏性急性间质性肾炎）

一、单选题：以下每道试题有五个备选答案，请选择一个最佳答案。

1. 急性间质性肾炎表现为大量蛋白尿的病理类型为
   - A. 局灶性、节段性肾小球硬化
   - B. 肾小球微小病变型肾病
   - C. 膜性肾病
   - D. 系膜增生性肾小球肾炎
   - E. 系膜毛细血管性肾小球肾炎

2. 引起急性间质性肾炎最常见的原因为
   - A. 药物
   - B. 感染
   - C. 自身免疫性疾病
   - D. 特发性
   - E. 食物

3. 关于急性间质性肾炎激素治疗正确的是
   - A. 足量激素60mg
   - B. 激素30~40mg
   - C. 甲强龙冲击治疗
   - D. 小剂量激素治疗
   - E. 激素合用免疫抑制剂

4. 患者男，45岁，3个月前因劳累受凉后发热，自服过期四环素片若干，数日后热退。随后尿量渐少，门诊尿检为蛋白（++），红细胞15~20个/HP，白细胞5~10个/HP，染色见70%为嗜酸性粒细胞。血液检查白细胞15.2×10⁹/L，分类见嗜酸性粒细胞占0.55，血肌酐250μmol/L，B超示双肾稍增大。3天来尿量每日仅100ml，来院急诊。血、尿常规检查与前相似，血肌酐为650μmol/L，B超见双肾轮廓增大。最可能的诊断为
   - A. 急进性肾炎
   - B. 急性肾炎
   - C. 慢性肾炎急性发作

   - D. 急性间质性肾炎
   - E. 急性肾小管坏死

5. 患者女，25岁，因发热服用解热镇痛药后出现关节痛，皮疹。尿常规：蛋白（++），白细胞3~6个/HP，红细胞5~8个/HP。血常规：血红蛋白108g/L，白细胞4.7×10⁹/L；分类：中性粒细胞0.62，淋巴细胞0.28，嗜酸性粒细胞0.10，血小板120×10⁹/L。临床诊断首先考虑
   - A. 急性肾炎
   - B. 急性肾小管坏死
   - C. 急性间质性肾炎
   - D. 急进性肾小球肾炎
   - E. 紫癜肾

二、案例分析题：为不定项选择题，试题由一个病历和多个问题组成。每个问题有六个及以上备选答案，选对1个给1个得分点，选错1个扣1个得分点，直扣至得分为0。

（6~9题共用题干）

患者男，68岁，感冒发热给复方氨林巴比妥（安痛定）肌内注射，第4天双下肢出现紫斑、尿少。查：尿蛋白（++）（约2.5g/d），尿RBC 20~30个/HP，尿嗜酸性粒细胞增高。入院后查血红蛋白110g/L，血清白蛋白31g/L，Scr 740μmol/L，B超示双肾大。

6. 最可能的诊断是
   - A. 急性肾炎
   - B. 急性肾小管坏死
   - C. 急性过敏性间质性肾炎
   - D. 急进性肾小球肾炎

E. 紫癜性肾炎

F. 狼疮肾炎

7. 患者尿量较少，400ml/24h，第二天查 Scr 870μmol/L。确定诊断的检查方法是

A. 双肾 B 超

B. 肾小管功能

C. 肾小球滤过率

D. 血清肌酐

E. 肾活检

F. 双肾 CT

8. 患者于第三天，在 B 超引导下做肾穿刺。该病的病理特征是

A. 系膜增生

B. 间质水肿及细胞浸润

C. 肾小血管纤维样坏死

D. 肾小球硬化

E. 间质纤维化

F. 肾小管空泡变性

9. 确诊后的治疗原则是

A. 抗生素

B. 利尿

C. 血透

D. 腹透

E. 停服可疑药物，透析

F. 激素治疗

参考答案与解析

1. B　　2. A　　3. B　　4. D　　5. C　　6. C

7. E　　8. B　　9. EF

3. B。**解析：** 急性间质性肾炎首先要停用导致过敏的可疑药物，如果伴发皮疹和肾功能损害，可加用中量激素 30～40mg。

4. D。**解析：** 本例起病较急，进展迅速。病前有服过期药物史，化验血尿嗜酸性粒细胞增多。过期四环素是较易引起肾损害的药物之一。上述情况符合急性间质性（过敏性）肾炎的特点。应与急进性肾炎和急性肾小管坏死鉴别，前者病程发展虽可较快，但不常有嗜酸性粒细胞显著增高；后者也较少见嗜酸性粒细胞增多。所以综观病史特点，最有可能为急性间质性肾炎。确诊则依赖肾活检。

5. C。**解析：** 解热镇痛药可引起急性间质性肾炎。根据题干信息，患者有用药史，关节痛、皮疹等表现，尿检异常，外周血嗜酸性粒细胞增高，考虑最可能的诊断是急性间质性肾炎。

第四章　泌尿系感染

第一节　急性肾盂肾炎

一、单选题：以下每道试题有五个备选答案，请选择一个最佳答案。

1. 下列关于急性肾盂肾炎，说法错误的是
    A. 尿急、尿频、尿痛的症状
    B. 尿沉渣镜检有白细胞管型
    C. 发热、寒战、头痛的症状
    D. 中段尿细菌定量培养≥10^5/ml
    E. 静脉肾盂造影显示有肾盏狭窄变形

2. 某孕妇患急性肾盂肾炎应首选
    A. 青霉素　　　　B. 氨苄西林
    C. 红霉素　　　　D. 四环素
    E. 庆大霉素

3. 急性肾盂肾炎正确的治疗措施是
    A. 口服环丙沙星 3 天
    B. 口服复方磺胺甲基异噁唑 7 天
    C. 根据细菌药敏试验选用有效的抗生素治疗 2 周
    D. 联合应用 2 种以上抗生素进行治疗
    E. 应用中药治疗

4. 患者女，32 岁，突发高热伴尿频、尿急、尿痛，肾区叩击痛阳性，尿常规示微量蛋白，白细胞成堆/HP，白细胞管型 1~2 个/LP。中段尿培养有大肠埃希菌生长，菌落计数 > 10^5/ml。本例最可能的诊断为
    A. 急性膀胱炎
    B. 急性肾盂肾炎
    C. 肾结核
    D. 急性肾小管坏死
    E. 慢性肾盂肾炎

5. 患者女，30 岁，患急性肾盂肾炎 1 周。下列不宜作为首选的药物是
    A. 克林霉素
    B. 半合成广谱青霉素
    C. 喹诺酮类
    D. 头孢菌素类
    E. 红霉素

6. 患者女，35 岁，因右腰痛伴发热、尿频、尿急、尿痛 2 天住院治疗，5 年前有类似病史。尿常规示白细胞 25 个/HP，红细胞 5 个/HP，蛋白（＋），血常规示白细胞总数升高，静脉肾盂造影未见异常。最可能的诊断是
    A. 急性膀胱炎
    B. 慢性膀胱炎
    C. 慢性肾盂肾炎急性发作
    D. 慢性肾盂肾炎
    E. 急性肾盂肾炎

7. 患者男，71 岁，反复尿频、尿不尽感、排尿困难 10 年，发热伴腰痛 5 天，1 周前因尿潴留曾行导尿术，尿常规示白细胞 78 个/HP，红细胞 2~4 个/HP，诊为前列腺肥大合并急性肾盂肾炎。临床选用抗生素应注意针对的病原微生物是
    A. 铜绿假单胞菌　　　B. 结核杆菌
    C. 金黄色葡萄球菌　　D. "L" 型细菌
    E. 真菌

8. 患者女，30 岁，突发寒战、高热，伴腰痛，尿频、尿急、尿痛 3 天就诊。查体：肾区有叩击痛；化验：尿蛋白（＋），镜检白细胞满视野/HP，白细胞

管型 1 ~ 2 个/LP。最可能的诊断是

A. 急性膀胱炎

B. 急性肾盂肾炎

C. 慢性肾小球肾炎急性发作

D. 慢性肾盂肾炎隐匿性

E. 急性肾小球肾炎

9. 患者女，32 岁，尿急、尿频、尿痛伴发热 2 天。查体：体温 38.9℃，两肾区叩击痛阳性；血常规：WBC 14 × 10^9/L；尿常规：WBC 许多，RBC 10 ~ 20 个/HP。下列诊断哪项可能性最大

A. 泌尿系结核

B. 急性膀胱炎

C. 急性肾小球肾炎

D. 急性肾盂肾炎

E. 上尿路结石

10. 患者男，37 岁，3 天前急起高热、寒战伴尿频尿急入院。查体：体温 39℃，心肺无异常。肝脾肋下未触及。两侧肋脊角有叩击痛。尿液检查：蛋白（-），镜检红细胞 2 ~ 5 个/HP，白细胞 10 ~ 15 个/HP。首先考虑的诊断

A. 急性肾小球肾炎　　B. 急性肾盂肾炎

C. 急性膀胱炎　　　　D. 肾结核

E. 肾结石

二、共用题干单选题：以下提供若干个案例，每个案例下设若干道试题，每道试题有五个备选答案，请选择一个最佳答案。

(11 ~ 12 题共用题干)

患者女，32 岁，2 天来出现尿频、尿急、尿痛，发冷发热 39℃，腰痛。化验尿常规示脓细胞成堆，红细胞（+）；血常规示白细胞 14 × 10^9/L，中段尿细菌培养大肠埃希菌菌落计数 14 × 10^5/ml。

11. 此患者可能诊断为

A. 急性膀胱炎

B. 急性肾盂肾炎

C. 慢性尿道炎

D. 慢性肾盂肾炎

E. 慢性膀胱炎

12. 该患者化验尿常规检查可见

A. 白细胞管型　　B. 红细胞管型

C. 大量蛋白尿　　D. 上皮细胞管型

E. 颗粒管型

(13 ~ 15 题共用题干)

患者女，30 岁，1 周来发热、尿频、尿急、尿痛伴腰痛，既往无类似病史。查体：体温 38.3℃，心肺检查未见异常，腹软，肝脾肋下未触及，双肾区有叩击痛；化验：尿蛋白（+），白细胞 30 ~ 50 个/HP，可见白细胞管型。

13. 对该患者最可能的诊断是

A. 急性肾小球肾炎

B. 急性尿道炎

C. 急性膀胱炎

D. 急性肾盂肾炎

E. 尿道综合征

14. 不宜作为首选的治疗药物是

A. 喹诺酮类

B. 头孢菌素类

C. 红霉素

D. 半合成广谱青霉素

E. 克林霉素

15. 一般用药的疗程是

A. 3 天　　　　　　B. 7 天

C. 14 天　　　　　 D. 20 天

E. 30 天

(16 ~ 17 题共用题干)

患者女，28 岁，妊娠 28 周，1 周来腰痛伴尿频，2 天来低热，体温 37℃，有时排尿后尿道口疼痛。检查尿结果为 pH 6.0，SG 1.015，Pro 0.3g/L，WBC 22/μl，

RBC 8/μl，偶见白细胞管型/LP，尿培养为肺炎克雷伯菌。

16. 最先考虑的诊断是
    A. 急性膀胱炎
    B. 急性肾盂肾炎
    C. 慢性肾盂肾炎
    D. 肾结核
    E. 尿道综合征

17. 治疗宜选用
    A. 复方磺胺甲噁唑抗生素
    B. 喹诺酮类抗生素
    C. 大环内酯类抗生素
    D. 头孢菌素类抗生素
    E. 氨基糖苷类抗生素

(18~19 题共用题干)

患者女，50 岁，畏寒、发热伴剧烈腰痛 5 天，T 39℃，左肾区明显叩痛，血 WBC 11.8×10^9/L，N 80%，尿常规提示尿蛋白（+），WBC 10 个/HP。

18. 下列检查中最能协助诊断的是
    A. 肾脏 B 超
    B. 尿中白细胞管型
    C. 静脉肾盂造影
    D. 尿培养
    E. 膀胱镜检查

19. 最可能的诊断是
    A. 急性肾盂肾炎
    B. 急性膀胱炎
    C. 肾结核
    D. 急性肾盂肾炎并发乳头坏死
    E. 急性肾盂肾炎并发肾周围脓肿

(20~23 题共用题干)

患者女，21 岁，反复尿频、尿急、尿痛 2 年，加重伴肉眼血尿、发热 2 天。

20. 最可能的诊断是
    A. 肾结核
    B. 急性膀胱炎
    C. 急性肾盂肾炎
    D. 急性间质性肾炎

E. 急性肾小球肾炎

21. 以下哪项检查不提示上尿路感染
    A. 尿细菌培养阳性
    B. 尿抗体包裹细菌
    C. 尿 NAG 酶升高
    D. 尿液视黄醇结合蛋白
    E. Tamm – Horsfall 蛋白

22. 考虑不除外复杂性尿路感染，目前患者最不宜行的检查是
    A. 彩超
    B. 逆行肾盂造影
    C. CT
    D. 腹平片
    E. MRI

23. 治疗措施错误的是
    A. 积极寻找易患因素
    B. 首选针对革兰阴性菌的抗生素
    C. 抗感染治疗有效可以不根据尿细菌培养结果调整抗生素
    D. 积极抗感染治疗无效的应注意除外泌尿系结核
    E. 临床症状消失、尿白细胞和细菌检查阴性可视为临床治愈

三、案例分析题：为不定项选择题，试题由一个病历和多个问题组成。每个问题有六个及以上备选答案，选对 1 个给 1 个得分点，选错 1 个扣 1 个得分点，直扣至得分为 0。

(24~26 题共用题干)

患者女，60 岁，因发热、腰痛 3 天就诊，曾出现 1 次血尿，量少，偶感尿频尿痛。查体：T 39.5℃，生命体征平稳，心肺听诊正常，腹平软，无压痛及反跳痛，肝脾肋下未及，右肾区有叩击痛，左肾区无叩击痛，双下肢轻度凹陷性水肿。

24. 首先考虑的诊断包括
    A. 急性膀胱炎
    B. 膀胱癌
    C. 肾病综合征

D. 尿路结石合并泌尿系感染

E. 肾结核

F. 急性肾炎

G. 右肾肿瘤破裂

H. 急性肾盂肾炎

25. 诊断性辅助检查应首选

A. 双肾、输尿管超声

B. 血常规

C. 尿常规

D. 膀胱镜检查

E. 血和中段尿细菌培养

F. 腹部 X 线平片

G. 静脉肾盂造影

26. 提示：血常规：白细胞 14×10^9/L，尿常规示白细胞（++）/HP，红细胞（+）/HP；尿细菌培养示大肠埃希菌，ESBL（+），青霉素类、头孢曲松、头孢他啶、氧氟沙星耐药，丁胺卡那霉素（阿米卡星）敏感；X 线平片显示输尿管中段有一显影结石。下一步治疗包括

A. 手术取石

B. 静脉应用氨基糖苷类抗生素治疗

C. 静脉用药症状好转且菌尿消失，改用口服抗生素至少 2 周

D. 口服复方新诺明

E. 体外超声波碎石

F. 静脉应用头孢哌酮＋舒巴坦或加酶抑制剂的半合成广谱青霉素等治疗

G. 应用碳酸氢钠碱化尿液

H. 患者属于非复杂性尿路感染应注意预防复发

参考答案与解析

1. E　2. B　3. C　4. B　5. E　6. E
7. C　8. B　9. D　10. B　11. B　12. A
13. D　14. C　15. C　16. B　17. D　18. A

19. E　20. C　21. A　22. B　23. E　24. DH
25. ABCEFG　26. BEG

1. E。解析：急性肾盂肾炎的临床特点：①全身症状：发热、寒战、头痛、全身酸痛、恶心、呕吐等，体温多在 38.0℃以上，多为弛张热，也可呈稽留热或间歇热；②泌尿系症状：尿频、尿急、尿痛、排尿困难、下腹部疼痛、腰痛等。腰痛程度不一，多为钝痛或酸痛；③中段尿细菌定量培养≥10^5/ml，称为真性菌尿，可确诊尿路感染。尿沉渣镜检有白细胞管型提示为上尿路感染。静脉肾盂造影有肾盂肾盏狭窄变形者多为慢性肾盂肾炎。

2. B。解析：孕妇急性肾盂肾炎应静脉滴注抗生素治疗，可用广谱半合成青霉素或第三代头孢菌素。

5. E。解析：急性肾盂肾炎常用药物有喹诺酮类、半合成青霉素、头孢菌素类等。红霉素为大环内酯类，主要治疗支原体感染。

6. E。解析：起病急骤，畏寒发热，乏力身痛，恶心，呕吐，腰痛，并伴有尿频、尿急、尿痛等尿路刺激征。尿蛋白（+），呈脓性，肾区叩击痛为急性肾盂肾炎的临床表现。该患者符合上述特点，考虑为急性肾盂肾炎。

7. C。解析：复杂性尿路感染的病原菌谱中，葡萄球菌属较单纯尿路感染明显增多。

8. B。解析：患者为 30 岁女性，腰痛、尿频、尿急、尿痛 3 天，脓尿（尿液镜检示白细胞满视野），提示可能为急性尿路感染。患者有寒战、高热、肾区叩痛，白细胞管型，初步诊断为急性肾盂肾炎。

9. D。解析：女性，膀胱刺激症状伴有发热，肾区叩痛，尿常规检查有许多白细胞，是急性肾盂肾炎的典型临床表现。急性膀胱炎不伴有发热，肾区叩痛。

10. B。**解析**：起病急骤，畏寒发热，乏力身痛，恶心，呕吐，腰痛，并伴有尿频、尿急、尿痛等尿路刺激征。尿液浑浊，呈脓性或血尿，腹部输尿管点压痛及叩击痛为急性肾盂肾炎的临床表现。

15. C。**解析**：急性肾盂肾炎的疗程通常是疗程为 2 周，疗程结束后每周复查尿常规及细菌培养，共 2~3 次，6 周后再复查一次，均为阴性者方可认为治愈。

第二节　慢性肾盂肾炎

单选题：以下每道试题有五个备选答案，请选择一个最佳答案。

1. 静脉肾盂造影对下列哪种疾病最有诊断价值
    A. 急性间质性肾炎
    B. 急性肾盂肾炎
    C. 慢性肾盂肾炎
    D. 慢性肾小球肾炎
    E. 急性肾衰竭

2. 诊断慢性肾盂肾炎的可靠依据是
    A. 临床症状迁延不愈超过半年
    B. 反复发作超过半年
    C. 中段尿细菌培养多次阳性
    D. 尿常规中有蛋白及红、白细胞
    E. 静脉肾盂造影示肾盂、肾盏变形或双肾大小不一

3. 诊断慢性肾盂肾炎时，下列哪项是不正确的
    A. 静脉肾盂造影中可见到肾盂肾盏变形缩窄
    B. 必有尿路刺激（尿急、尿频、尿痛）症状
    C. 无全身症状，只有尿培养反复多次阳性
    D. 肾小管功能可持续损害
    E. 可有高血压、水肿、肾功能减退

4. 关于慢性肾盂肾炎，以下哪项不正确
    A. 可反复急性发作
    B. 可有高血压
    C. 可有低热
    D. 肾小管功能正常
    E. 尿路刺激症状可不明显

5. 慢性肾盂肾炎
    A. 尿急、尿频、尿痛的症状
    B. 尿沉渣镜检有白细胞管型
    C. 糖尿病患者病程已有十多年，突发寒战，继之高烧，伴尿急、尿痛
    D. 清洁中段尿培养阳性、菌落计数每毫升大于 10 万
    E. 静脉肾盂造影显示有肾盏狭窄变形

6. 对肾盂肾炎的描述，下列哪项不正确
    A. 肾盂肾炎病史超过一年即为慢性期
    B. "无症状性菌尿" 亦需及时系统治疗
    C. 容易再次复发
    D. 诊断慢性肾盂肾炎时，过去可无明确病史
    E. 判定急性期或慢性期有困难时，可做短期治疗，以利鉴别

7. 慢性肾盂肾炎的治疗应是
    A. 用糖皮质激素
    B. 用药后症状消失即停药
    C. 抗菌药物疗程延长
    D. 应用消炎痛（吲哚美辛）
    E. 用药后 72 小时无效考虑更换抗菌药物

8. 患者女，68 岁，反复腰酸、尿频 30 余

年，无明显尿急、尿痛，近 10 年夜尿
增多。查体：BP 130/80mmHg，眼底动
脉变细，无渗出，视乳头无水肿，尿常
规：Pro（+），红细胞 1～2 个/HP，
WBC 10 个/HP，肾功能正常，肾脏超
声见右肾 10.5cm×5cm×3.5cm，左肾
8.5cm×4.5cm×3cm。最可能的诊断是
A. 慢性肾小球肾炎
B. 肾小动脉硬化
C. 马兜铃酸肾病
D. 慢性肾盂肾炎
E. 肾动脉狭窄

9. 患者女，42 岁，间断发热、腰痛伴尿频
2 年，每次发作应用抗生素治疗可好转。
近半年来夜尿增多。尿常规：尿比重
1.015，RBC 0～1 个/HP。静脉肾盂造
影见肾盂肾盏狭窄变形，肾小盏扩张。
首先考虑的诊断是
A. 肾结核
B. 慢性肾炎
C. 肾囊肿合并感染
D. 慢性肾盂肾炎
E. 肾积水

🔍 参考答案与解析

1. C　2. E　3. B　4. D　5. E　6. A
7. C　8. D　9. D

2. E。**解析：**慢性肾盂肾炎的诊断标
准，除反复发作尿路感染病史之外，尚需
结合影像学及肾功能检查：肾外形凹凸不

平，两肾大小不等；静脉肾盂造影可见肾
盂肾盏变形、缩窄；肾小管功能持续性损
害。具备前两条的任何一条，再加上最后
一条可确诊为慢性肾盂肾炎。

3. B。**解析：**慢性肾盂肾炎患者有时
没有尿路刺激（尿急、尿频、尿痛）
症状。

4. D。**解析：**慢性肾盂肾炎病情加重
时先表现为肾小管功能受损，尿比重降低。

6. A。**解析：**目前认为肾盂肾炎病程
超过半年，同时伴有下列情况之一者可诊
断为慢性肾盂肾炎：①在静脉肾盂造影片
上可见肾盂肾盏变形和缩窄；②肾外形凹
凸不平，且两肾大小不等；③肾小管功能
有持续性损害。笼统将肾盂肾炎病史超过
1 年即诊断为慢性期，是不正确的。

8. D。**解析：**该患者有反复腰酸、尿
频病史 30 年，夜尿增多病史 10 年，虽然
无尿路刺激征，但尿常规、肾脏超声的结
果可基本排除慢性肾炎；血压不高，可排
除高血压肾损害、肾动脉狭窄；无特殊服
药史，可排除马兜铃酸肾病；诊断支持慢
性肾盂肾炎。

9. D。**解析：**静脉肾盂造影见肾盂肾
盏变形是诊断慢性肾盂肾炎最重要的依据。
患者病程 2 年，发热、腰痛、尿频，静脉
肾盂肾炎造影见肾盂肾盏变形，夜尿增多
提示肾小管功能受损，应诊断为慢性肾盂
肾炎。

第三节　急性膀胱炎

**一、单选题：以下每道试题有五个备选答
案，请选择一个最佳答案。**

1. 急性膀胱炎治疗首选的抗生素是
A. 氧氟沙星
B. 利福平
C. 头孢拉定
D. 青霉素 V 钾
E. 红霉素

2. 妊娠妇女和老年患者诊断为急性膀胱炎，治疗推荐用
   A. 3 日疗法　　　　B. 5 日疗法
   C. 7 日疗法　　　　D. 单剂量疗法
   E. 9 日疗法

3. 下列不是急性膀胱炎常见临床表现的是
   A. 尿急
   B. 尿频
   C. 全身发热，低血压
   D. 排尿时烧灼样痛
   E. 排尿困难

4. 患者女，27 岁，尿频、尿急、尿痛 2天。无发热及腰痛，既往无类似发作。查体：肾区无叩击痛，静脉肾盂造影无异常，尿沉渣镜检红、白细胞满视野。给予头孢曲松治疗，症状好转，停服药物 7 天后，尿细菌定量培养为真性菌尿，继续治疗疗程一般为
   A. 3 天　　　　　　B. 4 天
   C. 5 天　　　　　　D. 9 天
   E. 14 天

5. 患者女，20 岁，尿频、尿急、尿痛 3天，无发热及腰痛，既往无类似发作。查体：双肾区无叩击痛。血 WBC $4.9 \times 10^9/L$，尿白细胞 30 ~ 40 个/HP，红细胞 10 ~ 15 个/HP。该患者诊断为
   A. 急性肾小球肾炎
   B. 急性肾盂肾炎
   C. 急性膀胱炎
   D. 肾结核
   E. 肾结石

6. 患者女，28 岁，已婚，突发尿频、尿急、尿痛半天，无发热。检查：双肾区无叩击痛；尿常规：尿蛋白（－），脓细胞（＋＋），红细胞微量，中段尿培养为大肠埃希菌，菌落数 $2 \times 10^6/ml$。最可能的诊断是

A. 泌尿系结石合并感染
B. 急性肾盂肾炎
C. 慢性肾盂肾炎
D. 急性膀胱炎
E. 肾结核

7. 患者男，37 岁，膀胱刺激征进行性加重 3天，起病来无发热及腰痛。既往也无类似发作。查体：双肾区无叩击痛，血 WBC $5.4 \times 10^9/L$，尿 WBC 30 ~ 40 个/HP，RBC 10 ~ 15 个/HP，亚硝酸盐（＋）。该患者抗感染治疗疗程应为
   A. 2 月　　　　　　B. 7 天
   C. 10 天　　　　　D. 2 周
   E. 4 周

8. 患者女，28 岁，尿频、尿急、尿痛、小腹痛伴终末血尿 2 天。尿常规示镜下有许多 RBC、WBC。下列诊断哪项是正确的
   A. 泌尿系结石　　　B. 泌尿系结核
   C. 膀胱肿瘤　　　　D. 急性肾盂肾炎
   E. 急性膀胱炎

二、共用题干单选题：以下提供若干个案例，每个案例下设若干道试题，每道试题有五个备选答案，请选择一个最佳答案。

(9 ~ 10 题共用题干)

　　患者男，65 岁，突然尿频、尿急、尿痛 2 天就诊，无发热、腰痛，尿白细胞 10 ~ 15 个/HP，血白细胞 $8.5 \times 10^9/L$，清洁中段尿培养有大肠埃希菌生长。

9. 本例治疗方案应选用
   A. 抗菌药物 3 天疗法
   B. 选用敏感药物口服治疗 2 周
   C. 静脉联合用抗菌药物，疗程 2 周
   D. 静脉用抗菌药物，疗程 2 周
   E. 低剂量抑菌治疗，疗程 1 年

10. 本例最可能诊断是

A. 急性膀胱炎

B. 急性肾盂肾炎

C. 急性间质性肾炎

D. 慢性肾盂肾炎急性发作

E. 尿道综合征

(11~12题共用题干)

患者女，24岁，新婚，突然有尿频、尿急、尿痛即来院就诊，尿蛋白微量、尿沉渣镜检白细胞多数。

11. 最可能的诊断是

A. 急性尿道炎

B. 急性膀胱炎

C. 急性肾盂肾炎

D. 慢性膀胱炎急性发作

E. 泌尿系结核

12. 应如何处理

A. 庆大霉素8万U，肌内注射，每天2次

B. 庆大霉素16万U，肌内注射，即刻

C. 氧氟沙星0.2g，每天3次，连续3天

D. 氧氟沙星0.2g，每天3次，连续7天

E. 用药期间少饮水

(13~14题共用题干)

患者女，19岁，尿频、尿急、尿痛1周，加重伴肉眼血尿4小时。既往无类似症状史。查体：双肾区无叩痛，耻骨弓上轻压痛；尿常规：蛋白（+），WBC（++），RBC（++++）。

13. 最可能的诊断是

A. 急性尿道炎   B. 急性膀胱炎

C. 急性肾盂肾炎   D. 膀胱肿瘤

E. 急性盆腔炎

14. 治疗应选用的方案是

A. 采用肠道外给药，治疗持续1周

B. 采用肠道外给药，治疗持续2周或更长

C. 选用2种有效药物联合使用1周

D. 选用2种有效药物联合治疗2~4周

E. 短程疗法

(15~16题共用题干)

患者女，68岁，尿频、尿急、尿痛伴尿后滴血4天。尿常规示镜下有许多红、白细胞。

15. 选择做下列哪项检查是不正确的

A. 尿细胞学培养

B. 尿培养＋药敏

C. 泌尿系B超检查

D. 膀胱镜检查

E. IVP

16. 治疗急性膀胱炎的疗程一般为

A. 3天   B. 3~7天

C. 14天   D. 半年

E. 1年

参考答案与解析

1. A   2. C   3. C   4. E   5. C   6. D

7. B   8. E   9. A   10. A   11. B   12. C

13. B   14. E   15. D   16. B

2. C。**解析：** 妊娠妇女，老年患者，糖尿病患者，机体免疫力低下及男性患者推荐使用7日疗法。

4. E。**解析：** 急性膀胱炎患者停服抗生素7天后需进行尿细菌定量培养，如果为真性菌尿，应继续给予2周抗生素治疗。

5. C。**解析：** 患者的膀胱刺激征明显，且无发热及腰痛，双肾区无叩击痛，诊断为急性膀胱炎。

7. B。**解析：** 患者有膀胱刺激症状，无发热及腰痛，故考虑为急性膀胱炎。对于妊娠妇女、老年患者、糖尿病患者、机体免疫力低下及男性患者不宜使用单剂量及短程疗法，应采用较长疗程，男性一般

选 7 日。

8. E。**解析**：年轻女性，突发尿频、尿急、尿痛伴终末血尿，不伴有发热，应诊断为急性膀胱炎，而不是急性肾盂肾炎。

11. B。**解析**：新婚育龄妇女，膀胱刺激征，尿沉渣镜检白细胞计数增多，符合急性膀胱炎表现。

13. B。**解析**：急性膀胱炎是非特异性细菌感染引起的膀胱壁急性炎症性疾病。患者为 19 岁女性，主要表现为膀胱刺激征，双肾区无叩痛，尿常规见 WBC、RBC 增多，首先考虑为急性膀胱炎。急性肾盂肾炎常表现为腰痛、膀胱刺激征、发热、肾区叩痛。膀胱癌好发于 50～70 岁男性，典型症状是无痛性间歇性肉眼血尿。

14. E。**解析**：对于急性膀胱炎，目前更推荐短疗程疗法，可选用磺胺类、喹诺酮类、半合成青霉素或头孢类等抗生素，任选一种药物，连用 3 天，约 90% 的患者可治愈。

第五章　肾功能不全

第一节　急性肾功能不全

一、单选题：以下每道试题有五个备选答案，请选择一个最佳答案。

1. 下列是急性肾功能不全紧急透析指征的是
   - A. 无尿2天以上
   - B. 血肌酐大于442μmol/L
   - C. 难以控制的高血压
   - D. 血钾6.4mmol/L，心电图正常
   - E. 血钾7.0mmol/L，伴有高钾血症的心电图改变

2. 急性肾衰竭、高钾血症患者，心率40次/分，应首先采取的治疗措施是
   - A. 静脉滴注5%碳酸氢钠
   - B. 静脉滴注10%葡萄糖+胰岛素
   - C. 口服降钾树脂（聚磺苯乙烯）
   - D. 静脉注射10%葡萄糖酸钙
   - E. 血液透析

3. 患者男，60岁，急性肾衰竭患者，血钾5.6mmol/L。下列治疗措施有原则性错误的是
   - A. 10%氯化钾20ml静脉滴注
   - B. 口服钠型树脂15g，每天3次
   - C. 山梨醇5g，每2小时口服一次
   - D. 5%碳酸氢钠溶液100ml，缓慢静脉滴注
   - E. 25%葡萄糖溶液加胰岛素（3~5U）200ml，缓慢静脉滴注

4. 患者女，67岁，糖尿病时20年，血糖控制不佳。食欲不振1年，轻度贫血貌并伴有皮肤出血斑、失眠注意力分散。查体：血压160/90mmHg。心电图示左室肥厚，肾小球滤过率70ml/min。应考虑
   - A. 肾前性急性肾衰
   - B. 肾性急性肾衰
   - C. 肾后性急性肾衰
   - D. 糖尿病肾病、慢性肾功能不全
   - E. 糖尿病肾病、慢性肾盂肾炎

5. 患慢性肾炎10年患者，近2周来持续性少尿，浮肿恶心，伴呼吸困难，BP 180/100mmHg，心率110次/分，两肺底可闻湿啰音，BUN 54mmol/L，二氧化碳结合力15mmol/L，静脉注射呋塞米60mg无效。下列最有效治疗措施是
   - A. 透析疗法
   - B. 低盐饮食
   - C. 静脉注射西地兰（毛花苷丙）
   - D. 静脉滴注血管扩张药
   - E. 加大呋塞米剂量

6. 患者女，45岁，因肺炎应用庆大霉素后出现恶心、呕吐、腹泻，伴有意识障碍、躁动，尿量明显减少。实验室检查：pH 7.30，K^+ 5.5mmol/L，伴有低钠、低钙和高磷血症。考虑诊断为
   - A. 肾前性急性肾功能衰竭
   - B. 肾后性急性肾功能衰竭
   - C. 肾性急性肾功能衰竭
   - D. 慢性肾功能不全并发急性肾衰竭
   - E. 肾后性尿路梗阻

7. 患者男，60岁，因肝硬化一次排放腹水3000ml而无尿。诊断应首先考虑为
   - A. 急性肝衰竭

B. 急性心衰

C. 肾前性肾衰竭

D. 肾后性肾衰竭

E. 肾性肾衰竭

8. 患者男，69 岁，腹痛、剧烈呕吐、腹泻 1 天，有不洁海鲜饮食史。来诊后出现意识障碍、躁动，血肌酐迅速升高，尿量明显减少。可诊断为

A. 急性肾前性肾衰

B. 急性肾性肾衰

C. 急性肾后性肾衰

D. 急性肾小管坏死

E. 急性间质性肾炎

9. 患者女，58 岁，突发严重呼吸困难、端坐呼吸，烦躁不安。查体：血压 86/60mmHg，心率 116 次/分，呼吸频率 30 次/分。实验室检查：尿量明显减少（<20ml/h），血肌酐和尿素氮进行性升高。既往高血压、冠心病史 10 余年。考虑最可能为

A. 左心衰合并急性肾前性肾衰

B. 左心衰合并急性肾性肾衰

C. 右心衰合并肾后性急性肾衰

D. 右心衰合并肾小球疾病

E. 左心衰合并肾后性尿路梗阻

10. 患者女，54 岁，因上呼吸道感染应用氨苄西林抗炎后，出现皮疹、关节疼痛。实验室检查：镜下血尿、轻度蛋白尿、尿糖阳性、血尿素氮、血肌酐均升高，嗜酸性粒细胞增多，彩超提示双肾体积增大。该患者肾衰竭最可能的原因为

A. 急性肾小管坏死

B. 急进性肾小球肾炎

C. 急性过敏性间质性肾炎

D. 梗阻性肾病

E. 微血管疾病

二、共用题干单选题：以下提供若干个案例，每个案例下设若干道试题，每道试题有五个备选答案，请选择一个最佳答案。

（11～12 题共用题干）

患者男，56 岁，4 天前车祸致失血性休克，近 3 天来每天尿量 150～250ml，全身浮肿，气促不能平卧，呼吸频率 26 次/分，血压 160/95mmHg，双肺可闻及湿啰音，心率 126 次/分，血钠 130mmol/L，血肌酐 658μmol/L。

11. 本例少尿的原因最不可能为

A. 肾血浆流量下降，肾内血流重新分布

B. 肾皮质血流量增加，肾髓质血流量减少

C. 肾小管上皮脱落，管腔中管型形成

D. 血管收缩因子产生过多，舒张因子产生相对过少

E. 肾小管上皮细胞代谢障碍

12. 对该患者应尽早采用的治疗措施是

A. 透析疗法

B. 应用洋地黄类药物

C. 应用抗血管药物

D. 应用祥利尿剂

E. 手术疗法

三、案例分析题：为不定项选择题，试题由一个病历和多个问题组成。每个问题有六个及以上备选答案，选对 1 个给 1 个得分点，选错 1 个扣 1 个得分点，直扣至得分为 0。

（13～15 题共用题干）

患者男，38 岁，确诊为急性肾衰竭，现尿量为 4400ml/d，多尿期，血压 95/65mmHg。化验：血 Na^+ 128mmol/L，血 K^+ 3.4mmol/L，CO_2CP 18mmol/L，Scr 480μmol/L，Hct 52%。

13. 该患者最可能出现的体征是

A. 心界向左扩大

B. 腱反射减弱

C. 直立性低血压

D. 双侧 Babinski 征（＋）

E. 双下肢凹陷性水肿

F. 高血压

14. 目前患者低钠血症，处理方法正确
的是

A. 口服钠盐

B. 浓缩利尿治疗

C. 限制水入量，使血钠得以恢复

D. 补充容量，以等渗盐水为主

E. 补充容量，以高渗盐水为主

F. 补充容量，以低渗盐水为主

15. 该患者原为血液透析，现在的处理是

A. 停止血液透析

B. 改为血液滤过

C. 继续透析，直至血容量稳定

D. 继续透析，直至肾功能恢复正常

E. 继续透析，血容量稳定后，在透析
前 Scr 小于 265μmol/L 时可停止
透析

F. 血液滤过，直至血容量稳定

参考答案与解析

1. E 2. E 3. A 4. D 5. A 6. C

7. C 8. A 9. A 10. C 11. B 12. A

13. C 14. E 15. E

1. E。**解析：** 血钾高于 6.5mmol/L，且
伴有高血钾相关心律失常是紧急血液净化
治疗的指征。

2. E。**解析：** 急性肾衰竭是由多种原
因引起的肾功能迅速恶化、代谢产物潴留、
水电解质和酸碱平衡紊乱为主要特征的一
组综合征。主要表现为少尿或无尿、氮质
血症、高钾血症和代谢性酸中毒。患者目
前高血钾、心率很慢，符合透析疗法的适

应证，故患者应及时进行透析。

3. A。**解析：** 血钾正常值 3.5 ～
5.5mmol/L，本例急性肾衰患者血钾 5.6，
仅轻度升高。可采用 BCDE 项治疗措施降
低血钾，应停止钾剂输入，不能补充氯化
钾，更不能直接静脉注射氯化钾。临床上
即使需要补充氯化钾，也只能口服给予，
或缓慢静脉滴注且浓度＜0.3％，若10％
氯化钾直接静脉滴注，可能造成心脏
骤停。

4. D。**解析：** 慢性肾功能不全即各种
病因引起肾脏损害并进行性恶化，当发展
到终末期，肾功能逐渐下降，出现一系列
的临床综合症状。该患者糖尿病 20 年，肾
功能受损，引起消化道、血液系统、神经
系统、心血管等各系统临床症状，考虑糖
尿病肾病、慢性肾功能不全的可能性大。

5. A。**解析：** 静脉注射呋塞米 60mg 是
诊断性治疗。本例患者近 2 周来持续性少
尿，浮肿恶心，伴呼吸困难，应该考虑迅
速出现了严重的肾功能不全，所以需要透
析治疗。

6. C。**解析：** 肾性急性肾衰竭是指肾
实质损伤，常见的是肾缺血或肾毒性物质
损伤肾小管上皮细胞（如急性肾小管坏
死，ATN）。该患者为庆大霉素使用后肾毒
性损伤，为肾脏本身损伤引起的肾功能
衰竭。

7. C。**解析：** 本例大量放腹水后，可
导致血容量不足而引起肾前性肾衰竭，常
表现为无尿。

8. A。**解析：** 急性肾衰竭的病因多种
多样，可分为肾前性、肾性和肾后性三类。
肾前性 ARF 的常见病因包括血容量减少
（如各种原因的液体丢失和出血）、有效动
脉血容量减少、低心排血量、肾内血流动
力学改变（包括肾脏血管收缩、扩张失
衡）和肾动脉机械性阻塞等。肾后性急性

肾衰竭的病因主要是急性尿路梗阻。肾性急性肾衰竭是指肾实质损伤，常见的是肾缺血或肾毒性物质损伤肾小管上皮细胞（如急性肾小管坏死，ATN），也包括肾小球疾病、肾血管病和间质病变所伴有的肾功能急剧下降。

9. A。**解析：**肾前性 ARF 的常见病因包括血容量减少（如各种原因的液体丢失和出血）、有效动脉血容量减少、低心排血量、肾内血流动力学改变（包括肾脏血管收缩、扩张失衡）和肾动脉机械性阻塞等。患者出现左心衰，左心室为无效射血，肾脏为缺血敏感器官，因此导致合并急性肾前性肾衰竭。

10. C。**解析：**54 岁女性，有药物应用史及过敏表现，嗜酸性粒细胞增高，尿实验室检查及肾功能改变，支持急性过敏性间质性肾炎诊断。

13. C。**解析：**多尿期临床表现主要是体质虚弱，全身乏力，心悸，气促，贫血等，可出现直立性低血压。

14. E。**解析：**患者尿量多，需继续补液，每日补液量为排出水分量的 $1/3 \sim 1/2$ 为宜，以高渗液为主。

15. E。**解析：**患者原为血液透析，原则上应该继续透析，血容量稳定后，在透析前 Scr $< 265\mu$mol/L 时可停止透析。

第二节　慢性肾功能不全

一、单选题：以下每道试题有五个备选答案，请选择一个最佳答案。

1. 关于慢性肾衰竭所致贫血，不正确的说法是
   A. 小细胞低色素性贫血
   B. 主要原因是促红细胞生成素绝对或相对减少
   C. 其他原因包括铁缺乏、活动性失血、继发性甲状旁腺功能亢进等
   D. 透析能改善肾衰贫血
   E. 促红细胞生成素治疗贫血疗效显著，可用于透析或未透析患者

2. 慢性肾衰竭维持性透析治疗的指征是
   A. 血肌酐 $>350\mu$mol/L
   B. 血肌酐 $>442\mu$mol/L
   C. 血肌酐 $>530\mu$mol/L
   D. 血肌酐 $>707\mu$mol/L
   E. 血肌酐 $>884\mu$mol/L

3. 慢性肾衰患者易于感染的最主要原因是
   A. 应用免疫抑制剂
   B. 免疫功能下降
   C. 低蛋白血症
   D. 贫血
   E. 白细胞减少

4. 肾病综合征并发血栓的原因不包括
   A. 血液浓缩及高脂血症造成血液黏度增加
   B. 凝血，抗凝和纤溶系统失衡
   C. 血小板功能亢进
   D. 与蛋白质营养不良有关
   E. 应用利尿剂和糖皮质激素加重高凝状态

5. 慢性肾衰竭患者最常见的死亡原因是
   A. 脑血管疾病　　B. 心血管疾病
   C. 呼吸道疾病　　D. 消化道疾病
   E. 血液系统疾病

6. 在鉴别急慢性肾衰竭时，不正确的是
   A. 早期即出现少尿多提示为急性肾

衰竭

B. 肾病史可以协助鉴别

C. 夜尿增多、尿比重下降是慢性肾衰竭的临床表现

D. 贫血支持慢性肾衰竭

E. 急性肾衰竭也可以发生在慢性肾功能不全基础上

7. 关于延缓慢性肾衰竭进展的治疗措施中，下列哪项无明确作用

A. 控制高血压　　　B. 控制血糖

C. 控制蛋白尿　　　D. 消除水肿

E. 低蛋白、低磷饮食

8. 某慢性肾衰患者，查体示血压 160/94mmHg，Hb 85g/L，蛋白（＋），颗粒管型 2～3 个/LP，BUN 10mmol/L，Cr 220μmol/L。治疗中对该患者不宜采取下列哪种措施

A. 低蛋白饮食　　　B. 高蛋白饮食

C. 低钠饮食　　　　D. 低磷饮食

E. 根据尿量多少适当限水

9. 患者男，26 岁，上感 4 天后，出现水肿加重，齿龈出血，呼吸困难不能平卧。检查：BP 230/120mmHg，全身水肿，尿蛋白（＋＋），红细胞 8～10 个/HP，BUN 40mmol/L，血肌酐 1300μmol/L，二氧化碳结合力 18mmol/L。紧急措施是

A. 静脉滴注抗感染药物

B. 应用止血药物

C. 应用泼尼松治疗感染

D. 应用呋塞米减轻水肿

E. 应用血液透析

二、共用题干单选题：以下提供若干个案例，每个案例下设若干道试题，每道试题有五个备选答案，请选择一个最佳答案。

（10～12 题共用题干）

患者男，35 岁，头痛、头晕 1 年，1 周来加重伴心悸、乏力、鼻出血及牙龈出血来诊。查体：血压 170/110mmHg，皮肤黏膜苍白，Hb 65g/L，PLT 148×10⁹/L，尿蛋白（＋＋＋），尿红细胞 3～5 个/HP，BUN 38mmol/L，Scr 887μmol/L，Ccr 10ml/分；肾脏 B 超示左肾 8.9cm×4.6cm×4.1cm，右肾 8.7cm×4.4cm×4.1cm，双肾皮质变薄。

10. 该患者诊断可能为

A. 急性肾衰竭

B. 慢性肾衰竭氮质血症期

C. 慢性肾衰竭尿毒症期

D. 轻度高血压脑病

E. 急进性肾小球肾炎

11. 该患者不可能出现的电解质和酸碱平衡失调是

A. 低钙血症　　　　B. 高镁血症

C. 低钠血症　　　　D. 低镁血症

E. 代谢性酸中毒

12. 该患者最佳的治疗措施是

A. 纠正贫血　　　　B. 控制高血压

C. 积极输血　　　　D. 胃肠透析

E. 血液净化

（13～15 题共用题干）

患者男，36 岁，入院前半个月发热、咽痛，热退 5 天后感乏力、恶心、呕吐、少尿。查体：血压 168/100mmHg，贫血貌，双下肢水肿，呼吸深长，心脏临界大小；实验室检查：血红蛋白 60g/L，尿蛋白（＋＋），血尿素氮 41mmol/L，肌酐 1002μmol/L，血钙 1.56mmol/L，血磷 3.2mmol/L，血钾 6.0mmol/L，血钠 122mmol/L，血氯 89mmol/L，血清白蛋白 28g/L，动脉血气 pH 7.18，HCO₃⁻ 10mmol/L。

13. 最可能的诊断是

    A. 急进性肾小球肾炎

    B. 急性肾衰竭，少尿期

    C. 恶性高血压

    D. 慢性肾衰竭晚期

    E. 链球菌感染后肾小球肾炎（重型）

14. 支持该患者诊断最主要的临床表现是

    A. 高血压　　　　B. 贫血

    C. 少尿　　　　　D. 双下肢水肿

    E. 恶心、呕吐

15. 支持患者诊断最有意义的酸碱平衡与电解质紊乱结果是

    A. 代谢性酸中毒，高钾血症

    B. 代谢性酸中毒，低钠血症

    C. 代谢性酸中毒，高磷血症与低钙血症

    D. 代谢性酸中毒合并呼吸性碱中毒

    E. 高钾血症，低钠血症，高磷血症

三、案例分析题：为不定项选择题，试题由一个病历和多个问题组成。每个问题有六个及以上备选答案，选对 1 个给 1 个得分点，选错 1 个扣 1 个得分点，直扣至得分为 0。

（16～21 题共用题干）

患者女，63 岁，冠心病史多年，反复浮肿，尿少 10 年，血压 150/100mmHg，尿蛋白（＋＋），尿红细胞 6～10 个/HP，尿白细胞 2～3 个/HP，尿比重 1.010～1.012，临床诊断为慢性肾小球肾炎，血 BUN 31mmol/L，Cr 40ml/L，Ccr 40ml/min。

16. 该患者功能分期应属于哪项

    A. 肾功能正常期

    B. 肾功能不全代偿期

    C. 肾功能不全衰竭期

    D. 尿毒症期

    E. 肾功能不全失代偿期

    F. 终末期肾病

17. 查 Hb 70g/L。患者贫血的主要原因是

    A. 失血

    B. 缺铁

    C. 维生素 B_{12} 缺乏

    D. 红细胞寿命缩短

    E. 尿毒症毒素作用

    F. 促红细胞生成素减少

18. 纠正贫血的措施有哪些

    A. 输血

    B. 增强透析充分性

    C. 应用促红细胞生成素

    D. 应用铁剂

    E. 增强营养

    F. 应用叶酸

19. 经一般内科保守治疗后症状有改善，近 2 日患者腹泻，Cr 升至 800μmol/L，CO_2 CP 15mmol/L，血钾 7.5mmol/L，每日尿量减少至 300ml。如何处理高血钾

    A. 乳酸钠静脉注射

    B. 5% 碳酸氢钠静脉滴注

    C. 10% 葡萄糖酸钙静脉注射

    D. 血液透析

    E. 口服降钾树脂（聚磺苯乙烯）

    F. 葡萄糖加胰岛素

20. 此时应采取的治疗方案是

    A. 继续保守治疗，加强利尿

    B. 立即作肾移植术

    C. 中医中药治疗

    D. 口服氧化淀粉

    E. 透析疗法

    F. 口服药用炭

21. 患者出现感染，且内生肌酐清除率已降至 10ml/min 以下，最不宜使用的抗生素是

A. 青霉素

B. 头孢霉素

C. 红霉素

D. 阿米卡星（丁胺卡那霉素）

E. 多西环素（强力霉素）

F. 喹诺酮类

参考答案与解析

1. A　2. D　3. B　4. D　5. B　6. D
7. D　8. B　9. E　10. C　11. D　12. E
13. D　14. B　15. C　16. E　17. F　18. CDF
19. D　20. E　21. D

1. A。解析： 肾衰贫血为正细胞正色素性贫血。

3. B。解析： 慢性肾衰竭患者易于感染，最主要与机体免疫功能下降有关。

6. D。解析： 急性肾衰竭有轻、中度贫血。血肌酐和尿素氮进行性上升，如合并高分解代谢及横纹肌溶解引起者上升速度较快，可出现高钾血症（大于 5.5mmol/L）。血 pH 常低于 7.35，HCO_3^- 水平多呈轻中度降低。血钠浓度正常或偏低，可有血钙降低、血磷升高。

7. D。解析： 消除水肿对于延缓慢性肾功能不全的进展无明确作用。

8. B。解析： 患者处于慢性肾衰氮质血症期，高蛋白饮食可引起 BUN 水平升高，加重临床症状，不利于降低血镁和减轻酸中毒，反而增加健存肾单位的负荷，加快肾功能的减退。

9. E。解析： 目前患者已经出现肾衰表现，单纯降压已经不能缓解其症状和体征，所以，需要先进行血液透析，目前高血压暂不危及生命，而肾衰很快就会导致死亡。

第六篇

神经内科学

第一章　神经系统症状学

第一节　头　痛

单选题：以下每道试题有五个备选答案，请选择一个最佳答案。

1. 紧张性头痛的发病机制与下列有关的为
   A. 精神高度紧张
   B. 头颈部肌肉收缩或缺血
   C. 遗传因素
   D. 内分泌与代谢因素
   E. 饮食不调

2. 全头部紧缩性或压榨样疼痛常常提示
   A. 紧张性头痛　　　　B. 复杂性偏头痛
   C. 丛集性头痛　　　　D. 普通型偏头痛
   E. 血管性头痛

3. 有关典型偏头痛的临床表现，下列哪项说法是正确的
   A. 双侧头痛可排除偏头痛
   B. 发作前出现先兆，以视觉先兆多见
   C. 最常见的先兆为躯体感觉先兆
   D. 头痛发生在先兆后，通常间隔1小时以上
   E. 头颈部活动可使头痛减轻

4. 偏头痛的预防治疗药物是
   A. 咖啡因麦角胺
   B. 舒马普坦
   C. 苯噻啶
   D. 小剂量阿司匹林
   E. 吲哚美辛

5. 患者女，23岁，发作性头痛、呕吐4年，每月发作1~2次，持续2~3个小时，均于月经前发作，头痛前没有明显的预感，发作间期如常人。该患者的病最可能是
   A. 典型偏头痛
   B. 紧张性头痛
   C. 丛集性头痛
   D. 基底动脉型偏头痛
   E. 普通型偏头痛

6. 患者女，23岁，5年来发作性右额颞部搏动性疼痛，伴恶心、呕吐、畏光、怕声，持续10余小时逐渐缓解，发作前有一过性眼前闪光。诊断首先考虑
   A. 颞浅动脉炎　　　　B. 枕大神经痛
   C. 典型偏头痛　　　　D. 慢性鼻窦炎
   E. 急性青光眼

7. 患者女，33岁，阵发性一侧头痛20年，左右不定，伴呕吐，每次疼痛持续6~10小时，常于月经期发作。头痛发作前，眼前有暗点，亮光，持续10分钟左右，神经系统检查未见异常。可能诊断为
   A. 蛛网膜下腔出血　　B. 三叉神经痛
   C. 脑出血　　　　　　D. 偏头痛
   E. 脑肿瘤

8. 患者女，21岁，反复头痛发作2年，头痛前先出现头晕、视物旋转、言语不清、口周麻木感、言语不清，20分钟左右好转，而后出现枕部搏动性头痛。该患者考虑为
   A. 痛性眼肌麻痹
   B. 典型偏头痛
   C. 偏瘫性偏头痛
   D. 眼肌麻痹性偏头痛

E. 基底动脉性偏头痛

9. 患者女，22 岁，多年来休息不好时经常出现发作性眼前闪光感，几分钟后消失，而后双侧额颞部出现搏动性头痛，伴恶心、呕吐，持续数小时缓解，神经系统检查完全正常。该患者考虑为

　　A. 普通型偏头痛　　　B. 丛集性头痛

　　C. 典型偏头痛　　　　D. 紧张性头痛

　　E. 痛性眼肌麻痹

参考答案与解析

1. B　2. A　3. B　4. C　5. E　6. C

7. D　8. E　9. C

　　5. E。**解析：**患者为偏头痛，无先兆，为普通型偏头痛。

　　6. C。**解析：**典型偏头痛可表现为发作性一侧颞部搏动性疼痛，伴恶心、呕吐、畏光、怕声，持续数小时逐渐缓解，发作前有一过性眼前闪光。

第二节　昏　迷

一、单选题：以下每道试题有五个备选答案，请选择一个最佳答案。

1. 临床上不易引起意识障碍的病变是

　　A. 大脑广泛挫裂伤

　　B. 脑干出血

　　C. 左侧大脑半球梗死

　　D. 幕上占位性病变引起沟回疝

　　E. 巴比妥中毒引起的两侧大脑半球代谢性抑制

2. 患者女，37 岁，既往体健，突发剧烈头痛之后意识丧失。查体无神经系统阳性定位体征。应进行的最恰当检查为

　　A. 颈动脉造影

　　B. 头颅 CT 平扫

　　C. 头颅 CT 增强扫描

　　D. 腰椎穿刺

　　E. 动态心电监测

3. 患者男，78 岁，晨起家属发现意识障碍来院。查体：呼之不应，呼吸频率 14 次/分，BP 160/100mmHg，两侧瞳孔等大，对光反射及角膜反射存在，压眶反应、吞咽反射存在，对针刺疼痛可出现肢体防御反应。患者的意识障碍属于

　　A. 昏睡　　　　　　　B. 意识模糊

　　C. 中昏迷　　　　　　D. 轻昏迷

　　E. 嗜睡

二、共用题干单选题：以下提供若干个案例，每个案例下设若干道试题，每道试题有五个备选答案，请选择一个最佳答案。

（4~7 题共用题干）

　　患者男，76 岁，吸烟者。有慢性支气管炎病史 40 年，近 3 日来因受凉后再发，伴烦躁，在小区内静脉滴注头孢类抗生素（具体药物不详）和氨茶碱 2 天，口服地西泮 2 片（具体不详）。今晨发现唤之不醒而急诊。查体：T 39℃，BP 160/90mmHg。意识不清，角膜反射减弱，瞳孔大小正常，对光反射迟钝，眼球固定。双肺布满湿啰音，脑膜刺激征阴性，未引出病理反射。

4. 该患者意识障碍的程度属于

　　A. 嗜睡　　　　　　　B. 意识模糊

　　C. 昏睡　　　　　　　D. 轻昏迷

　　E. 中昏迷

5. 该患者出现上述表现最可能的病因是

　　A. 脑出血　　　　　　B. 肺性脑病

C. 高血压脑病　　　D. 电解质紊乱

E. 心肌梗死

6. 假设上述原因确定，心电图最可能表现的是

A. 高耸 P 波

B. P 波增宽

C. $R_I + S_{III} > 2.5mV$

D. T – U 融合、双峰

E. 普遍性 ST 段 ≥ 0.1mV

7. 假设该患者病情进一步加重，最可能出现的表现是

A. 可唤醒，但发生对时间等定向能力障碍

B. 可唤醒，回答问题含糊不清或答非所问

C. 不可唤醒，无自主运动，对疼痛刺激可有防御反映

D. 不可唤醒，眼球无运动，对剧烈刺激可有防御反映

E. 对任何刺激无反应，可出现生命体征变化

(8～11 题共用题干)

患者男，26 岁，发作性意识障碍 5 年，发作时双目瞪视，一手摸头或突然站起走动，每次持续 2～3 分钟或更长，发作过后不能追忆，发作无一定规律性。

8. 发作类型是

A. 失神发作

B. 肌阵挛发作

C. 低血糖发作

D. 复杂部分性发作

E. 单纯部分性发作

9. 下列哪种检查最有利于他的发作类型的诊断

A. 脑电图　　　B. 神经系统检查

C. 头颅 CT　　　D. 血糖

E. 头颅 MRI

10. 该患者经某种抗癫痫药治疗后，近 1 年半发作停止。下一步应该

A. 行血药浓度测定

B. 重复脑电图检查

C. 该药物逐渐减量

D. 按原量继续服该药物

E. 停服该药物

11. (假设信息) 假设该患者最近来诊时，主诉有头晕，步态不稳及双手有时有震颤。检查发现有不持续的水平性眼震。下列哪项检查最有助于明确病因

A. 重复脑电图检查

B. 行血药浓度测定

C. 脑电地形图检查

D. 头颅 CT

E. 血糖检查

参考答案与解析

1. C　2. B　3. D　4. E　5. B　6. A

7. E　8. D　9. A　10. D　11. B

1. C。**解析：**意识清醒的维持主要是依靠脑干网状上行激动系统，A、B、D 选项的病变均累及脑干，易于引起昏迷；药物中毒导致全脑广泛的抑制，也可引起昏迷；而一侧大脑半球病变如果没有出现脑疝或严重水肿，就不会引起意识障碍。

3. D。**解析：**轻昏迷指两侧瞳孔等大，对光反射及角膜反射存在，压眶反应、吞咽反射存在，对针刺疼痛可出现肢体防御反应。

第三节　癫　痫

一、单选题：以下每道试题有五个备选答案，请选择一个最佳答案。

1. 下列哪项不符合癫痫
   A. 按照病因可分特发性癫痫和症状性癫痫
   B. 遗传因素和环境因素均可影响痫性发作
   C. 每一位癫痫患者只有一种发作类型
   D. 女性患者通常在月经期和排卵期发作频繁
   E. 癫痫的临床表现可分痫性发作和癫痫症两方面

2. 精神运动性癫痫的特征是
   A. 发作性昏睡
   B. 抑郁，常有幻觉与自制力低下
   C. 发作性抽搐及意识障碍
   D. 发作性精神症状，可伴有自动症，知觉障碍及意识障碍
   E. 持续存在的精神异常

3. 惊厥性全身性癫痫持续状态静脉注射苯妥英钠时，每 1~2 分钟注射速度最多不应大于
   A. 10mg　　　　B. 20mg
   C. 50mg　　　　D. 70mg
   E. 100mg

4. 关于癫痫典型失神发作的描述不正确的为
   A. 常于儿童期起病，青春期前停止发作
   B. 表现为短暂的意识丧失和动作中断
   C. 可出现跌倒，对发作有部分记忆
   D. 可伴有简单的自动性动作
   E. 部分患者仅有意识模糊

5. 癫痫持续状态治疗首选
   A. 苯妥英钠大负荷剂量静脉滴注
   B. 安定静脉注射
   C. 异戊巴比妥钠静脉注射
   D. 氯硝西泮静脉注射
   E. 卡马西平鼻饲

6. 抗癫痫药物治疗的原则是
   A. 大剂量，短期，联合用药
   B. 长期规则用药，禁酒
   C. 按痫性发作的类型选择药物，长期规则用药
   D. 按痫性发作的类型选择药物，短期用药，随时改变品种
   E. 大量，突击，静脉用药

7. 癫痫持续状态是指
   A. 癫痫大发作持续 30 分钟以上
   B. 相近的 2 次发作期间意识清楚
   C. 是癫痫的急诊之一
   D. 癫痫部分性发作 20 秒余，之后恢复正常
   E. 2 次发作期间意识没有恢复

8. 对癫痫发作患者的急救首要处置是
   A. 迅速给药、控制发作
   B. 按压人中
   C. CT，发现病因
   D. 保持呼吸道通畅，防止窒息
   E. 详细询问病史

9. 癫痫患者服药，最不应
   A. 服药量太小　　　B. 2 药同时服
   C. 只在夜间服　　　D. 服药次数太多
   E. 突然停药

10. 患者女，20 岁，吵架后突然倒在沙发

上，全身抽搐。查体：面色苍白，呼吸急促，眼睑紧闭，眼球乱动，瞳孔对称，对光反射存在，双侧 Babinski 征未引出。常规脑电图未见异常。最可能的诊断是

A. 晕厥发作

B. 复杂部分性癫痫发作

C. 全面强直 - 阵挛性癫痫发作

D. 假性癫痫发作

E. 短暂性脑缺血发作

11. 患者男，26 岁，突然出现抽搐，从一侧手指开始，向腕部、臂、肩部及半身扩展。诊断最大可能是

A. 全面强直 - 阵挛性发作

B. 精神运动性发作

C. 失神发作

D. 杰克逊（Jackosn）癫痫

E. 部分性感觉性癫痫

12. 一患者，某日突然出现阵发性抽搐，表现意识丧失，眼球上窜，瞳孔散大，口唇青紫，全身抽搐，有舌咬伤，尿失禁，持续约 3 分钟，发作后入睡，意识清醒后对上述情况不能回忆，初步考虑为

A. 癔症痉挛发作

B. 杰克逊（Jackson）癫痫

C. 去大脑强直

D. 癫痫全面强直 - 阵挛性发作

E. 震颤麻痹

13. 患者女，15 岁，于 3 年前开始有发作性意识丧失，全身抽搐，持续 5 ~ 6 分钟恢复，发作当时面色青紫，有时伴尿失禁，舌咬伤，有时夜间睡眠中发作。体检及各项检查均正常。患者叔父有与患者相同的病史，该患者应诊为何病

A. 癔症

B. 特发性失神发作

C. 症状性失神发作

D. 特发性全面强直 - 阵挛性发作

E. 症状性全面强直 - 阵挛性发作

14. 患者女，10 岁，自 3 岁起有发作性四肢抽搐伴意识障碍，一直服用卡马西平，近 4 年无抽搐发作。下一步应该

A. 改服丙戊酸钠

B. 逐渐减量，1 年内无发作可停药

C. 改服苯妥英钠

D. 停药观察，有症状复发则继用卡马西平

E. 保持原剂量，定期复查血药浓度

15. 患者男，20 岁，近半年来常无诱因出现短暂意识丧失，伴左上肢节律性抽动及口角抽动，持续数分钟。最可能的癫痫类型是

A. 肌阵挛发作

B. 强直 - 阵挛性发作

C. 单纯部分性发作

D. 复杂部分性发作

E. 失神发作

16. 患儿男，12 岁，1 年来常出现写作业时铅笔跌落，伴呆坐不动 10 秒左右，脑电图显示阵发性对称、同步的 3Hz 棘 - 慢波发放。最可能的诊断是

A. 癫痫小发作

B. 癫痫大发作

C. 精神运动性发作

D. 局限性发作

E. 儿童良性发作

二、共用题干单选题：以下提供若干个案例，每个案例下设若干道试题，每道试题有五个备选答案，请选择一个最佳答案。

（17 ~ 18 题共用题干）

患者女，23 岁，间断四肢抽搐发作伴

意识丧失 2 年，1 小时前复发，神志不清，先后抽搐 3 次，既往有癫痫、不规则服药史。

17. 患者最可能的诊断是
    A. 癫痫持续状态
    B. 肌阵挛
    C. 单纯部分性发作
    D. 复杂部分性发作
    E. 癫痫发作后昏睡期

18. 发作时首选的药物是
    A. 水合氯醛灌肠
    B. 地西泮静脉注射
    C. 氯丙嗪静脉滴注
    D. 奋乃静口服
    E. 10% 葡萄糖酸钙静脉注射

(19~21 题共用题干)

患儿女，13 岁，2 年前起病，于生气后突然大叫一声，随之倒地呼之不应，牙关紧闭，双眼上视，头颈后仰，四肢抽搐，无二便失禁，无舌咬伤。发作停止后对整个过程不能回忆，未给予特殊处置，照常上学。2 个月后于夜间入睡后又出现抽搐，有小便失禁，抽搐停止后，突然起床冲出门外。无目的漫游，呼之不应，冲动毁物，持续 2 小时后恢复清醒，对经过全无记忆。此后反复有类似发作，平均每月 3 次。

19. 在以下检查中最可能见到异常的是
    A. 心理测试   B. CT
    C. MRI   D. EEG
    E. 头颅平片

20. 该患者最可能的诊断是
    A. 神经症   B. 癔症
    C. 急性应激障碍   D. 癫痫
    E. 脑肿瘤所致精神障碍

21. 下列选项中最有效的治疗措施是
    A. 心理治疗   B. 氯丙嗪治疗
    C. 卡马西平治病   D. 手术治疗

    E. 电休克

(22~24 题共用题干)

患者女，53 岁，短暂阵发性左侧肢体抽搐 1 年，每次持续 2~3 分钟入院。入院后神经系统检查阴性。既往有肝硬化病史，平时 WBC $3.0 \times 10^9/L$ 左右，血小板 $108 \times 10^9/L$。

22. 入院后首先须做的检查是
    A. EEC + 头颅 CT
    B. Holter + 头颅 CT
    C. 脑脊液检查
    D. 颅骨 X 线摄片
    E. 脑血管造影

23. 对该患者除癫痫外，其他最可能的诊断是
    A. 脑梗死   B. 脑出血
    C. 短暂脑缺血发作   D. 癔症
    E. 周期性瘫痪

24. 如该患者诊断为癫痫，目前每年发作 1~2 次，最妥当的处理措施是
    A. 不用抗癫痫药，嘱其随访
    B. 用苯妥英钠
    C. 用卡马西平
    D. 用乙琥胺
    E. 用地西泮（安定）

(25~27 题共用题干)

患者男，24 岁，突然意识不清，跌倒，全身强直数秒钟后抽搐，咬破舌，2 分钟后抽搐停止，醒后活动正常。

25. 首选应考虑的疾病是
    A. 脑出血   B. 脑血栓
    C. 蛛网膜下腔出血   D. 癫痫
    E. 脑栓塞

26. 应进一步做的检查是
    A. 头颅 X 线片   B. 脑电图
    C. 脑脊液检查   D. 脑血管造影
    E. 经颅超声多普勒（TCD）

27. 治疗的首选药物是
    A. 降颅压药　　　B. 溶栓治疗
    C. 止血药　　　　D. 扩血管药
    E. 抗癫痫药

（28～30题共用题干）

　　患者男，32岁，出生时难产史。2个月前施工时不慎从3米高处摔下，头部着地，当时意识障碍数小时，后患者出现2次四肢抽动，伴意识丧失，每次持续约5分钟。EEG示局灶性痫样放电。

28. 下列最可能的诊断是
    A. 原发性癫痫
    B. 低钙抽搐
    C. 昏厥
    D. 短暂脑缺血发作
    E. 继发性癫痫

29. 引起本例发作最可能的原因是
    A. 产伤　　　　　B. 遗传
    C. 脑炎　　　　　D. 脑肿瘤
    E. 颅脑外伤

30. 本例首选药物是
    A. 扑米酮（扑痫酮）B. 丙戊酸钠
    C. 卡马西平　　　　D. 氯硝西泮
    E. 苯巴比妥

三、**共用备选答案单选题：以下提供若干组试题，每组试题共用试题前列出的五个备选答案，请为每道试题选择一个最佳答案。每个备选答案可能被选择一次、多次或不被选择。**

（31～33题共用备选答案）
    A. 复杂部分性发作伴自动症
    B. Jackson 发作
    C. Todd 瘫痪
    D. 部分性发作继发泛化
    E. 全面强直－阵挛性发作

31. 患者男，24岁，癫痫病史10余年，诉半小时前从左侧拇指沿腕部、肘部至肩部抽搐，持续约2分钟缓解，见于

32. 一癫痫患者，2天前的一次癫痫发作后，出现左侧肢体无力。肌力3级，12小时后缓解，见于

33. 一癫痫患者，2年内常有发愣伴咀嚼吞咽动作或反复搓手，持续数分钟，事后不能回忆，见于

（34～35题共用备选答案）
    A. 不需要抗癫痫药物治疗
    B. 短期应用抗癫痫药物治疗
    C. 考虑联合应用抗癫痫药物
    D. 换用抗癫痫药物
    E. 小量应用抗癫痫药物

34. 一生中偶发或数次发作时需

35. 一种药物使用足够剂量和时间后仍无效时需

四、**案例分析题：为不定项选择题，试题由一个病历和多个问题组成。每个问题有六个及以上备选答案，选对1个给1个得分点，选错1个扣1个得分点，直扣至得分为0。**

（36～39题共用题干）

　　患者男，15岁，于半月前突然惊叫一声，倒在地上，双眼上翻，四肢抽搐，面色青紫，历时约5分钟逐渐清醒，醒后未诉不适。5年前曾有类似发作1次。1周前脑电图检查为正常。神经系统检查无异常。

36. 此时最合适的处理是
    A. 复查脑电图
    B. 头颅 CT 检查
    C. 脑脊液检查
    D. 给予抗癫痫药物
    E. 暂不给抗癫痫药，继续观察
    F. 侧脑室引流

37. 1周后又来复诊，述昨日下午及今晨又发作2次，发作情况同前。治疗药物首选为

A. 安定　　　　　B. 丙戊酸钠

C. 乙琥胺　　　　D. 卡马西平

E. 氟桂利嗪　　　F. 吗啡

38. 经服药半年一直未发作而自行停止服药。停药 1 周后。今晨开始频繁发作，因一直意识不清而送来急诊。为了控制发作而又安全，最好首选

　　A. 苯妥英钠缓慢静脉注射

　　B. 硫喷妥钠缓慢静脉注射

　　C. 安定缓慢静脉注射

　　D. 10% 水合氯醛保留灌肠

　　E. 副醛保留灌肠

　　F. 吗啡肌内注射

39. 该患者癫痫复发并出现持续状态的最可能的原因是

　　A. 发作类型判断错误，导致用药不当

　　B. 药量不够

　　C. 自行停药

　　D. 难治性癫痫

　　E. 一开始没有联合用药物

　　F. 药物过期

参考答案与解析

1. C　2. D　3. C　4. C　5. B　6. C

7. E　8. D　9. E　10. D　11. D　12. D

13. D　14. B　15. D　16. A　17. A　18. B

19. D　20. D　21. C　22. A　23. C　24. A

25. D　26. B　27. E　28. E　29. E　30. B

31. B　32. C　33. A　34. A　35. D　36. E

37. B　38. C　39. C

1. C。**解析：** 癫痫的临床表现，可分痫性发作和癫痫症两方面。有多种发作类型，每一种癫痫患者可以只有一种发作类型，也可以有一种以上发作类型。

6. C。**解析：** 按痫性发作的类型选择药物是抗癫痫治疗的重要内容，抗癫痫主张长期规则、足量用药，且除癫痫持续状

态外，以口服给药为主，而不是静脉用药。

8. D。**解析：** A 项不是首要处理，所谓的首要处理必然是防止患者出现呼吸道阻塞危及生命。

9. E。**解析：** 癫痫患者服药最忌突然停药，突然停药有可能加重癫痫，甚至诱发癫痫持续状态。

10. D。**解析：** 假性癫痫发作也称分离性抽搐（癔症），是由心理障碍而非脑电紊乱引起的脑部功能异常，故脑电图正常。其发作形态多样，有强烈的自我表现，如哭叫、手足抽动、过度换气、闭眼、眼睑紧闭、眼球乱动，但瞳孔对光反射存在，无大小便失禁，病理征阴性。因此本例应诊断为假性癫痫发作。

11. D。**解析：** Jackon（杰克逊）癫痫是部分发作的一种特殊类型，是指患者发作时开始表现为简单部分运动性发作，逐渐扩展至全身，甚至引起意识障碍。如某一患者开始为右手拇指的抽动，逐渐扩展至整个右上肢抽动，然后右侧肢体抽动，继之全身抽动，最后可有意识不清。

12. D。**解析：** 癫痫全面强直-阵挛性发作以意识丧失及先强直后阵挛性发作形式为特点。可由光、声刺激诱发，过度劳累、激动、饥饿、过饱、上感等因素可加重发作。典型的发作过程：①先兆期：发生率约为45%，症状为上腹部不适，情绪不稳，感觉异常以及一些难于描述的感觉；②强直期：患者突然丧失意识，跌倒在地，全身肌肉强直性收缩，头向后仰，双眼上翻，双上肢屈曲强直，双下肢伸性强直，口部先张开，然后闭合，喉肌痉挛，持续10～20秒。强直期易造成意外创伤；③阵挛期：全身肌肉发生节律性收缩，幅度逐渐增大，并延及全身，呈间歇性屈曲痉挛，频率逐渐减缓，持续1～3分钟，在一次强烈痉挛之后，突然停止；④恢复期：这一

期患者多处于昏睡状态，经 10 多分钟或数小时睡眠后清醒，清醒后对发作的情况完全不能记忆，自觉头痛，疲乏及全身肌肉酸痛等。杰克逊（Jackson）癫痫，大脑皮层运动区有皮质损害时，可引起对侧躯体相应部位出现发作性抽搐，严重时抽搐可向同侧及对侧扩散，引起全身性抽搐。

13. D。解析：原发性癫痫也叫特发性癫痫，无器质性病变并具有遗传倾向的癫痫。继发性癫痫或症状性癫痫也叫有明确病因和脑器质性病变的癫痫。癫痫的分类非常复杂。脑电图和发作的最初症状提示发作起于一侧、没有意识丧失称为部分发作。起于双侧、伴意识丧失称为全身性发作。

14. B。解析：根据癫痫的治疗原则，停药必须逐渐缓慢减量，病程越长停药越需缓慢，患者近 4 年无抽搐发作，可逐渐减量。

15. D。解析：癫痫部分性发作包括单纯部分性发作、复杂部分性发作、部分性继发全面性发作。前者无意识，后两者有意识障碍，而本例每次发作都出现短暂意识障碍，可排除 C。AB 为阵挛性发作，瞳孔对光反射消失，可排除，E 项失神发作持续短暂（2~15s），也可排除。

16. A。解析：①大发作又称全身性发作：半数有先兆，如头昏、精神错乱、上腹部不适、视听和嗅觉障碍。发作时（痉挛发作期），有些患者先发出尖锐叫声，

后有意识丧失而跌倒，全身肌肉强直、呼吸停顿，头眼可偏向一侧，数秒钟后有阵挛性抽搐，抽搐逐渐加重，历时数 10 秒，阵挛期后呼吸恢复，口吐白沫（如舌被咬破出现血沫）。部分患者出现大小便失禁、抽搐后全身松弛或进入昏睡（昏睡期），此后意识逐渐恢复；②小发作：可短暂（2~15 秒）意识障碍或丧失，而无全身痉挛现象。每天可有多次发作，有时可有节律性眨眼、低头、两眼直视、上肢抽动；③精神运动性发作：可表现为发作突然，意识模糊，有不规则及不协调动作（如吮吸、咀嚼、寻找、叫喊、奔跑、挣扎等）。患者的举动无动机、无目标、盲目而有冲动性，发作持续数小时，有时长达数天。患者对发作经过毫无记忆；④局限性发作：一般见于大脑皮层有器质性损害的患者表现为一侧口角、手指或足趾的发作性抽动或感觉异常，可扩散至身体一侧。当发作累及身体两侧，则可表现为大发作。

36. E。解析：首次就诊时，5 年内 2 次发作，可继续观察，暂不给抗癫痫药。

38. C。解析：第 3 次就诊时考虑癫痫持续状态，首选安定缓慢静脉注射。

39. C。解析：癫痫持续状态常见原因为不恰当的停用抗癫痫药物或因急性脑病、脑炎、脑外伤，脑卒中以及肿瘤药物中毒等引起，部分患者病因不明。该患者因未发作就自行停药，引发了癫痫持续状态。

第二章　脑血管疾病

第一节　脑血管病概论

单选题：以下每道试题有五个备选答案，请选择一个最佳答案。

1. 下列哪项不属于脑血管病的范畴
   A. 血管性痴呆　　B. 脑血栓形成
   C. 脑栓塞　　　　D. 面神经麻痹
   E. 硬膜外出血

2. 下列关于脑血管病说法错误的是
   A. 脑出血急性期应绝对卧床，保持生命体征平稳
   B. 蛛网膜下腔出血常见的死因是再出血，血管痉挛常引起脑梗死，可引起中枢神经系统永久性损害
   C. 脑血栓80%的患者需要在急性期给予阿司匹林，如果在发病24小时内，年龄75岁以下，可以进行rt-PA溶栓治疗
   D. TIA时如果颈动脉狭窄超过70%，应当采取导管支架治疗或手术斑块切除
   E. 脑血管病时需要在短时间内做头颅CT以区别是出血还是缺血性

3. 在脑血管疾病中，起病速度最快的是
   A. 脑血栓形成
   B. 脑栓塞
   C. 脑出血
   D. 蛛网膜下腔出血
   E. 腔隙性脑梗死

4. 关于急性脑血管病的病因，下列何者是不正确的
   A. 脑出血最常见的病因是高血压和动脉硬化
   B. 脑栓塞最常见的病因是风心病合并房颤的心源性栓子脱落
   C. 脑血栓形成最常见病因是动脉炎
   D. 蛛网膜下腔出血最常见病因是先天性颅内动脉瘤
   E. 短暂性脑缺血发作最常见病因是动脉粥样硬化

参考答案与解析

1. D　2. C　3. B　4. C

2. C。解析：脑血栓80%的患者需要在急性期给予阿司匹林，如果在发病4.5小时内，年龄75岁以下，可以进行rt-PA溶栓治疗。

3. B。解析：脑血栓形成和腔隙性脑梗死起病速度最慢，脑出血常在数十分钟至数小时达高峰，蛛网膜下腔出血数分钟可达高峰，而脑栓塞则在数秒内达高峰。

4. C。解析：脑血栓形成最常见的病因是动脉粥样硬化斑导致管腔狭窄和血栓形成。

第二节 血管性痴呆

单选题：以下每道试题有五个备选答案，请选择一个最佳答案。

1. 血管性痴呆 CT/MRI 可显示的病变为
    A. 非对称性血流低下
    B. 局限性血流低下
    C. 脑梗死
    D. 斑片状损害
    E. 脑萎缩

2. 针对血管性痴呆，治疗的核心原则是
    A. 改善血管性认知障碍
    B. 降低颅内压
    C. 舒张脑血管
    D. 控制血压
    E. 治疗心脑血管疾病

3. 以下不属于皮质下血管性痴呆的临床表现的是
    A. 记忆障碍
    B. 行为异常
    C. 精神症状
    D. 遗忘事件的情况严重
    E. 人格改变

4. 根据痴呆患者的临床表现，Hachinski 评分量表达到多少分即提示血管性痴呆
    A. ≥3
    B. ≥5
    C. ≥7
    D. ≥10
    E. ≥12

5. 血管性痴呆的定义下述有误的是
    A. 可突然起病，呈波动进程
    B. 皮质下小血管病变亦可导致血管性痴呆
    C. 不包括心脏因素引起的临床痴呆
    D. 患者常有自觉症状
    E. CT 可显示梗死灶

6. 患者女，73 岁，半年前出现脑梗死，遗留左侧肢体偏瘫，近 3 个月来明显记忆力减退，MMSE 8 分。最可能的诊断是
    A. Alzheimer 病
    B. 帕金森病
    C. 帕金森综合征
    D. 血管性痴呆
    E. 路易体痴呆

7. 患者男，70 岁，近半年来经常忘记自己家的位置，甚至自己下一步要做什么，有时候都记忆不清，去医院检查，诊断为血管性痴呆。以下处理不正确的是
    A. 戒烟
    B. 抗血小板聚集
    C. 服用胆碱酯酶抑制剂
    D. 服用抗精神药物
    E. 服用地西泮

参考答案与解析

1. C 　2. E 　3. D 　4. C 　5. C 　6. D
7. E

1. C。**解析：**血管性痴呆常因出血性、缺血性或心脏低血流灌注所致，但 CT 和 MRI 并不能显示血流减少，但常可表现为缺血梗死灶或出血灶。

2. E。**解析：**目前治疗血管性痴呆无特异性的治疗方法，仅能尽量控制认知症状和对症治疗，所以治疗上应积极控制心脑血管原发疾病。

3. D。**解析：**皮质下血管性痴呆早期认知综合征的特点是①执行障碍综合征，包括信息加工减慢；②记忆障碍（可轻度）；③行为异常及精神症状。执行功能

减退，包括制定目标、主动性、计划性、组织性、排序和执行能力、抽象思维能力等，记忆障碍相对于 AD 较轻。特点是回忆损害明显而再认和提示再认功能相对保持完好，遗忘不太严重；行为异常和精神症状包括抑郁、人格改变、情绪不稳、情感淡漠、迟钝、尿便失禁及精神运动迟缓。起病常隐袭，病程进展缓慢、逐渐加重。

4. C。**解析：**Hachinski 评分量必须达到 7 分即提示为血管性痴呆，而阿尔茨海默病则通常≤4 分。5~6 分提示为混合型痴呆。

5. C。**解析：**实际上是包括心脏因素的，其概念明确包括了缺血性、出血性脑血管疾病，或心脏循环因素导致的低血流灌注所致的各种临床痴呆。

6. D。**解析：**血管性痴呆的诊断要点：①神经心理学检查证实的认知功能明显减退，并有显著的社会功能下降；②通过病史、临床表现以及各项辅助检查，证实有与痴呆发病有关的脑血管病依据；③痴呆

发生在脑血管病后 3~6 个月以内，痴呆症状可突然发生或缓慢进展，病程呈波动性或阶梯样加重；④除外其他痴呆的病因。

7. E。**解析：**治疗原则包括防治卒中、改善认知功能及控制行为和精神症状。①防治卒中：治疗卒中和认知障碍的危险因素，如高血压、高血脂、糖尿病及心脏病的控制、戒烟等；早期诊断和治疗卒中；预防卒中再发，如抗血小板聚集、抗凝治疗及颈动脉内膜剥离术等；②改善认知功能症状的治疗：目前尚无认知功能症状治疗的标准疗法。一些研究证据显示，尼莫地平、胞磷胆碱、美金刚烷、丙戊茶碱、银杏叶制剂、脑活素等对血管性痴呆症状的治疗有一定效果和应用前景。胆碱酯酶抑制剂对血管性痴呆的症状治疗也可能有效，包括多奈哌齐、艾斯伦和加兰他敏等。根据临床试验的证据，这些药物已经用于 AD，治疗血管性痴呆是否有效，目前正在进行临床试验中；③控制行为和精神症状根据症状使用相应的抗精神药物。

第三节　短暂性脑缺血发作

一、单选题：以下每道试题有五个备选答案，请选择一个最佳答案。

1. 颈内动脉系统 TIA 的特征性症状是
   A. 跌倒发作
   B. 眼动脉交叉瘫
   C. 复视
   D. 短暂性全面性遗忘
   E. 偏瘫

2. 短暂性脑缺血发作，出现相应的症状及体征完全恢复的时间应在
   A. 24 小时内　　　B. 28 小时内
   C. 36 小时内　　　D. 48 小时内
   E. 72 小时内

3. 短暂性脑缺血发作导致的神经功能缺损症状、体征应在多少小时内完全消失
   A. 2 小时　　　　B. 6 小时
   C. 12 小时　　　D. 18 小时
   E. 24 小时

4. 颈内动脉系统短暂性脑缺血发作的症状可有
   A. 吞咽困难
   B. 运动性失语
   C. 阵发性眩晕
   D. 复视
   E. 交叉性瘫痪

5. 椎基底动脉系统短暂脑缺血发作，不出现的症状是

A. 眩晕　　　　B. 失语

C. 复视　　　　D. 交叉瘫

E. 构音障碍

6. 以下符合短暂性脑缺血发作影像学改变的是

A. CT 低密度灶

B. CT 高密度灶

C. MRI T_1 低信号

D. MRI T_2 高信号

E. MRI 弥散加权成像高信号

7. 患者男，70 岁，高血压病史 10 年，近 1 周来常突然跌倒，每次均无意识丧失，跌倒后能很快自行站立，来院行 CT 检查无异常。考虑可能性最大的诊断是

A. 脑血栓形成

B. 脑梗死

C. 蛛网膜下腔出血

D. 短暂性脑缺血发作

E. 硬膜外出血

8. 患者女，55 岁，半年内出现 3 次突然不能言语，每次持续 30 分钟左右，第 3 次伴右侧肢体麻木，既往有房颤病史，神经系统检查正常。最可能的诊断是

A. 癫痫小发作

B. 偏头痛

C. 颈椎病

D. 短暂性脑缺血发作（TIA）

E. 顶叶肿瘤

9. 患者男，60 岁，冠心病病史 4 年，近 1 周来常出现短暂的记忆力障碍，发作时对时间记忆完全丧失，但谈话、书写和计算能力正常，每次发作持续 2 ～ 3 小时后又能恢复，初步诊断考虑

A. 癫痫

B. 梅尼埃病

C. 阿 - 斯综合征

D. 脑梗死

E. 短暂性脑缺血发作

二、共用题干单选题：以下提供若干个案例，每个案例下设若干道试题，每道试题有五个备选答案，请选择一个最佳答案。

（10 ～ 12 题共用题干）

患者男，56 岁，心房颤动患者，突然发生 Broca 失语。2 周来共发生过 5 次，每次持续 2 ～ 15 秒。查体：无神经系统异常；脑 CT 无异常。

10. 可能的诊断是

A. 脑动脉瘤

B. 脑血栓形成

C. 脑出血

D. 脑血管畸形

E. 短暂性脑缺血发作

11. 主要累及的血管是

A. 基底动脉系

B. 椎动脉系

C. 颈内动脉系

D. 大脑后动脉

E. 大脑前动脉

12. 最适宜的预防治疗是

A. 阿司匹林

B. 低分子右旋糖酐

C. 丙戊酸钠

D. 胞磷胆碱

E. 降纤酶

（13 ～ 16 题共用题干）

患者女，58 岁，突发左上肢麻木无力，1 小时后缓解，第 2 天再发上述症状，并伴有左眼视物模糊，1 个半小时后症状缓解。查体未见阳性体征。

13. 最可能的诊断为

A. 腔隙性脑梗死

B. TIA

C. 癔症

D. 单纯部分性发作

E. 偏头痛

14. 宜给予以下治疗，除了
 A. 抗血小板聚集
 B. 抗凝治疗
 C. 钙通道阻滞剂
 D. 降颅压治疗
 E. 扩容治疗

15. 如患者24小时内症状未消失，经治疗2周恢复，则诊断为
 A. 腔隙性脑梗死
 B. 进展型卒中
 C. 可逆性缺血性神经功能缺失
 D. 单纯部分性发作
 E. 偏头痛

16. 该疾病如不经治疗，可能的预后不包括
 A. 脑栓塞
 B. 脑血栓形成
 C. 脑出血
 D. 继续发作
 E. 自行缓解

（17～18题共用题干）

患者男，62岁，2天前突然右眼黑矇，左侧肢体无力，约10分钟后恢复，今日又有一次类似的发作，查体未发现异常，依据临床表现。

17. 病变定位在
 A. 颈内动脉颅外段
 B. 颈内动脉颅内段
 C. 大脑中动脉
 D. 大脑前动脉
 E. 大脑后动脉

18. 诊断为

A. 脑栓塞

B. 脑血栓形成

C. 多发性脑梗死

D. 脑出血

E. 短暂性脑缺血发作

三、共用备选答案单选题：以下提供若干组试题，每组试题共用试题前列出的五个备选答案，请为每道试题选择一个最佳答案。每个备选答案可能被选择一次、多次或不被选择。

（19～20题共用备选答案）
 A. 颞、顶叶对称性血流低下
 B. 额、顶叶对称性血流低下
 C. 局限性、非对称性血流低下
 D. 局限性血管狭窄
 E. 局限性脑缺血灶

19. 血管性痴呆PET/SPECT提示

20. 阿尔茨海默病PET/SPECT提示

四、案例分析题：为不定项选择题，试题由一个病历和多个问题组成。每个问题有六个及以上备选答案，选对1个给1个得分点，选错1个扣1个得分点，直扣至得分为0。

（21～23题共用题干）

患者男，63岁。因"发作性左侧肢体活动障碍1周，加重1天"来诊。1周前开始无明显诱因出现左侧肢体活动障碍，伴言语笨拙，无恶心、呕吐，无视物旋转，持续约2分钟好转，到当地医院就诊后，给予药物治疗。1天前上述症状开始频繁发作，共发作5～6次，故来诊。高血压病史10年，否认糖尿病、冠状动脉性心脏病、高血脂病史。神经系统查体未见异常。

21. 根据目前资料，初步诊断是
 A. 高血压
 B. 短暂性脑缺血发作
 C. 脑梗死

D. 脑出血

E. 脑炎

F. 癫痫

22. 该患者的病变血管可能是

    A. 右侧大脑中动脉

    B. 右侧大脑后动脉

    C. 左侧锁骨下动脉

    D. 右侧颈总动脉

    E. 右侧颈内动脉

    F. 左侧椎动脉

23. 如果为颈内动脉闭塞,颈动脉超声应表现为

    A. 颈内动脉管腔内斑块填充

    B. 彩色多普勒影像显示无血流信号

    C. 颈总动脉远段阻力降低,呈低搏动型频谱改变

    D. 颈内动脉内血流速度异常增快,可见涡流、湍流

    E. 颈总动脉远段阻力增高,呈高阻力频谱改变

    F. 患侧颈总动脉管径小于健侧

参考答案与解析

1. B   2. A   3. E   4. B   5. B   6. E

7. D   8. D   9. E   10. E   11. C   12. A

13. B   14. D   15. C   16. C   17. B   18. E

19. C   20. A   21. AB 22. ADE 23. ABF

2. A。**解析**:短暂性脑缺血发作的症状持续时间为数分钟到数小时,24 小时内完全恢复,可反复发作,不遗留神经功能缺损的症状和体征。

3. E。**解析**:大部分短暂性脑缺血发作只持续数分钟,通常在 30 分钟内完全恢复,超过 2 小时常会遗留轻微的部分神经功能缺损表现。但传统的短暂性脑缺血发作定义时限为 24 小时内恢复。

4. B。**解析**:颈内动脉系统 TIA 最常见症状是对侧发作性的肢体单瘫、面瘫或偏瘫,其他症状还有单肢或偏身麻木,同侧单眼一过性黑矇或失明,对侧偏瘫及感觉障碍,优势半球受累还可出现失语。

6. E。**解析**:CT 低信号及 MRI T_1 低信号、T_2 高信号都是脑梗死的影像学表现,它的出现代表了组织细胞的不可逆损伤。CT 高信号是脑出血的影像学改变。MRI 弥散加权成像反映了水分子的运动,并不代表组织的不可逆损害。局限性水肿在弥散成像上也表现为高信号灶,随着水肿的消退,弥散成像可完全恢复正常。

7. D。**解析**:本例患者具有短暂性脑缺血发作典型表现"跌倒发作"的特点,主要是脑干下部网状结构缺血所致,跌倒时无意识丧失,常能短时间内自行站立。

9. E。**解析**:短暂性脑缺血发作具有全面遗忘的特点,发作时主要以时间记忆丧失为主,患者表现为记不住自己的生日、结婚纪念日等,但并不影响谈话、书写和计算能力,每次发作持续数小时然后完全好转,不留记忆损害。

21. AB。**解析**:患者有高血压病史 10 年,故高血压诊断明确。短暂性脑缺血发作指局部脑或视网膜缺血引起的短暂性神经功能缺损,临床症状一般不超过 1 小时,最长不超过 24 小时,且无责任病灶的证据。本例患者为 63 岁男性,左侧肢体活动障碍等持续约 2 分钟好转,初步判断为短暂性脑缺血发作。

第四节 脑梗死

一、单选题：以下每道试题有五个备选答案，请选择一个最佳答案。

1. 脑血栓形成最常见的病因是
   A. 高血压
   B. 脑动脉粥样硬化
   C. 各种脑动脉炎
   D. 血压偏低
   E. 红细胞增多症

2. 脑栓塞常能导致脑梗死，脑栓塞最常见于
   A. 大脑前动脉
   B. 大脑后动脉
   C. 大脑中动脉
   D. 视网膜中央动脉
   E. 椎－基底动脉

3. 脑栓塞的临床表现中，下述哪项是不正确的
   A. 起病急骤
   B. 年龄多较轻
   C. 多有脑膜刺激征
   D. 常见局限性抽搐、偏瘫、失语
   E. 多有心房颤动

4. 患者男，65岁，晨醒后发现左肢乏力、言语含糊，次日乏力加重，不能行走。磁共振检查示右侧基底节区有一 T_1 低信号、T_2 高信号病灶。既往有糖尿病史多年，平时血糖控制差。最可能的诊断是
   A. 脑栓塞
   B. 脑血栓形成
   C. 脑出血
   D. 蛛网膜下腔出血
   E. 短暂性脑缺血发作

5. 患者男，78岁，晨起四肢乏力。2小时前行走中跌倒，不能起立。查体：意识清楚，只能以眼球上下运动示意。双侧周围性面瘫，张口伸舌和吞咽不能，留置鼻饲。四肢肌力0级，腱反射亢进，双侧Babinski征阳性。感觉无异常。脑梗死部位在
   A. 中脑　　　　B. 脑桥基底部
   C. 内囊后肢　　D. 丘脑底部
   E. 基底核区

6. 患者女，36岁，突发右侧肢体无力，伴言语不能就诊。查头颅CT未见异常。有风湿性心脏病、房颤10年。最可能的诊断是
   A. 脑栓塞
   B. 脑血栓形成
   C. 脑出血
   D. 蛛网膜下腔出血
   E. 脑肿瘤

7. 患者女，65岁，发现左侧肢体活动不能3小时。既往有高血压10年。检查：意识清楚，瞳孔等圆，肌力2级。患者入院后1h，确诊为急性脑梗死。目前下列哪项处理最应该考虑
   A. 抗血小板治疗和抗凝治疗
   B. 甘露醇等药物降颅压，抗脑水肿治疗
   C. 蛇毒类降纤药
   D. 尿激酶等溶栓治疗
   E. 钙通道阻滞剂等神经保护剂

8. 患者女，60岁，早晨起床时发现右上下肢麻木，但可以自行上厕所，回到卧室因右下肢无力摔倒。检查：神志清楚，

右侧轻偏瘫，偏身感觉减退。根据临床最可能的诊断是

A. 蛛网膜下腔出血

B. 脑血栓形成

C. 脑出血

D. 脑栓塞

E. 脑挫裂伤

9. 患者男，75岁，长期高血压病史，因高热腹痛入院，诊断为急性化脓性胆囊炎而行手术治疗，术中出现一过性血压下降，术后发现患者右侧肢体无力，血压120/90mmHg，右下肢有病理反射。头颅CT检查提示分水岭性脑梗死，造成其脑梗死的原因最可能是

A. 血流动力学异常

B. 脑栓塞

C. 脑血栓形成

D. 高血压脑病

E. 脑淀粉样血管病

10. 患者女，38岁，因洗衣时突发右侧肢体活动障碍就诊。查体：意识清楚，失语，二尖瓣区可闻双期杂音，房颤，右侧偏瘫，上肢重于下肢，右偏身痛觉减退。最有可能的诊断是

A. 脑出血

B. 脑血栓形成

C. 脑栓塞

D. 蛛网膜下腔出血

E. 短暂性脑缺血发作

11. 脑血栓形成患者出现运动性失语是病变损害了

A. 优势半球额中回后部

B. 优势半球中央前回下部

C. 优势半球角回

D. 优势半球额下回后部

E. 颞上回后部

12. 患者男，70岁，右侧偏身麻木2天就诊。查体：左侧偏身深浅感觉减退，其余体征（-）。头颅MRI示左侧内囊后肢有一直径约4mm大小的T_1低信号、T_2高信号卵圆形病灶。既往有高血压病史多年。最可能的诊断是

A. 脑血栓形成

B. 脑出血

C. 蛛网膜下腔出血

D. 周围神经病

E. 短暂性脑缺血发作

二、共用题干单选题：以下提供若干个案例，每个案例下设若干道试题，每道试题有五个备选答案，请选择一个最佳答案。

（13~14题共用题干）

患者男，59岁，糖尿病史10年。5天前左手麻木、无力，发作3次，每次发作均在10分钟内完全缓解；3天前左下肢无力，继之渐出现左侧肢体无力，今晨醒后逐渐加重，但神志尚清，送来急诊。血压165/100mmHg。

13. 临床初步诊断考虑

A. 心源性脑栓塞

B. 高血压脑出血

C. 脑梗死

D. 脑肿瘤病并发卒中

E. 脑出血

14. 为明确诊断，首选的辅助检查为

A. CT

B. EEG

C. 经颅多普勒超声

D. 超声心动图

E. 全脑血管造影

（15~16题共用题干）

患者男，62岁，做家务时突感右侧集体麻木、无力，手不能持物，急来医院。查体：血压正常，心律绝对不齐，神清，

不完全运动性失语，右侧鼻唇沟变浅，右侧肢体偏瘫。

15. 诊断可能为
    A. 脑出血
    B. 短暂性脑缺血发作
    C. 脑血栓形成
    D. 脑栓塞
    E. 蛛网膜下腔出血

16. 下列最支持诊断的体征是
    A. 右侧鼻唇沟变浅
    B. 心律绝对不齐
    C. 眼底动脉硬化
    D. 运动性失语
    E. 脑膜刺激征阳性

（17～19题共用题干）

患者女，65岁，因2天来感冒，4小时前突发头晕，伴言语不清来院。既往高血压5年。入院查体：BP 140/80mmHg，P 72次/分，意识清楚，瞳孔等大等圆。对光反应灵敏。双肺（−），心界不大，心率96次/分，心律不齐，心音强弱不等，腹（−）。神志清楚，左侧鼻唇沟变浅，四肢肌力正常，病理征阴性。

17. 患者本次来院的主要疾病可能是
    A. 蛛网膜下腔出血
    B. 高血压危象
    C. 脑血栓形成
    D. 脑栓塞
    E. 脑出血

18. 导致本次疾病发生的主要病因是
    A. 高血压　　　　B. 心房颤动
    C. 动脉硬化　　　D. 脑动脉痉挛
    E. 上呼吸道感染

19. 为防治类似病情再发，应首选的药物是
    A. 阿司匹林　　　B. 噻氯匹定
    C. 氯吡格雷　　　D. 肝素

E. 华法林

三、共用备选答案单选题：以下提供若干组试题，每组试题共用试题前列出的五个备选答案，请为每道试题选择一个最佳答案。每个备选答案可能被选择一次、多次或不被选择。

（20～23题共用备选答案）
    A. 椎基底动脉系统脑梗死
    B. 颈内动脉脑梗死
    C. 大脑前动脉脑梗死
    D. 大脑中动脉脑梗死
    E. 大脑后动脉脑梗死

20. 病灶对侧下肢中枢性瘫痪常见于
21. 病灶对侧"三偏综合征"常见于
22. 眩晕、恶心、呕吐常见于
23. 病灶对侧同向性偏盲常见于

（24～26题共用备选答案）
    A. 脑血栓形成
    B. 脑栓塞
    C. 椎动脉系统TIA
    D. 蛛网膜下腔出血
    E. 颈动脉系统TIA

24. 患者男，58岁，午休后突感头晕，右侧肢体无力伴不能言语，既往有冠心病、房颤史，头颅CT示左侧内囊低密度影。最可能的诊断为

25. 患者男，50岁，下棋时突感头痛，视物成双，颈部僵硬，头颅CT示脑池内高密度影。最可能的诊断为

26. 患者女，60岁，昨日突发头晕，今晚晕症状加重，下午言语欠清，复视，右侧肢体无力。持续18分钟症状消失，神经系统检查正常。最可能的诊断为

🔍 **参考答案与解析**

1. B　　2. C　　3. C　　4. B　　5. B　　6. A

7. D　8. B　9. B　10. C　11. D　12. A
13. C　14. A　15. D　16. B　17. D　18. B
19. E　20. C　21. D　22. A　23. E　24. B
25. D　26. C

1. B。**解析：** 脑血栓形成最常见的病因是脑动脉粥样硬化，其次是高血压伴发的脑部小动脉变化及各种脑动脉炎，少见的病因为红细胞增多症。血压偏低可作为脑血栓形成的诱因。

2. C。**解析：** 脑栓塞能发生于脑的任何部位，由于左侧颈总动脉直接起源于主动脉弓，故发病部分以左侧大脑动脉的供血区较多，大脑中动脉是最常见的发病部分。

3. C。**解析：** 脑栓塞起病急骤，是发病最急的脑卒中，任何年龄均可发病，但以青壮年多见，常见局限性神经缺失症状，多有栓子来源的原发疾病，如房颤。脑膜刺激征多见于出血性卒中。

4. B。**解析：** 糖尿病是脑卒中重要的危险因素，与微血管、大血管病变关系密切，糖尿病患者发生脑卒中的可能性较一般人群成倍增加。脑血栓形成常在安静中发病，可进行性加重，MRI 可显示早期缺血性脑梗死灶，表现为 T_1 低信号、T_2 高信号。

6. A。**解析：** 房颤患者易形成附壁血栓，栓子脱落后可随血流进入颈内动脉系统，使血管急性闭塞，引起供血区脑组织缺血坏死及脑功能障碍。脑出血、蛛网膜下腔出血在 CT 上分别表现为脑实质、蛛网膜下腔高信号影。脑肿瘤 CT 上表现为低信号影伴灶周强化。

7. D。**解析：** 发病 1 小时内如头 CT 未显影，诊断为脑梗死，在溶栓的时间窗内（3 小时内），所以溶栓为首选治疗。

8. B。**解析：** 安静状态下逐渐发病，提示脑血栓形成。脑出血一般在活动中发病，而脑栓塞发病更快。

11. D。**解析：** 人类大脑皮层存在语言中枢，并在左侧皮层占优势，皮层一定区域的损伤、可以引起各种语言活动功能障碍。①Broca 区（位于优势半球的额下回后部）受损，引起运动失语症；②额中回后部受损，造成失写症；③颞上回后部受损，为感觉失语症；④角回受损，造成失读症；⑤Wernicke 区受损，导致流畅失语症。

12. A。**解析：** 脑血栓形成是由于脑血管自身的狭窄或闭塞，导致脑组织缺血、软化、坏死而产生偏瘫、失语、感觉障碍等一系列中枢神经症状。脑血栓形成多有高血压、动脉硬化、短暂性脑缺血发作、糖尿病等病史。

13. C。**解析：** 患者有 TIA 病史，此次起病缓慢，无肿瘤，心脏病史，危险因素为糖尿病，因此高度怀疑脑梗死。

15. D。**解析：** 患者出现肢体偏瘫，无头痛、恶心、呕吐，SAH 可能性小；血压正常，起病突然，脑出血，脑梗死可能性小。伴有心律不齐，怀疑有房颤等心脏病，故高度怀疑脑栓塞。

17. D。**解析：** 此患者有 4 小时前突发头晕，伴言语不清和左侧鼻唇沟变浅，神志清楚，符合脑梗死的表现，心率 96 次/分，心律不齐，心音强弱不等，这是心房颤动表现，由此考虑是心房颤动引起左心产生血栓、脱落下来发生脑栓塞导致脑梗死。

第五节　脑出血

一、单选题：以下每道试题有五个备选答案，请选择一个最佳答案。

1. 脑出血最常见的出血血管是
    A. 小脑的齿状核动脉
    B. 基底动脉的旁正中动脉
    C. 大脑中动脉的豆纹动脉
    D. 脉络膜前动脉
    E. 前交通动脉

2. 脑出血最常见的病因是
    A. 颅脑外伤
    B. 血液病
    C. 高血压和脑动脉硬化
    D. 血液凝固性增高
    E. 抗凝或溶栓治疗

3. 下列关于脑出血的治疗中错误的是
    A. 加强护理，注意水与电解质平衡
    B. 情况允许的条件下可手术清除血肿
    C. 降低血压，血压低于平时血压为宜
    D. 急性期绝对卧床，保持生命体征平稳
    E. 控制脑水肿，预防脑疝

4. 患者女，54岁，劳动中突感头晕、相继左半身失灵，右眼闭合不全，双眼向左侧凝视，10余分钟后昏迷，双瞳孔小、四肢痉挛性瘫痪、高热。首先考虑的诊断是
    A. 小脑出血　　　　B. 脑桥出血
    C. 基底节脑出血　　D. 中脑出血
    E. 脑叶出血

5. 患者女，70岁，走路中突发眩晕、频繁呕吐、枕部头痛和平衡障碍，无肢体瘫痪。体格检查见眼球震颤、共济失调；头颅CT检查见出血灶，其出血部位最可能为
    A. 脑干　　　　　　B. 额叶
    C. 枕叶　　　　　　D. 基底节
    E. 小脑

二、共用题干单选题：以下提供若干个案例，每个案例下设若干道试题，每道试题有五个备选答案，请选择一个最佳答案。

(6~8题共用题干)

患者女，70岁。突起右侧肢体麻木、乏力6小时，伴言语不清、流涎、头痛，呕吐1次。既往有高血压史10年，平时坚持服用降压药。查体：嗜睡，右侧鼻唇沟浅，颈软，右侧肢体肌力3级，肌张力低，腱反射减弱，病理反射未引出。

6. 最有助于诊断的检查方法为
    A. 头颅CT　　　　　B. 空腹血糖
    C. 胸部平片　　　　D. 头颅X线片
    E. 脑电图

7. 最可能的诊断是
    A. 脑栓塞
    B. 脑血栓形成
    C. 脑出血
    D. 蛛网膜下腔出血
    E. 腔隙性脑梗死

8. 当明确诊断后，最主要的处理是
    A. 降颅压　　　　　B. 扩脑血管
    C. 降血糖　　　　　D. 抗炎治疗
    E. 降血脂

(9~12题共用题干)

患者男，56岁，突发右侧肢体无力3小时入院。既往有高血压、糖尿病史5年。检查意识清楚，右侧肢体肌力2级，右侧

病理征（＋）。

9. 为明确诊断，该患者最有价值的辅助检查为

   A. DSA
        B. 腰穿检查

   C. 头颅 CT
      D. 头颅 MRI

   E. SPECT

10. 该患者入院后确诊为急性脑出血，查血压 230/120mmHg，其主要的病因及处理措施最应首先考虑的是

   A. 原有高血压升高，立即给予降压药降压

   B. 脑出血急性期脑水肿，颅内压升高，给予脱水降颅压治疗后，再观察

   C. 脑血管痉挛，立即给予解痉药物

   D. 原因不明，继续观察

   E. 复查头颅 CT 观察

11. 上述患者的血压处理，按目前对脑血管的认识，下列说法较为准确的是

   A. 不降压，观察

   B. 降到 180/110mmHg 左右，根据病情变化再处理

   C. 药物首选作用强、起效快的降压药物，如硝苯地平等

   D. 血压降低得越低越好，但不低于 90/60mmHg

   E. 急性期脱水药物一般首选作用缓慢的脱水药

12. 患者经过治疗后，病情稳定，意识清楚，无发热。在住院期间未解大便。7 天时，出现意识障碍。查头颅 CT 提示明显出血吸收；查血常规提示：WBC 总数及分类正常，Hb 63g/L；查体：贫血貌，浅昏迷，肢体瘫痪无明显加重。患者的病情变化，最有可能的原因为

   A. 低蛋白血症

   B. 合并严重感染

   C. 合并应激性溃疡，导致消化道出血

   D. 合并肠梗阻

   E. 凝血功能障碍

（13～15 题共用题干）

患者男，65 岁，高血压病史 5 年，于活动中突然出现右侧肢体无力，伴讲话不清和呕吐，2 小时后来急诊。查体：血压 220/120mmHg，心律齐，不能讲话，右侧肢体完全偏瘫。

13. 此患者可能的诊断为

   A. 脑栓塞

   B. 脑出血

   C. 脑血栓形成

   D. 上矢状窦血栓形成

   E. 短暂性脑缺血发作

14. 首选的检查是

   A. 脑电图

   B. 头颅 MRI

   C. 头颅 CT

   D. 经颅多普勒超声

   E. 脑血管造影

15. 住院 1 小时后，患者出现昏迷，查体发现是一侧瞳孔散大，对光反射消失。提示存在

   A. 海马沟回疝
    B. 脑血管痉挛

   C. 小脑扁桃体疝
   D. 外展神经麻痹

   E. 脑桥中央溶解

三、共用备选答案单选题：以下提供若干组试题，每组试题共用试题前列出的五个备选答案，请为每道试题选择一个最佳答案。每个备选答案可能被选择一次、多次或不被选择。

（16～17 题共用备选答案）

   A. 脑桥出血
     B. 小脑出血

   C. 丘脑出血
     D. 基底节区出血

   E. 脑室出血

16. 患者男，62 岁，出现偏瘫，偏身感觉障碍，同向偏盲，可能的出血部位是

17. 患者女，56 岁，高血压病史 5 年，突发昏迷，入院查体见双侧瞳孔针尖样，可能的出血部位是

参考答案与解析

1. C　2. C　3. C　4. B　5. E　6. A
7. C　8. A　9. C　10. B　11. B　12. C
13. B　14. C　15. A　16. D　17. A

1. C。**解析：** 脑出血最常见的出血血管是大脑中动脉的豆纹动脉，因为该动脉是供应深部脑组织的穿通支，是经常承受高压的部位，而且有特殊的解剖特点，即与主干呈直角，所以承受灌冲压力大，可形成微动脉瘤，易破裂造成出血，其他动脉出血均较少。

2. C。**解析：** 脑出血病例中约 60% 是因高血压合并小动脉硬化所致，约 30% 由动脉瘤或动静脉血管畸形破裂所致。

3. C。**解析：** 脑出血如血压过高则应降低血压，以不低于平时血压为宜。

4. B。**解析：** 脑桥出血双侧面肌及四肢肌瘫痪，腱反射增强，病理反射阳性，双侧瞳孔针尖样大小。

5. E。**解析：** 该患者为脑出血，临床表现有眩晕、平衡障碍、共济失调、眼球震颤，定位为小脑。

第六节　蛛网膜下腔出血

一、单选题：以下每道试题有五个备选答案，请选择一个最佳答案。

1. 蛛网膜下腔出血的常见并发症不包括
   A. 再出血　　　　　B. 脑血管痉挛
   C. 急性脑积水　　　D. 迟发性脑积水
   E. 颅内感染

2. 蛛网膜下腔出血最常见的病因是
   A. 脑血管畸形
   B. 血友病
   C. 高血压
   D. 脑动脉粥样硬化
   E. 囊性动脉瘤破裂

3. 患者男，32 岁，活动中突发剧烈头痛，伴喷射性呕吐。查体：神清，四肢肌力、肌张力正常，颈强，克氏征阳性。最可能的诊断是
   A. 脑出血　　　　　B. 脑栓塞
   C. 蛛网膜下腔出血　D. 偏头痛
   E. 头痛性癫痫

4. 患者男，30 岁，劳动中突感剧烈头痛、呕吐，一度意识不清，醒后颈枕部痛，右侧眼睑下垂，右瞳孔大、颈强，克氏征阳性。最可能的诊断是
   A. 急性脑膜炎　　　B. 脑出血、脑疝
   C. 小脑出血　　　　D. 脑干出血
   E. 蛛网膜下腔出血

5. 患者男，25 岁，打麻将时突然出现剧烈头痛、恶心和呕吐、颈项有阻力。诊断为蛛网膜下腔出血，应进行的检查是
   A. 血常规　　　　　B. 头颅 MRI
   C. TCD　　　　　　D. X 线
   E. 腰穿

二、共用题干单选题：以下提供若干个案例，每个案例下设若干道试题，每道试题有五个备选答案，请选择一个最佳答案。

（6 ~ 7 题共用题干）

患者女，45 岁，1 小时前用力大便时

突然出现全头剧烈疼痛，恶心、呕吐，轻度意识障碍，颈强直，克氏征阳性，腰椎穿刺压力 290mmH$_2$O，脑脊液呈均匀一致血性。

6. 本例的病因诊断方面最重要的检查是

    A. TCD   B. 全脑血管造影

    C. 脑电图   D. MRI

    E. 脑 CT

7. 本例可能的诊断是

    A. 脑血栓形成

    B. 蛛网膜下腔出血

    C. 脑出血

    D. 脑栓塞

    E. 硬膜下出血

（8~9 题共用题干）

    患者男，58 岁，突然头痛呕吐，伴意识丧失 30 分钟。查体：神志清楚，颈部抵抗阳性，克氏征阳性。左侧眼睑下垂，右侧瞳孔 4mm，光反应消失。

8. 最可能的诊断是

    A. 脑梗死

    B. 蛛网膜下腔出血

    C. 高血压脑出血

    D. 脑动静脉畸形出血

    E. 颅脑肿瘤

9. 最好的诊断措施是

    A. 腰椎穿刺   B. 脑电图

    C. 视力检查   D. 头颅 CT

    E. 视神经孔像

（10~12 题共用题干）

    患者男，62 岁，突然出现剧烈头痛和呕吐 8 小时。无发热，否认高血压史。查体：神清，体温 36.9℃，血压 124/75mmHg，右侧瞳孔直径 3.5mm，对光反应消失，上睑下垂，眼球向上、下及内侧运动不能。颈项强直，克氏征阳性。CT 示脑正中裂及右大脑外侧裂、枕大池呈高密度影。

10. 该患受累的颅神经是

    A. 右侧滑车神经   B. 右侧三叉神经

    C. 右侧动眼神经   D. 右侧外展神经

    E. 右侧面神经

11. 最可能的诊断是

    A. 脑干出血   B. 脑室出血

    C. 内囊出血   D. 小脑出血

    E. 蛛网膜下腔出血

12. 对进一步治疗及预防，最重要的检查是

    A. 腰穿   B. 脑电图

    C. 听觉诱发电位   D. 全脑血管造影

    E. 颅脑 X 线片

参考答案与解析

1. E   2. E   3. C   4. E   5. B   6. B

7. B   8. B   9. D   10. C   11. E   12. D

    1. E。**解析**：再出血、脑血管痉挛、急性脑积水、迟发性脑积水均是蛛网膜下腔出血的并发症，在临床非常常见，要求考生掌握，而颅内感染是蛛网膜下腔出血应该鉴别的疾病，而非并发症。

    2. E。**解析**：囊性动脉瘤破裂是蛛网膜下腔出血的常见原因，动静脉畸形占到 15%。

    3. C。**解析**：活动中起病，出现头痛症状，有颈强，无其他神经系统定位体征，应首先考虑蛛网膜下腔出血。

    4. E。**解析**：蛛网膜下腔出血：①头痛、呕吐，突发剧烈头痛、呕吐、颜面苍白、全身冷汗。如头痛局限某处有定位意义，如前头痛提示小脑幕上和大脑半球（单侧痛），后头痛表示后颅凹病变；②意识和精神症状，多数患者无意识障碍，但可有烦躁不安。危重者可有谵妄，不同程度的意识不清及至昏迷，少数可出现癫痫发作和精神症状；③脑膜刺激征，青壮年

患者多见且明显，伴有颈背部痛。老年患者、出血早期或深昏迷者可无脑膜刺激征；④其他表现，如低热、腰背腿痛等。亦可见轻偏瘫，视力障碍，第Ⅲ、Ⅴ、Ⅵ、Ⅶ等颅神经麻痹，视网膜片状出血和视乳头水肿等。此外还可并发上消化道出血和呼吸道感染等。本题问"最可能的诊断"，因患者年轻、"在劳动中"发病，故蛛网膜下腔出血的可能性大。而脑出血多见于老年人、高血压患者。

第三章　脑变性疾病

第一节　变性病概论

单选题：以下每道试题有五个备选答案，请选择一个最佳答案。

下列不属于脑变性疾病的是

A. 帕金森病

B. Alzheimer 病

C. 运动神经元疾病

D. 路易体痴呆

E. 病毒性脑炎

🔍 **参考答案与解析**

E。**解析：** 脑变性疾病包括帕金森病、路易体痴呆，Alzheimer 病、运动神经元病。病毒性脑炎属于脑炎性疾病。

第二节　帕金森病

一、单选题：以下每道试题有五个备选答案，请选择一个最佳答案。

1. 震颤麻痹的患者哪类药物禁止使用

   A. 金刚烷胺

   B. 抗胆碱能药物

   C. 单胺氧化酶抑制剂

   D. 多巴胺受体激动剂

   E. 吩噻嗪类药物

2. 关于帕金森病的三个主要体征，哪项是正确的

   A. 震颤，肌张力增高，慌张步态

   B. 震颤，面具脸，肌张力增高

   C. 运动减少，搓丸样动作，肌张力增高

   D. 震颤，肌张力增高，运动减少

   E. 震颤，面具脸，运动减少

3. 注射 MPTP（1－甲基－4－苯基－1,2,3,6－四氢吡啶）可造成人和动物的疾病是

   A. 阿尔茨海默病

   B. 癫痫

   C. 帕金森病样症状

   D. 脑畸形

   E. 先天性脑积水

4. 帕金森病一般不出现

   A. 多巴丝肼治疗有效

   B. 单侧起病，逐渐波及对侧

   C. 震颤和动作迟缓

   D. 偏瘫和偏身感觉障碍

   E. 姿势反射消失

5. 帕金森病的主要生化病理特征是

   A. 5－HT 减少　　　B. NE 减少

   C. GABA 减少　　　D. DA 减少

   E. ACh 减少

6. 帕金森病多巴胺能神经元胞浆主要的病理改变是

   A. 神经元变性　　　B. 神经元缺失

   C. 路易小体　　　　D. 黑色素减少

   E. 老年斑

二、共用题干单选题：以下提供若干个案例，每个案例下设若干道试题，每道试题有五个备选答案，请选择一个最佳答案。

（7~9 题共用题干）

患者男，52 岁，逐渐出现右上、下肢抖动 1 年半，既往史无特殊。查体：血压 150/95mmHg，神志清楚，表情呆板，右上、下肢肌力正常，齿轮样肌张力增高，右上、下肢可见静止性震颤，余神经系统检查未发现异常。

7. 最可能的诊断是
   A. 脑血栓形成
   B. 震颤麻痹
   C. 肝豆状核变性
   D. 癫痫局限性运动性发作
   E. 小舞蹈病

8. 此患者合适的治疗为
   A. 低分子右旋糖酐
   B. 苯妥英钠
   C. 左旋多巴
   D. 泼尼松
   E. 新斯的明

9. 下列药物对该患者无效的是
   A. 安坦（苯海索）   B. 甲基多巴
   C. 金刚烷胺   D. 多巴丝肼
   E. 溴隐亭

（10~12 题共用题干）

患者男，65 岁，四肢活动障碍进行性加重 1 年。既往无慢性疾病史。查体：表情呆滞，双上肢静止性震颤，四肢齿轮样肌张力增高，慌张步态，双手指鼻试验正常。

10. 诊断考虑为
    A. 帕金森综合征
    B. 脑血栓形成
    C. 脑萎缩

D. 帕金森病
E. TIA

11. 疾病早期一般不会出现
    A. 搓丸样动作   B. 痴呆
    C. 协同动作消失   D. 行走缓慢
    E. 写字过小征

12. 病理改变特点是
    A. 黑质神经细胞脱失伴随包涵体形成
    B. 红核神经细胞脱失伴随包涵体形成
    C. 壳核神经细胞脱失伴随包涵体形成
    D. 丘脑神经细胞脱失伴随包涵体形成
    E. 海马神经细胞脱失伴随包涵体形成

（13~15 题共用题干）

患者男，70 岁，帕金森病史 8 年，间断服用安坦（苯海索）治疗。近 1 个月病情加重，吞咽困难，说话含糊不清，四肢僵硬，卧床不起。

13. 治疗效果不好的原因其可能性最大的是
    A. 药物选择不合理
    B. 药量不足
    C. 药物毒副作用
    D. 出现并发症
    E. 吸烟与嗜酒

14. 治疗药物应首选
    A. 多巴丝肼
    B. 安坦（苯海索）
    C. 金刚烷胺
    D. 丙炔苯丙胺（司来吉兰）
    E. 溴隐亭

15. 当连续应用复方左旋多巴制剂疗效仍不好时，应先采取哪种治疗方法
    A. 停用该药
    B. 增加剂量
    C. 立体定向手术治疗
    D. γ 刀治疗

E. 加用多巴胺受体激动剂

（16～17 题共用题干）

一老年患者，缓慢起病。行走时步伐细小，双足擦地而行，躯干强硬前倾，常见碎步前冲，双臂不摆动，起步及止步困难。

16. 这是下列哪种步态
    A. 慌张步态
    B. 小脑性步态
    C. 感觉性共济失调步态
    D. 跨阈步态
    E. 肌病步态

17. 该步态常见于
    A. 脑血管病后遗症
    B. 多发性硬化
    C. 腓总神经麻痹
    D. 肌营养不良
    E. 帕金森病

三、共用备选答案单选题：以下提供若干组试题，每组试题共用试题前列出的五个备选答案，请为每道试题选择一个最佳答案。每个备选答案可能被选择一次、多次或不被选择。

（18～19 题共用备选答案）
    A. 苯海索   B. 金刚烷胺
    C. 复方左旋多巴   D. 溴隐亭
    E. 氟哌啶醇

18. 适用于震颤突出且年龄较轻的帕金森病患者的药物是

19. 对帕金森病患者少动、强直及震颤均有轻微改善作用的药物是

（20～22 题共用备选答案）
    A. 突触核蛋白基因
    B. MPTP 类似物
    C. WD 基因
    D. ATP 酶
    E. 黑质多巴胺能神经元退行性变

20. 帕金森病环境致病因素是

21. 帕金森病遗传因素是

22. 帕金森病神经系统因素是

四、案例分析题：为不定项选择题，试题由一个病历和多个问题组成。每个问题有六个及以上备选答案，选对 1 个给 1 个得分点，选错 1 个扣 1 个得分点，直扣至得分为 0。

（23～25 题共用题干）

患者男，66 岁，双手抖动伴动作缓慢 7 年。查体：记忆力稍差，拇指与示指呈搓丸样静止性震颤，"铅管样肌强直"，手指扣纽扣、系鞋带等困难，书写时字越写越小，慌张步态。

23. 该患者最可能的诊断是
    A. 特发性震颤
    B. 肝豆状核变性
    C. 帕金森病
    D. 抑郁症
    E. 阿尔茨海默（Alzheimer）病
    F. 癫痫

24. 以下哪项对本病的诊断价值最大
    A. 病史和体格检查
    B. 肝肾功能和血清铜蓝蛋白检查
    C. 腰穿脑脊液检查
    D. 抑郁和智能量表测试
    E. 头颅 CT 和 MRI
    F. 脑电图

25. 治疗此病最有效的药物是
    A. D－青霉胺   B. 复方左旋多巴
    C. 普萘洛尔   D. 抗胆碱酯酶药
    E. 抗胆碱能药   F. 抗癫痫药

🔍 **参考答案与解析**

1. E 2. D 3. C 4. D 5. D 6. C
7. B 8. C 9. B 10. D 11. B 12. A
13. A 14. A 15. E 16. A 17. E 18. A

19. B　20. B　21. A　22. E　23. C　24. A　25. B

1. E。**解析**：吩噻嗪类药物因为其属中枢多巴胺受体阻断剂，在不良反应之一中由于其能引起药源性帕金森综合征，所以禁止使用。

2. D。**解析**：帕金森病起病缓慢，是逐渐发展的，也就是说并不是一下子就发展到非常严重的程度，是一种缓慢的、进展性的发展过程。患者最突出的就是如下三大症状：①运动障碍，可以概括为运动不能、运动减少、运动徐缓；②震颤；③强直。

3. C。**解析**：MPTP用途：制作动物帕金森病模型；作用机制：MPTP在黑质细胞内脱氢生成 MPP$^+$，这种离子抑制线粒体复合酶，使该细胞死亡。

4. D。**解析**：帕金森病临床表现：①运动症状：运动过缓、肌强直、静止性震颤、姿势步态异常；②非运动症状：认知/精神异常、睡眠障碍、自主神经功能障碍、感觉障碍。

10. D。**解析**：依据病例资料，运动不能、静止性震颤、慌张步态、面具脸、肌张力增高，符合帕金森病表现。

11. B。**解析**：帕金森病早期一般不出现痴呆。

12. A。**解析**：患者符合帕金森病表现，病理改变为黑质神经细胞脱失伴随包涵体形成。

14. A。**解析**：帕金森病老年患者治疗应首选多巴丝肼，不是安坦（苯海索）。

15. E。**解析**：当连续服用疗效下降时，应加用多巴胺受体激动剂。

24. A。**解析**：本病需要与其他疾病所引起的帕金森综合征相鉴别，如继发性帕金森综合征，常由感染、药物、中毒、脑动脉硬化、外伤等引起，相关病史为鉴别诊断的关键。体格检查对于其他类型的帕金森综合征有鉴别意义。

第三节　路易体痴呆

单选题：以下每道试题有五个备选答案，请选择一个最佳答案。

1. 诊断痴呆的前提是患者没有
   A. 人格改变　　　　　B. 意识障碍
   C. 肢体无力　　　　　D. 情感障碍
   E. 认知障碍

2. 大脑皮质神经细胞出现神经原纤维缠结，最常见于
   A. 血管性痴呆　　　　B. 帕金森病
   C. 路易体痴呆　　　　D. Alzheimer 病
   E. 多系统萎缩

3. 患者男，67 岁，近 2 年来出现讲话时突然沉默不语，约 2 小时后转为正常，有时出现视幻觉。近 1 年来出现双手抖动，查双上肢肌张力齿轮样增高，最可能的诊断是
   A. Alzheimer 病　　　B. 帕金森病
   C. 帕金森综合征　　　D. 血管性痴呆
   E. 路易体痴呆

🔍 **参考答案与解析**

1. B　2. C　3. E

1. B。**解析**：诊断痴呆的前提是患者没有意识障碍。

2. C。**解析**：大脑皮质神经细胞出现神经原纤维缠结，最常见于路易体痴呆。

3. E。**解析**：路易体痴呆是一种神经

系统变性疾病，临床表现为波动性认知功能障碍、帕金森综合征和以视幻觉为突出

代表的精神症状，路易体痴呆的诊断主要依据病史，没有特异性的试验室检查方法。

第四节 Alzheimer 病

一、单选题：以下每道试题有五个备选答案，请选择一个最佳答案。

1. 阿尔茨海默病的病理改变描述错误的是
   A. 在脑神经细胞内发现大量的 Tau 蛋白沉积
   B. 进行性神经元损伤
   C. 神经原纤维缠结
   D. 胆碱能神经递质减少
   E. 全身血管变细

2. 阿尔茨海默病的主要表现是
   A. 记忆/认知能力下降
   B. 视神经损害
   C. 听神经损害
   D. 脑神经损害
   E. 记忆丧失

3. 关于阿尔茨海默病的特点，下述有误的一项是
   A. 是老年期最常见的痴呆类型
   B. 多见老年女性
   C. 发生间歇性认知功能障碍
   D. 中枢神经系统退行性病变
   E. 具有家族性的特点

4. 下述阿尔茨海默病中，不是其典型病理改变的一项是
   A. 神经炎性斑
   B. 神经原纤维缠结
   C. 神经元缺失
   D. 神经元胶质增生
   E. 神经细胞颗粒物沉积

5. 关于 Alzheimer 病的描述不正确的是
   A. 通常为散发

   B. 可能与遗传和环境因素有关
   C. 记忆障碍主要是远记忆障碍
   D. 可有认知障碍
   E. 部分表现为抑郁等精神症状

6. 患者男，65 岁，记忆障碍 1 年，半年前有"脑梗死"病史，致左侧肢体乏力，近 3 个月来渐进出现精神、行为异常。神经系统无新发阳性体征，简易智能检查量表评分 15 分。该患者最可能患有
   A. 轻度认知障碍   B. Alzheimer 病
   C. 血管性痴呆   D. 混合性痴呆
   E. 精神分裂症

7. 患者男，62 岁，阿尔茨海默病病史 2 年，近 2 周来患者逐渐出现悲观、抑郁表现，常唉声叹气，抱怨生活痛苦。结合患者情况考虑选择
   A. 利培酮   B. 奥氮平
   C. 喹硫平   D. 利斯的明
   E. 5 - 羟色胺再摄取抑制剂

二、共用备选答案单选题：以下提供若干组试题，每组试题共用试题前列出的五个备选答案，请为每道试题选择一个最佳答案。每个备选答案可能被选择一次、多次或不被选择。

（8~9 题共用备选答案）
   A. 糖皮质激素
   B. 乙酰胆碱酯酶抑制剂
   C. 利培酮
   D. 曲司氯铵
   E. 左旋多巴

8. 阿尔茨海默病患者改善认知功能可选用

9. 阿尔茨海默病患者改善焦虑等精神症状可选用

（10～11题共用备选答案）

  A. 功能很快丧失

  B. 功能逐渐丧失

  C. 早期即出现障碍

  D. 晚期才出现障碍

  E. 功能相对保留

10. 阿尔茨海默病患者计算能力表现为

11. 额颞叶痴呆患者计算能力表现为

参考答案与解析

1. E　2. A　3. C　4. E　5. C　6. D
7. E　8. B　9. C　10. D　11. E

1. E。解析： 该病是目前最大的神经精神疾病，由于在脑神经细胞内发现大量的 Tau 蛋白沉积，而属于 Tau 蛋白病系列。在发病过程中 β 淀粉样多肽是淀粉样前体蛋白的降解产物之一，其脑内的沉积导致了进行性神经元损伤、神经原纤维缠结、老年斑数量增加，出现胆碱能神经递质减

少。典型病理改变包括神经原纤维缠结、老年斑块、类淀粉血管病、颗粒空泡变性、神经细胞脱失。

2. A。解析： 阿尔茨海默病的临床表现：隐袭起病的、持续进行的智能衰退。记忆/认知能力下降是主要表现。

3. C。解析： 阿尔茨海默病所致的认知功能障碍是进行性的，而非间歇性的。

4. E。解析： 阿尔茨海默病的典型病理改变为神经炎性斑、神经原纤维缠结、神经元缺失和胶质增生。E 属于干扰项。

6. D。解析： Alzheimer 病合并血管性痴呆，可诊断混合性痴呆。

7. E。解析： 阿尔茨海默病患者常并发精神症状，例如抑郁；5-羟色胺研究证明在中枢水平低下与抑郁有关。可能与5-羟色胺合成释放后，又再次被重吸收摄入，导致了5-羟色胺含量降低有关，因此使用5-羟色胺再摄取抑制剂，可以抑制5-羟色胺被再次重吸收，以维持其一定的水平。

第五节　运动神经元疾病

单选题：以下每道试题有五个备选答案，请选择一个最佳答案。

1. 运动神经元病病理改变的显著特征是

  A. 神经元水肿

  B. 神经元变细

  C. 神经元选择性坏死

  D. 神经元固缩

  E. 神经元数目减少

2. 运动神经元病的神经电生理检查中，错误的是

  A. 肌电图呈典型神经源性改变

  B. 静息状态下可见纤颤电位、正锐波

  C. 肌电图呈肌源性改变

  D. 神经传导速度正常

  E. 可见有束颤电位

参考答案与解析

1. C　2. C

2. C。解析： 运动神经元病的肌电图呈神经源性损害，脑脊液正常，影像学无异常。

第四章　周围神经疾病

第一节　周围神经疾病总论

单选题：以下每道试题有五个备选答案，请选择一个最佳答案。

1. 关于周围神经疾病的说法，错误的是
   A. 糖尿病周围神经病电生理检查时可见神经传导速度减慢和末端运动潜伏期延长
   B. 糖尿病周围神经病疼痛时可采用地塞米松治疗
   C. 面神经炎起病急，常晨起发现一侧面部运动及感觉障碍，口角流涎，口、舌偏斜
   D. 三叉神经痛时卡马西平为首选药
   E. 糖尿病性周围神经病最常见的类型是远端原发性感觉性周围神经病

2. 周围神经病变的治疗最合适的是
   A. 叶酸治疗
   B. 维生素 C 类药物
   C. 多食用蛋白质类食物
   D. B 族维生素类药物以及进行理疗和康复
   E. 只进行理疗即可

第二节　面神经炎

一、单选题：以下每道试题有五个备选答案，请选择一个最佳答案。

1. 贝尔麻痹是指
   A. 三叉神经痛
   B. 面神经炎
   C. 多发性神经病
   D. 吉兰－巴雷综合征
   E. 运动轴索性神经病

2. 下列面神经炎治疗措施无效的是
   A. 复合维生素 B
   B. 糖皮质激素
   C. 抗病毒药物
   D. 物理治疗
   E. 非甾体抗炎药

3. 特发性面神经麻痹不应有的症状是
  A. 额纹消失
  B. Bell（贝尔）现象
  C. 耳后或下颌角后疼痛
  D. 舌前 2/3 味觉障碍
  E. 外耳道或鼓膜出现疼痛疱疹

4. 患者男，50 岁，晨起刷牙时左口角流水，伴左耳后痛。查体：左额纹消失，左眼闭合无力，左鼻唇沟浅，口角右歪。最可能的诊断是
  A. 左面神经炎
  B. 吉兰 - 巴雷综合征
  C. 左三叉神经第 1 支受损
  D. 中枢性面瘫
  E. 左三叉神经第 3 支受损

5. 患者男，45 岁，因面神经炎眼轮匝肌瘫痪，眼睑不能闭合。考虑给予抗生素预防眼部感染，应选用
  A. 利巴韦林滴眼液
  B. 左氧氟沙星滴眼液
  C. 盐酸奥洛他定滴眼液
  D. 利福平滴眼液
  E. 氯霉素滴眼液

6. 患者男，24 岁，既往健康，午睡时出现口角歪斜。查体：左额纹浅，Bell 征阳性，左鼻唇沟浅，舌伸居中，其他未异常。应首先采用的治疗是
  A. 针灸　　　　B. 激素
  C. 青霉素　　　D. 血塞通
  E. 维生素

二、共用题干单选题： 以下提供若干个案例，每个案例下设若干道试题，每道试题有五个备选答案，请选择一个最佳答案。

（7～8 题共用题干）

患者男，54 岁，上班时他人发现其口角歪斜，诊断为左侧面神经麻痹。

7. 不应有的体征是
  A. 左额纹消失
  B. 左眼裂大
  C. 左鼻唇沟浅
  D. 张口下颌向左偏斜
  E. 左口角下垂

8. 本病例治疗时应先用
  A. 大量抗生素　　B. 激素
  C. 针灸　　　　　D. 曲克芦丁
  E. 卡马西平

（9～10 题共用题干）

患者男，40 岁，2 天前曾有冷风吹面史。今晨起床后发现口角流涎来院就诊。查体：左侧额纹少，左侧鼻唇沟浅，露齿时口角右歪，左眼闭合时有 BellPhenomenon（贝尔现象）。

9. 患者可能的诊断为
  A. 急性炎症性脱髓鞘性多发性神经病
  B. 脑桥肿瘤
  C. 脑桥 - 小脑角肿瘤
  D. 三叉神经麻痹
  E. 面神经炎

10. 关于该患者下列描述不正确的是
  A. 该患者多在起病后 1～2 周内开始恢复
  B. 脑脊液检查发现有蛋白 - 细胞分离现象
  C. 应排除后颅窝病变
  D. 应采取措施保护暴露的角膜
  E. 病因不明确，可能与免疫反应异常有关

（11～13 题共用题干）

患者男，24 岁，既往体健。某日晨醒时觉耳后痛，1 天后口角歪向左侧，舌右侧味觉减退。他对响声感到非常不适，右眼经常有不适感。无复视、耳鸣、听力下降、肢体无力等。查体：右侧不能蹙额、

皱眉、闭目露齿时口角向左侧歪斜，舌右侧前部的味觉减退。

11. 该患者病变最可能定位于

    A. 皮质延髓束

    B. 面神经运动核

    C. 面神经

    D. 三叉神经

    E. 神经－肌肉接点

12. 最正确的诊断是

    A. 脑桥梗死

    B. 小脑脑桥角肿瘤

    C. 多发性硬化

    D. 面神经炎

    E. 桥脑神经胶质细胞瘤

13. 本病应与下列疾病作鉴别，除外

    A. 糖尿病性周围神经病

    B. 吉兰－巴雷综合征

    C. 中耳感染

    D. 小脑脑桥角肿瘤

    E. 肌营养不良症（Becker 型）

（14～16 题共用题干）

    患者男，40 岁，口角歪斜、流涎 1 天。查体：右侧额纹变浅，右眼闭合不全，右侧鼻唇沟变浅，伸舌居中，四肢肌力、肌张力正常。

14. 最可能的诊断是

    A. 脑梗死

    B. 面神经炎

    C. 脑出血

    D. 吉兰－巴雷综合征

    E. 多发性硬化

15. 该患者不可能出现的症状是

    A. 舌前 2/3 味觉丧失

    B. 听觉过敏

    C. 鼓膜疱疹

    D. 角膜反射消失

    E. Bell 现象

16. 以下哪项治疗对该患者无效

    A. 泼尼松口服

    B. B 族维生素口服

    C. 巴氯芬口服

    D. 卡马西平口服

    E. 理疗

三、共用备选答案单选题：以下提供若干组试题，每组试题共用试题前列出的五个备选答案，请为每道试题选择一个最佳答案。每个备选答案可能被选择一次、多次或不被选择。

（17～19 题共用备选答案）

    A. 痛性抽搐

    B. 有明确原发病史

    C. 脑膜瘤

    D. 多双侧周围性面瘫

    E. 皮肤游走性红斑

17. 吉兰－巴雷综合征与面神经炎的鉴别点是

18. 耳源性面神经麻痹与面神经炎的鉴别点是

19. 神经莱姆病与面神经炎的鉴别点是

参考答案与解析

1. B   2. E   3. E   4. A   5. B   6. B

7. D   8. B   9. E   10. B   11. C   12. D

13. E   14. B   15. D   16. D   17. D   18. B

19. E

    1. B。**解析：**贝尔麻痹亦称为面神经炎，是因茎乳孔内面神经非特异性炎症所致的周围性面瘫。

    2. E。**解析：**非甾体抗炎药对面神经炎无效。

    3. E。**解析：**特发性面神经麻痹是指原因不明、急性发作的单侧周围性面神经麻痹，又称面神经炎或贝尔（Bell）麻痹，病初可有麻痹侧耳后或下颌角后疼痛，主要表现为一侧面部表情肌瘫痪，不能皱额和额纹消失，眼裂不能闭合或闭合不全，试闭眼时，瘫痪侧眼球转向上外方，露出白色巩膜，称 Bell 现象。检查发现病侧鼻唇沟变浅，口角下垂，露齿时口角歪向健侧，鼓气或吹口哨时漏气，舌前 2/3 味觉障碍。但外耳道或鼓膜不会出现疼痛疱疹。

4. A。**解析**：面神经炎常急性起病，在数小时内达高峰，表现为患侧面部表情肌瘫痪，额纹消失，不能皱额蹙眉，眼裂不能闭合。体检可见患侧闭眼时眼球不能向外上方转动，露出白色巩膜，称为贝尔

征，鼻唇沟变浅，口角下垂，露齿时口角歪向健侧；由于口轮匝肌瘫痪，鼓气、吹口哨漏气。

5. B。**解析**：面神经炎时眼睑不能闭合或闭合不全，可使角膜暴露、干燥，容易导致感染，可戴眼罩防护或用左氧氟沙星滴眼液预防感染，保持角膜。

6. B。**解析**：根据本题的口角歪斜、额纹浅、Bell 征阳性等特征性表现考虑为面神经炎，其治疗应用糖皮质激素，可减轻神经水肿，减少神经受压，改善局部循环的作用。

第三节　三叉神经痛

一、单选题：以下每道试题有五个备选答案，请选择一个最佳答案。

1. 三叉神经痛最常发生的部位是三叉神经的
   A. 第一支　　　B. 第一、三支
   C. 第一、二支　D. 第二支
   E. 第二、三支

2. 原发性与继发性三叉神经痛的鉴别主要依据是
   A. 疼痛时间的长短
   B. 疼痛发作的频率
   C. 有无面部痛觉障碍，角膜反射有无改变
   D. 有无触发点或扳机点
   E. 疼痛的范围

3. 关于原发性三叉神经痛错误的是
   A. 有触发点（扳机点）
   B. 睡眠时疼痛可减少
   C. 疼痛发作时可伴有面部肌肉反射性抽搐
   D. 常伴有角膜反射消失

   E. 一般止痛不易奏效

4. 原发性三叉神经痛病因尚未明朗，但部分学者提出了周围学说，其认为病因是
   A. 压迫所致
   B. 异常放电
   C. 异位冲动
   D. 神经传导形成短路
   E. 形成伪突触

5. 关于三叉神经痛病因的周围学说，其认为病变是位于
   A. 半月神经节到脑桥间
   B. 三叉神经局部髓鞘
   C. 相邻轴索纤维突触
   D. 神经轴索内的线粒体
   E. Ranvier 结附近

6. 原发性三叉神经痛的主要特征是
   A. 痛性抽搐　　　B. 痛性扳机点
   C. 持续钝痛　　　D. 贝尔征
   E. 突发突止短暂剧痛

7. 原发性三叉神经痛不应有的表现
   A. 面部发作性剧痛

B. 患侧面部皮肤粗糙

C. 面部感觉减退

D. 痛性抽搐

E. 有触发点

8. 面颊部有短暂的反复发作的剧痛，检查时除"触发点"外无阳性体征，常见于

A. 特发性面神经麻痹

B. 三叉神经痛

C. 症状性癫痫

D. 面肌抽搐

E. 典型偏头痛

9. 患者女，65 岁，右面部发作性疼痛 2 年，诊断为原发性三叉神经痛。治疗应先用

A. 卡马西平

B. 周围支神经纯酒精封闭

C. 三叉神经节射频热凝

D. 周围支神经切断术

E. 三叉神经感觉根切断术

10. 患者女，46 岁，右侧面部间断疼痛 3 个月，加重 1 周入院。患者于 3 个月前无明显诱因出现右侧上下颌部疼痛，疼痛呈刀割样，每次发作时均感面部有抽搐感，口角偏向右侧。该患者的临床特点即

A. 神经性抽搐 　　B. 痛性扳机点

C. 贝尔征 　　　　D. 痛性抽搐

E. Ramsay – Hunt 综合征

11. 患者女，30 岁，左侧面部疼痛 3 个月，呈持续性痛，有阵发性加剧。查体发现左侧角膜反射消失，左侧面部眼裂以下痛觉减退，露齿时口角歪向右侧，左耳听力下降。最可能的诊断为

A. 周围性面神经麻痹

B. 原发性三叉神经痛

C. 继发性三叉神经痛

D. 中枢性面瘫

E. 舌下神经麻痹

12. 患者女，42 岁，1 周前无明显诱因出现口角 – 鼻翼 – 颊部疼痛，每次持续数十秒，可自行缓解，每天发作 3 ~ 5 次不等，间歇期无明显不适。根据其临床表现初步考虑为

A. 面神经炎 　　　B. 三叉神经痛

C. 面肌痉挛 　　　D. 多发性脑损害

E. 多发性神经病

二、共用题干单选题：以下提供若干个案例，每个案例下设若干道试题，每道试题有五个备选答案，请选择一个最佳答案。

（13 ~ 15 题共用题干）

患者女，85 岁，20 年来反复发作右面部闪电样疼痛，说话和鼻翼旁触摸诱发疼痛。今年已痛 10 月未缓解，伴面部肌肉反射性抽搐，口角偏向患侧。诊断为三叉神经痛。

13. 若为原发性三叉神经痛，应具备的条件是

A. 右角膜反射和右面部痛温觉减退

B. 右面部分离性感觉障碍

C. 右角膜反射存在，右面部痛温觉正常

D. 右角膜反射存在，右侧咀嚼肌无力

E. 右角膜反射减退，右侧咀嚼肌无力

14. 选用卡马西平镇痛的有效率为

A. 40% ~ 50% 　　B. 50% ~ 60%

C. 60% ~ 70% 　　D. 90%

E. 70% ~ 80%

15. 若患者药物镇痛无效，又出现肺气肿，不宜全身麻醉，选择最佳治疗方法为

A. 三叉神经显微血管减压

B. 射频热凝术

C. 三叉神经切断

D. 三叉神经脊髓束切断

E. 枕下开颅三叉神经减压

（16～17 题共用题干）

患者女，56 岁，左面部反复发作性剧烈疼痛 1 年，每次持续数秒，突发突止，讲话、吃饭可诱发，头颅 MRI 结果未见异常。

16. 此病最可能的诊断是
    A. 三叉神经痛　　B. 鼻窦炎
    C. 颞颌关节病　　D. 蝶腭神经痛
    E. 舌咽神经痛

17. 此病可能的体征是
    A. 张口时下颌偏向患侧
    B. 患侧面部感觉减退
    C. 患侧咀嚼肌无力
    D. 患侧角膜反射消失
    E. 无阳性体征

（18～19 题共用题干）

患者男，60 岁，因左侧面颊、下颌部发作性刀割样疼痛 6 个月余就诊。每次疼痛持续 30 秒到 2 分钟不等，进食可以诱发。查体：未发现神经系统阳性体征，头颅 CT 未见异常。

18. 临床诊断首先考虑为
    A. 舌咽神经痛　　B. 三叉神经痛
    C. 青光眼　　　　D. 面神经炎
    E. 急性鼻窦炎

19. 治疗首选
    A. 抗生素
    B. 卡马西平
    C. 消炎痛（吲哚美辛）
    D. 哌替啶
    E. 维生素 B$_{12}$

三、案例分析题：为不定项选择题，试题由一个病历和多个问题组成。每个问题有六个及以上备选答案，选对 1 个给 1 个得分点，选错 1 个扣 1 个得分点，直扣至得分为 0。

（20～22 题共用题干）

患者男，42 岁，近 1 个月来在刷牙时

常出现右上牙部及右面部疼痛，每次持续 5～6 秒钟，神经系统检查无阳性体征。

20. 首先应考虑的诊断是
    A. 牙痛
    B. 三叉神经痛（第二支）
    C. 三叉神经痛（第三支）
    D. 鼻窦炎
    E. 单纯感觉性发作（癫痫）
    F. 三叉神经痛（第一支）

21. 应首先做的辅助检查是
    A. 头部 X 线
    B. 头颅 CT
    C. 口腔 X 线
    D. 脑电图
    E. 腰穿脑脊液检查
    F. 肝肾功能检查

22. 如上述诊断成立，对症治疗一般首选的药物是
    A. 地西泮　　　　B. 苯巴比妥
    C. 吗啡　　　　　D. 加巴喷丁
    E. 普瑞巴林　　　F. 卡马西平

◆ 参考答案与解析

1. E　2. C　3. D　4. A　5. A　6. E
7. C　8. B　9. A　10. D　11. C　12. B
13. C　14. E　15. A　16. A　17. E　18. B
19. B　20. B　21. C　22. F

1. E。解析：第二、三支是三叉神经痛的最常发生的部位。

2. C。解析：临床上绝大多数三叉神经痛是属于原发性的，只表现为三叉神经一支或几支分布区内反复发作的短暂的剧烈疼痛，而无其他症状和体征。也有少数患者的三叉神经痛是由于半月神经节或三叉神经根部的肿瘤、桥小脑角肿瘤、蔓状动脉瘤、床突下段的颈内动脉瘤等引起的，称为继发性三叉神经痛。单从疼痛发作的

情况看，不易区分原发性和继发性（所以排除 ABE），结合其临床表现，考虑最主要的依据是有无面部痛觉障碍，角膜反射有无改变。原发性除了疼外无任何症状体征。

3. D。**解析**：三叉神经痛常局限于三叉神经一支或两支分布区，以上颌支、下颌支为多见，而这两支受累不会引起角膜反射消失；三叉神经眼支受累时引起角膜反射消失。

4. A。**解析**：原发性三叉神经痛病因有周围学说和中枢学说，周围学说认为是多因素引起的压迫所致，而中枢学说认为是异常放电所致。

5. A。**解析**：周围学说认为病变位于是在半月神经节到脑桥间的部分，半月神经节也称为三叉神经半月节，为最大的脑神经节，位于颞骨岩部尖端的三叉神经压迹处，覆盖着硬脑膜，包括在硬脑膜两层所形成的三叉神经腔内。

6. E。**解析**：三叉神经痛最大特点就是神经分布区内突发突止短暂剧痛，可以长期固定于某一区域。

7. C。**解析**：三叉神经痛为骤然发生的剧烈疼痛，但严格限于三叉神经感觉支配区内。患者面部某个区域特别敏感，易触发疼痛，称之为"触发点"。神经系统查体无阳性体征。

8. B。**解析**：三叉神经痛患者面部某个区域可能特别敏感，易触发疼痛，稍微触动即可引起疼痛发作，且疼痛从此点开始，立即放射至其他部位。凡能引起疼痛发作的部位，称为诱发区，也称"触发点"或"扳机点"。触发点常位于口角、鼻翼、颊部、舌部等处。

9. A。**解析**：原发性三叉神经痛治疗应首选卡马西平。

10. D。**解析**：痛性抽搐是三叉神经的一项临床表现，往往出现在比较严重的病例中，主要表现为因剧烈疼痛而出现面肌反射性抽搐，口角偏向患侧。

12. B。**解析**：三叉神经痛的特点是多见于40岁以上成年人，女性多于男性；疼痛常以口角、鼻翼、颊部或舌部为敏感区，疼痛可突发突止，间歇期完全正常，本例患者具有典型表现。

19. B。**解析**：卡马西平最初只用于治疗癫痫，目前被公认为治疗三叉神经痛最为有效的首选药物之一。

20. B。**解析**：据患者疼痛部位及疼痛时间，结合神经系统检查正常排除其他器质性疾病，提示原发性三叉神经痛第二支。

21. C。**解析**：患者应先做口腔 X 线检查，以排除其他牙部疾病。

第四节 炎性神经病（GBS 和 CIDP）

一、单选题：以下每道试题有五个备选答案，请选择一个最佳答案。

1. 脊髓灰质炎与吉兰-巴雷综合征的主要鉴别点是
   A. 起病时发热
   B. 腱反射减低
   C. 早期出现肌肉萎缩
   D. 可出现延髓性麻痹
   E. 无病理反射

2. 吉兰-巴雷综合征的脑脊液为
   A. 蛋白增高而细胞正常或接近正常
   B. 糖、氯化物降低
   C. 蛋白及细胞均增高
   D. 多核细胞明显增多

E. 淋巴细胞明显增多

3. 下列低钾型周期性瘫痪发作期临床症状和体征中，哪项描述正确
   A. 对称性肢体无力或完全瘫痪
   B. 远端重于近端
   C. 上肢重于下肢
   D. 伴有吞咽障碍和构音障碍
   E. 可有感觉和大小便障碍

4. Fisher 三联征包括共济失调、腱反射消失以及
   A. 眼外肌麻痹　　　B. 肢体麻木
   C. 手足出汗　　　　D. 弛缓性瘫痪
   E. 排尿障碍

5. 吉兰－巴雷综合征脑脊液蛋白细胞分离现象出现的时间最多见于
   A. 起病后 1 周内
   B. 起病后 1~2 周
   C. 起病后第 2~3 周
   D. 起病后 1 个月
   E. 起病后 2 个月

6. 吉兰－巴雷综合征起病 1 周内最常见的症状和体征
   A. 四肢弛缓性瘫痪
   B. 四肢手套袜套型感觉减退
   C. 肌萎缩
   D. 尿潴留
   E. 脑脊液蛋白－细胞分离

7. 对于吉兰－巴雷综合征，下列不正确的是
   A. 多数病前 1~4 周有感冒史或疫苗接种史
   B. 急性或亚急性起病
   C. 均有手套袜子样感觉减退
   D. 常伴有脑神经损害
   E. 起病第 3 周脑脊液蛋白－细胞分离明显

8. 吉兰－巴雷综合征的病因可能是
   A. 病毒感染周围神经
   B. 病毒感染脊髓
   C. 脊髓的自身免疫性炎症
   D. 周围神经自身免疫性炎症
   E. 细菌感染周围神经

9. 急性炎症性脱髓鞘性多发性神经病时，最常累及下列哪个脑神经
   A. 三叉神经　　　　B. 舌下神经
   C. 动眼神经　　　　D. 展神经
   E. 面神经

10. 吉兰－巴雷综合征的典型临床表现之一为四肢远端
    A. 感觉障碍比运动障碍明显
    B. 感觉和运动障碍均十分严重
    C. 仅有感觉障碍
    D. 疼痛明显
    E. 感觉障碍比运动障碍轻

11. 患者男，20 岁，四肢无力 4 天，无尿便障碍，无发热。查四肢肌力 Ⅲ 级，四肢远端痛觉减退，腱反射弱，无病理反射；脑脊液检查提示蛋白－细胞分离现象。首先考虑的疾病是
    A. 吉兰－巴雷综合征
    B. 脊髓灰质炎
    C. 周期性瘫痪
    D. 急性脊髓炎
    E. 重症肌无力

12. 患者男，32 岁，进行性四肢无力 3 天，进食咳呛 1 天。查体：神清，声低哑，有鼻音，双侧提腭差，咽反射消失，颈软，四肢肌张力低，肌力 Ⅰ~Ⅱ 级，腱反射（-），双侧肘膝以下针刺觉减退，跖反射无反应。临床的可能诊断为
    A. 吉兰－巴雷综合征
    B. 多发性肌炎

C. 椎－基底动脉血栓形成

D. 全身型重症肌无力

E. 周期性瘫痪

13. 某患者，感冒后急起四肢对称性瘫痪 1 周，肌张力减低，腱反射减弱，全身深浅感觉正常，大小便正常，电生理检查示可见 F 波，神经传导速度减慢。最可能的诊断是

A. 急性脊髓炎

B. 进行性脊肌萎缩症

C. 急性吉兰－巴雷综合征

D. 急性脊髓灰质炎

E. 周期性瘫痪

二、共用题干单选题：以下提供若干个案例，每个案例下设若干道试题，每道试题有五个备选答案，请选择一个最佳答案。

（14～15 题共用题干）

男，24 岁。因四肢麻木、瘫痪 9 天入院。诊断为慢性吉兰－巴雷综合征或慢性炎症性脱髓鞘性多发性神经病（CIDP）。

14. 下列有关 CIDP 的描述，不正确的是

A. 发病后症状达到高峰的时间超过 2 个月

B. 一般有前驱症状

C. 感觉和运动同时受到累及

D. 多有缓解复发

E. 周围神经病理检查可以发现慢性脱髓鞘改变

15. 下列哪种治疗对 CIDP 较为适宜

A. 大量抗生素静脉注射

B. 丙种球蛋白注射

C. 大量糖皮质激素

D. 血浆交换疗法

E. 维生素口服

（16～18 题共用题干）

患者女，30 岁，既往健康，晨起发病，四肢无力，进行性加重，2 天后来诊。查体：脑神经正常，四肢肌力 0 级，腱反射弱，病理反射阴性，无感觉障碍。

16. 首先应考虑的病是

A. 周期性瘫痪

B. 吉兰－巴雷综合征

C. 癔症性瘫痪

D. 急性脊髓炎

E. 重症肌无力

17. 首先应做的检查是

A. 血钾测定

B. 腰穿检查

C. 头部 CT

D. 高位颈椎 X 线片或 MRI

E. 脑电图

18. 以上检查均正常，如何治疗适宜

A. 大量皮质激素

B. 大量抗生素

C. 新斯的明口服

D. 暗示心理疗法

E. 血浆换血疗法

（19～20 题共用题干）

患者女，30 岁，3 周前患上呼吸道感染痊愈，4 天前出现双小腿无力伴刺痛感，且逐渐加重。查体：双下肢肌力 3 级，膝反射减弱，双小腿皮肤对称性感觉减退，两侧腓肠肌压痛阳性。

19. 最可能的诊断是

A. 急性脊髓炎

B. 急性横贯性脊髓炎

C. 周期性瘫痪

D. 脊髓压迫症

E. 吉兰－巴雷综合征

20. 治疗首选

A. 抗生素　　　　B. 抗病毒药物

C. 皮质类固醇　　D. 血浆置换

E. 抗凝治疗

（21～22 题共用题干）

患者男，53 岁，10 天前流涕、咳嗽，未诊治，2～3 天后自愈。2 天前出现双下肢无力，逐渐加重，次日双上肢亦无力。查体：四肢肌力 3 级，腱反射低下，感觉正常，无病理征，脑脊液正常。

21. 以下哪种诊断最可能
　　A. 周期性瘫痪
　　B. 急性脊髓炎
　　C. 急性脊髓灰质炎
　　D. 脑血栓形成
　　E. 急性炎症性脱髓鞘性多发性神经病

22. 从鉴别诊断的角度，应首先采取的方法是
　　A. 血清钾测定　　B. 病毒分离
　　C. 肌电图检查　　D. 脑脊液检查
　　E. 颈椎 CT 扫描

（23～26 题共用题干）

患者男，20 岁，四肢无力 4 天，无尿便障碍，无发热。查体：四肢肌力 3 级，四肢远端痛觉减退，腱反射消失，无病理反射，腰穿正常。

23. 首先考虑的疾病是
　　A. 急性炎症性脱髓鞘性多发性神经病
　　　（吉兰 - 巴雷综合征）
　　B. 脊髓灰质炎
　　C. 周期性瘫痪
　　D. 急性脊髓炎
　　E. 多发性肌炎

24. 这种疾病在起病前常有
　　A. 药物中毒史
　　B. 劳累和饮酒史
　　C. 腹泻或上呼吸道感染史
　　D. 外伤史
　　E. 过敏史

25. 在随后的疾病发展中患者出现呼吸肌麻痹，此时应及时给予的最重要治疗

措施是
　　A. 肾上腺皮质激素　　B. 气管切开
　　C. 大剂量维生素 B_{12}　　D. 抗生素
　　E. 吸氧

26. 患者在疾病发展过程中一般不可能出现的临床表现是
　　A. 颅神经受累
　　B. 吞咽和发音困难
　　C. 双下肢病理征
　　D. 呼吸肌麻痹
　　E. 腓肠肌疼痛

参考答案与解析

1. A　2. A　3. A　4. A　5. C　6. A
7. C　8. D　9. E　10. E　11. A　12. A
13. C　14. B　15. C　16. B　17. A　18. E
19. E　20. D　21. E　22. A　23. A　24. C
25. B　26. C

1. A。**解析：** 脊髓灰质炎起病时多有发热，肌肉瘫痪多呈节段性，且不对称，无感觉障碍，脑脊液白细胞计数常增多。

3. A。**解析：** 该病发作期可见对称性肢体无力或完全瘫痪，下肢重于上肢，近端重于远端，脑神经支配肌肉一般不受累，膀胱直肠括约肌功能也很少受累，可伴有肢体酸胀，针刺感。

4. A。**解析：** Fisher 综合征属于 GBS 的一个亚型，具有典型三联征表现，即：共济失调、腱反射消失以及眼外肌麻痹。

5. C。**解析：** 脑脊液蛋白细胞分离现象是吉兰 - 巴雷综合征的特征。自第 2 周起可出现脑脊液的蛋白细胞分离现象，即脑脊液中细胞计数正常或轻度增高。

6. A。**解析：** 该病多以肢体对称性弛缓性肌无力起病，较少累及自主神经，感觉障碍较轻，不伴肌萎缩，脑脊液中蛋白在发病数天内正常，2～4 周开始升高。

7. C。**解析：**吉兰－巴雷综合征（GBS）患者发病时多有肢体感觉异常如烧灼感、麻木、刺痛和不适感，可先于运动症状出现，感觉确实呈手套－袜子样分布，但并非每个患者都出现，可有单纯运动受累或脑神经受累的。

8. D。**解析：**吉兰－巴雷综合征是自身免疫性炎症，主要病变是周围神经广泛的炎症性节段性脱髓鞘。

10. E。**解析：**吉兰－巴雷综合征临床一般以感染性疾病后 1～3 周，突然出现剧烈以神经根疼痛（以肩、颈、腰和下肢为多），急性进行性对称性肢体软瘫，主观感觉障碍，腱反射减弱或消失为主症。其具体表现为①感觉障碍：一般较轻，多从四肢末端的麻木、针刺感开始。也可有袜套样感觉减退、过敏或消失，以及自发性疼痛，压痛以前壁肌角和腓肠肌明显。偶尔可见节段性或传导束性感觉障碍；②运动障碍：四肢和躯干肌瘫是本病的最主要

症状。一般从下肢开始，逐渐波及躯干肌、双上肢和颅神经，可从一侧到另一侧。通常在 1～2 周内病情发展至高峰。瘫痪一般近端较远端重，肌张力低下。如呼吸、吞咽和发音受累时，可引起自主呼吸麻痹、吞咽和发音困难而危及生命。

11. A。**解析：**吉兰－巴雷综合征首发症状常为四肢对称性无力，同时可有感觉障碍，脑脊液检查典型改变是蛋白－细胞分离现象。

13. C。**解析：**定位于周围神经根，为吉兰－巴雷综合征。

15. C。**解析：**CIDP 多无前驱因素，大量糖皮质激素是治疗 CIDP 最常用的药物。由于价格的问题，一般不首先采用 IVIG 治疗。

21. E。**解析：**患者四肢对称性瘫痪，且为下运动神经元性，结合患者年龄和肢体力弱缓慢进展，且有感冒病史，初步判定为急性炎症性脱髓鞘性多发性神经病。

第五节　糖尿病神经病

单选题：以下每道试题有五个备选答案，请选择一个最佳答案。

1. 糖尿病患者出现四肢无汗、皮肤干燥伴尿失禁提示存在
   A. 脑白质损害
   B. 脑皮质损害
   C. 周围神经的感觉神经损害
   D. 周围神经的运动神经损害
   E. 周围神经的自主神经损害

2. 患者女，47 岁，糖尿病病史 5 年，近半年来每于夜间出现下肢不适。如初步考虑糖尿病性周围神经病，下述该患者可能的临床表现中，叙述有误的是
   A. 主要表现为烧灼感、针刺感及电

击感
   B. 常伴有感觉不适，通常自下肢远端开始
   C. 糖尿病症状可不明显
   D. 常伴肢体麻木感、蚁走感，活动后好转
   E. 常伴有肢体无力和肌萎缩

3. 患者女，65 岁，糖尿病史 16 年，近 5 个月来感双足趾端麻木，大腿皮肤针刺样疼痛伴尿失禁、无汗就诊。查体：消瘦，营养欠佳，双手骨间肌萎缩；双肺未闻及干湿啰音，病理反射阴性；空腹血糖 12.1mmol/L，血酮（－）。下列哪项是最可能的诊断

A. 糖尿病并发脑血管意外

B. 糖尿病性神经病变

C. 糖尿病足

D. 糖尿病性自主神经病变

E. 糖尿病微血管病变

4. 患者男，39 岁，既往患糖尿病 10 余年，尿蛋白（－），近半个月感下腹部胀，排尿不畅伴尿失禁。B 超：膀胱扩大，尿潴留。其原因应考虑

A. 糖尿病肾病

B. 糖尿病合并泌尿系结石

C. 糖尿病合并泌尿系感染

D. 糖尿病合并慢性前列腺炎

E. 糖尿病自主（植物）神经病变

参考答案与解析

1. E   2. E   3. B   4. E

1. E。**解析：**神经并发症分为 3 个方面：①感觉神经：疼痛、麻木、感觉过敏；②运动神经：可见单神经麻痹引起的运动障碍，局部肌肉可萎缩；③自主神经：出汗异常、血压及心率变化、尿失禁或尿潴留等。

2. E。**解析：**糖尿病性多发性周围神经病目前机制并不明朗，临床表现是可以有肌无力的，但一般很少出现肌肉萎缩。

3. B。**解析：**患者糖尿病史 16 年，后发生双足趾端麻木，大腿皮肤针刺样疼痛伴尿失禁、无汗，考虑是糖尿病性神经病变。

4. E。**解析：**糖尿病的慢性并发症中包括神经病变。自主神经病变较常见。临床表现为瞳孔改变和排汗异常，胃排空延迟、腹泻、便秘等胃肠功能失调，以及残尿量增加、尿失禁、尿潴留等。

第六节　中毒性神经病（酒精和药物中毒）

单选题：以下每道试题有五个备选答案，请选择一个最佳答案。

1. 中毒性神经病晚期最易发展为

A. 纤维素样坏死病变

B. 节段性脱髓鞘病变

C. Wallerian 变性

D. 轴索超微结构改变

E. 洋葱球样结构形成

2. 患者男，23 岁，化工厂工人，2 周前出现手部和足部异常轻微痛感，当时未做特殊处理；近 2 天来手、足部疼痛感逐渐加重，呈烧灼样，初步考虑中毒性神经病，其最可能的中毒物质是

A. 二甲氨基丙腈　　B. 铊

C. 丙烯酰胺　　　　D. 有机磷

E. 砷

3. 患者男，57 岁，心律失常病史 2 年，一直不规律口服胺碘酮控制；近 1 周来出现四肢无力，伴有远端肢体痛觉过敏等表现，肌电图提示"失神经电位"。考虑患者最可能是

A. 中毒性远端轴索病

B. 中毒性髓鞘病

C. Romberg 综合征

D. Wallerian 综合征

E. 嵌压性神经病

参考答案与解析

1. C   2. B   3. B

1. C。**解析：**瓦氏变性，又称 Wallerian 变性。是指轴突和髓鞘的分解吸收，以及施万细胞增生等现象。中毒性神经病在晚期皆发展为 Wallerian 变性，仅少数毒物引起节段性脱髓鞘病变。

2. B。**解析：**铊中毒时因感觉神经中的粗纤维较易受累，故常出现手足烧灼样疼痛及痛觉过敏。二甲氨基丙腈中毒，以排尿困难为特点；丙烯酰胺中毒以手足多汗、步态异常、深浅感觉障碍为特点；有机磷和砷中毒引起周围神经病。

3. B。**解析：**胺碘酮致周围神经病的发生率很高，多与剂量有关。中毒性髓鞘病常以近端或远端肢体疼痛起病，伴远端肌无力，肌电图可见失神经电位，停药后症状和神经传导速度皆可改善。

第七节　遗传性神经病

单选题：以下每道试题有五个备选答案，请选择一个最佳答案。

以下哪项不属于遗传性运动感觉性神经病分类的是

A. 遗传性运动感觉性神经病 I 型
B. 遗传性运动感觉性神经病 II 型
C. 遗传性运动感觉性神经病 III 型
D. 遗传性运动感觉性神经病 IV 型
E. 遗传性运动感觉性神经病 V 型

参考答案与解析

E。**解析：**遗传性运动感觉性神经病分为：遗传性运动感觉性神经病 I 型、遗传性运动感觉性神经病 II 型、遗传性运动感觉性神经病 III 型、遗传性运动感觉性神经病 IV 型。

第七篇

内分泌学

第一章　内分泌及代谢疾病总论

第一节　内分泌系统及激素

单选题：以下每道试题有五个备选答案，请选择一个最佳答案。

1. 神经内分泌组织是指
   - A. 垂体前叶
   - B. 垂体后叶
   - C. 下丘脑
   - D. 垂体门脉系统
   - E. 鞍区的颅咽管组织

2. 下列哪项不属于腺垂体细胞分泌激素的是
   - A. MSH
   - B. GH
   - C. TSH
   - D. ACTH
   - E. SS

3. 内分泌系统的反馈调节是指
   - A. 神经系统对内分泌系统的调节
   - B. 下丘脑－垂体－靶腺之间的相互调节
   - C. 免疫系统对内分泌系统的调节
   - D. 内分泌系统对免疫系统的调节
   - E. 内分泌系统对神经系统的调节

4. 内分泌系统固有的内分泌腺有
   - A. 垂体、甲状腺、甲状旁腺、肾上腺、性腺、胰岛
   - B. 下丘脑、垂体、甲状腺、甲状旁腺、肾上腺、性腺
   - C. 下丘脑、垂体、甲状腺、甲状旁腺、肾上腺、胰岛
   - D. 甲状腺、甲状旁腺、肾上腺、性腺、胰岛
   - E. 垂体、甲状腺、甲状旁腺、肾上腺、性腺

5. 以下哪项是合成肽类激素细胞的共同特点
   - A. 内质网和高尔基复合体含量少
   - B. 胞浆内有富含肽类激素及其前体的分泌颗粒
   - C. 细胞常排列成肾形或哑铃型
   - D. 都具有神经电活动
   - E. 对神经递质有生理反应

6. 以下不参与体内能量调节的激素是
   - A. 瘦素
   - B. 胰岛素
   - C. IAPP
   - D. 脂联素
   - E. 降钙素

7. 与外分泌腺相比，下述最符合内分泌腺特征的是
   - A. 腺体组织中血运丰富
   - B. 分泌化学物质
   - C. 可作用于远部位组织
   - D. 为无导管腺体
   - E. 可进入血液循环

8. 以下对骨代谢调节有关的说法错误的是
   - A. 涉及的主要激素有：PTH、降钙素、$1,25-(OH)_2D_3$ 三种
   - B. 涉及的主要器官有骨、肾和肠
   - C. 不涉及其他激素和器官
   - D. 与 IGF-1 有关
   - E. 与生长激素有很大关系

9. 有关激素水平测定正确的是
   - A. 不同时间测定正常值相同
   - B. 激素水平高于正常一定提示功能异常
   - C. 24 小时尿中激素浓度的测定受影响

更少

D. 早餐前取血为了解基础激素水平的分泌

E. 激素分泌与体位无明显相关

10. 对血压、血容量、水与电解质平衡系统调节影响较小的激素是

A. AVP　　　　B. ANP

C. 血管紧张素　　D. 糖激素

E. 醛固酮

11. 对渗透压变化较敏感的内分泌调节系统是

A. 肾素 – 血管紧张素 – 醛固酮系统

B. PTH – 降钙素 – $1,25-(OH)_2D_3$ 调节系统

C. 下丘脑的 AVP – AVP 受体系统

D. 下丘脑的摄食 – 食欲中枢和脂肪细胞

E. 下丘脑 – 垂体 – 甲状腺轴

12. 关于激素的特点以下选项正确的是

A. 分子结构不清楚

B. 需要与特殊受体结合才能起作用

C. 激素的合成与一般蛋白质相同，并以分泌颗粒形式储存

D. 激素储存量有限

E. 血浆中每种激素组分均一

13. 在激素 – 受体相互作用的过程中，下列哪种不能充当第二信使

A. cAMP　　　　B. cGMP

C. Ca^{2+}　　　D. Cl^-

E. DAG

14. 下列内分泌调节系统中，哪项存在正反馈

A. 下丘脑 – 垂体 – 肾上腺轴

B. 下丘脑 – 垂体 – 甲状腺轴

C. 下丘脑 – 垂体 – 性腺轴

D. 肾素 – 血管紧张素 – 醛固酮

E. 甲状旁腺 – 血钙

15. 下列激素昼夜节律变化受睡眠影响较小的是

A. ACTH 和糖皮质激素

B. 生长激素

C. TSH

D. PRL

E. T_3

16. 有关激素的代谢与降解以下叙述正确的是

A. 激素的转运载体具有与激素结合的绝对特异性，一种激素只能与特定的蛋白质结合

B. 激素的半衰期与激素的类型无关，与激素的结构有关

C. 肝硬化肝功能失代偿期的蜘蛛痣是因为雌激素灭活减慢引起的小血管扩张

D. 肾无降解激素的功能

E. 外周组织常常使激素活性增强

17. 引起男性乳腺发育的疾病或药物不包括

A. 异烟肼　　　B. 支气管肺癌

C. 痛风　　　　D. 甲基多巴

E. 甲亢

18. 下列哪种组织在神经内分泌系统中起枢纽作用

A. 腺垂体　　　B. 神经垂体

C. 内分泌腺　　D. 下丘脑

E. 垂体、门静脉系统

19. 内分泌疾病的临床表现特点不包括

A. 与机体的生长发育、代谢、营养有关

B. 临床表现异常不具备"定量"的特点

C. 绝大部分内分泌疾病都伴有性腺功

能障碍

D. 内分泌疾病和代谢疾病常合并存在

E. 评价性腺功能时要将配偶作为一个临床单位来对待

参考答案与解析

1. C　2. E　3. B　4. A　5. B　6. E
7. D　8. C　9. C　10. D　11. C　12. D
13. D　14. C　15. A　16. C　17. C　18. D
19. E

1. C。**解析：** 下丘脑是神经内分泌组织。

2. E。**解析：** 腺垂体细胞分泌的激素主要有7种，它们分别为生长激素（GH）、催乳素（PRL）、促甲状腺激素（TSH）、促性腺激素（黄体生成素 LH 和卵泡刺激素 FSH）、促肾上腺皮质激素（ACTH）和黑色细胞刺激素（MSH）。生长抑素（SS）为下丘脑释放的激素。

4. A。**解析：** 下丘脑属神经系统组织。

7. D。**解析：** 内分泌腺为无导管腺体，靠反馈调节。

9. C。**解析：** 激素分泌的特点是脉冲

性、节律性及周期性，取血的瞬间只反映当时的水平，不一定反映总体分泌功能，而24小时的激素测定往往受瞬间分泌及节律性分泌的影响较少，结果更可靠。有些激素昼夜变化不大，节律性分泌不明显，可随时取血测定，如甲状腺激素；而昼夜变化明显者如 ACTH 及皮质醇、GH 等则应根据其生理规律选择时间点取血，不同时间测定正常值也不同，需特别注意；如前所述，甲状腺炎时，激素水平可明显增高，但其并无功能亢进，可自发缓解；而低 T_3 综合征时，T_3 水平虽低，但只是机体的一种适应性保护反应，并无功能低下。

13. D。**解析：** 第二信使都是小的分子或离子，细胞内有五种最重要的第二信使：cAMP、cGMP、1,2 - 二酰甘油、1,4,5 - 三磷酸肌醇、钙离子等。不包括氯离子。

17. C。**解析：** 可引起男性乳腺发育的因素：①促性腺激素、氯米芬等抑制睾酮合成或作用的药物（如异烟肼、甲基多巴）；②血清雌激素升高；③高 HCG 血症（绒癌、肺癌、肝癌、肾癌等）；④肥胖、甲亢等。

第二节　常见内分泌代谢性疾病的诊治原则

单选题： 以下每道试题有五个备选答案，请选择一个最佳答案。

1. 下列哪种试验常用于检测内分泌功能减退的动态功能

　　A. 兴奋试验　　　B. 抑制试验
　　C. 激发试验　　　D. 拮抗试验
　　E. 负荷试验

2. 下列检查方法应用于内分泌障碍病因诊断的是

　　A. 核素扫描

　　B. CT、MRI
　　C. 自身抗体检测
　　D. 静脉导管检查
　　E. 激素水平测定

3. 下列内分泌疾病治疗原则的描述，正确的是

　　A. 治疗以根除病因为主
　　B. 治疗以对症治疗为主
　　C. 治疗以替代治疗为主
　　D. 治疗以预防为主

E. 治疗以支持治疗为主

4. 下列哪项检查不属于内分泌疾病病因学检查
A. 白细胞染色体检查
B. 细针穿刺细胞病理活检
C. 受体功能研究
D. 激素受体抗体测定
E. 视野检查

5. 内分泌疾病的激素替代治疗原则是
A. 服药至青春期可停药
B. 症状缓解即可停药
C. 女患者妊娠哺乳期应停药
D. 终生服药
E. 患有其他急性病时停药

6. 患者女，40 岁，面色苍白，乏力 1 年余，月经周期延长，临床疑有内分泌腺体功能低下。此时不需做的检查是
A. 动态功能抑制试验
B. 影像学检查
C. 靶腺激素测定
D. 动态功能兴奋试验
E. 自身抗体测定

参考答案与解析

1. A　2. C　3. A　4. E　5. D　6. A

2. C。**解析：**内分泌疾病的病因诊断包括自身抗体检测、染色体检查、基因检查。

第二章 甲状腺功能亢进症

一、单选题：以下每道试题有五个备选答案，请选择一个最佳答案。

1. 患者女，54岁，因频繁出汗、心悸、紧张、怕热、胃口增加和体重减轻2月余而就诊。最可能的诊断是
   A. 甲状腺功能减退症
   B. 更年期
   C. Addison病
   D. 甲状腺功能亢进症
   E. Cushing病

2. 患者男，47岁，颈部肿物5年，近3个月来感心悸，多汗，食量加大。检查：无突眼、甲状腺Ⅱ度肿大、结节状，脉率116次/分，心、肺、腹无异常发现。根据临床表现考虑是
   A. 甲状腺腺癌
   B. 原发性甲状腺功能亢进
   C. 继发性甲状腺功能亢进
   D. 高功能甲状腺腺瘤
   E. 结节性甲状腺肿

3. 甲亢时最具有诊断意义的体征是
   A. 心率加快，第一心音亢进
   B. 弥漫性甲状腺肿伴血管杂音
   C. 突眼
   D. 脉压大
   E. 心脏增大

4. 可以作为Graves病治疗效果评价、停药时机确定及预测复发的最重要的指征是
   A. TSAb   B. TRAb
   C. TT_3 D. TT_4
   E. TBG

5. 下列抗甲状腺药物，可抑制T_4在周围组织中转化为T_3的是
   A. 甲硫氧嘧啶   B. 卡比马唑

C. 丙硫氧嘧啶   D. 甲巯咪唑
E. 碳酸锂

6. 不易合并高脂血症的疾病是
   A. 高血压
   B. 肾病综合征
   C. 阻塞性黄疸
   D. 甲状腺功能亢进症
   E. 冠心病

7. 患者女，45岁，声音嘶哑、胸闷半年余，确诊为胸骨后甲状腺肿伴甲亢。治疗宜选择
   A. 放射性^{131}I治疗
   B. 抗甲状腺药物
   C. 普萘洛尔
   D. 碘剂
   E. 甲状腺次全切除术

8. 有关Graves病，说法错误的是
   A. 可有重症肌无力
   B. 可有骨质疏松伴尿钙磷、羟脯氨酸增多
   C. 有家族发病倾向
   D. TRAb作用于甲状腺是Graves病的主要病因
   E. 患者具有高代谢综合征，总胆固醇降低

9. 以下体征中对诊断甲亢最有意义的是
   A. 甲状腺血管杂音
   B. 舌、手震颤
   C. 心率快、第一心音亢进及二尖瓣收缩期杂音
   D. 肌肉软弱无力
   E. 多食、消瘦

10. 患者女，14岁，初中二年级学生，患Graves病。治疗宜选用

A. 抗甲状腺药物

B. 立即手术治疗

C. ^{131}I 治疗

D. 镇静剂

E. 鼓励多食海带

11. 在抢救甲状腺功能亢进危象时应首选

　　A. 甲巯咪唑　　　　B. 丙硫氧嘧啶

　　C. 糖皮质激素　　　D. 复方碘液

　　E. 大量普萘洛尔

12. 患者女，25 岁，2 个月来感双手细颤，体重减轻约 5kg。查体：血压 126/68mmHg，中等体型，皮肤微潮，双手轻度细颤，无突眼，甲状腺 I 度大，未闻及血管杂音，心率 94 次/分，律齐。根据患者的临床表现是甲状腺功能亢进症，如果要证实应进一步检查

　　A. 血 TSH、T_3、T_4

　　B. 抗甲状腺抗体

　　C. 甲状腺核素扫描

　　D. 甲状腺^{131}I 摄取率

　　E. 甲状腺刺激免疫球蛋白

13. 患者女，30 岁，22 岁时因心慌、怕热、多汗、消瘦就诊，确诊 Graves 病，甲巯咪唑规律治疗 2 年。25 岁时甲亢复发。再次甲巯咪唑治疗，2 个月后甲状腺功能正常，继续治疗 1 年半停药。最近 2 个月甲亢的症状、体征再现，查血 T_3、T_4 及 TSH 确认为甲亢第 2 次复发。患者结婚 5 年，尚未生育，希望治疗甲亢后怀孕，现治疗拟选用

　　A. 大剂量碘剂

　　B. 再次甲巯咪唑治疗，疗程延长至 3~4 年

　　C. 用甲巯咪唑，甲功正常后加用^{131}I 治疗

　　D. 用甲巯咪唑，甲功正常后行甲状腺大部切除手术

E. 直接行甲状腺大部切除术

14. 患者男，44 岁，Graves 病史多年，平时不规则治疗。2 天前因感染后出现甲亢危象。下列治疗哪项是错误的

　　A. 大剂量丙硫氧嘧啶

　　B. 口服复方碘或静脉滴注碘化钠

　　C. 应用利血平或普萘洛尔

　　D. 大剂量阿司匹林降温

　　E. 氢化可的松静脉滴注

15. 患者女，23 岁，因原发性甲状腺功能亢进症在气管内插管全麻下行甲状腺双侧次全切术，术后清醒拔出气管插管后患者出现呼吸困难，伴有失音，无手足麻木。查体：T 37.3℃，P 92 次/分，R 28 次/分，BP 130/70mmHg，面红无发绀，颈部不肿，引流管通畅，有少许血液流出。引起该患者呼吸困难最可能的原因是

　　A. 喉上神经损伤

　　B. 伤口出血

　　C. 甲状腺危象

　　D. 双侧喉返神经损伤

　　E. 甲状旁腺损伤

16. 患者女，38 岁，Graves 病甲状腺次全切除术后 10 年。近 4 个月心慌、怕热、多汗、手颤抖，体重下降 5kg。血 TSH、FT_3、FT_4检查证实甲亢复发，服他巴唑（甲巯咪唑）2 周后因严重药疹而停药。下一次治疗应

　　A. 他巴唑（甲巯咪唑）加抗过敏药物

　　B. 改用丙硫氧嘧啶

　　C. 改用 β 受体阻断剂

　　D. 再次手术治疗

　　E. 用核素^{131}I 治疗

17. 患者男，5 年前因甲亢作手术治疗近半年甲亢复发，甲状腺肿大 II 度，^{131}I 甲状腺扫描显示结节摄碘功能良好，对

此患者的治疗应选择的方案是

A. 抗甲状腺药物治疗

B. 放射性 ^{131}I 治疗

C. 复方碘液治疗

D. 外科手术治疗

E. 中药 + 针灸治疗

18. 患者男，20 岁，间断心悸、出汗 2 月余，体重减轻约 3kg。查体：BP 126/68mmHg，无突眼，甲状腺Ⅱ度肿大，可闻及血管杂音，心率 94 次/分，律齐。诊断为甲状腺功能亢进症。首选的治疗是

A. 核素 ^{131}I 治疗

B. 口服复方碘溶液

C. 甲状腺大部切除术

D. 口服普萘洛尔

E. 口服丙硫氧嘧啶

19. 患者男，50 岁，甲亢，^{131}I 治疗后出现下列症状，其中不是 ^{131}I 治疗的并发症是

A. 打鼾，嗜睡

B. 突眼加重

C. 水肿

D. 甲状腺肿大更加明显

E. 便秘

20. 患者男，52 岁，4 年来因心律失常长期用乙胺碘呋酮（胺碘酮），近期出现消瘦、便频、手抖，临床诊断为碘甲亢。关于治疗的描述，错误的是

A. 停服含碘制剂后数月可自行恢复正常

B. 极少数患者于撤碘后，甲亢症状加重

C. 同位素适用于本型甲亢的治疗

D. 抗甲状腺药物治疗效果好

E. 妊娠期慎用

21. 使用碘剂治疗甲状腺功能亢进，适用于

A. 甲状腺功能亢进危象、术前准备

B. 甲状腺功能亢进性心脏病、甲状腺功能亢进危象

C. 甲状腺功能亢进危象、妊娠

D. 应激

E. Graves 眼病、术前准备

22. 患者女，36 岁，心悸、手抖、性情急躁 3 个月。6 年前生产一女婴后口服避孕药至今。为除外甲亢，最可靠的检查是

A. 心肌酶　　　　B. TT$_3$、TT$_4$

C. FT$_3$、FT$_4$　　D. TSH

E. rT$_3$

23. Graves 病时，血清激素水平变化中哪一组是正确的

A. T$_3$↑、T$_4$↑、TSH↓

B. TT$_3$↑、TT$_4$↑、TSH↑

C. TT$_3$↓、TT$_4$↓、TSH↑

D. TT$_3$↑、FT$_4$↑、TSH↑

E. TT$_3$↓、FT$_4$↓、TSH↓

24. 甲状腺功能亢进（甲亢）的早期诊断，下列检查最为敏感的是

A. 血清总三碘甲状腺原氨酸（TT$_3$）和血清甲状腺素（TT$_4$）

B. 血清游离三碘甲状腺原氨酸（FT$_3$）和血清游离甲状腺素（FT$_4$）

C. 高敏促甲状腺激素（sTSH）临床实验室

D. 基础代谢率

E. 甲状腺摄 ^{131}I 率测定

25. 患者男，50 岁，甲亢患者。甲状腺Ⅱ度肿大，有房颤。经丙硫氧嘧啶治疗 3 个月后，甲状腺未缩小，房颤未消失。此病治疗应

A. 继续原有治疗

B. 继续原治疗 + 普萘洛尔

C. 继续原治疗 + 地高辛

D. 改用放射性 ^{131}I 治疗

E. 改用手术治疗

26. 患者女，30 岁，Graves 病患者，抗甲状腺药物治疗已 2 年。是否停药，最有参考意义的指标是
    A. 甲状腺摄^{131}I 试验
    B. 血清 FT$_3$ 测定
    C. 血清 FT$_3$、FT$_4$ 测定
    D. 血清 sTSH 的测定
    E. TSAb 的测定

27. 一位疑有甲亢的患者，2 个月前曾作胆囊造影，为确定有无甲亢，下列哪项试验最有价值
    A. 甲状腺摄^{131}I 率
    B. 血清蛋白结合碘
    C. 甲状腺激素结合试验
    D. T$_3$、T$_4$
    E. TSH

28. 患者女，28 岁，2 周前与同事生气后感心慌、易饥、多汗。查体：双眼突出度 17mm，甲状腺I度大，心率 130 次/分，律齐。患者可能患有的疾病是
    A. 心肌炎
    B. 单纯性甲状腺肿
    C. Graves 病
    D. 亚急性甲状腺炎
    E. 结节性甲状腺肿伴甲亢

29. 下列症状，哪项不是甲状腺功能亢进症的常见表现
    A. 胫前黏液性水肿
    B. 多食善饥
    C. 心动过速
    D. 神经过敏
    E. 月经稀少

30. 甲状腺功能亢进症最常见的甲状腺改变是
    A. 结节性甲状腺肿

B. 弥漫性甲状腺肿
C. 慢性淋巴细胞性甲状腺炎
D. 甲状腺腺瘤
E. 甲状腺腺癌

31. 在致甲亢的各种病因中，哪种最多见
    A. 自主性高功能甲状腺结节
    B. Graves 病
    C. 甲状腺癌
    D. 多结节性甲状腺肿伴甲亢
    E. 亚急性甲状腺炎伴甲亢

32. 鉴别原发性与垂体性甲亢主要依据
    A. 血清 TSH　　　　B. 血清 FT$_3$
    C. 血清 FT$_4$　　　　D. TT$_3$
    E. TT$_4$

33. 下列哪项对诊断妊娠甲亢无帮助
    A. 血总 T$_3$、T$_4$ 升高
    B. 血 FT$_3$、FT$_4$ 升高
    C. 体重不随妊娠月数而增加
    D. 休息时脉率 100 次/分
    E. 四肢近端肌肉消瘦

34. 下述哪项检查结果不符合 Graves 症的诊断
    A. T$_3$ 抑制试验抑制率 >50%
    B. TSAb 阳性
    C. TGAb 和 TPOAb 阳性
    D. TSH 降低
    E. rT$_3$ 升高

35. 患者男，72 岁，心悸，易怒，诊断为甲状腺功能亢进症。为了听到是否有枪击音，常选择哪个血管
    A. 桡动脉
    B. 腓动脉
    C. 锁骨上动脉
    D. 颈动脉
    E. 股动脉

36. 患者女，26 岁，患 Graves 病用抗甲状

腺药物治疗中，因精神刺激发生甲状腺危象，哪种治疗方案为佳

A. 使用碘剂

B. 加大抗甲状腺药物剂量

C. 加大抗甲状腺药物剂量并使用碘剂

D. 碘剂准备治疗

E. ^{131}I 治疗

二、共用题干单选题：以下提供若干个案例，每个案例下设若干道试题，每道试题有五个备选答案，请选择一个最佳答案。

（37～39 题共用题干）

患者男，36 岁，心悸、怕热、手颤、乏力 1 年，大便不成形，每天 3～4 次。体重下降 11.5kg。查体：P 90 次/分，BP 128/50mmHg，皮肤潮湿，双手细颤，双眼突出，甲状腺弥漫性肿大，触及边缘超过胸锁乳突肌外缘，可闻及血管杂音，心率 104 次/分，律不齐，心音强弱不等，腹平软，肝脾肋下未触及，双下肢无水肿。

37. 为明确诊断，首选的检查是

A. 甲状腺摄^{131}I 率

B. 血 TSH、T_3、T_4

C. T_3 抑制试验

D. TSH 兴奋试验

E. 抗甲状腺抗体

38. 本例心律不齐，最可能的是

A. 窦性心律不齐

B. 频发室性期前收缩

C. 心房颤动

D. 心房扑动

E. 二度房室传导阻滞

39. 本例治疗首选

A. 丙硫氧嘧啶

B. 立即行甲状腺大部切除

C. 核素^{131}I

D. 普萘洛尔

E. 复方碘溶液

（40～42 题共用题干）

患者女，38 岁，诊断甲状腺功能亢进症 3 个月，口服甲巯咪唑 30mg/d、6 周，高热乏力、咽痛 3 天。查体：T 40.2℃，P 118 次/分，R 22 次/分，BP 120/80mmHg，咽充血，两肺呼吸音粗；心率 118 次/分，节律规整；腹（－）。

40. 该患者应首先检查的项目是

A. T_3、T_4　　　　B. 胸部 CT

C. 血常规　　　　D. TSH

E. 喉镜

41. 引起以上临床表现最可能的原因是

A. 上呼吸道感染

B. 药物过敏

C. 甲状腺功能减退

D. 合并咽喉炎

E. 粒细胞缺乏症

42. 最佳的治疗措施是

A. 在抗甲状腺治疗的同时积极抗感染

B. 加大抗甲状腺药物剂量

C. 激素冲击治疗

D. 停用抗甲状腺药物，升白细胞治疗，抗感染

E. 继续抗甲状腺治疗，升白细胞治疗，抗感染治疗

（43～45 题共用题干）

患者女，17 岁，颈部增粗半年，无不适。查体：甲状腺Ⅲ度弥漫性肿大，质软，无压痛。心率 72 次/分。T_3、T_4、TSH 正常。甲状腺摄^{131}I 率：2 小时 48%，24 小时 60%；TgAb、TPOAb（－）。

43. 确诊需要进行下述哪一项检查

A. TSAb　　　　B. TBAb

C. T_3 抑制试验　　　　D. rT_3

E. 甲状腺扫描

44. 预计患者最可能出现的异常是
    A. TSAb（＋）
    B. TBAb（＋）
    C. 甲状腺摄碘率可被 T_3 所抑制
    D. rT_3 增高
    E. 甲状腺扫描不显影

45. 治疗应选择
    A. 观察
    B. 碘化食盐加含碘食物
    C. 抗甲状腺治疗
    D. $L-T_4$
    E. 手术

（46～48 题共用题干）

患者男，30 岁，右侧甲状腺单发结节，质硬，生长迅速，近 1 周伴声音嘶哑，ECT 示右甲状腺冷结节。

46. 为明确诊断下列检查最有意义的是
    A. 确切的体检
    B. 颈部 X 线摄片
    C. 穿刺细胞学检查
    D. 甲状腺 B 超
    E. 甲状腺 CT

47. 如未能确诊，拟行手术，应采用的术式是
    A. 结节切除术
    B. 患侧腺体全切
    C. 颈部淋巴结清除术
    D. 患侧腺体大部分切除，加冰冻切片检查
    E. 患侧全切，峡部切除，对侧大部切除

48. 如病理报告为甲状腺乳头状癌，又无远处转移表现，应采用的术式是
    A. 患侧全切 + 颈部淋巴结清除
    B. 患侧全切，峡部切除，对侧大部切除
    C. 双侧甲状腺全部切除

D. 患侧腺体大部切除，峡部切除
E. 患侧腺体大部切除加颈部淋巴结清除

（49～51 题共用题干）

患者女，20 岁，心慌、多汗，胃纳亢进伴消瘦 2 个月余就诊。查体：甲状腺 Ⅱ 度肿大，右上极可闻及血管杂音。

49. 在询问病史及体检时，最不可能出现的是
    A. 手抖　　　　　B. 舌颤
    C. 月经过多　　　D. 水冲脉
    E. 突眼

50. 初诊时选择最合理的检查是
    A. FT_3、FT_4、TSH 测定
    B. TRAb、TRH 兴奋试验
    C. T_3 抑制试验
    D. TT_3、TT_4、TSH 测定
    E. T_3U 试验

51. 患者被诊断为"Graves 病"，下列最不可能出现的是
    A. TSH↓
    B. TSH↑
    C. TRAb 阳性
    D. TgAb、TPOAb↑
    E. 吸碘率正常

（52～55 题共用题干）

患者女，26 岁，妊娠 3 个月，多食，怕热，易怒，甲状腺稍大。血 FT_3↑，FT_4↑，TSH↓。

52. 诊断为
    A. Craves 病
    B. 妊娠合并甲亢
    C. 亚临床型甲亢
    D. 亚急性甲状腺炎
    E. 桥本甲状腺炎

53. 治疗选择

A. 首选药物治疗

B. 待分娩后治疗甲亢

C. 首选碘剂治疗

D. 首选放射性^{131}I治疗

E. 首选手术治疗

54. 药物治疗首选

A. PTU B. MM

C. TH D. MTU

E. CMZ

55. 该患者对抗甲状腺药物有过敏反应，治疗宜选择

A. 放射性^{131}I治疗

B. 甲状腺次全切除术

C. 待分娩后治疗

D. 碘剂

E. 普萘洛尔

（56～59题共用题干）

患者男，55岁，身高172cm，体重80kg。因胃纳亢进易饥，伴心慌、多汗2月余就诊。查体：明显肥胖，情绪较急躁、皮肤略潮湿，甲状腺不大，心率124次/分，血压140/70mmHg。双手细微震颤（－）。

56. 在初次就诊考虑可能的诊断时，下列哪项考虑是错误的

A. 可能存在糖尿病

B. 可能存在糖耐量异常

C. 可以除外甲状腺功能亢进

D. 可能存在高胰岛素血症

E. 可能存在反复发作的低血糖

57. 为了进一步明确诊断，应做多种实验室检查，下列哪项是不必要的

A. 糖基化血红蛋白测定

B. 胰岛素及C肽水平测定

C. 24小时尿VMA测定

D. OGTT

E. 甲状腺功能测定

58. 此时患者HbA1C（糖化血红蛋白）8.7%，推测患者血糖水平持续增高至少多少时间

A. 2～3周 B. 2～3月

C. 4～6周 D. 2～3天

E. 6个月

59. 假如患者此时同时伴有甲状腺功能亢进，下列哪种情况是不可能出现的

A. 糖耐量增加

B. 糖耐量下降

C. 高胆固醇血症可能减轻

D. 降糖药剂量可能增加

E. 发生心绞痛的机会增大

（60～62题共用题干）

患者女，28岁，已婚。因消瘦、乏力、胃纳亢进、心慌4月余就诊。近2年应用口服避孕药避孕。

60. 下列哪项体征对诊断最有意义

A. 双眼裂增宽

B. 双手震颤

C. 心动过速

D. 体温37.5℃

E. 甲状腺肿大Ⅱ度，双上极可闻及血管杂音

61. 对此患者来说，下列哪项检查最有意义

A. TT$_3$、TT$_4$、TSH测定

B. FT$_3$、FT$_4$、TSH测定

C. 甲状腺吸碘率测定

D. TSH受体抗体的测定

E. TgAb、TPOAb测定

62. 规则服用甲巯咪唑（他巴唑）治疗15年症状控制准备停药，停药前必须做下列哪项检查

A. TgAb、TPOAb测定

B. 甲状腺吸碘率测定

C. FT$_3$、FT$_4$、TSH测定

D. T_3 抑制试验

E. TRH 兴奋试验 + TSH 受体抗体的测定

（63~65 题共用题干）

患者女，35 岁，颈前区肿块 10 年，近年来易出汗、心悸、渐感呼吸困难。查体：晨起心率 104 次/分，BP 120/60mmHg，无突眼，甲状腺Ⅲ度肿大，结节状，心电图示窦性心律不齐。

63. 初步诊断最可能是

A. 原发性甲亢

B. 单纯性甲状腺肿

C. 继发性甲亢

D. 桥本甲状腺炎

E. 亚急性甲状腺炎

64. 确诊主要根据

A. 颈部 CT

B. 血 T_3、T_4 值

C. 甲状腺 B 超

D. 颈部 X 线检查

E. MRI

65. 最佳的治疗方法是

A. 内科药物治疗

B. 甲状腺大部切除术

C. 甲状腺全切术

D. 同位素治疗

E. 外放射治疗

三、共用备选答案单选题：以下提供若干组试题，每组试题共用试题前列出的五个备选答案，请为每道试题选择一个最佳答案。每个备选答案可能被选择一次、多次或不被选择。

（66~71 题共用备选答案）

A. TSH（促甲状腺激素）

B. 碘剂

C. 硫脲类衍生物

D. 放射性 ^{131}I

E. 过氯酸钾

66. 抑制甲状腺素的释放

67. 促进碘化物被甲状腺细胞摄取

68. 促进甲状腺素的释放

69. 甲状腺腺泡上皮在电离辐射下受到破坏

70. 阻止甲状腺素的合成

71. 抑制甲状腺吸收碘

（72~74 题共用备选答案）

A. 亚急性甲状腺炎

B. Graves 病

C. 甲状腺功能亢进

D. 慢性淋巴细胞性甲状腺炎

E. 甲状腺腺瘤

72. 大量淋巴细胞浸润甲状腺

73. T_3、T_4 增高，甲状腺摄碘率降低

74. TSAb（+）

（75~77 题共用备选答案）

A. 弥漫性甲状腺肿伴甲亢

B. 亚急性甲状腺炎

C. 甲状腺腺瘤

D. 神经症

E. 单纯性甲状腺肿

75. 患者女，28 岁，心悸、怕热、多汗 2 个月。查甲状腺肿Ⅰ度肿大，血 T_3、T_4 增高、甲状腺摄 ^{131}I 率增高，高峰前移。诊断为

76. 患者女，41 岁，颈部增粗 2 年，食量大。查甲状腺Ⅱ度肿大，甲状腺摄 ^{131}I 高峰不提前，血 FT_3、FT_4 正常。诊断为

77. 患者女，46 岁，心悸、怕热、多汗 1 周，因心情烦躁就诊。查甲状腺肿Ⅱ度肿大，痛（+），血 T_3、T_4 增高，甲状腺 ^{131}I 摄取率减低。诊断为

（78~82 题共用备选答案）

A. 6 个月

B. 3~4 个月后

C. 4~6 个月

D. 2~3 月内

E. 7~10 天

78. 妊娠甲亢手术的适宜时间在

79. 抗甲状腺药物治疗甲亢最易发生粒细胞减少的时间是初始治疗的

80. 放射性^{131}I 治疗甲亢，症状明显缓解或在治疗的

81. 甲亢术前加服复方碘溶液在术前

82. 第 2 次放射性^{131}I 治疗甲亢应在第一次治疗后

四、案例分析题：为不定项选择题，试题由一个病历和多个问题组成。每个问题有六个及以上备选答案，选对 1 个给 1 个得分点，选错 1 个扣 1 个得分点，直扣至得分为 0。

（83～86 题共用题干）

患者男，58 岁，心悸、手抖 3 年，加重 1 个月。查体：P 110 次/分，BP 160/60mmHg，消瘦，皮肤潮湿，甲状腺可触及，可闻及血管杂音，颈静脉无怒张，心界不大，心率 134 次/分，心律绝对不整，心音强弱不等，肺、腹（－），双下肢不肿。

83. 该患者最可能的病因是

   A. 冠心病

   B. 老年退行性心脏病

   C. 扩张型心肌病

   D. 高血压性心脏病

   E. 甲亢性心脏病

   F. 甲状腺功能减退

84. 首选治疗方案应为

   A. 抗甲状腺药物

   B. 手术

   C. 放射性碘

   D. 先辅以药物治疗，病情有所控制后行放射性碘治疗

   E. 先辅以药物治疗，病情有所控制后行手术治疗

   F. 口服左甲状腺素钠片

85. 针对并发症应给予

   A. 常规量洋地黄类药物

   B. β 受体阻断剂

   C. 小剂量洋地黄类药物，酌情 β 受体阻断剂

   D. 乙胺碘呋酮（胺碘酮）

   E. 洋地黄类药物＋乙胺碘呋酮（胺碘酮）

   F. 大剂量洋地黄类药物

86. 该患者如选用放射性碘治疗，其长、短期并发症最可能分别是

   A. 甲状腺功能减退症、放射性甲状腺炎

   B. 甲亢复发、放射性甲状腺炎

   C. 心功能恶化、甲亢危象

   D. 甲状腺功能减退症、甲状腺肿加重

   E. 致癌、甲状腺炎

   F. 放射性甲状腺炎＋甲状腺肿加重

（87～91 题共用题干）

患者女，24 岁，未婚未育，因"怕热、多汗，消瘦 2 月，伴心悸 10 天"来诊。2 月前，患者无明显诱因出现怕热，多汗，且有体重下降，至今已减轻 10kg，近 10 天来出现心悸，以运动时尤剧。既往体健。

87. 该患者下列哪种疾病的可能性最大

   A. 2 型糖尿病

   B. 神经官能症

   C. 恶性贫血

   D. 甲状腺功能亢进症

   E. 重度贫血

   F. 1 型糖尿病

   G. 肺结核

   H. 重度肝炎

88. 该患者可能伴有下列哪一种（或哪几种）症状及体征

   A. 失眠　　　　　B. 月经减少

   C. 大便次数增加　　D. 咳嗽

E. 紧张焦虑　　F. 面色苍白

G. 肝区肿大　　H. 记忆力增强

89. 如果上述所选的症状及体征均存在，对于确诊该病具有重要作用的检查是

A. 神经诱发电位

B. 甲状腺功能

C. 血糖

D. 血常规

E. 胸片

F. 大便查找寄生虫卵

G. 胃镜

H. 肝功能

90. 下列哪一种（或哪几种）药物可用于治疗该疾病

A. 丙硫氧嘧啶

B. 维生素 B_6

C. 磺脲类药物

D. 异烟肼

E. 他巴唑

F. 叶酸和维生素 B_{12}

G. 地巴唑（甲巯咪唑）

H. 利福平

91. 给患者服用上述药物前一般至少需要做哪项检查

A. 血脂　　　　B. 心电图

C. 血糖　　　　D. 尿常规

E. 血常规　　　F. 肝功能

G. 乙肝两对半　H. 胸部 X 线片

参考答案与解析

1. D　2. C　3. B　4. A　5. C　6. D
7. E　8. D　9. A　10. A　11. B　12. A
13. D　14. D　15. D　16. B　17. B　18. E
19. D　20. C　21. A　22. C　23. A　24. D
25. D　26. E　27. D　28. C　29. A　30. B
31. B　32. A　33. A　34. A　35. E　36. C
37. B　38. C　39. B　40. C　41. E　42. D

43. C　44. C　45. B　46. C　47. D　48. B
49. C　50. A　51. B　52. B　53. A　54. A
55. B　56. C　57. B　58. B　59. A　60. E
61. B　62. E　63. C　64. B　65. B　66. B
67. A　68. A　69. B　70. B　71. B　72. D
73. A　74. B　75. A　76. C　77. B　78. C
79. D　80. B　81. E　82. A　83. E　84. D
85. C　86. A　87. D　88. ABCE　89. B
90. AE　91. EF

1. D。**解析：** 甲状腺功能亢进症的表现很多，包括甲状腺肿；脉差增大；心动过速；皮肤湿暖；震颤；心房颤动；紧张；频繁发汗；怕热；心慌；眼球突出；胫前黏液性水肿；食欲亢进，体重减轻；腹泻和失眠。

2. C。**解析：** 原发性甲状腺功能亢进以 20~40 岁多发，甲状腺肿大与甲亢同时出现；继发性甲状腺功能亢进：40 岁以上多见，先有甲状腺肿大，多年后甲亢；高功能甲状腺腺瘤：单发结节或囊肿；甲状腺腺癌少见。患者先发现甲状腺肿大，多年后出现甲亢症状，结合查体无突眼、甲状腺Ⅱ度肿大、结节状，因此考虑为继发性甲亢。

3. B。**解析：** 甲亢时最具有诊断意义的体征是弥漫性甲状腺肿伴血管杂音。

4. A。**解析：** TSAb 阳性有助于 Graves 病的诊断，并且随着病情好转而滴度下降，TSAb 可以作为 Graves 病治疗效果评价、停药时机确定及预测复发的最重要的指征。

5. C。**解析：** 丙硫氧嘧啶（PTU）半衰期为 60 分钟，具有在外周组织中抑制 T_4 向 T_3 转换的独特作用，控制甲亢症状快，但必须保证 6~8 小时给药一次。

7. E。**解析：** 胸骨后甲状腺肿伴甲亢是手术的指征。

8. D。**解析：** TRAb（TSH 受体抗体）是导致 Graves 病最重要的原因。

9. A。**解析**：甲状腺血管杂音是局部血流增加及功能亢进的特征标志，不见于任何其他甲状腺疾病，而 B、C、D 均为非特异指标；突眼也不代表肯定有功能亢进，其可以不与甲状腺功能亢进同时出现，或完全不伴随功能异常，甚至极少数桥本病也可伴有突眼。

10. A。**解析**：Graves 病主要治疗方法为抗甲状腺药物治疗、手术治疗和放射性核素[131]I 治疗三种。此例是 14 岁的女学生，甲亢初治，首选治疗是选用抗甲状腺药物。年龄 25 岁以下为放射性碘治疗的禁忌证。海带含有大量碘，大剂量碘可抑制甲状腺激素和合成、减少甲状腺充血，因而迅速减轻甲状腺功能亢进症状，使甲状腺缩小、变硬。但这个作用是暂时的，3~4 周后碘的这种作用渐渐消失，症状再现，称为碘作用"脱逸"。更主要的是脱逸后甲状腺中浓聚的大量碘和以后继续服食的海带中碘作为合成甲状腺激素的原料，影响抗甲状腺药物的治疗作用。此期间如果发生甲状腺危象，用碘即已无效。因此 Graves 病应忌食含碘食物和药物。

12. A。**解析**：甲亢诊断的三个指标：①高代谢症状和体征；②甲状腺肿伴或不伴血管杂音；③血清甲状腺激素水平增高，TSH 减低。

13. D。**解析**：该女性患者患 Graves 病用甲巯咪唑治疗有效，但停药则复发，该患者希望治疗后怀孕，所以宜继续用甲巯咪唑，甲功正常后行甲状腺大部切除手术的治疗方案最好。而大剂量碘剂仅适用于甲状腺危象及术前准备；在甲状腺大部切除术前均需先口服抗甲状腺药物，不能直接行甲状腺手术，否则会引起甲状腺危象；该患者想怀孕，而妊娠为[131]I 治疗的禁忌证。

14. D。**解析**：水杨酸盐（如阿司匹林）可与 T_4、T_3 竞争与甲状腺结合蛋白的结合，使游离甲状腺激素增加，且大量水杨酸盐也增加代谢率，故在甲亢危象中不宜使用。

15. D。**解析**：该患者颈部不肿，引流管通畅，仅有少许血液流出，不考虑切口内出血压迫气管；喉上神经外支损伤表现为声带松弛或声调降低，内支损伤易发生误咽或呛咳，该患者伴有失音、呼吸困难，考虑双侧喉返神经损伤。甲状腺危象主要表现为高热，脉快，同时合并神经、循环及消化系统严重功能紊乱。甲状旁腺损伤后出现低钙，从而导致手足抽搐。

16. B。**解析**：药物治疗甲亢的使用范围：适应证为轻中度患者、甲状腺轻中度肿大、<20 岁、不适手术、手术或放射碘治疗前、手术后复发且不适放射治疗者。药物有丙硫氧嘧啶，妊娠、甲危等严重病例首选。

17. B。**解析**：术后复发，且摄碘功能良好，属放射性[131]I 治疗适应证。

19. D。**解析**：[131]I 治疗后可以出现甲减，表现为水肿、便秘、嗜睡等，也可出现突眼加重。

20. C。**解析**：碘甲亢时，甲状腺组织中的碘已经几乎饱和，此时再给碘，吸收效果不好，[131]I 也是如此。

21. A。**解析**：有机碘剂减少甲状腺局部血流，抑制甲状腺激素合成及释放，抑制 T_4 向 T_3 的转换。但时间久后作用脱逸，反而影响抗甲状腺药物疗效，加重原有症状。仅用于术前准备及甲亢危象。

22. C。**解析**：游离 T_3、游离 T_4、游离 T_4 指数（FT_4）为具有生理活性的甲状腺激素，不受 TBG 影响，是诊断临床甲亢的首选指标。

24. C。**解析**：血清 TSH 浓度的变化是甲状腺功能亢进的早期诊断指标。

25. D。**解析**：丙硫氧嘧啶治疗 3 个月后无明显效果，考虑改变治疗方案，有房颤，不宜手术，所以放射性 ^{131}I 治疗。

27. D。**解析**：T_3、T_4 检查的结果不受以前是否用过碘剂的影响，而甲状腺摄 ^{131}I 率、血清蛋白结合碘和甲状腺激素结合试验都因曾用过碘剂而受影响。此患者 2 个月前曾做过胆囊造影，造影剂是碘剂，因而 T_3、T_4 应该最有价值。

28. C。**解析**：依据上述资料此患者应为甲亢、甲状腺肿大、突眼征，符合 Graves 病。

29. A。**解析**：甲状腺激素是促进新陈代谢，促进机体氧化还原反应，代谢亢进需要机体增加进食；胃肠活动增强，出现便次增多；虽然进食增多，但氧化反应增强，机体能量消耗增多，患者表现体重减少；产热增多表现怕热出汗，个别患者出现低热；甲状腺激素增多刺激交感神经兴奋，临床表现心悸、心动过速，失眠，月经稀少，情绪易激动、甚至焦虑。

30. B。**解析**：甲状腺功能亢进症按其病因不同可分为多种类型，其中最常见的是弥漫性甲状腺肿伴甲亢，男女均可发病，以中青年女性多见。

31. B。**解析**：引起甲亢的病因很多，其中最多见的是 Graves 病，而其余四种均相对少见。

32. A。**解析**：下丘脑分泌 TRH，垂体分泌 TSH，甲状腺分泌 T_3、T_4，垂体性甲亢 TSH 增高，T_3、T_4 同时增高，而原发性甲亢 T_3、T_4 增高，反馈抑制 TSH，使 TSH 降低。

33. A。**解析**：血总 T_4 是指 T_4 与蛋白结合的总量，受甲状腺激素结合球蛋白（TBG）等结合蛋白量和结合力变化的影响。TBG 受妊娠等的影响而升高。血总 T_3 浓度的变化常与血总 T_4 的改变平行。所以诊断妊娠甲亢时血总 T_3、T_4 升高对诊断无帮助，应参考依赖血清 FT_4，FT_3 和 TSH。

34. A。**解析**：T_3 抑制试验：甲状腺摄 ^{131}I 率的高低和甲状腺功能状态有关。甲亢患者甲状腺摄 ^{131}I 率增高，甲低患者甲状腺摄 ^{131}I 率减低，但在正常情况下，给予一定剂量的甲状腺激素（包括 T_3 和 T_4）可以减少甲状腺摄 ^{131}I 率。这是因为在正常情况下，甲状腺摄取碘的功能与垂体分泌促甲状腺激素（TSH）之间有反馈调节的关系，即当血液内甲状腺激素含量增高时，TSH 的释出减少，甲状腺的摄碘功能就受到抑制，因此出现甲状腺摄 ^{131}I 率减低。当甲状腺功能亢进时，因甲状腺的分泌具有自主性，可使上述反馈调节关系被破坏，因而无抑制现象。根据以上原理，临床上对症状不典型的甲亢患者口服一定剂量的甲状腺激素，并测定服甲状腺激素前后的 2 次甲状腺摄 ^{131}I 率。如若服用激素后，甲状腺摄 ^{131}I 率明显下降，则考虑此患者可能不是甲亢；如果服激素后甲状腺摄 ^{131}I 率不下降或很少下降，则考虑此患者可能是甲亢。这个试验称为甲状腺抑制试验。

35. E。**解析**：枪击音是指在四肢动脉处听到的一种短促的如同开枪时的声音，主要见于脉压增大的患者，如主动脉瓣关闭不全、动脉导管未闭、甲状腺功能亢进症、严重贫血等。听诊部位常选择股动脉。

46. C。**解析**：结合患者临床表现及 ECT 示冷结节，以上提示甲状腺癌，因此诊断最有意义的检查是穿刺活检。

47. D。**解析**：还未确诊应先行冰冻切片检查明确诊断。

72～74. D、A、B。**解析**：大量淋巴细胞浸润甲状腺提示慢性淋巴细胞性甲状腺炎；甲状腺摄碘率增高伴高峰前移是甲亢的表现，但不能确定病因；有机碘治疗在国内目前主要用于甲亢危象及手术前准备。亚急性甲状腺炎甲状腺毒症阶段表现高甲状腺素与低摄碘率分离的特征。TSAb 是 Graves 病的致病原因，阳性有确定病因的意义。

83. E。**解析**：由病例可知，患者甲状腺肿大，有血管杂音，血压升高，心率增快，但颈静脉无怒张，伴有心悸、手抖、消瘦，皮肤潮湿等症状，与甲亢典型临床表现相符合，同时有严重心律失常，考虑诊断为甲亢性心脏病。

84. D。**解析**：中老年甲亢继发性心脏病，以放射性碘治疗为首选，安全，有效。

85. C。**解析**：患者心率增快，心律绝对不齐，心音强弱不等，表明患者并发快速房颤，而对于甲亢引起的房颤，可予以小剂量洋地黄类药物与 β 受体阻断剂合用，可有效减慢房室传导，使心室率减慢。A 项，甲亢患者对洋地黄类制剂代谢清除率快，所需剂量大，常规使用时易中毒；单独使用 β 受体阻断剂对房颤效果不佳。

86. A。**解析**：甲减是放射性碘长期治疗最主要的并发症，年递增率 1% ~ 3%；而放射性甲状腺炎在放射性碘治疗后 7 ~ 10 天可发生。

第三章 糖尿病

一、单选题：以下每道试题有五个备选答案，请选择一个最佳答案。

1. 有关糖尿病的概念不正确的是
   - A. 是一组临床综合征
   - B. 高血糖是重要标志
   - C. 可引起水、电解质代谢紊乱
   - D. 胰岛素绝对缺乏是最主要的改变
   - E. 晚期引起多脏器功能衰竭

2. 糖尿病神经并发症中，最常见的是
   - A. 脊髓病变
   - B. 神经根病变
   - C. 周围神经病变
   - D. 中枢神经系统病变
   - E. 脑神经病变

3. 符合糖尿病酮症酸中毒的实验室检查是
   - A. 血二氧化碳结合力升高
   - B. 血酮体升高
   - C. 血白细胞下降
   - D. 血钠升高
   - E. 血乳酸下降

4. 关于糖尿病的胰岛素治疗，正确的是
   - A. 肥胖的糖尿病患者较适宜用胰岛素治疗
   - B. 1 型糖尿病患者可不用胰岛素治疗
   - C. 清晨高血糖而半夜有饥饿感、出冷汗的糖尿病患者应增加胰岛素剂量
   - D. 因感染发热而厌食的糖尿病患者应将胰岛素剂量加倍
   - E. 经一段时间的胰岛素治疗后，可产生胰岛素抗体

5. 糖尿病微血管的病变特点是
   - A. 毛细血管的动脉粥样硬化管腔狭窄
   - B. 毛细血管基底膜增厚，PAS 染色阳性
   - C. 毛细血管微血栓形成，血流速慢
   - D. 毛细血管钙化，通透性降低
   - E. 毛细血管的内皮细胞受损

6. 高血压患者发生胰岛素抵抗时，以下何指标判断胰岛素敏感性
   - A. 空腹血糖水平
   - B. 空腹胰岛素水平
   - C. 葡萄糖耐量试验
   - D. 餐后血糖水平
   - E. 外周血液的糖化血红蛋白

7. 不是高渗性非酮症性糖尿病昏迷常见诱因的是
   - A. 腹泻
   - B. 服用双胍类降糖药
   - C. 服用噻嗪类利尿药
   - D. 感染
   - E. 血液透析

8. 糖尿病酮症酸中毒最常见诱因为
   - A. 妊娠和分娩
   - B. 胰岛素中断或不适当减量
   - C. 创伤，手术
   - D. 严重感染
   - E. 饮食不当

9. 抢救糖尿病酮症酸中毒昏迷患者，静脉给予小剂量胰岛素治疗，每小时的用量最合适是
   - A. 0.1U/kg
   - B. 0.4U/kg
   - C. 0.5U/kg
   - D. 0.7U/kg
   - E. 1.0U/kg

10. 口服阿卡波糖对餐后高血糖有明显的抑制作用，其机制为
    - A. α－葡萄糖苷酶抑制剂
    - B. 抑制蛋白质非酶促糖基化
    - C. 增加外周组织对胰岛素的敏感性
    - D. 增加胰岛素分泌

E. 增加骨骼肌细胞对葡萄糖的摄取

11. 关于糖尿病饮食治疗原则不正确的是
    A. 糖类占总热量的 50% ~60%
    B. 脂肪占总热量的 25% ~30%
    C. 蛋白质占总热量的 30%
    D. 蛋白质至少 1/3 来自动物蛋白
    E. 提倡粗制米面及杂粮

12. 下列哪项是糖尿病酮症酸中毒补钾的原则
    A. 治疗酸中毒起初的 2 小时
    B. 治疗前，血钾正常，每小时尿量 20 毫升以上
    C. 治疗前，血钾正常，每小时尿量 40 毫升以上
    D. 治疗前，血钾正常，每小时尿量 30 毫升以上
    E. 治疗前，血钾高于正常

13. 下列情况不宜使用双胍类降糖药的是
    A. 2 型糖尿病的辅助治疗
    B. 年龄大的 2 型糖尿病患者
    C. 与磺脲类药物联合应用
    D. 与葡萄糖苷酶抑制剂联合应用
    E. 2 型糖尿病伴肝肾功能不全

14. 1 型糖尿病的特点是
    A. 年龄是发病因素
    B. 病毒感染是最重要的环境致病因素
    C. ICA、抗胰岛 64kD 自身抗体阴性可否定 1 型糖尿病诊断
    D. 染色体 6p 上 HLA – D 基因决定 1 型糖尿病的遗传易感性
    E. 胰岛素抵抗

15. 如何处理胰岛素治疗糖尿病过程中 Somogyi 现象
    A. 减少饮食总热量
    B. 增加胰岛素剂量
    C. 减少晚间胰岛素剂量

D. 加用双胍类药
E. 减少糖类摄入

16. 糖尿病酮症酸中毒时血酮体大于
    A. 3mmol/L
    B. 8mmol/L
    C. 10mmol/L
    D. 15mmol/L
    E. 20mmol/L

17. 下述哪项不支持 1 型糖尿病的诊断
    A. 对胰岛素敏感
    B. 幼年发病
    C. 消瘦明显
    D. 易出现反应性低血糖
    E. 易出现酮症酸中毒

18. 下列关于 2 型糖尿病的论述，错误的是
    A. 可无明显"三多一少"症状
    B. 可表现为餐后反应性低血糖
    C. 餐后 2 小时血糖≥11.1mmol/L
    D. 餐后血糖增高的同时空腹血糖也增高
    E. 尿糖检查可出现阴性

19. 糖尿病乳酸性酸中毒的血乳酸水平是
    A. <3mmol/L
    B. <5mmol/L
    C. >3mmol/L
    D. >5mmol/L
    E. >4mmol/L

20. 以下哪项符合 IFG 的诊断
    A. 空腹血糖 7.1mmol/L，OGTT 2 小时血糖 7.4mmol/L
    B. 空腹血糖 6.7mmol/L，OGTT 2 小时血糖 8.0mmol/L
    C. 空腹血糖 6.7mmol/L，OGTT 2 小时血糖 7.1mmol/L
    D. 空腹血糖 7.1mmol/L，OGTT 2 小时血糖 11.1mmol/L
    E. 空腹血糖 6.0mmol/L，OGTT 2 小时血糖 6.8mmol/L

21. 有关 2 型糖尿病，正确的是

A. 中老年患者多见，慢性并发症较 1 型轻

B. 应激情况下可发生酮症酸中毒

C. 30 岁前发病者往往症状严重

D. 胰岛功能正常

E. 不需使用胰岛素治疗

22. 糖尿病酮症酸中毒抢救的主要措施是

    A. 补钠

    B. 抗感染

    C. 补液 + 胰岛素

    D. 纠正脱水

    E. 降低血糖

23. 依据糖尿病诊断标准，确诊糖尿病选用

    A. 全血血糖

    B. 血浆血糖

    C. 糖化血红蛋白

    D. 尿糖定性

    E. 24 小时尿糖定量

24. 患者女，72 岁，发现糖尿病 2 个月。BMI 24.5kg/m²。经饮食控制后查血糖空腹 7.6mmol/L，餐后 12.8mmol/L，尿糖（ + ），酮体（ - ）。首选治疗是

    A. 二甲双胍   B. 格列本脲

    C. 格列吡嗪   D. 胰岛素

    E. 阿卡波糖

25. 患者女，56 岁，身高 160cm，体重 75kg。体检时发现空腹血糖 7.7mmol/L。下列哪项考虑是正确的

    A. 可诊断为糖尿病

    B. 糖化血红蛋白（HbA1c）测定

    C. 应口服 100g 葡萄糖行 OGTT 实验

    D. 可诊断为无症状性糖尿病

    E. 应重复做一次空腹血糖

26. 患者男，20 岁，1 型糖尿病，2 天来出现恶心，面潮红，呼吸深快，渐发生神志模糊以至昏迷。最可能的诊断是

    A. 乳酸性酸中毒

    B. 尿毒症酸中毒

    C. 呼吸性酸中毒

    D. 糖尿病酮症酸中毒

    E. 糖尿病高渗昏迷

27. 患者男，36 岁，1 型糖尿病 20 年，平时应用胰岛素治疗，血糖控制较稳定，近 2 年来出现双下肢水肿。空腹血糖 5.1 ~ 6.3mmol/L，尿蛋白（ + + ）~（ + + + ），Cr 196μmol/L。在饮食中蛋白含量应为

    A. 每天 1.3g/kg

    B. 每天 0.8 ~ 1.2g/kg

    C. 每天 1.5 ~ 2.0g/kg

    D. 每天 0.6g/kg

    E. 每天 0.2g/kg

28. 患者女，57 岁，体重 76kg，身高 160cm。因多饮、多尿确诊为 2 型糖尿病。经饮食治疗和运动锻炼，2 个月后空腹血糖为 8.8mmol/L，餐后小时血糖 13.0mmol/L。进一步治疗应选择

    A. 加磺脲类降血糖药物

    B. 加双胍类降血糖药物

    C. 加胰岛素治疗

    D. 加口服降血糖药和胰岛素

    E. 维持原饮食治疗和运动

二、共用题干单选题：以下提供若干个案例，每个案例下设若干道试题，每道试题有五个备选答案，请选择一个最佳答案。

（29 ~ 32 题共用题干）

    患者男，35 岁，1 型糖尿病病史 10 年，平素应用胰岛素治疗，未监测血糖，此次外出，2 天未应用胰岛素，出现乏力，口渴，萎靡，恶心，呕吐，腹痛。于医院就诊时化验血糖 20.32mmol/L，尿酮体

（＋＋＋），血气：pH 7.01，HCO$_3^-$ 5.3mmol/L，血钾 3.56mmol/L。

29. 该患诊断为
    - A. 高渗性非酮症糖尿病昏迷
    - B. 休克
    - C. 糖尿病酮症酸中毒
    - D. 乳酸酸中毒
    - E. 重症感染

30. 该患首要采取的措施为
    - A. 补液＋小剂量胰岛素
    - B. 补液＋大剂量胰岛素
    - C. 抗感染
    - D. 立刻补充碳酸氢钠
    - E. 立刻补钾

31. 该患血糖降到多少时，可给予葡萄糖溶液
    - A. 11.1mmol/L
    - B. 7.8mmol/L
    - C. 16.7mmol/L
    - D. 13.9mmol/L
    - E. 6.1mmol/L

32. 该患治疗血糖下降的速度较为合适的是
    - A. 每小时 3.9～6.1mmol/L
    - B. 每2小时 3.9～6.1mmol/L
    - C. 每小时 6.1～10.5mmol/L
    - D. 每2小时 6.1～10.5mmol/L
    - E. 每天 3.9～6.1mmol/L

（33～35 题共用题干）

患者女，48 岁，1 个半月前体检查血糖 7.8mmol/L，BP 155/100mmHg，BMI 29.5kg/m^2，余检查无异常。复查空腹血糖 7.4mmol/L，餐后 2 小时血糖 10.2mmol/L，酮体（－）。

33. 符合该患者的诊断是
    - A. 可诊断糖尿病
    - B. 可诊断血糖异常
    - C. 可诊断空腹血糖异常

D. 需做 OGTT 后方可确定诊断
E. 可诊断为 1 型糖尿病

34. 关于该患者的 BMI 描述正确的是
    - A. 消瘦
    - B. 体重过轻
    - C. 体重正常
    - D. 体重过重
    - E. 肥胖症

35. 除上述病变的继发性因素，首先应检查的项目是
    - A. 儿茶酚胺测定
    - B. 皮质醇节律
    - C. 生长激素测定
    - D. 肾素－醛固酮测定
    - E. 血脂测定

（36～38 题共用题干）

患者男，13 岁，暑假中暴饮暴食，大量饮甜饮料，近期感口渴、多尿。查空腹血糖 7.5mmol/L，母亲患糖尿病；查体：BMI 27kg/m^2，BP 130/85mmHg，腹部、股部可见白色皮纹，有痤疮。

36. 该患者诊断首先考虑
    - A. Cushing 综合征
    - B. 1 型糖尿病
    - C. 抗胰岛素受体抵抗
    - D. 胰高血糖素瘤
    - E. 青少年 2 型糖尿病

37. 为明确诊断，首先应完善的检查是
    - A. 糖耐量试验（OGTT）
    - B. 糖化血红蛋白
    - C. C 肽释放试验
    - D. ICA、GAD－Ab
    - E. 胰岛素释放试验

38. 首选治疗
    - A. 饮食控制、体育锻炼
    - B. 磺脲类药物
    - C. 速效胰岛素治疗
    - D. 双胍类药物

E. 长效胰岛素

（39～41题共用题干）

患者男，64岁，糖尿病病史6年，饮食治疗结合运动，血糖控制可。

39. 判断患者3个月的血糖控制情况的指标是
    A. OGTT检查　　　B. HbA1c
    C. 尿常规　　　　D. 末梢血糖
    E. 随机血糖

40. 如患者空腹血糖控制不理想，选择双胍类的理由是
    A. 刺激胰岛β细胞分泌胰岛素
    B. 减少胃肠道对葡萄糖的吸收
    C. 抑制肝糖原分解，增加糖的无氧酵解
    D. 增加糖的有氧代谢
    E. 增加外周组织对胰岛素的抵抗

41. 对于糖尿病患者的运动，说法错误的是
    A. 运动总是使糖尿病患者的血糖降低
    B. 糖尿病患者应进行有规律的合适运动
    C. 1型糖尿病患者的运动宜在餐后进行
    D. 有大血管和微血管并发症者应在医生指导下运动
    E. 胰岛功能很差者，应先给予胰岛素补充治疗后再开始运动

（42～44题共用题干）

患者男，67岁，身高170cm，体重70kg，糖尿病病史3年，饮食控制+口服格列本脲治疗，血糖控制可，近1个月来血糖控制欠佳，空腹血糖5.9mmol/L，餐后血糖16mmol/L。

42. 最可能的原因是
    A. 平时未用双胍类药物治疗
    B. 平时未用磺脲类降糖药

C. 平时未用胰岛素治疗
D. 磺脲类药物继发性治疗失效
E. 磺脲类药物原发性治疗失效

43. 应该采用的措施是
    A. 改用双胍类药物治疗
    B. 改用饮食控制
    C. 改用胰岛素治疗
    D. 改用噻唑烷二酮类治疗
    E. 改用葡萄糖苷酶抑制剂治疗

44. 如尿常规：蛋白（＋＋），血清肌酐146μmol/L，不应选择下列
    A. 双胍类药物
    B. 非磺脲类促泌剂
    C. 胰岛素
    D. 噻唑烷二酮类
    E. 葡萄糖苷酶抑制剂

（45～46题共用题干）

患者女，50岁，身高158cm，体重68kg，2型糖尿病病史1年，经饮食控制，体育锻炼，血糖未达到理想水平。

45. 治疗上首选
    A. 格列齐特治疗
    B. 二甲双胍治疗
    C. 胰岛素治疗
    D. 胰岛素+二甲双胍治疗
    E. 格列本脲+二甲双胍治疗

46. 1周后餐后血糖仍未达标，可加用
    A. 磺脲类　　　　B. 噻唑烷二酮类
    C. 双胍类　　　　D. 胰岛素
    E. 葡萄糖苷酶抑制剂

（47～50题共用题干）

患者女，30岁。既往有1型糖尿病史。3天前自行中断胰岛素治疗，5小时前突发昏迷，入院检测随机血糖33.3mmol/L，pH 7.2，尿糖、尿酮强阳性。

47. 诊断考虑的是

A. 糖尿病酮症酸中毒昏迷

B. 高渗性非酮症糖尿病昏迷

C. 糖尿病肾病尿毒症昏迷

D. 低血糖昏迷

E. 乳酸酸中毒

48. 治疗应首先选择

A. 快速静脉滴注生理盐水 + 小剂量胰岛素

B. 快速静脉滴注高渗盐水 + 小剂量胰岛素

C. 快速静脉滴注低渗盐水 + 小剂量胰岛素

D. 快速静脉滴注生理盐水 + 大剂量胰岛素

E. 快速静脉滴注碳酸氢钠 + 大剂量胰岛素

49. 患者经静脉滴注胰岛素、碳酸氢钠等治疗 3 小时，血糖下降至 16.7mmol/L，酸中毒明显改善，但出现一过性清醒后又进入昏迷。这种情况可能是

A. 并发脑水肿

B. 并发脑血管意外

C. 并发低血糖

D. 并发尿毒症

E. 并发乳酸酸中毒

50. 若出现上述情况，应采取的治疗措施是

A. 脱水剂如甘露醇、呋塞米及地塞米松

B. 降血压、止血或抗凝

C. 静脉注射葡萄糖

D. 透析疗法

E. 纠正酸碱平衡

(51~53 题共用题干)

患者男，28 岁，烦渴多尿 1 年，不规律用胰岛素治疗，食欲减退、呕吐 3 天。查体：T 36.2℃，呼吸深大有异味。血糖 22mmol/L，尿糖（＋＋＋＋），酮体（＋＋＋）。

51. 最可能的诊断为

A. 糖尿病酮症酸中毒

B. 非酮症高渗性糖尿病昏迷

C. 急性肠炎 + 代谢性酸中毒

D. 代谢性碱中毒

E. 乳酸酸中毒

52. 对诊断有特殊意义的是

A. 呼气有烂苹果味

B. 血压 80/60mmHg

C. 心动过速

D. 皮肤干燥"洗衣手"

E. 中昏迷

53. 能最快获得诊断的检查是

A. 血浆血糖测定

B. 尿常规

C. 尿糖、尿酮

D. 血糖、血酮

E. 血气分析

(54~55 题共用题干)

患者男，48 岁，糖尿病 12 年，每天皮下注射入预混胰岛素治疗，早餐前 30 单位，晚餐前 24 单位，每天进餐规律，主食量 350g。近来查空腹血糖 13.6~14.8mmol/L，餐后 2 小时血糖 7.6~8.8mmol/L。

54. 确定原因最有意义的检查是

A. 多次测定空腹血糖

B. 多次测定餐后血糖

C. 多次测定夜间血糖

D. 测定糖化血红蛋白

E. 口服葡萄糖耐量试验

55. 较为合适的处理是

A. 调整进餐量

B. 改用口服降糖药

C. 加磺脲类降糖药物

D. 加双胍类降糖药物

E. 胰岛素调整剂量

（56～58 题共用题干）

患者男，77 岁，因进食不洁食物后呕吐胃内容物、腹泻 2 天，昏迷 1 天，无畏寒、发热，既往有高血压病史 10 年。查体：T 38.7℃，P 114 次/分，R 27 次/分，BP 70/55mmHg，无压眶反应，皮肤干燥、弹性极差，心、肺、腹无明显异常。尿糖（＋＋＋＋），酮体（±），临床考虑为高渗性非酮症糖尿病昏迷。

56. 该患者血糖在
    A. 7.8～13.9mmol/L
    B. 11.1～33.3mmol/L
    C. 16.7～33.3mmol/L
    D. 33.3～66.6mmol/L
    E. 44.4～77.7mmol/L

57. 该患者的有效血浆渗透压至少应在
    A. 280mmol/L 以上
    B. 310mmol/L 以上
    C. 340mmol/L 以上
    D. 320mmol/L 以上
    E. 330mmol/L 以上

58. 更容易出现在该患者中的异常项为
    A. ALT、AST　　　B. BUN、Cr
    C. 中性粒细胞　　　D. ALP、γ-GT
    E. 血镁

（59～60 题共用题干）

患者女，45 岁，肥胖多年，口渴 5 个月，尿糖（＋），空腹血糖 7.9mmol/L，饭后 2 小时血糖 12.1mmol/L。

59. 本患者可诊断为
    A. 1 型糖尿病　　　B. 肾性糖尿
    C. 食后糖尿　　　　D. 2 型糖尿病
    E. 类固醇性糖尿病

60. 本患者应首选下列哪种药物或治疗
    A. 双胍类降糖药
    B. 磺脲类降糖药
    C. 胰岛素

    D. 饮食治疗＋双胍类降糖药
    E. 运动疗法

（61～63 题共用题干）

患者女，71 岁，糖尿病病史 5 年。咳嗽、多痰伴发热 1 周，嗜睡 2 天，昏迷 5 小时入院。查体：中昏迷，皮肤干燥，呼吸频率 24 次/分，双肺湿啰音，心率 120 次/分。

61. 此时最有助于诊断的检查是
    A. ECG　　　　　　B. 电解质
    C. HbA1c　　　　　D. 血脂全套
    E. 血糖、血酮体

62. 若患者血糖 31.2mmol/L，尿酮体（＋＋），pH 7.1，BUN 25mmol/L，Cr 204μmol/L，WBC $12×10^9$/L，N 90%。最佳的治疗措施是
    A. 补液＋小剂量胰岛素静脉滴注
    B. 立即补充各种电解质
    C. 立即补充 5% 碳酸氢钠
    D. 补液＋皮下注射正规胰岛素 4U
    E. 在胰岛素溶液中加入抗生素

63. 抢救过程中，正确的饮食管理是
    A. 坚持糖尿病饮食
    B. 经鼻饲间断流质饮食
    C. 因患者昏迷可不考虑饮食问题
    D. 计算全天热量，分别在补液及鼻饲途径补充
    E. 静脉营养

（64～65 题共用题干）

患者女，26 岁，妊娠 5 个月。体格检查：尿糖（＋＋＋）；血糖：空腹 7.7mmol/L，随机 16.7mmol/L。

64. 诊断考虑
    A. 糖耐量减低
    B. 1 型糖尿病
    C. 应激性高血糖
    D. 反应性高血糖

E. 妊娠期糖尿病

65. 药物治疗选用

A. 磺脲类降糖药

B. 双胍类降糖药

C. 葡萄糖苷酶抑制剂

D. 噻唑烷二酮

E. 胰岛素

(66~68 题共用题干)

患者男，42 岁，近半个月感口渴，饮水量增至每天 2000ml。身高 156cm，体重 71kg，空腹血糖 10.0mmol/L，餐后血糖 14.0mmol/L。系初次发现血糖高，过去无糖尿病史。

66. 给患者的治疗建议是

A. 饮食及运动治疗

B. 双胍类降糖药

C. 磺脲类降糖药

D. α – 葡萄糖苷酶抑制剂

E. 胰岛素

67. 按以上建议治疗 3 个月后，空腹血糖 8.6mmol/L，餐后血糖 12.5mmol/L，进一步的治疗建议是

A. 氯磺丙脲　　　B. 格列齐特

C. 二甲双胍　　　D. 阿卡波糖

E. 正规胰岛素

68. 4 年后该患者被发现有浸润性肺结核，降血糖治疗宜

A. 原降糖药增加剂量

B. 胰岛素治疗

C. 增加一种口服降糖药

D. 改用降糖作用更强的口服降糖药

E. 双胍类、磺脲类、α – 葡萄糖苷酶抑制剂联合使用

三、共用备选答案单选题：以下提供若干组试题，每组试题共用试题前列出的五个备选答案，请为每道试题选择一

个最佳答案。每个备选答案可能被选择一次、多次或不被选择。

(69~73 题共用备选答案)

A. 葡萄糖耐量试验

B. 空腹血糖

C. 胰岛素释放试验

D. 尿糖

E. 糖化血红蛋白

69. 诊断糖耐量异常的指标是

70. 判断糖尿病控制程度的指标是

71. 调整胰岛素剂量最简便的检查是

72. 诊断糖尿病倾向最好的检查是

73. 鉴别 1 型和 2 型糖尿病最好的指标是

(74~76 题共用备选答案)

A. 酮症酸中毒

B. 高渗性非酮症糖尿病昏迷

C. 低血糖

D. 乳酸性酸中毒

E. 水中毒

74. 患者女，24 岁，糖尿病患者，因进食不洁食物，引起呕吐、腹泻，次日呕吐加剧，并进入昏迷。查体：呼吸深大，尿糖（＋＋），血糖 27.6mmol/L，血钠 140mmol/L，血 pH 7.2。该患者诊断为

75. 患者女，72 岁，2 型糖尿病患者，由于病情轻，因高热入院，胸透诊断支气管肺炎。体检化验示血糖 33.3mmol/L，血钠 150mmol/L，尿素氮 14.28mmol/L。患者神志朦胧，该患者诊断为

76. 患者男，78 岁，2 型糖尿病患者，长期用磺脲类 + 苯乙双胍治疗，近年被诊断为"肺源性心脏病"，因慢支急性感染急诊。查体：双肺遍布干、湿啰音，明显发绀，神志朦胧。入院前刚用过一剂口服降糖药为 D860 半片及苯乙双胍 2 片（50mg）。该患者神态改变的可能诊断为

（77～79 题共用备选答案）

    A. 睡前中效或长效胰岛素＋口服降糖药

    B. 早晚餐前 2 次预混胰岛素

    C. 睡前中效或长效胰岛素＋三餐前短效胰岛素

    D. 晨起和睡前中效胰岛素

    E. 三餐前短效胰岛素

77. 2 型糖尿病患者单一药物控制不佳，首选的治疗方案是

78. 1 型糖尿病的首选方案是

79. 妊娠糖尿病的首选治疗为

（80～81 题共用备选答案）

    A. 乳酸酸中毒　　　B. 肾损害

    C. 过敏性休克　　　D. 低血糖

    E. 恶心呕吐

80. 双胍类药物最严重的不良反应是

81. 磺脲类药物最主要的不良反应是

（82～83 题共用备选答案）

    A. 胰岛素不足　　　B. Somogyi 效应

    C. 黎明现象　　　　D. 糖异生增加

    E. 睡前加餐

82. 用中效胰岛素治疗的 1 型糖尿病患者多次空腹血糖高，尿糖阴性，白天血糖较理想，最大可能是

83. 用短效胰岛素治疗的 1 型糖尿病患者空腹及餐后血糖均高，尿糖阳性，应考虑

（84～88 题共用备选答案）

    A. 糖尿病肾病Ⅰ期

    B. 糖尿病肾病Ⅱ期

    C. 糖尿病肾病Ⅲ期

    D. 糖尿病肾病Ⅳ期

    E. 糖尿病肾病Ⅴ期

84. 早期糖尿病肾病为

85. 临床糖尿病肾病为

86. 糖尿病肾病肾小球滤过率升高的是

87. 糖尿病肾病尿毒症期为

88. 糖尿病肾病尿白蛋白排泄率呈间歇性增高

（89～90 题共用备选答案）

    A. 格列本脲　　　　B. 消渴丸

    C. 饮食疗法　　　　D. 格列喹酮

    E. 格列齐特

89. 治疗 2 型糖尿病合并肾病（微量蛋白尿），应选用

90. 对体型肥胖患者，检查糖耐量异常，应选用

四、案例分析题：为不定项选择题，试题由一个病历和多个问题组成。每个问题有六个及以上备选答案，选对 1 个给 1 个得分点，选错 1 个扣 1 个得分点，直扣至得分为 0。

（91～93 题共用题干）

    患者男，40 岁，体检发现空腹血糖升高 2 个月。2 次查空腹血糖分别为 7.8mmol/L、7.4mmol/L，无口干、多饮、多食、多尿、体重下降。查体：身高 170cm，体重 90kg，BMI 31.1kg/m²，余无异常；实验室检查：HbA1c 7.8%。

91. 该患者诊断为

    A. Cushing 综合征

    B. 1 型糖尿病

    C. 抗胰岛素受体抵抗

    D. 胰高血糖素瘤

    E. 2 型糖尿病

    F. 乳酸酸中毒

92. 该患者首选的治疗药物是

    A. 罗格列酮　　　　B. 胰岛素

    C. 阿卡波糖　　　　D. 二甲双胍

    E. 格列本脲　　　　F. 格列吡嗪

93. 药物治疗 2 个月后，空腹血糖降至 6.2mmol/L。餐后 2 小时血糖 9～10mmol/L，拟采用药物联合治疗。首

选的治疗药物是

A. 罗格列酮　　　　B. 格列本脲

C. 胰岛素　　　　　D. 二甲双胍

E. 阿卡波糖　　　　F. 格列吡嗪

(94~96 题共用题干)

患者男，60 岁，多饮多尿 2 周，神志不清 1 天，有脱水表现，测血糖 40.3mmol/L，血尿素氮 42.9mmol/L，血钠 170mmol/L，尿酮体阴性。

94. 该患者最可能诊断为

A. 乳酸酸中毒

B. 尿毒症酸中毒

C. 呼吸性酸中毒

D. 糖尿病酮症酸中毒

E. 糖尿病高渗昏迷

F. 尿毒症昏迷

95. 此患者初始使用等渗盐水补液后相关化验仍如题干所示，下一步宜采取哪种措施

A. 大剂量胰岛素 + 等渗盐水

B. 小剂量胰岛素 + 等渗盐水

C. 大剂量胰岛素 + 低渗盐水

D. 小剂量胰岛素 + 低渗盐水

E. 小剂量胰岛素 + 低渗盐水 + 碳酸氢钠

F. 小剂量胰岛素 + 等渗盐水 + 碳酸氢钠

96. 需要监测的项目暂时不包括

A. 血气分析　　　　B. 血清钠

C. 血糖　　　　　　D. 尿糖

E. 血培养　　　　　F. 血清钾

参考答案与解析

1. D　2. C　3. B　4. E　5. B　6. B

7. B　8. D　9. A　10. A　11. C　12. C

13. E　14. D　15. C　16. A　17. D　18. D

19. D　20. C　21. B　22. C　23. B　24. E

25. E　26. D　27. D　28. B　29. C　30. A

31. D　32. A　33. A　34. E　35. B　36. E

37. A　38. A　39. B　40. C　41. A　42. D

43. E　44. A　45. B　46. E　47. A　48. A

49. A　50. A　51. A　52. A　53. C　54. C

55. C　56. D　57. D　58. B　59. D　60. D

61. E　62. A　63. D　64. E　65. E　66. A

67. C　68. B　69. E　70. E　71. D　72. C

73. C　74. B　75. B　76. D　77. A　78. C

79. C　80. A　81. D　82. B　83. A　84. C

85. D　86. D　87. B　88. B　89. D　90. C

91. E　92. D　93. E　94. D　95. D　96. E

1. D。解析：胰岛素绝对缺乏只存在于 1 型糖尿病，而临床上绝大多数糖尿病是 2 型糖尿病，胰岛素缺乏是相对的。

4. E。解析：胰岛素治疗适应证：①1 型糖尿病；②糖尿病有急性代谢并发症；③糖尿病合并严重感染，消耗性疾病，心、脑、肝、肾疾患，严重糖尿病慢性并发症时；④糖尿病患者在手术应激状况时；⑤妊娠和分娩；⑥2 型糖尿病饮食、运动、口服药效果不好时；⑦全胰切除后继发性糖尿病。

6. B。解析：空腹胰岛素水平可以反映胰岛素敏感性高低。空腹胰岛素水平高，表明胰岛素敏感性低，反之，表明胰岛素敏感性高。

8. D。解析：酮症酸中毒最常见诱因为感染。

11. C。解析：总热量的营养分配：①糖类摄入量占总热量的 50%~60%；②蛋白质的摄入量占总热量的 15%~20%；③脂肪的摄入量占总热量的 25%~30%。控制早、中、晚餐的量，根据个体生活习惯、病情和配合药物治疗需进行安排。

13. E。解析：肝肾功能不全患者禁用双胍类药物。

15. C。解析：处理胰岛素治疗糖尿病

过程中 Somogyi 现象，可减少晚间胰岛素剂量。

16. A。**解析**：血糖增高，一般为 16.7 ~ 33.3mmol/L，有时可达 55.5mmol/L 以上。血酮体升高，> 1.0mmol/L 为高血酮，> 3.0mmol/L 提示可有酸中毒。

18. D。**解析**：部分患者可表现为"三多一少"，症状，部分患者无此症状，以糖尿病并发症或伴发病首诊。有的早期患者进食后胰岛素高峰延迟，餐后 3 ~ 5 小时血浆胰岛素水平不适当升高，引起反应性低血糖。诊断标准上，糖尿病症状 + OGTT 2 小时血糖（2hPG）≥ 11.1mmol/L 即可诊断糖尿病。尿糖阴性不能排除糖尿病可能，如并发肾脏病变时，肾糖阈升高，虽然血糖升高，但尿糖阳性。

19. D。**解析**：糖尿病乳酸性酸中毒的血乳酸水平持续增高 > 5mmol/L。

20. C。**解析**：IFG 是指空腹血糖受损而餐后血糖正常，空腹血糖受损而低于糖尿病标准及位于 6.1 ~ 7.0 之间，OGTT 2 小时正常值小于 7.8。

21. B。**解析**：2 型糖尿病主要特点为中老年多见，急性（应激状态下病发）、慢性并发症均可见，是胰岛细胞功能减退的表现，中晚期需使用胰岛素治疗。

22. C。**解析**：①输液：抢救酮症酸中毒首要的、极其关键的措施；②胰岛素治疗：采用小剂量胰岛素治疗方案；③纠正酸中毒；④纠正电解质紊乱，经输液及胰岛素治疗后，血钾常明显下降，应注意补钾。

23. B。**解析**：依据糖尿病诊断标准，确诊糖尿病选用血浆血糖，因为血浆血糖比全血血糖高 15%，所以应以血浆血糖为标准。糖化血红蛋白是反映此前 8 ~ 12 周内患者的血糖情况，所以不能用于诊断糖尿病，尿糖定性和 24 小时尿糖定量因患者的肾糖阈不同而异，也不能用于糖尿病的确定诊断。

24. E。**解析**：餐后血糖明显升高患者需加用阿卡波糖类药物控制血糖。

25. E。**解析**：空腹血糖 > 7.0mmol/L 时，为糖尿病（但须另一天再次证实）。

26. D。**解析**：呼吸深快是酸中毒表现，而患者有 1 型糖尿病基础，并且糖尿病酮症酸中毒是它常见的并发症，题干没有提供任何有关患者呼吸，肾脏疾病的病史，不首先考虑 BC，而乳酸酸中毒是使用双胍类药物的常见并发症。

27. D。**解析**：该患者已出现糖尿病肾病。故此应限制蛋白质的总量。通常主张每天膳食中的蛋白质按照 0.6 ~ 0.8g/kg 标准体重给予，并在限定范围内提高优质蛋白的比例。

28. B。**解析**：该女性患者体重 76kg，身高 160cm。计算体重指数 = 体重（kg）/ 身高（m）^{2}，属于超重，对肥胖的 2 型糖尿病一般首选双胍类降糖药物，因其能降低过高的血糖，降低体重，不增加胰岛素水平，对血糖在正常范围者无降血糖作用，而硫脲类降糖药物对一些肥胖的 2 型糖尿病常无效。该患者目前尚无应用胰岛素的指征，而仅维持原饮食治疗和运动不能有效控制血糖。

36. E。**解析**：因患者母亲患糖尿病，且其喜欢暴饮暴食，空腹血糖升高，因此考虑青少年 2 型糖尿病。

41. A。**解析**：在胰岛素绝对或相对不足时，运动可使肝葡萄糖输出增加，血糖升高，因而运动不总是使血糖降低。对胰岛功能很差者，应先给予胰岛素补充治疗后再开始运动。1 型糖尿病患者接受胰岛素治疗时，常处于胰岛素不足和胰岛素过多之间，为避免空腹运动可能出现的低血糖反应或血糖升高，运动宜在餐后进行。

糖尿病患者的运动应有规律，运动量和运动方式因人而异，如有心、脑血管疾病或严重微血管病变者，剧烈运动导致的血压升高、心率增快可能导致心、脑血管事件的发生或使微血管病变加重，运动应在医生指导下进行。

56. D。解析：HHS 的诊断依据是①中老年患者，血糖≥33.3mmol/L；②有效血浆渗透压≥320mmol/L；③血清碳酸氢根≥15mmol/L 或动脉血 pH≥7.30；④尿糖强阳性，血酮体阴性或弱阳性。另外要注意 HHS 有并发 DKA 或乳酸酸中毒的可能，因此诊断依据中的①、③或④不符合时不能作为否定诊断依据。

58. B。解析：HHS 患者最显著的特征是高血糖、高渗透压和肾前性氮质血症。血酮体正常或略高，半定量测定多不超过 4.8mmol/L。

91. E。解析：根据题意患者为 2 型糖尿病，但无明显"三多一少"症状。本患者 BMI 31.1kg/m^2，提示肥胖，且 HbA1c 7.8% 高于正常的 3%～6%，因此首选的降糖药为二甲双胍，二甲双胍不增加体重，并可改善血脂谱、增加纤溶系统活性、降低血小板聚集性，故有助于延缓或改善糖尿病血管并发症。

93. E。解析：患者餐后血糖控制不好，应联合阿卡波糖降糖。阿卡波糖属于 α-葡萄糖苷酶抑制剂，适用于以碳水化合物为主要食物成分，或空腹血糖正常（或不太高）而餐后血糖明显升高者。罗格列酮主要适用于 2 型糖尿病，其不良反应可引其体重增加；格列本脲属于磺脲类降糖药，是非肥胖 2 型糖尿病的一线药物。

94. E。解析：尿酮体阴性可除外酮症酸中毒。患者有脱水，血钠高，为高渗表现，且血糖大于 33.3mmol/L，考虑糖尿病高渗昏迷。

95. D。解析：高渗性昏迷首选大量补液加小剂量胰岛素，血浆渗透压大于 350mmol/L，血钠大于 155mmol/L 可考虑输注 0.45% 低渗盐水。

第四章 血脂和脂蛋白异常血症

一、单选题：以下每道试题有五个备选答案，请选择一个最佳答案。

1. 高血脂"他汀类"降脂药不包括
   A. 非诺贝特　　　　B. 辛伐他汀
   C. 洛伐他汀　　　　D. 氟伐他汀
   E. 普伐他汀

2. 总胆固醇或血三酰甘油值超过多少者即可诊断为高脂血症
   A. 50mg/dl　　　　B. 200mg/dl
   C. 500mg/dl　　　　D. 1000mg/dl
   E. 1200mg/dl

3. WHO 修订的分类系统，高脂蛋白血症可分为 5 型，下列属于 Ⅱa 型高脂蛋白血症型的是
   A. 三酰甘油升高，总胆固醇可正常或轻度增加
   B. 低密度脂蛋白增加，总胆固醇升高，三酰甘油正常
   C. 乳糜微粒残粒和极低密度脂蛋白残粒增加，总胆固醇和三酰甘油明显升高
   D. 极低密度脂蛋白增加，三酰甘油明显增高，总胆固醇正常或偏高
   E. 乳糜微粒和极低密度脂蛋白升高，总胆固醇和三酰甘油升高

4. 以下关于脂蛋白的陈述哪项是正确的
   A. 极低密度脂蛋白中胆固醇含量最高
   B. 低密度脂蛋白中胆固醇含量最高
   C. 高密度脂蛋白中胆固醇含量最高
   D. 低密度脂蛋白中三酰甘油含量最高
   E. 低密度脂蛋白中油脂含量最高

二、共用备选答案单选题：以下提供若干组试题，每组试题共用试题前列出的五个备选答案，请为每道试题选择一个最佳答案。每个备选答案可能被选择一次、多次或不被选择。

(5~9 题共用备选答案)
   A. 烟酸及其衍生物
   B. 胆酸螯合树脂类
   C. 他汀类
   D. 贝特类
   E. 鱼油制剂 ω-3 脂肪酸

5. 主要适用于高胆固醇血症，对轻、中度高三酰甘油血症也有一定疗效的是

6. 主要适用于高三酰甘油血症或以三酰甘油升高为主的混合型高脂血症的是

7. 仅适用于单纯高胆固醇血症，对任何类型的高三酰甘油血症无效的是

8. 属 B 族维生素类调脂药的是

9. 主要适用于轻度的高三酰甘油血症，对 TC 和 LDL-C 无效的是

(10~11 题共用备选答案)
   A. Ⅳ型高脂蛋白血症
   B. Ⅲ型高脂蛋白血症
   C. Ⅴ型高脂蛋白血症
   D. 家族性Ⅰ型高乳糜微粒血症
   E. Ⅱ型高脂蛋白血症

10. 脂蛋白脂酶缺乏属于

11. 脂蛋白脂酶活性不良属于

参考答案与解析

1. A　2. B　3. B　4. B　5. C　6. D
7. B　8. A　9. E　10. D　11. C

1. A。**解析：**"他汀类"药物以洛伐他汀、辛伐他汀、普伐他汀、氟伐他汀为常用药物。

2. B。**解析：**既往认为血浆总胆固醇浓度 >5.17mmol/L（200mg/dl）可定为高胆固醇血症，血浆三酰甘油浓度 >

2. 3mmol/L（200mg/dl）为高三酰甘油血症。各地由于所测人群不同以及所采用的测试方法的差异等因素，所制定的高脂血症诊断标准不一。

3. B。**解析**：Ⅱa型高脂蛋白血症型仅低密度脂蛋白增加，总胆固醇升高，三酰甘油正常，临床常见。

4. B。**解析**：低密度脂蛋白主要含胆固醇；极低密度脂蛋白主要含内源性三酰甘油；高密度脂蛋白主要含蛋白质，胆固醇，磷脂等。

第五章 水、电解质代谢和酸碱平衡失调

第一节 水、钠代谢失常

一、单选题：以下每道试题有五个备选答案，请选择一个最佳答案。

1. 下列溶液中，适合治疗等渗性缺水的是
   A. 平衡盐溶液　　　B. 5%葡萄糖
   C. 0.7%氯化钠　　　D. 15%葡萄糖
   E. 3%氯化钠

2. 患者头晕、乏力、恶心呕吐、血清 Na^+ 130mmol/L、血清 K^+ 4.5mmol/L、尿比重1.010，是哪种电解质失调
   A. 高渗性缺水　　　B. 等渗性缺水
   C. 低渗性缺水　　　D. 低钾血症
   E. 高钾血症

3. 等渗性缺水多发生在
   A. 胃肠液急性丧失　　B. 吞咽困难
   C. 大量出汗　　　　　D. 慢性肠梗阻
   E. 低位小肠瘘

4. 外科患者最容易发生的脱水是
   A. 等渗性脱水　　　B. 高渗性脱水
   C. 低渗性脱水　　　D. 原发性脱水
   E. 慢性脱水

5. 高渗性缺水时补液为
   A. 补充5%葡萄糖溶液
   B. 补充高渗盐水
   C. 补充2:1溶液
   D. 补充平衡盐溶液
   E. 补充右旋糖酐

6. 下列溶液中，适合治疗低渗性缺水的是
   A. 平衡盐溶液　　　B. 5%葡萄糖
   C. 0.7%氯化钠　　　D. 15%葡萄糖
   E. 5%氯化钠

7. 低渗性缺水时，一般不出现下列哪项改变
   A. 口渴明显
   B. 恶心、呕吐、肌肉痉挛
   C. 尿比重低
   D. 尿内 Cl^- 很少
   E. 血清 Na^+ 降低

8. 等渗性缺水短期内出现血容量明显不足时，揭示体液丧失达体重的
   A. 3%　　　　　　　B. 3.5%
   C. 4%　　　　　　　D. 4.5%
   E. 5%

9. 患者极度口渴，神志不清，疑为高渗性脱水，初步判断脱水程度为
   A. 重度脱水，失水量占体重5%以上
   B. 重度脱水，失水量占体重6%以上
   C. 轻度脱水，失水量占体重2%~4%
   D. 中度脱水，失水量占体重4%~6%
   E. 中度脱水，失水量占体重3%~5%

二、共用题干单选题：以下提供若干个案例，每个案例下设若干道试题，每道试题有五个备选答案，请选择一个最佳答案。

(10~11题共用题干)

　　患者男，40岁，急性肠梗阻2天，呕吐频繁、乏力、口渴、尿少、口唇干燥、眼窝下陷、皮肤弹性差、脉搏116次/分。化验：Hb 163g/L，红细胞压积0.55，血清钠140mmol/L，血清钾4mmol/L。

10. 请问该患者可能发生
    A. 低渗性脱水　　　B. 高渗性脱水

C. 等渗性脱水　　D. 水中毒

E. 高钾血症

11. 治疗措施是

A. 快速输入高渗葡萄糖液

B. 静脉滴注升压药物

C. 静脉滴注 5% 碳酸氢钠

D. 吸氧

E. 快速输入等渗电解质溶液、胶体液

参考答案与解析

1. A　2. C　3. A　4. A　5. A　6. E
7. A　8. E　9. B　10. C　11. E

1. A。解析：由于丧失的液体为等渗，基本上不改变细胞外液的渗透压，最初细胞内液并不向细胞外液间隙转移，故细胞内液量并不发生变化。针对细胞外液量的减少一般可用等渗盐水或平衡盐液尽快补充血容量。据脉搏细速和血压下降等来估计体液丧失量，已达体重的 5% 者，可快速输入等渗盐水或平衡盐液。

2. C。解析：血钠浓度低于 135mmol/L，为低渗性脱水，本例 130mmol/L，故符合条件。正常血钾浓度为 3.5～5.5mmol/L，本例 4.5mmol/L，在正常范围。

3. A。解析：等渗性缺水又称急性缺水或混合性缺水，水钠等比例丧失，血清 Na^+ 正常，细胞外液渗透压正常，外科患者最易发生。病因：①消化液急性丧失，如肠外漏、大量呕吐；②体液丧失在感染区或软组织内，如烧伤、腹腔感染、肠梗阻。

6. E。解析：低渗性缺水丢失细胞外液，以组织液为主，血钠降低，纠正血钠可静脉滴注高渗盐水，一般为 5% 氯化钠溶液。

7. A。解析：高渗性脱水时口渴明显，原因是细胞外液渗透压升高作用于渴觉中枢产生口渴感。低渗性脱水时细胞外液呈低渗，细胞外液移向细胞内。

8. E。解析：若短期内体液丧失量达到体重的 5%，即丧失细胞外液的 25%，患者则会出现血容量不足的症状。当体液继续丧失达体重 6%～7% 时，即丧失细胞外液的 30%～35%，则有更严重的休克表现。

9. B。解析：高渗性脱水：①轻度：失水量占体重 2%～4%，表现为口渴、尿少；②中度：失水量占体重 4%～6%，表现为口渴重、口干、皮肤干燥、声音嘶哑、乏力、心率加快、尿量明显减少；③重度：失水量占体重 6% 以上，表现为精神及神经系统异常，如躁狂、谵妄、幻觉、定向力异常、神志不清等，可出现体温升高及循环衰竭症状如心率明显增快、血液下降。

第二节　钾代谢失常

单选题：以下每道试题有五个备选答案，请选择一个最佳答案。

某心源性水肿患者，用地高辛和氢氯噻嗪治疗，2 周后患者出现多源性室性早搏，出现这种现象的主要原因是

A. 低血钙　　　　　　B. 低血钠

C. 低氯碱血症　　　　D. 高血镁

E. 低血钾

参考答案与解析

E。解析：氢氯噻嗪为排钾利尿药，可导致低血钾，低血钾时应用地高辛易致洋地黄类药物中毒，出现多源性室性早搏。

第三节 酸碱平衡失调

一、单选题：以下每道试题有五个备选答案，请选择一个最佳答案。

1. 有关酸中毒对机体的影响，正确的是
   A. 增强心肌收缩力
   B. 引起低钾血症
   C. 减少组织的氧利用
   D. 氧解离曲线右移
   E. 收缩脑血管

2. 代谢性碱中毒常伴发
   A. 低钙血症　　　　B. 低钾血症
   C. 低钠血症　　　　D. 低磷血症
   E. 低镁血症

3. 患者男，58 岁，咳嗽、咳痰 20 年，伴喘息 10 年。近 10 天来症状加重，伴下肢水肿。血气分析（不吸氧）：pH 7.413，$PaCO_2$ 80mmHg，HCO_3^- 48mmol/L，PaO_2 45mmHg。其酸碱紊乱类型属于
   A. 失代偿性呼吸性酸中毒
   B. 呼吸性酸中毒合并代谢性碱中毒
   C. 混合性酸中毒
   D. 呼吸性碱中毒 + 代谢性酸中毒 + 代谢性碱中毒
   E. 呼吸性酸中毒 + 代谢性酸中毒 + 代谢性碱中毒

4. 下列各项组合中，能准确判断酸中毒性质严重程度和代偿情况的是
   A. 动脉血和尿的 pH
   B. 动脉血 pH 和 HCO_3^-
   C. 动脉血和静脉血 pH
   D. 动脉血和静脉血 $PaCO_2$
   E. 静脉血和尿的 pH

二、共用题干单选题：以下提供若干个案例，每个案例下设若干道试题，每道试题有五个备选答案，请选择一个最佳答案。

（5~7 题共用题干）

　　患者男，65 岁，因意识丧失、四肢抽搐 20 分钟急诊入院，来院时发作已停止。既往有高血压、糖尿病、睡眠呼吸暂停综合征病史。患者近期夜间应用无创呼吸机改善通气，1 天前因机器损坏停用。查体：意识淡漠，精神不振，对答正确，口唇无发绀，双肺未闻及啰音，腹型肥胖，双下肢轻度凹陷性水肿，双足动脉搏动未扪及，双巴氏征未引出。

5. 该患者首先应进行哪项检查
   A. 血糖　　　　　　B. 尿酮体
   C. 血气分析　　　　D. 心电图
   E. 脑电图

6. 患者检查血气分析：pH 7.30，$PaCO_2$ 75mmHg，PaO_2 56mmHg，HCO_3^- 升高，考虑为
   A. 过度通气
   B. 慢性呼吸性酸中毒
   C. 代谢性酸中毒
   D. 代谢性碱中毒
   E. 急性呼吸性酸中毒

7. 目前采用哪种氧疗方式最佳
   A. 持续高流量吸氧
   B. 持续面罩吸氧，氧浓度 50%
   C. 无创呼吸机辅助通气
   D. 立即气管插管，转往 ICU 进一步诊治
   E. 高流量吸氧（$FiO_2 > 50\%$）

（8~10 题共用题干）

　　患者男，50 岁，慢性咳嗽 15 年，糖

尿病史 2 年。咳喘加重 1 个月，发热 1 周来诊。检查结果：血气分析 pH 7.25，PaO_2 40mmHg，$PaCO_2$ 85mmHg，BE –10mmol/L。

8. 诊断是

　　A. 失代偿性呼酸

　　B. 失代偿性呼酸合并代酸

　　C. 失代偿性呼酸合并代碱

　　D. 失代偿性代酸

　　E. 三重酸碱失衡

9. 该患者吸氧时氧浓度应控制在

　　A. 20% ~25%　　　B. 25% ~30%

　　C. 30% ~40%　　　D. 40% ~50%

　　E. 50% 以上

10. 该患者经抗炎、通畅气道、降血糖、纠酸等综合治疗后，咳喘明显减轻，肺部音明显减少，10 天后血气恢复至 pH 7.38，PaO_2 70mmHg，$PaCO_2$ 48mmHg，但患者仍发热。考虑应首先进行哪项检查

　　A. 血细菌培养 + 药敏

　　B. 痰细菌培养 + 药敏

　　C. 胸部 CT 检查

　　D. 胸部 X 线检查

　　E. 骨髓穿刺检查

三、共用备选答案单选题：以下提供若干组试题，每组试题共用试题前列出的五个备选答案，请为每道试题选择一个最佳答案。每个备选答案可能被选择一次、多次或不被选择。

(11 ~12 题共用备选答案)

　　A. 代偿性呼吸性酸中毒

　　B. 失代偿性呼吸性酸中毒

　　C. 代谢性酸中毒

　　D. 呼吸性酸中毒合并代谢性碱中毒

　　E. 利尿引起的代谢性碱中毒

11. 静脉滴注 5% $NaHCO_3$ 用于治疗

12. 静脉滴注氯化钾用于治疗

参考答案与解析

1. C　2. B　3. B　4. B　5. C　6. E

7. D　8. B　9. B　10. D　11. C　12. E

1. C。解析：酸中毒 H^+ 与 Ca^{2+} 竞争而抑制了 Ca^{2+} 的这种结合，故心肌收缩性减弱，氧解离曲线左移，有利于氧气的释放。毛细血管前括约肌在 H^+ 升高时，对儿茶酚胺类的反应性降低，因而血管松弛扩张。

2. B。解析：代谢性碱中毒，常伴发低钾血症，缺钾可导致碱中毒。

4. B。解析：酸中毒的性质包括代谢性酸中毒和呼吸性酸中毒，其中代谢性酸中毒动脉血 pH 和 HCO_3^- 明显下降，代偿期的动脉血 pH 可在正常范围，但动脉血 HCO_3^- 有一定程度的下降；呼吸性酸中毒急性动脉血 pH 明显下降而 HCO_3^- 可以正常。慢性呼吸性酸中毒动脉血 pH 下降不明显而 HCO_3^- 亦有升高。静脉血和尿的 pH 对酸中毒判断意义不大。

5. C。解析：根据患者病史、临床表现分析，该患者应该是肺性脑病，肺性脑病首先应该行血气分析检查。

第八篇
血液病学

第一章 贫 血

第一节 贫血概论

一、单选题：以下每道试题有五个备选答案，请选择一个最佳答案。

1. 慢性贫血患者对缺氧耐受增强是由于
   - A. 组织需氧量减少
   - B. 呼吸频率加快
   - C. 血流速度加快
   - D. Hb 的携 O_2 能力增强
   - E. Hb 在组织中 O_2 释放量增多

2. 根据病因和发病机制，下列贫血分类正确的是
   - A. 红细胞生成减少、红细胞破坏过多和失血 3 大类
   - B. 造血原料不足、失血、溶血 3 大类
   - C. 红细胞生成减少、红细胞破坏过多 2 大类
   - D. 造血原料不足、造血功能障碍和破坏过多 3 大类
   - E. 红细胞生成减少和造血功能障碍 2 大类

3. 下列各项中不符合贫血时机体代偿现象的是
   - A. 血液循环时间缩短
   - B. 心排血量增加
   - C. 红细胞内 2,3 – 二磷酸甘油酸浓度降低
   - D. 心率加快
   - E. 氧解离曲线右移，血红蛋白与氧亲和力增加

4. 贫血概念是指单位容积外周血液中
   - A. 红细胞压积低于正常
   - B. 红细胞压积、血红蛋白低于正常
   - C. 红细胞数低于正常
   - D. 血红蛋白、红细胞数、红细胞压积低于正常
   - E. 血红蛋白、红细胞数低于正常

5. 我国成年巨幼细胞贫血患者中多数
   - A. 以缺铁为主
   - B. 以红细胞被破坏为主
   - C. 以缺乏维生素 B_{12} 为主
   - D. 以造血干细胞损伤为主
   - E. 以缺乏叶酸为主

二、共用备选答案单选题：以下提供若干组试题，每组试题共用试题前列出的五个备选答案，请为每道试题选择一个最佳答案。每个备选答案可能被选择一次、多次或不被选择。

(6~9 题共用备选答案)
   - A. 自身免疫性溶血性贫血
   - B. 再生障碍性贫血
   - C. 珠蛋白生成障碍性贫血
   - D. 缺铁性贫血
   - E. 巨幼细胞贫血

6. 造血干细胞异常引起的贫血是
7. 红细胞破坏过多引起的贫血是
8. 红细胞体积增大引起的贫血是
9. 属于遗传性疾病的贫血是

(10~12 题共用备选答案)
   - A. 弥散性血管内凝血
   - B. 遗传性棘形红细胞增多症
   - C. G6PD 缺乏症
   - D. 海洋性贫血
   - E. 自身免疫性溶血性贫血

10. 由于外源性机械因素造成溶血的是

11. 由于红细胞膜结构异常造成溶血的是

12. 由于珠蛋白合成异常造成溶血的是

（13～16题共用备选答案）

    A. 红细胞大小不等，中心淡染

    B. 红细胞中见染色质小体

    C. 可见 Auer 小体细胞

    D. 细胞中含粗大嗜天青颗粒比例
≥30%

    E. 骨髓增生低下，造血细胞减少

13. 再生障碍性贫血常见

14. 缺铁性贫血常见

15. 急性粒细胞白血病常见

16. 急性早幼粒细胞白血病常见

参考答案与解析

1. E　　2. A　　3. C　　4. D　　5. E　　6. B
7. A　　8. E　　9. C　　10. A　　11. B　　12. D
13. E　　14. A　　15. C　　16. D

    3. C。解析： 贫血时红细胞内的2,3-二磷酸甘油酸的产生和浓度增高，使红细胞在组织内释放的氧增多，减轻了缺氧的状态，因而红细胞内的2,3-二磷酸甘油酸浓度降低不符合贫血时机体的代偿现象。

    4. D。解析： 贫血概念是指单位容积外周血液中血红蛋白、红细胞数、红细胞压积低于正常。

第二节　缺铁性贫血

一、单选题：以下每道试题有五个备选答案，请选择一个最佳答案。

1. 患者男，45岁，便血、面色苍白3个月。血常规：Hb 60g/L，MCV 72fl，MCHC 27%，WBC $8.0×10^9$/L，PLT $138×10^9$/L，网织红细胞0.025。最可能出现的特有临床表现是

    A. 酱油色尿　　B. 匙状甲

    C. 皮肤瘀斑　　D. 肝、脾肿大

    E. 巩膜黄染

2. 某患者，血象：Hb 60g/L，MCV 65fl，MCHC 27%，MCH 26pg。最可能的诊断是

    A. 急性失血性贫血

    B. 缺铁性贫血

    C. 巨幼细胞贫血

    D. 骨髓病性贫血

    E. 再生障碍性贫血

3. 铁粒幼细胞贫血与缺铁性贫血的鉴别要点是

    A. 血清铁饱和度

    B. MCV、MCH、MCHC 测定

    C. 骨髓铁染色

    D. 红细胞内游离原卟啉测定

    E. 血清总铁结合力

4. 关于铁的代谢，下述正确的一项是

    A. 食物中的铁以二价铁为主

    B. 肠黏膜吸收的铁为二价铁

    C. 转铁蛋白结合的铁为二价铁

    D. 体内铁蛋白中结合的铁为二价铁

    E. 血红蛋白中的铁为三价铁

5. 血清铁减低，总铁结合力增高及转运铁蛋白饱和度减低见于

    A. 海洋性贫血

    B. 感染性贫血

    C. 缺铁性贫血

    D. 再生障碍性贫血

    E. 铁粒幼细胞贫血

6. 铁剂治疗缺铁性贫血，其疗效指标最早出现的是
   A. 血红蛋白上升
   B. 红细胞数上升
   C. 红细胞比容上升
   D. 网织红细胞数上升
   E. 铁蛋白上升

7. 缺铁性贫血最常见的病因是
   A. 慢性胃炎
   B. 急性失血
   C. 循环障碍
   D. 慢性感染
   E. 慢性失血

8. 正常人消化道内铁吸收效率最高的部位是
   A. 胃
   B. 十二指肠及空肠上部
   C. 空肠
   D. 回肠
   E. 回盲部

9. 患者男，35 岁，常感胃灼热，解黑便。实验室检查：Hb 75g/L，WBC 5.9×10^9/L，PLT 130×10^9/L，MCV 65fl，MCHC 29%，肝功能正常。其铁代谢检查结果可能为
   A. 血清铁降低、总铁结合力升高、转铁蛋白饱和度正常
   B. 血清铁正常、总铁结合力升高、转铁蛋白饱和度降低
   C. 血清铁降低、总铁结合力降低、转铁蛋白饱和度降低
   D. 血清铁降低、总铁结合力正常、转铁蛋白饱和度降低
   E. 血清铁降低、总铁结合力升高、转铁蛋白饱和度降低

10. 患者女，31 岁，2 年前因胃出血行胃大部切除术，近 1 年半来头晕，乏力，面色逐渐苍白，平时月经量稍多。检查：Hb 76g/L，RBC 3.1×10^{12}/L，WBC 5.3×10^9/L，网织红细胞 0.015，

细胞中央淡然区扩大，在进行体格检查时，不可能出现的体征是
   A. 皮肤干燥，毛发干燥易脱落
   B. 步态不稳，深感觉减退
   C. 口腔炎，舌乳头萎缩
   D. 指甲变脆，变平或匙状甲
   E. 心尖部收缩期吹风样杂音

11. 患者女，34 岁，月经过多 2 年，Hb 70g/L，WBC 7.0×10^9/L，PLT 160×10^9/L，网织红细胞 0.015，血涂片可见红细胞中心淡染区扩大。下列对辅助诊断没有意义的是
   A. ^{51}铬红细胞半衰期测定
   B. 骨髓铁染色检查
   C. 血清铁测定
   D. 总铁结合力测定
   E. 血清铁蛋白测定

12. 某青年女，月经增多，疑有缺铁性贫血，下列哪项对诊断最有意义
   A. 血清铁降低
   B. 总铁结合力增高
   C. 游离原卟啉降低
   D. 血清铁蛋白降低
   E. 钴盐吸收降低

二、共用题干单选题：以下提供若干个案例，每个案例下设若干道试题，每道试题有五个备选答案，请选择一个最佳答案。

（13～16 题共用题干）

患者男，30 岁，因反复中上腹疼痛 11 年，头晕、乏力、心悸、柏油样便 3 天来诊。急诊胃镜检查示十二指肠球后溃疡，伴活动性出血。实验室检查：WBC 11.2×10^9/L，RBC 2.8×10^{12}/L，Hb 63g/L，PLT 110×10^9/L，网织红细胞 0.02。

13. 下列对确定贫血病因最可靠的实验室检查是

A. MCV、MCH、MCHC 测定

B. 骨髓涂片观察红细胞形态

C. 骨髓铁染色检查

D. Coombs 试验

E. 血涂片观察红细胞形态

14. 若确诊为缺铁性贫血，应用铁剂治疗，最早显示疗效的指标是

A. 红细胞和血红蛋白升高

B. 血清铁恢复正常

C. 网织红细胞增高

D. MCV、MCH、MCHC 恢复正常

E. 骨髓铁染色小粒中含铁血黄素呈阳性反应

15. 患者口服铁剂治疗 1 月后，复查血红蛋白未恢复正常，下一步的处理措施是

A. 继续铁剂治疗

B. 停止铁剂治疗，复核缺铁性贫血诊断是否正确

C. 配合输血治疗

D. 加服 1% 稀盐酸增加铁剂吸收

E. 增加铁剂剂量

16. 若应用铁剂治疗 2 个月以上，血红蛋白仍未恢复正常，原因最不可能是

A. 患者未按医嘱服药

B. 铁剂失效

C. 出血未控制，丢失铁超过补充铁

D. 有腹泻或肠蠕动过速，影响铁剂吸收

E. 同时存在溶血性贫血

(17 ~ 21 题共用题干)

患者女，42 岁，因月经量增多 3 年，头晕、乏力、活动后心慌、气短 5 个月。曾在妇科门诊检查发现有子宫肌瘤。检测 WBC $5.2 \times 10^9/L$，RBC $2.5 \times 10^{12}/L$，Hb 50g/L，PLT $201 \times 10^{12}/L$；涂片示红细胞中央淡染区扩大；血清铁蛋白 9μg/L。患者诊断为缺血性贫血。

17. 骨髓涂片检查不符合缺铁性贫血诊断的是

A. 骨髓增生活跃，红系占 0.60，以原红及早幼红为主

B. 亚铁氰化钾染色骨髓小粒无含铁血黄素

C. 幼红细胞胞体小，胞质少，边缘不整齐，嗜碱性

D. 粒红比例降低

E. 亚铁氰化钾染色幼红细胞内铁粒减少

18. 给予患者铁剂治疗，下列说法正确的是

A. 治疗 1 周，血红蛋白无上升，表明铁剂治疗无效

B. 治疗目的是使血红蛋白上升到正常水平

C. 加用叶酸和维生素 B_{12} 可增强疗效

D. 血红蛋白正常后，小剂量铁剂治疗持续 3 ~ 6 个月

E. 服稀盐酸可促进 Fe^{2+} 吸收

19. 患者应用铁剂治疗 2 周，复查血红蛋白仍未上升，下列其可能的原因，除外

A. 诊断不正确

B. 出血未纠正

C. 患者未按医嘱服药

D. 胃肠道吸收障碍

E. 存在干扰铁利用的疾病如炎症、肿瘤等

20. 若患者是因十二指肠球部溃疡反复出血所致的缺铁性贫血，治疗首选

A. 口服硫酸亚铁

B. 输血或浓缩红细胞

C. 立即行胃大部切除术

D. 肌内注射右旋糖酐铁

E. 多吃含铁量丰富的食物

21. 防止患者贫血复发最好的预防措施是
    A. 长期服用小剂量铁剂，使血清铁维持在正常水平
    B. 服用驱虫药
    C. 子宫肌瘤切除术
    D. 在孕期和月经期食品中加入药物性铁
    E. 长期服用维生素 C，促进食物中铁的吸收

三、案例分析题：为不定项选择题，试题由一个病历和多个问题组成。每个问题有六个及以上备选答案，选对 1 个给 1 个得分点，选错 1 个扣 1 个得分点，直扣至得分为 0。

（22 ~ 24 题共用题干）

患者男，56 岁，食欲减退伴上腹部疼痛半年，体重减轻 8kg。血红蛋白 80g/L，红细胞 3.1×10^{12}/L，网织红细胞 0.02。骨髓象示幼红细胞增生活跃，中、晚幼红细胞为主，幼红细胞体积小、胞浆少、边缘不整，粒细胞系及巨核细胞系正常。

22. 该患者最可能的诊断是
    A. 巨幼细胞贫血
    B. 缺铁性贫血
    C. 溶血性贫血
    D. 再生障碍性贫血
    E. 肝病性贫血
    F. 失血性贫血

23. 首先的处理是
    A. 输血
    B. 铁剂治疗
    C. 胃肠道检查
    D. 补充维生素 B_{12} 和叶酸
    E. 肝功能检查
    F. 补液

24. 为进一步确诊，哪一项为最佳指标

A. 血清铁
B. 血清总铁结合力
C. 血清铁蛋白
D. 红细胞内游离原卟啉测定
E. 血清铁饱和度
F. MCV、MCH、MCHC 测定

参考答案与解析

1. B　2. B　3. C　4. B　5. C　6. D
7. E　8. B　9. E　10. B　11. A　12. D
13. C　14. C　15. A　16. E　17. A　18. D
19. A　20. D　21. C　22. B　23. B　24. C

1. B。解析：患者面色苍白，Hb 60g/L，应诊断为中度贫血。MCV 72fl，MCHC 27%，应考虑为小细胞低色素性贫血。男性患者长期便血，故应诊断为缺铁性贫血。可能有的表现是匙状甲，此为组织缺铁的临床表现。

4. B。解析：食物中的铁以三价铁为主。肠黏膜吸收的铁为二价铁，转铁蛋白结合的铁及体内铁蛋白中结合的铁均为三价铁。而血红蛋白中的铁为二价铁。

5. C。解析：缺铁性贫血，血清铁和转铁蛋白饱和度减低，总铁结合力和未结合铁的转铁蛋白升高，组织缺铁，红细胞内缺铁。

6. D。解析：口服铁剂有效的表现先是外周血网织红细胞数上升，高峰在开始服药后的 5 ~ 10 天，2 周后血红蛋白浓度上升，一般 2 个月左右恢复正常。

7. E。解析：缺铁性贫血最常见的原因是生理性铁需求量增加，慢性失血，铁摄入不足。

8. B。解析：正常人消化道内铁吸收效率最高的部位是十二指肠及空肠上部。

9. E。解析：此贫血病例 MCV < 80fl，MCHC < 32%，为小细胞低色素性贫血，合并慢性胃炎病史，考虑为缺铁性贫血，

其血清铁、转铁蛋白饱和度降低，而总铁结合力升高。

10. B。**解析**：患者有胃大部切除史，月经量多，血液学检查符合缺铁性贫血的表现，综合考虑是缺铁性贫血，"步态不稳，深感觉减退"为巨幼细胞贫血的表现，而不是缺铁性贫血的表现。

11. A。**解析**：本题考虑为缺铁性贫血，^{51}铬红细胞半衰期测定主要用于溶血性贫血检测红细胞寿命。

22. B。**解析**：中老年患者，中度贫血，有胃肠道不适、体重减轻的营养摄入不足证据与表现，网织红细胞0.02，骨髓象示红系代偿性增生，中、晚幼红细胞为主，幼红细胞体积小、胞浆少、边缘不整，粒细胞系及巨核细胞系正常，考虑初步诊断为缺铁性贫血。

23. B。**解析**：患者中度缺铁性贫血，首先的处理可选择补充铁剂。

24. C。**解析**：IDA相关化验指标中血清铁蛋白、骨髓铁染色作为贮存铁缺乏指标，可用于早期诊断。血清铁蛋白测定敏感度、准确度和重复操作性较高，为最佳指标。血清铁不稳定。血清总铁结合力易受其他因素影响。红细胞内游离原卟啉测定特异性不高。血清铁饱和度即血清铁与总铁结合力的百分比，可用于缺铁性贫血的鉴别诊断和治疗监测。

第二章 自身免疫性溶血性贫血

一、单选题：以下每道试题有五个备选答案，请选择一个最佳答案。

1. 下列哪种疾病抗人球蛋白试验阳性
   - A. 葡萄糖 – 6 – 磷酸脱氢酶（G – 6 – PD）缺乏症
   - B. 海洋性贫血
   - C. 遗传性球形红细胞增多症
   - D. 阵发性睡眠性血红蛋白尿症
   - E. 自身免疫性溶血性贫血

2. 有关自身免疫性溶血性贫血，下列说法错误的是
   - A. 红细胞受到破坏，寿命缩短
   - B. 血管外溶血及血管内溶血
   - C. 肾上腺皮质激素是首选的治疗
   - D. 患者积极输血，纠正贫血症状
   - E. 儿童溶血性贫血时多有肝脾大

3. 患者女，42 岁，发热寒战，轻度黄疸，脾肋下 4cm，Hb 68g/L，PLT 62×10^9/L，网织红细胞 10%，血清铁蛋白 50μg/L，肝功正常，Ham 试验阴性，Coombs 试验阳性。诊断应考虑
   - A. 慢性病性贫血
   - B. 肝炎后合并继发性贫血
   - C. 阵发性寒冷性血红蛋白尿
   - D. 阵发性睡眠性血红蛋白尿
   - E. Evans 综合征

二、共用题干单选题：以下提供若干个案例，每个案例下设若干道试题，每道试题有五个备选答案，请选择一个最佳答案。

（4～7 题共用题干）

患者女，35 岁，黄疸贫血伴关节酸痛 3 个月，查体：巩膜黄染，脾肋下 2cm，血红蛋白 58g/L，白细胞 5×10^9/L，血小板 105×10^9/L，网织红细胞计数 0.25，外周血涂片成熟红细胞形态正常，尿隐血试验阴性，无家族史。

4. 最可能的诊断是
   - A. 急性白血病
   - B. 急性黄疸性肝炎
   - C. 肝癌骨髓转移
   - D. 自身免疫性溶血性贫血
   - E. 风湿性关节炎

5. 明确诊断应做哪项检查
   - A. 肝功能
   - B. Coombs 试验
   - C. CT
   - D. 免疫球蛋白
   - E. 骨髓检查

6. 首选哪项治疗措施
   - A. 脾切除
   - B. 长春新碱
   - C. 糖皮质激素
   - D. 环磷酰胺
   - E. 大剂量丙种球蛋白

7. 经治疗缓解 1 年后，又出现上述症状，同时采取哪项措施
   - A. 大剂量丙种球蛋白
   - B. 脾切除
   - C. α – 干扰素
   - D. 6 – TG
   - E. ATG

◎参考答案与解析

1. E 2. D 3. E 4. D 5. B 6. C
7. B

  1. E。**解析：**自身免疫性溶血性贫血系免疫识别功能紊乱，自身抗体吸附于红细胞表面而引起的一种免疫性溶血性贫血，因此，自身免疫性溶血性溶血性贫血抗人球蛋白试验阳性。

  2. D。**解析：**自身免疫性溶血性贫血

较重者应输洗涤红细胞，且速度应缓慢。若患者症状稳定，可选用糖皮质激素及其他免疫抑制剂治疗，无需积极输血。

3. E。**解析：**根据 Coombs 试验阳性，结合病史考虑患者为自身免疫性溶血性贫血。患者伴发免疫性血小板减少，考虑 Evans 综合征。Evans 综合征是自身免疫性溶血性贫血，同时伴有血小板减少并能引起紫癜等出血性倾向的一种病症，以女性多见。

4. D。**解析：**患者目前有贫血、黄疸，脾肿大的表现，血红蛋白低于正常，外周血涂片正常，尿隐血试验阴性，考虑造血功能正常，血管外溶血，为自身免疫性溶血性贫血。

5. B。**解析：**自身免疫性溶血性贫血分为温抗体型和冷抗体型，进行 Coombs 试验明确诊断是哪种类型。

6. C。**解析：**治疗原则：①病因治疗；②糖皮质激素和其他免疫抑制剂；③脾切除术；④输血。

7. B。**解析：**脾是产生抗体的器官，又是致敏红细胞的主要破坏场所，切除后，抗体对红细胞寿命的影响减少了。

第三章　白血病

第一节　急性白血病

一、单选题：以下每道试题有五个备选答案，请选择一个最佳答案。

1. 急性白血病治疗中的出血，最常见的原因是
   A. 血小板过低
   B. 化疗药物的副反应
   C. 凝血机制异常
   D. DIC
   E. 白血病细胞溶解所致

2. 柔红霉素治疗急性白血病时的主要不良反应为
   A. 出血性膀胱炎
   B. 过敏反应
   C. 末梢神经炎
   D. 口腔及其他黏膜溃疡
   E. 心肌损害

3. 苯、烷化剂等化学物质有致白血病的作用，最常见的类型是
   A. 急性非淋巴细胞白血病
   B. 慢性淋巴细胞白血病
   C. 毛细胞白血病
   D. 急性淋巴细胞白血病
   E. 慢性粒细胞白血病

4. 患者女，28 岁，发热伴牙龈出血 3 周。查体：贫血貌，脾肋下 3cm，胸骨压痛（＋），血红蛋白 70g/L，白细胞 14.0×10^9/L，血小板 35×10^9/L，骨髓增生明显活跃，原始细胞占 0.62。为进一步诊断，应首选的检查是
   A. 染色体核型分析
   B. 细胞化学染色

   C. 血清铁测定
   D. 血细菌培养
   E. 抗血小板抗体检测

5. 患者男，30 岁，1 周来发热伴皮肤出血点。化验血呈全血细胞减少，骨髓检查增生极度活跃，原始细胞占骨髓非红系有核细胞的 40%，各阶段粒细胞占 50%，各阶段单核细胞占 30%。诊断急性白血病，其 FAB 分类的类型是
   A. M_1
   B. M_2
   C. M_4
   D. M_5
   E. M_6

二、共用题干单选题：以下提供若干个案例，每个案例下设若干道试题，每道试题有五个备选答案，请选择一个最佳答案。

（6 ~ 8 题共用题干）

患者男，23 岁，因发热咽喉痛，皮肤散在瘀斑入院，肝脾肿大，血红蛋白 55g/L，白细胞 10.0×10^9/L，血小板 16×10^9/L。骨髓增生活跃，幼稚细胞占 80%，胞质有大小不等颗粒及成堆棒状小体，过氧化物酶染色强阳性。

6. 诊断考虑
   A. 慢性粒细胞白血病急变
   B. 急性单核细胞白血病
   C. 急性早幼粒细胞白血病
   D. 急性淋巴细胞白血病
   E. 急性粒细胞白血病

7. 本患者临床容易出现
   A. 中枢神经系统受侵犯

B. 牙龈肿胀

C. 巨脾

D. DIC

E. 严重感染

8. 本患者治疗首选

    A. VP 方案   B. 骨髓移植

    C. DA 方案   D. 全反式维 A 酸

    E. 羟基脲

（9～11 题共用题干）

    患者男，18 岁，不规则发热 10d，鼻衄及牙龈出血 1 周来诊。查体：体温 $39.2℃$，胸骨中下段有明显压痛，脾肋下 2cm。检验：Hb 80g/L，WBC 22×10^9/L，血小板 50×10^9/L，外周血有异常细胞，骨髓涂片原始细胞占 0.80，细胞化学染色 POX 部分阳性，PAS（－），NSE 阳性，部分能被氟化钠抑制。

9. 本例确诊为急性白血病，其 FAB 分型是

    A. 急性淋巴细胞白血病（L_2 型）

    B. 急非淋白血病 M_2 型

    C. 急性早幼粒细胞白血病（M_3 型）

    D. 急性粒－单核细胞白血病（M_4 型）

    E. 急性单核细胞白血病（M_5 型）

10. 体检时最有意义的体征是

    A. 淋巴结肿大

    B. 肝、脾明显肿大

    C. 齿龈肿胀增生，皮肤有浸润性肿块

    D. 眼眶上有无痛性肿块

    E. 睾丸肿大

11. 本例首选治疗方案是

    A. DA（柔红霉素加阿糖胞苷）

    B. VDP（VCR 加 DNR 加 Pred）

    C. VAP（VCR 加 ADM 加 Pred）

    D. 小剂量阿糖胞苷

    E. 维 A 酸

（12～15 题共用题干）

    中年男，近 2 周来出现头晕乏力，鼻腔出血等症状，查体：颈部浅表淋巴结肿大，下肢少许瘀斑。白细胞 16.6×10^9/L，原始细胞 0.60，血红蛋白 80g/L，血小板 34×10^9/L。

12. 体检中应特别注意的体征是

    A. 睑结膜苍白   B. 胸骨压痛

    C. 心脏杂音   D. 皮肤出血点

    E. 浅表淋巴结肿大

13. 最可能的诊断是

    A. 急性白血病

    B. 缺铁性贫血

    C. 再生障碍性贫血

    D. 溶血性贫血

    E. 特发性血小板减少性紫癜

14. 为明确诊断，应做的检查是

    A. 血小板抗体   B. 血清铁蛋白

    C. 骨髓扫描   D. 淋巴结活检

    E. 骨髓涂片细胞学检查

15. 获得完全缓解后的治疗策略是

    A. 化疗与全反式维 A 酸交替治疗

    B. 单用全反式维 A 酸维持治疗

    C. 定期联合化疗

    D. 中剂量阿糖胞苷强化治疗

    E. 停药，定期随诊

（16～17 题共用题干）

    患者男，28 岁，头晕、乏力 1 个月，发热伴牙龈出血 1 周。查体：T 38℃，皮肤见散在出血点，舌尖有一血疱，浅表淋巴结未触及，巩膜无黄染，胸骨有压痛，心肺检查未见异常，腹平软，肝肋下未触及，脾肋下 1cm。实验室检查：Hb 95g/L，MCV 88fl，WBC 30×10^9/L，PLT 60×10^9/L。

16. 该患者最可能的诊断是

    A. 溶血性贫血

B. 再生障碍性贫血

C. 急性白血病

D. 特发性血小板减少性紫癜

E. 巨幼细胞贫血

17. 导致该患者死亡的最可能原因是

    A. 咯血   B. 尿血

    C. 眼底出血   D. 消化道出血

    E. 颅内出血

（18～19 题共用题干）

患者女，28 岁，因发热、头晕、食欲减退、乏力 2 周入院就诊。查血象提示血红蛋白 78g/L，血小板 30×10^9/L，骨髓检查确诊为急性白血病。

18. 鉴别急性粒细胞白血病和急性淋巴细胞白血病的细胞染色检查为

    A. 糖原染色和髓过氧化物酶染色

    B. 糖原染色和非特异性酯酶染色

    C. 髓过氧化物酶染色和非特异性酯酶染色

    D. 糖原染色和中性粒细胞碱性磷酸酶

    E. 非特异性酯酶染色和中性粒细胞碱性磷酸酶

19. 急性白血病依据哪些方面进行分型

    A. 形态学和组织化学

    B. 骨髓活检和细胞遗传学

    C. 形态学、免疫学、细胞遗传学、分子生物学

    D. 骨髓细胞培养和免疫学

    E. 形态学、免疫学、细胞遗传学

（20～22 题共用题干）

患者男，33 岁，发热伴浅表淋巴结肿大半月，头昏、乏力伴牙龈出血 3 天。查体：皮肤散在出血点和瘀斑，胸骨压痛明显。实验室检查：WBC 14.8×10^9/L，Hb 80g/L，PLT 25×10^9/L。临床拟诊为急性白血病。

20. 对确诊最有价值的检查是

A. 外周血白细胞分类

B. 淋巴结活检

C. 骨髓细胞学检查

D. 细胞化学染色

E. 免疫表型检查

21. 符合急性淋巴细胞白血病的检查结果是

    A. 髓过氧化物酶和苏丹黑染色阳性

    B. PAS 阳性，成块状或颗粒状

    C. 非特异性酯酶阳性，NaF 抑制

    D. 非特异性酯酶阳性，NaF 不抑制

    E. 中性粒细胞碱性磷酸酶积分减少

22. 若诊断为急性 B 淋巴细胞白血病，其免疫标志应为

    A. CD19（＋）   B. CD34（＋）

    C. CD117（＋）   D. CD13（＋）

    E. CD14（＋）

（23～24 题共用题干）

患者男，75 岁，低热、乏力 3 周。查体：贫血貌，肝、脾肋下未触及。实验室检查：Hb 80g/L，WBC 5.6×10^9/L，PLT 34×10^9/L，血片中原始细胞占 20%。

23. 考虑诊断为

    A. 急性白血病   B. 结缔组织病

    C. 再生障碍性贫血   D. 恶性淋巴瘤

    E. 噬血细胞综合征

24. 治疗中不正确的是

    A. 因患者年龄大，宜用小剂量化疗

    B. 诱导缓解期主张用大剂量联合化疗

    C. 加强输血

    D. 加强抗生素

    E. 定期复查骨髓和血常规，定期化疗

三、案例分析题：为不定项选择题，试题由一个病历和多个问题组成。每个问题有六个及以上备选答案，选对 1 个给 1 个得分点，选错 1 个扣 1 个得分点，直扣至得分为 0。

（25～27题共用题干）

患者男，68岁，发热1周。查体：贫血貌，无肝、脾、淋巴结肿大，血红蛋白80g/L，白细胞2×10^9/L，血小板45×10^9/L。

25. 确诊最有价值的检查是
 A. 核素骨扫描　　 B. 骨髓检查
 C. 腹部B超检查　 D. 磁共振
 E. 血清碱性磷酸酶　F. 血清铁蛋白

26. 骨髓检查原粒细胞占50%，治疗首选
 A. 放射治疗　　　 B. 血浆交换
 C. 联合化疗　　　 D. 干扰素治疗
 E. 造血干细胞移植　F. 对症治疗

27. 不常用于本病治疗的药物是
 A. 马法兰　　　　 B. 柔红霉素
 C. 阿糖胞苷　　　 D. 高三尖杉酯碱
 E. 米托蒽醌　　　 F. 维甲酸（维A酸）

（28～30题共用题干）

男性，20岁。高热2周，应用抗生素治疗无效。胸骨压痛明显，肝脾肋下未触及。入院后皮肤多处片状瘀斑、血尿、肌内注射局部渗血不止，血压110/70mmHg。血常规：WBC 2.8×10^9/L，Hb 51g/L，PLT 9×10^9/L。骨髓检查：有核细胞增生极度活跃，胞质颗粒粗大的早幼粒细胞占80%。

28. 本例的诊断是
 A. 急性单核细胞白血病
 B. 急性早幼粒细胞白血病
 C. 急性粒细胞白血病
 D. 急性红白血病
 E. 急性淋巴细胞白血病
 F. 急性溶血性贫血

29. 患者出血的首要原因是
 A. DIC
 B. 异常早幼粒细胞浸润血管壁
 C. 血小板减少伴功能异常

 D. 血小板减少
 E. 凝血因子缺乏
 F. 红细胞破坏增多

30. 患者获得CR后应采取的化疗方案是
 A. 大剂量阿糖胞苷强化治疗
 B. 单用全反式维A酸化疗
 C. 化疗与全反式维A酸及砷剂等交替治疗
 D. 化疗＋放疗
 E. DA方案
 F. 单用利妥昔单抗治疗

（31～33题共用题干）

患者男，40岁，6天前发热，咽痛，应用抗生素治疗无效，颈部浅表淋巴结肿大，咽部充血，扁桃体Ⅱ肿大，下肢少许瘀斑，白细胞15.6×10^9/L，原始细胞60%，血红蛋白80g/L，血小板34×10^9/L。

31. 可能的诊断为
 A. 特发性血小板减少性紫癜
 B. 缺铁性贫血
 C. 再生障碍性贫血
 D. 溶血性贫血
 E. 急性淋巴细胞白血病
 F. 急性粒细胞白血病

32. 提示：该患者骨髓提示增生极度活跃，原粒细胞（Ⅰ型＋Ⅱ型）占骨髓非红系细胞的55%。体检中可能出现的体征是
 A. 睑结膜苍白　　 B. 胸骨压痛
 C. 浅表淋巴结肿大　D. 皮肤出血点
 E. 肝、脾肿大　　 F. 牙龈增生

33. 提示：该患者骨髓中以原粒细胞（Ⅰ型＋Ⅱ型）为主，髓过氧化物酶（POX）染色（＋＋＋），糖原（PAS）染色（－）。下列哪项检查更有利于进一步明确诊断
 A. 血小板抗体升高

B. 血清铁蛋白降低

C. 骨髓扫描见左侧 2、3 肋骨密度增高区

D. 淋巴结活检见 R－S 细胞

E. 骨髓涂片细胞学检查见原粒细胞中可见 Auer 小体

F. 染色体检查 t（8；21）（q22；q22）染色体改变

G. AML1/ETO 融合基因

参考答案与解析

1. A　2. E　3. A　4. B　5. C　6. C
7. D　8. D　9. D　10. C　11. A　12. B
13. A　14. E　15. A　16. C　17. E　18. A
19. A　20. C　21. B　22. A　23. A　24. B
25. B　26. C　27. A　28. B　29. A　30. C
31. EF　32. ABCDEF　33. EFG

1. A。**解析**：急性白血病出血的主要原因是血小板减少，出血可发生在身体各部，颅内出血为常见死因。

2. E。**解析**：引起心脏损伤的是柔红霉素。

4. B。**解析**：根据患者的临床表现和实验室检查，该患者可初步诊断为急性白血病，为进一步明确分型，应做细胞化学染色，细胞化学染色主要用于协助形态学鉴别各类白血病。

5. C。**解析**：M_4 原始细胞占骨髓非红系有核细胞的 30% 以上，各阶段粒细胞占

30% ～ 80%，各阶段单核细胞占比大于 20%。

20. C。**解析**：骨髓象是确立急性白血病诊断和分型的重要依据。

21. B。**解析**：急性淋巴细胞白血病（ALL）的组织化学特征：①髓过氧化物酶染色和苏丹黑染色阴性；②糖原染色（PAS）阳性，呈块状或粗颗粒状；③中性粒细胞碱性磷酸酶阳性率和积分增加；④非特异性酯酶阴性。

22. A。**解析**：CD19、CD20 等为 B 淋巴细胞白血病的细胞表面免疫学标记。

25. B。**解析**：患者有发热、贫血，及三系减少等症状，应怀疑急性白血病、再生障碍性贫血或者巨幼细胞贫血，所以首选骨髓检查以确定病因。

26. C。**解析**：急粒白血病除了 APL 采用全反式维 A 酸化疗外，其他均首选 IA 方案和 DA 方案，即联合化疗。

27. A。**解析**：马法兰常用于多发性骨髓瘤、恶性淋巴瘤及慢性淋巴细胞白血病等。

29. A。**解析**：出血是急性白血病的主要表现之一。急性早幼粒细胞白血病易发 DIC，出现全身广泛性出血。

30. C。**解析**：APL 在获得分子学缓解后可采用化疗、全反式维 A 酸（ATRA）以及砷剂等药物交替维持治疗近 2 年。

第二节　慢性粒细胞白血病

一、单选题：以下每道试题有五个备选答案，请选择一个最佳答案。

1. 关于慢性粒细胞白血病骨髓移植治疗错误的是

A. 适用于 45 岁以下患者

B. 第二次缓解期疗效好

C. 年轻患者疗效好

D. 加速期、急变期疗效差

E. 慢性期缓解后疗效好

2. 患者女，30 岁，慢性粒细胞白血病病史
　 1 年，近 1 周高热，脾大平脐，血红蛋
　 白 50g/L，白细胞 20×10^9/L，分类原粒
　 占 30%，中晚幼粒占 40%，血小板
　 50×10^9/L。诊断为慢性粒细胞白血病
　 A. 急变
　 B. 合并感染
　 C. 合并类白血病反应
　 D. 合并骨髓纤维
　 E. 慢性期

3. 慢性粒细胞白血病与类白血病反应最主
　 要的区别是
　 A. 外周血白细胞计数高
　 B. 外周血可见中幼粒细胞、晚幼粒
　 　 细胞
　 C. 脾大
　 D. Ph 染色体阳性
　 E. 骨髓检查：粒细胞增生活跃

4. 下列符合慢性粒细胞白血病急性变的是
　 A. 外周血嗜碱性粒细胞 >20%
　 B. 骨髓原粒 + 早幼粒 >40%
　 C. 除 Ph7 染色体外，未见其他染色体
　 　 异常
　 D. 骨髓中原始细胞或原淋 + 幼淋
　 　 >20%
　 E. 骨髓中原始细胞 >15%

5. 下列关于慢性粒细胞白血病的临床特点
　 错误的是
　 A. 原始粒细胞 <10%，嗜酸性、嗜碱
　 　 性粒细胞增多
　 B. 中性粒细胞碱性磷酸酶活性明显减
　 　 低或呈阴性反应
　 C. 各年龄都可发病，以中年最多，起
　 　 病缓慢
　 D. 肝脾大，以脾大最为突出，可呈
　 　 巨脾
　 E. 白细胞显著增高，常常 $>10 \times 10^9$/L，

WBC 极度增高时可发生白细胞淤
滞症

6. 慢性粒细胞白血病慢性期化疗首选
　 A. 羟基脲　　　　　B. α – 干扰素
　 C. 伊马替尼　　　　D. 阿糖胞苷
　 E. 环孢素

7. 慢性粒细胞白血病下列错误的是
　 A. 中性粒细胞碱性磷酸酶慢性期增多，
　 　 急性期下降
　 B. 骨髓中原始细胞 <10%，而以中晚
　 　 幼粒细胞为主
　 C. 晚期骨髓内纤维组织增多
　 D. 周围血中中性粒细胞百分数增多
　 E. 血清维生素 B_{12} 浓度增高

8. 慢性粒细胞白血病在慢性期的主要临床
　 特点是
　 A. 容易并发感染
　 B. 乏力，低热，多汗
　 C. 纵隔淋巴结肿大
　 D. 易出血贫血
　 E. 脾显著肿大，腹胀、低热、乏力

9. 一慢性粒细胞白血病患者，近期出现高
　 热、贫血，骨髓原始细胞 0.12，用原来
　 治疗有效的"白消安"治疗无效，该患
　 者应首先考虑
　 A. 化疗药物耐受
　 B. 合并骨髓纤维化
　 C. 病程进入加速期
　 D. 病程进入急变期
　 E. 继发感染

10. 患者男，45 岁，最近经常发热达到
　 　 39.5℃，到医院检查，医生查血，考
　 　 虑是白血病。查骨髓血，外周血中原
　 　 粒 + 早幼粒占到 40%，骨髓中原粒 +
　 　 早幼粒占到 50%。综合考虑是慢性粒
　 　 细胞白血病，此时属于

A. 慢性期　　　　B. 加速期

C. 减速期　　　　D. 急变期

E. 恶变期

二、共用题干单选题：以下提供若干个案例，每个案例下设若干道试题，每道试题有五个备选答案，请选择一个最佳答案。

（11~13 题共用题干）

患者男，38 岁，胸骨疼痛 3 个月余，体检时发现脾达肋下 4cm。血白细胞 $60 \times 10^9/L$，临床疑诊为慢性粒细胞白血病。

11. 对诊断最有帮助的检查是

　　A. X 线胸片

　　B. 胸部 CT

　　C. 白细胞计数及分类

　　D. 骨髓穿刺

　　E. 骨髓活检

12. 下列不支持慢性粒细胞白血病慢性期的指标是

　　A. 血白细胞增高，大于 $30 \times 10^9/L$

　　B. 血涂片见原始粒细胞达 7%

　　C. 血涂片见嗜酸性粒细胞和嗜碱性粒细胞增生活跃

　　D. NAP 呈阴性反应

　　E. 骨髓中原始粒细胞达 15%

13. 该患者最可能出现的染色体异常是

　　A. t（9；22）　　　B. t（9；21）

　　C. t（15；22）　　D. t（14；11）

　　E. t（4；11）

三、共用备选答案单选题：以下提供若干组试题，每组试题共用试题前列出的五个备选答案，请为每道试题选择一个最佳答案。每个备选答案可能被选择一次、多次或不被选择。

（14~15 题共用备选答案）

　　A. NAP 强阳性细胞中含中毒颗粒

　　B. t（9；22）（q34；q11）

C. 糖原染色阳性

D. 髓过氧化物酶阳性

E. 非特异性酯酶阳性，能被 NaF 抑制

14. 类白血病反应的实验室检查常见

15. 慢性粒细胞白血病的实验室检查常见

参考答案与解析

1. B　　2. A　　3. D　　4. D　　5. E　　6. A

7. A　　8. E　　9. C　　10. D　　11. D　　12. E

13. A　　14. A　　15. B

1. B。解析：45 岁以下患者有 HLA 相合同胞供髓者慢性期缓解后尽早进行，疗效最好。加速期、急变期或第二次缓解期疗效差。年轻者疗效佳。

2. A。解析：慢性粒细胞白血病急变向髓系转化的可能性较大，骨髓原始细胞 >20%，原粒 + 早幼粒 >50%，病情发展较快，有些患者直接进入急变期，急变期预后较差。

3. D。解析：两者外周血白细胞计数均可增高。慢性粒细胞白血病细胞中出现 Ph 染色体，而类白血病反应 Ph 染色体阴性。慢性粒细胞白血病在外周血可见各阶段粒细胞，慢性期以脾大为最显著特征，骨髓检查见粒细胞增生活跃，但均不是两者的主要区别。

4. D。解析：慢性粒细胞白血病急变期临床表现同急性白血病，骨髓中原始细胞或原淋 + 幼淋 >20%，一般为 30% ~ 80%，外周血中原粒 + 早幼粒 >30%，骨髓中原粒 + 早幼粒 >50%，出现髓外原始细胞浸润。慢性急变多数转为急粒变，也可转为急淋，少数转为 M_4，M_5，M_6，M_7。

5. E。解析：白细胞显著增高，常常 >$20 \times 10^9/L$，WBC 极度增高时可发生白细胞淤滞症。

6. A。解析：羟基脲周期特异性抑制 DNA 合成，起效快，但维持时间短，为当

前慢性期首选化疗药物。

7. A。**解析**：中性粒细胞碱性磷酸酶活性明显降低或呈阴性反映。

8. E。**解析**：慢性粒细胞白血病的慢性期主要表现：①有乏力、低热、多汗或盗汗、体重减轻等代谢亢进的症状，由于脾大而自觉有左上腹坠胀感；②常以脾大为最显著体征，往往就医时已达脐或脐以下，质地坚实，平滑，无压痛。如果发生脾梗死，则脾区压痛明显，并有摩擦音；③肝脏明显肿大较少见；④部分患者胸骨中下段压痛；⑤当白细胞显著增高时，可有眼底充血及出血。白细胞极度增高时，可发生白细胞淤滞症。

9. C。**解析**：明确慢性粒细胞白血病诊断后，具下列之二者，可考虑为慢性粒细胞白血病加速期：①原始细胞（Ⅰ型＋Ⅱ型）在血中及（或）骨髓中＞10%；

②外周血嗜碱粒细胞＞20%；③不明原因的发热、贫血、出血加重，和（或）骨骼疼痛；④脾脏进行性肿大；⑤非药物原因的血小板进行性降低或增高；⑥骨髓中有显著的胶原纤维增生；⑦出现Ph染色体以外的其他染色体异常；⑧对传统的抗慢粒药物治疗无效；⑨CFU-GM增生和分化缺陷，集簇增多，集簇与集落的比值增高。根据题干，考虑为慢性粒细胞白血病加速。

10. D。**解析**：慢性粒细胞白血病急变期的临床表现同急性白血病。骨髓中原始细胞或原淋＋幼淋＞20%，一般为30%~80%；外周血中原粒＋早幼粒＞30%，骨髓中原粒＋早幼粒＞50%；出现髓外原始细胞浸润。慢性粒细胞白血病急变多数转为急粒变，也可转为急淋，少数转为M_4、M_5、M_6、M_7。

第三节 慢性淋巴细胞白血病

一、单选题：以下每道试题有五个备选答案，请选择一个最佳答案。

1. 慢性淋巴细胞白血病的临床表现不包括
   A. 西方多见，老年男性多见
   B. 近似成熟的小淋巴细胞克隆性增生
   C. 起病缓慢，早期可出现乏力，后期出现贫血、出血、粒细胞减少、常出现严重感染
   D. 淋巴结、肝、脾肿大
   E. 一定会导致死亡

2. 慢性淋巴细胞白血病主要治疗原则是
   A. 规律化疗
   B. A期观察随访，暂不治疗
   C. A期苯丁酸氮芥治疗
   D. C期干扰素治疗

E. 幼淋变患者给予羟基脲治疗

3. 有关慢性淋巴细胞白血病的Rai分期，下列描述错误的是
   A. 血和骨髓淋巴细胞增多属于0期
   B. 0期＋淋巴结肿大属于Ⅰ期
   C. Ⅰ期＋脾大、肝大或肝脾均大属于Ⅱ期
   D. Ⅱ期＋贫血（Hb＜100g/L）属于Ⅲ期
   E. Ⅲ期＋血小板减少（＜100×10^9/L）属于Ⅳ期

4. 下列关于慢性淋巴细胞白血病的治疗说法错误的是
   A. 嘌呤类似物不可用于治疗难治复发CLL

B. 大剂量甲泼尼龙对难治性 CLL 有较高的治疗反应率

C. 早期无需治疗，定期复查即可

D. 治疗目的是提高 CR 率

E. 苯丁酸氮芥目前多用于年龄较大、不能耐受其他药物化疗或有并发症的患者以及维持治疗

二、共用题干单选题：以下提供若干个案例，每个案例下设若干道试题，每道试题有五个备选答案，请选择一个最佳答案。

（5～6 题共用题干）

患者男，29 岁，半年前就感觉自己身体乏力，这段时间经常感到眩晕。查血常规医生告诉他贫血症状较重，白细胞较高，建议检查骨髓，听从医生建议，查骨髓，白细胞 $19 \times 10^9/L$，淋巴细胞 60%。

5. 最可能的诊断是

　　A. 慢性淋巴细胞白血病

　　B. 慢性粒细胞白血病

　　C. 急性白血病

　　D. 骨髓增生异常综合征

　　E. 缺铁性贫血

6. 若第一问诊断正确，患者要使用化疗药物哪项更合适

　　A. 苯丁酸氮芥　　　　B. 甲氨蝶呤

　　C. 阿司匹林　　　　　D. 长春新碱

　　E. 羟基脲

参考答案与解析

1. E　　2. B　　3. D　　4. A　　5. A　　6. A

1. E。**解析：** 慢性淋巴细胞白血病西方多见，老年男性多见，中位年龄 55 岁。近似成熟的小淋巴细胞克隆性增生。起病缓慢，早期可出现乏力，后期出现贫血、出血、粒细胞减少、常出现严重感染。淋巴结、肝、脾肿大。合并免疫功能异常，伴发自身免疫性溶血性贫血，特发性血小板减少性紫癜。

2. B。**解析：** 低危患者淋巴细胞轻度增多（$< 30 \times 10^9/L$，Hb $> 120g/L$，血小板 $> 100 \times 10^9/L$），骨髓非弥漫性浸润者生存期长，病情稳定者可以定期观察、对症治疗为主。当患者出现发热、体重明显下降、乏力、贫血、血小板降低、巨脾或脾区疼痛、淋巴结肿大且伴有局部症状、淋巴细胞倍增时间 <6 个月、出现幼淋变时，应积极治疗。

3. D。**解析：** 慢性淋巴细胞白血病 Rai 分期：①0 期，血和骨髓淋巴细胞增多；②Ⅰ期，0 期 + 淋巴结肿大；③Ⅱ期，Ⅰ期 + 脾大、肝大或肝脾均大；④Ⅲ期，Ⅱ期 + 贫血（Hb <110g/L）；⑤Ⅳ期，Ⅲ期 + 血小板减少（$< 100 \times 10^9/L$）。

4. A。**解析：** 嘌呤类似物联合烷化剂能有效延长初治 CLL 的无进展生存期，也可用于治疗难治复发 CLL。

第四章　出血性疾病

第一节　概　述

一、单选题：以下每道试题有五个备选答案，请选择一个最佳答案。

1. 下列疾病的原因为血小板异常的是

    A. 过敏性紫癜　　　B. 药物性紫癜

    C. 机械性紫癜　　　D. 血小板无力症

    E. 血友病

二、共用备选答案单选题：以下提供若干组试题，每组试题共用试题前列出的五个备选答案，请为每道试题选择一个最佳答案。每个备选答案可能被选择一次、多次或不被选择。

（2～4题共用备选答案）

    A. 血小板数量减少

    B. 多种凝血因子消耗

    C. 血管壁异常

    D. 凝血因子合成障碍

    E. 遗传性凝血因子缺乏

2. 血友病出血的原因是

3. DIC 出血的原因是

4. 过敏性紫癜出血的原因是

🔍 参考答案与解析

1. D　　2. E　　3. B　　4. C

　　1. D。解析：血小板无力症是一种遗传性出血病，特点为血细胞对多种生理诱聚剂反应低下或缺如。

第二节　特发性血小板减少性紫癜

一、单选题：以下每道试题有五个备选答案，请选择一个最佳答案。

1. ITP 做骨髓检查的主要目的是

    A. 证明有无巨核细胞增生

    B. 证明有无幼稚巨核细胞

    C. 证明有无血小板减少

    D. 排除引起血小板减少的其他疾病

    E. 证明有无白细胞减少

2. 下列关于成人特发性血小板减少性紫癜的描述，正确的是

    A. 常于发病后 4 周自行缓解

    B. 发病年龄多大于 60 岁

    C. 青年女性易发病

    D. 多有淋巴细胞增多

    E. 主要见于男性

3. 关于 ITP 治疗，下述错误的是

    A. 血小板 $< 10 \times 10^9 / L$ 时应紧急输注血小板

    B. 慢性型 ITP 首选免疫抑制剂

    C. 脾脏切除是有效方法

    D. 使用糖皮质激素

    E. 血浆置换

4. 关于特发性血小板减少性紫癜（ITP）的概念，描述错误的是

    A. 急性型 ITP 与感染因素有关

    B. 血小板寿命缩短

C. 骨髓巨核细胞总数减少

D. 临床上是较常见的一种出血性疾病

E. 急性型 ITP 多见于儿童

5. 下列特发性血小板减少性紫癜的诊断依据，除外

A. 骨髓巨核细胞增多并伴成熟障碍

B. 血小板减少

C. APTT 延长

D. 血小板寿命缩短

E. 脾不大或轻度肿大

6. 女性 ITP 患者，血小板 $20 \times 10^9/L$，骨髓增生活跃，巨核细胞 200 个/片，产板巨核细胞减少，以下哪项治疗不适宜

A. 如患者妊娠可采用大剂量免疫球蛋白

B. 如患者应用激素无效也可加用长春新碱

C. 反复输浓缩血小板

D. 首选糖皮质激素

E. 激素使用 6 个月无效可行脾切除

7. 患者女，30 岁，既往确诊溃疡病 10 年。因反复黑便（共计 8 次）3 年，下肢反复出现紫癜及瘀斑、柏油样大便（2 次）1 个月来诊。给予骨髓检查及 PAIgG 测定后确诊为 ITP。患者治疗首选

A. 肾上腺皮质激素治疗

B. 脾切除治疗

C. 免疫抑制剂治疗

D. 胃大部切除术

E. 皮质激素 + H_2 受体阻断剂

8. 患者女，20 岁，月经血多、皮肤紫癜 3 个月。Hb 100g/L，WBC $5.5 \times 10^9/L$，血小板 $25 \times 10^9/L$，骨髓有核细胞增生活跃，粒、红两系比例及分布正常，巨核细胞 75 个，其中颗粒型 0.70，裸核 0.30，未见产板型巨核细胞。该患者最

可能的诊断是

A. 急性特发性血小板减少性紫癜

B. 慢性特发性血小板减少性紫癜

C. 血栓性血小板减少性紫癜

D. 弥散性血管内凝血

E. 过敏性紫癜

9. 患者男，35 岁，诊断 ITP，血小板 $15 \times 10^9/L$，入院第 3 天突然出现脑出血，下列紧急处理措施中不适当的是

A. 血小板输注

B. 血浆置换

C. 大剂量甲泼尼龙静脉注射

D. 氨肽素口服

E. 静脉注射丙种球蛋白

10. 患者女，18 岁，双下肢反复出现瘀点、瘀斑 1 年，脾刚可触及。血红蛋白 90g/L，白细胞 $6 \times 10^9/L$，血小板 $40 \times 10^9/L$，出血时间 5 分钟，凝血时间正常。最可能的诊断是

A. 血管性假血友病

B. 特发性血小板减少性紫癜

C. 过敏性紫癜

D. 脾功能亢进

E. 再生障碍性贫血

11. 患儿女，7 岁。告诉父母手臂被虫子咬后出现黄豆大小瘀点，开始有发热、头痛的症状，送医院急诊。查血后，医生诊断为过敏性紫癜。过敏性紫癜与特发性血小板减少性紫癜鉴别的关键点是

A. 发病年龄与性别不同

B. 紫癜的部位、性质与特点不同

C. 并发症不同

D. 出、凝血的功能状态不同

E. 血小板计数结果不同

12. 患者女，22 岁，近 3 个月来月经增多，因皮肤及牙龈间断出血来诊。查体：

齿龈及皮肤瘀斑，肝脾未触及，胸骨无压痛。Hb 105g/L；骨髓象示：巨核细胞明显增多，成熟型减少。最可能的诊断是

A. 再障

B. 缺铁性贫血

C. 急性淋巴细胞白血病

D. 特发性血小板减少性紫癜

E. DIC

二、共用题干单选题：以下提供若干个案例，每个案例下设若干道试题，每道试题有五个备选答案，请选择一个最佳答案。

(13~14题共用题干)

患者女，25岁，诊断为特发性血小板减少性紫癜，贫血貌，牙龈出血，双下肢紫癜，肝脾肋下未触及，血红蛋白98g/L，白细胞 9×10^9/L，血小板 18×10^9/L，骨髓象提示巨核细胞增多。

13. ITP的说法正确的是

A. 贫血重而出血轻

B. 贫血和出血相一致

C. 脾切除为最佳治疗

D. 应用纤溶抑制剂

E. 免疫抑制剂治疗为首选

14. 治疗8个月后，血小板上升为 31×10^9/L，仍有出血症状，^{51}Cr标记血小板扫描脾区的放射指数比值较高。进一步治疗可选用

A. 脾切除

B. 免疫抑制剂

C. 糖皮质激素

D. 大量甲泼尼龙

E. 去氨加压素

(15~16题共用题干)

患者女，30岁，8个多月来月经量增多，1周来皮肤瘀斑伴牙龈出血，不挑食，

无光过敏和口腔溃疡。查体：脾侧位肋下刚触及。化验血 Hb 85g/L，WBC 5.1×10^9/L，PLT 25×10^9/L，尿常规（-）；骨髓检查：粒/红比例正常，全片见巨核细胞138个，其中产板型4个。

15. 最可能的诊断是

A. 再生障碍性贫血　B. ITP

C. 脾功能亢进　　　D. MDS

E. 过敏性紫癜

16. 最有助于诊断的进一步检查是

A. 血小板抗体

B. 腹部B超

C. 骨髓活检

D. 骨髓干细胞培养

E. 凝血功能

(17~20题共用题干)

患者女，30岁，全身多部位出血20天，化验PLT 28×10^9/L，临床诊断为慢性特发性血小板减少性紫癜（ITP）。

17. 下列支持ITP诊断的查体正确的是

A. 面部蝶形红斑

B. 皮肤黄染

C. 皮肤有紫癜，略高出皮面

D. 脾不大

E. 鼻腔、口腔黏膜溃疡

18. 下列支持ITP诊断的实验室检查正确的是

A. 血清胆红素增高

B. 骨髓巨核细胞增多，产板型增多

C. 骨髓巨核细胞增多，幼稚、颗粒型增多

D. PT延长

E. 血块收缩良好

19. 下列关于该病时血小板的描述，正确的是

A. 血小板形态、功能均正常

B. 血小板表面IgG不增高

C. 患者血小板寿命缩短

D. 不会出现巨大血小板

E. 患者血小板表面可全部测到抗体

20. 以下有关该病的治疗，不正确的是

　　A. 慢性病例出血不重或在缓解期均不需特殊治疗

　　B. 给予足量液体和易消化饮食，避免腔黏膜损伤

　　C. 长春新碱静脉注射较滴注疗效佳

　　D. 达那唑与糖皮质激素有协同作用

　　E. 急诊处理可输注血小板悬液

(21～23 题共用题干)

　　患者女，26 岁，月经增多 8 个月，2 周来牙龈出血，下肢皮肤散在出血点及瘀斑，血红蛋白 78g/L，白细胞 5.0×10^9/L，血小板计数 48×10^9/L。临床诊断为特发性血小板减少性紫癜。

21. 该患者用糖皮质激素治疗，哪项说法正确

　　A. 为 ITP 的首选治疗

　　B. 为脾切除术做准备

　　C. 通常与达那唑配合使用

　　D. 主要用于近期分娩者

　　E. 血小板升至正常后即可停药

22. 该患者激素治疗半年后，效果不佳，首先应考虑

　　A. 加大糖皮质激素剂量继续使用

　　B. 改用达那唑

　　C. 抗纤溶治疗

　　D. 血浆置换

　　E. 脾切除

23. 若该患者治疗中出现严重出血，首选治疗

　　A. 西咪替丁　　　B. 云南白药

　　C. 血小板输注　　D. 皮质激素

　　E. 长春新碱

(24～25 题共用题干)

　　患者女，22 岁，因月经量增多 8 个月，牙龈出血、下肢皮肤散在出血点及瘀斑 2 周来诊。妇科检查无异常发现。检测白细胞 5.2×10^9/L，血红蛋白 80g/L，血小板 32×10^9/L。

24. 诊断特发性血小板减少性紫癜（ITP）的直接证据是

　　A. 血小板寿命缩短

　　B. 外周血出现巨大血小板，出血时间延长

　　C. 抗血小板膜糖蛋白 Ⅱb/Ⅲa 自身抗体测定

　　D. 骨髓涂片巨核细胞增生

　　E. PAIgG 阳性

25. 给予患者糖皮质激素治疗 ITP，下列说法正确的是

　　A. 血小板升至正常后即可停药

　　B. 能使血小板迅速上升

　　C. 降低毛细血管脆性，减轻出血

　　D. 抑制抗原、抗体的生成

　　E. 适用于反复发作的慢性 ITP

三、共用备选答案单选题：以下提供若干组试题，每组试题共用试题前列出的五个备选答案，请为每道试题选择一个最佳答案。每个备选答案可能被选择一次、多次或不被选择。

(26～28 题共用备选答案)

　　A. 糖皮质激素

　　B. 抗生素加肝素

　　C. 凝血酶原复合物

　　D. 冷沉淀物

　　E. 纤维蛋白原制剂

26. 患者男，15 岁，踢足球后感右下腹剧烈疼痛来诊。查体：右下腹皮肤大片瘀斑，触及 10cm×15cm 大小肿块，压痛明显；检验：血小板 115×10^9/L，

出血时间正常；Ⅷ：C 浓度 1%；ⅧR：Ag 浓度正常。宜首选的治疗是

27. 患者女，22 岁，鼻出血，皮肤出血点及月经量增多 2 个月。检验：Hb 100g/L，WBC 11 × 10^9/L，血小板 32 × 10^9/L，PAIgG 及 PAIgA 均升高。宜首选的治疗是

28. 患者女，38 岁，既往有胆道感染史。近 1 周弛张性发热，伴右上腹痛及皮肤黄染住院。2 天来出现肉眼血尿，皮肤有片状瘀斑。检验：Hb 100g/L，WBC 28 × 10^9/L，N 0.90（90%），血小板 43 × 10^9/L，血片有破碎红细胞 0.04（4%），血培养有大肠埃希菌生长，凝血酶原时间 17s（正常对照 12s）。宜首选的治疗是

四、案例分析题：为不定项选择题，试题由一个病历和多个问题组成。每个问题有六个及以上备选答案，选对 1 个给 1 个得分点，选错 1 个扣 1 个得分点，直扣至得分为 0。

（29～31 题共用题干）

患者女，26 岁，间歇性牙龈出血伴月经过多 1 年。查体：双下肢可见散在出血点及紫癜，肝脾不大。血红蛋白 120g/L，红细胞 4.6 × 10^{12}/L，白细胞 5.5 × 10^9/L，分类正常，血小板 25 × 10^9/L。

29. 若确诊首先应进行
   A. 骨髓象检查
   B. 血 vWF 测定
   C. PT 测定
   D. D - 二聚体测定
   E. 血小板相关抗体测定
   F. 血清碱性磷酸酶

30. 若骨髓穿刺结果显示：骨髓增生活跃，粒细胞：红细胞 = 3：1，颗粒巨核细胞及以上阶段的原始巨核细胞或幼稚巨

核细胞明显增生，而产血小板巨核细胞明显减少，则最符合的诊断为
   A. 脾功能亢进
   B. 过敏性紫癜
   C. 特发性血小板减少性紫癜
   D. 急性单核细胞白血病
   E. 再生障碍性贫血
   F. 慢性粒细胞白血病

31. 特发性血小板减少性紫癜诊断要点不包括
   A. 皮肤紫癜
   B. 脾明显肿大
   C. 骨髓巨核细胞增多
   D. 血小板生存时间缩短
   E. 至少 2 次化验血小板计数减少
   F. 至少 1 次化验血小板计数减少

参考答案与解析

1. D　2. C　3. B　4. C　5. C　6. C
7. B　8. B　9. D　10. B　11. E　12. D
13. B　14. A　15. B　16. A　17. C　18. C
19. C　20. C　21. A　22. E　23. C　24. A
25. C　26. D　27. A　28. B　29. A　30. C
31. BF

1. D。**解析：**ITP 骨髓象表现为急性巨核细胞轻度增加或正常，慢性显著增加，巨核细胞发育成熟障碍，表现为巨核细胞体积变小，胞浆内颗粒减少，幼稚巨核细胞增加，有血小板形成的巨核细胞显著减少，红系及粒系，单核系正常，做骨髓检查的主要目的是排除其他继发性血小板减少症。

3. B。**解析：**慢性 ITP 首选药物为糖皮质激素，而免疫抑制剂一般不做首选，通常在激素治疗不佳或复发时再考虑使用。

6. C。**解析：**ITP 患者自身存在血小板抗体，反复输注浓缩血小板加重抗体的产

生。ITP 患者在无出血倾向时可不予输注血小板。

10. B。**解析**：患者年轻女性，有出血倾向、血小板减少、骨髓巨核细胞增多伴成熟障碍，最可能的诊断是特发性血小板减少性紫癜。

11. E。**解析**：特发性血小板减少性紫癜可见血小板计数明显减少，而过敏性紫癜血小板计数正常。

21. A。**解析**：特发性血小板减少性紫癜的初始治疗：①糖皮质激素（首选治疗）；②重度患者可使用大剂量丙种球蛋白；③国外可使用抗 Rh（D）免疫球蛋白。特发性血小板减少性紫癜的二线治疗：可供选择的二线治疗药物包括硫唑嘌呤、环孢素 A、达那唑、长春生物碱等；脾切除术。

29. A。**解析**：患者牙龈出血伴月经过多，双下肢可见散在出血点及紫癜，实验室检查血小板减少，提示为血小板减少导致的出血症状，不排除特发性血小板减少性紫癜的可能性。若确诊首先应进行骨髓象检查。

30. C。**解析**：ITP 骨髓象：①骨髓巨核细胞数量正常或增加；②巨核细胞发育成熟障碍，表现为巨核细胞体积变小，胞质内颗粒减少，幼稚巨核细胞增加；③有血小板形成的巨核细胞显著减少（小于30%）。

31. BF。**解析**：特发性血小板减少性紫癜脾脏一般不肿大或轻度肿大。至少 2 次检查血小板计数减少，血细胞形态无异常。

第九篇

结核病学

第一章　肺结核

第一节　原发性肺结核

一、单选题：以下每道试题有五个备选答案，请选择一个最佳答案。

1. 儿童原发性肺结核最少见的表现是
   A. 咯血
   B. 贫血和体重不增
   C. 发烧
   D. 食欲减退、精神不振
   E. 咳嗽

2. 下列关于肺结核说法错误的是
   A. 原发病灶和肿大的气管支气管淋巴结合称为原发综合征
   B. 原发性肺结核结核分枝杆菌可散播到全身各器官
   C. 原发性肺结核具有重要的临床和流行病学意义
   D. 继发性肺结核具有明显的临床症状，容易出现空洞和排菌
   E. 原发性肺结核原发病灶炎症迅速吸收或留下少量钙化灶，肿大的肺门淋巴结逐渐缩小、纤维化或钙化

3. 关于原发性肺结核，错误的说法是
   A. 原发结核播散病灶可隐匿终身
   B. 可以扩散引起结核性脑膜炎
   C. 非常容易形成原发空洞
   D. 有淋巴和血行播散倾向
   E. 经过及时诊断、治疗，恢复顺利，不留痕迹

4. 患者女，20岁，低热，咳嗽1个月。查体：消瘦，右颈部可触及绿豆大小淋巴结，稍硬、活动、无压痛，右肺呼吸音稍弱，胸片见右上肺钙化灶，右肺门淋

巴结肿大。诊断首先考虑的是
   A. 结核性渗出性胸膜炎
   B. 血行播散性肺结核
   C. 原发性肺结核
   D. 浸润性肺结核
   E. 慢性纤维空洞性肺结核

5. 患者男，70岁，患糖尿病、慢性支气管炎多年。近2个月来低热，咳喘加重并有白色黏痰，胸部X线检查发现右中下肺野片絮状阴影，痰细菌培养（－），多种抗菌药物治疗未见好转，应考虑的诊断有
   A. 慢性支气管炎合并细菌性感染
   B. 肺结核
   C. 大叶性肺炎
   D. 肺炎支原体肺炎
   E. 病毒性肺炎

二、共用题干单选题：以下提供若干个案例，每个案例下设若干道试题，每道试题有五个备选答案，请选择一个最佳答案。

（6～8题共用题干）

患者女，32岁，干咳、低热1月余。X线胸片示双下肺散在结节状阴影。血WBC及分类正常。反复使用多种抗生素治疗，临床表现及实验室检查无明显变化。体检无异常发现。

6. 对诊断意义不大的检查是
   A. 肺活检
   B. 支气管肺泡灌洗
   C. 胸部HRCT

D. 痰菌培养

E. 冷凝集试验

7. 患者脑脊液墨汁染色涂片镜检见到带有透明荚膜的圆形病原体。最可能的诊断是

A. 白念珠菌感染

B. 肺孢子虫感染

C. 新型隐球菌感染

D. 卡氏肺囊虫感染

E. 真菌感染

8. 应首选的治疗药物是

A. 氟尿嘧啶　　　　B. 四环素

C. 两性霉素 B　　　D. 氟康唑

E. 糖皮质激素

三、案例分析题：为不定项选择题，试题由一个病历和多个问题组成。每个问题有六个及以上备选答案，选对 1 个给 1 个得分点，选错 1 个扣 1 个得分点，直扣至得分为 0。

（9～14 题共用题干）

患者男，49 岁，发热、咳嗽近 2 周，痰少，色偶黄，伴胸闷。2 天来出现咯血就诊，多为满口鲜血，每日约 450ml。查体：右上肺叩诊呈浊音，呼吸音低，闻及湿啰音；胸片示右肺上叶实变伴空洞形成，空洞直径约 2.5cm，洞壁光整，未见液平。

9. 本病例初步诊断首先考虑

A. 真菌性肺炎伴脓肿形成

B. 肺脓肿

C. 肺癌伴癌性空洞

D. 肺囊肿继发感染

E. 肺结核

F. 金葡菌肺炎

10. 提示：本病考虑为肺结核，但仍有怀疑。若怀疑肺结核，对本例诊断有价值的辅助检查是

A. 痰找抗酸杆菌

B. 防污染样本毛刷采样标本

C. 结核菌素反应

D. 支气管肺泡灌洗液

E. 经支气管肺活检标本

F. 结核杆菌 PCR 检测

11. 提示：经上述检查，如果仍没有确诊证据，但倾向于肺结核，而肺癌不能排除。临床处理应采取

A. 不作特殊处理，严密医学观察

B. 试验性抗结核治疗不短于 3 个月

C. 试验性抗结核治疗 1 月，随访胸片和有关检查

D. 手术治疗

E. 抗结核化学治疗联合小剂量抗癌化学治疗

F. 抗结核化学治疗联合放射治疗

12. 提示：患者最终确诊为肺结核，给予抗结核化学治疗肺结核的化疗方法有

A. 标准　　　　　B. 短程

C. 间歇　　　　　D. 两阶段

E. 督导　　　　　F. 联合

13. 此患者化疗方案选择

A. 2HRZE/4HR

B. 3SH/15HE

C. 2SHREE/4HS

D. 3HRZ/1SHR

E. 4HRZ（E）/2HR

F. 2HSP/10HP

14. 患者经治疗病情好转，要求出院，对患者的宣传与忠告最重要的是

A. 注意休息

B. 加强营养

C. 家中饮食起居隔离

D. 服从治疗，全程规则用药

E. 最好住入疗养院

F. 预防感冒

参考答案与解析

1. A　　2. C　　3. C　　4. C　　5. B　　6. E

7. C　　8. D　　9. E　　10. ABCDEF

11. C　　12. ABCDEF　13. A　　14. D

1. A。**解析**：原发性肺结核症状轻重不一，轻者可无症状，于体检胸透时才被发现。稍重者起病缓慢，有食欲减退、体重不增、低热、乏力、盗汗、消瘦等。重者起病可急，突然高热达39℃～40℃，但一般情况尚好，与发热不相称，2～3周后转为低热，并有明显的结核中毒症状，此类多发生在婴幼儿。当发生支气管结核时，可因肿大淋巴结而发生一系列压迫症状，如百日咳样咳嗽、喘憋、声音嘶哑。一般临床上少见咯血。

2. C。**解析**：继发性肺结核有传染性，具有重要的临床和流行病学意义。

3. C。**解析**：原发性肺结核有淋巴和血行播散倾向，病程短，大多可自愈。少数营养不良或同时患有其他传染病的患儿，病灶扩大、干酪样坏死和空洞形成，有的甚至肺内播散形成粟粒性肺结核病或全身播散形成全身粟粒性结核病（如结核性脑膜炎）。

4. C。**解析**：胸片见右上钙化灶，右肺门淋巴结肿大，符合原发性肺结核。原发综合征的X线表现有肺内原发灶、淋巴管炎和肿大的肺门淋巴结组成"双极像"或称"哑铃像"。

5. B。**解析**：首先应考虑感染的诊断，但是痰检（－），对多种抗生素治疗无效，且病情已有较长时间。病毒性肺炎为自限性，很难持续2个月的时间。病变部位虽然在中下肺野，不是结核的好发部位，但是考虑到患者有糖尿病史，老年人，并且对抗生素疗效不好，考虑可能是肺结核。

10. ABCDEF。**解析**：痰找抗酸杆菌、防污染样本毛刷采样标本、支气管肺泡灌洗液、经支气管肺活检标本若能发现抗酸杆菌均能确诊，结核菌素反应强阳性亦有辅助诊断价值，PCR方法也能使结核病快速诊断。

11. C。**解析**：在临床不能确诊时，可以诊断性抗结核治疗，时间1个月，观察疗效。

13. A。**解析**：对于初治涂阳肺结核治疗方案为2HRZE/4HR。

14. D。**解析**：肺结核患者必须全程规律用药，防止耐药结核菌出现。

第二节　血行播散性肺结核

一、单选题：以下每道试题有五个备选答案，请选择一个最佳答案。

1. 患者女，30岁，发热1周。体温38.5℃～39.5℃。周身疼痛。近2天轻微咳嗽、无痰，胸部查体无异常体征。肝右肋下2cm，脾左肋下1cm。WBC 7.0×10^9/L，中性60%，淋巴40%，ESR 70mm/h，痰结核菌涂片（－），血细菌培养（－），肥达反应（－）。胸片示两肺可见细小等大均匀分布的粟粒样阴影。最可能的诊断是

A. 伤寒

B. 败血症

C. 急性血行播散性肺结核

D. 细支气管－肺泡细胞癌

E. 流行性感冒

2. 患者女，25岁，突发持续高热、中毒症

状重，胸片显示两肺野弥漫的分布、大小、密度相近的粟粒状阴影，提示该患者患有

A. 血行播散性肺结核

B. 结核球

C. 原发综合征

D. 结核性胸膜炎

E. 慢性纤维空洞性肺结核

3. 下述哪项可作为血行播散性肺结核确诊依据

A. 头孢菌素类抗感染治疗无效

B. 稽留热

C. 发热而白细胞正常或偏低

D. 眼底检查可见脉络膜结核结节

E. 双肺可见粟粒状结节影

4. 下列关于血行播散性肺结核的描述中错误的是

A. 多见于儿童和青少年

B. 多见于长期使用免疫抑制剂的患者

C. 多见于长期参加体育运动的人

D. 多为原发性肺结核发展而来

E. 支气管淋巴结结核在血行播散性肺结核的发病上具有重要的意义

二、共用题干单选题：以下提供若干个案例，每个案例下设若干道试题，每道试题有五个备选答案，请选择一个最佳答案。

（5～6题共用题干）

患者男，50岁，喉结核不规则服异烟肼半年，2周前突发语言不清，右侧肢体肌力下降，胸片示两肺弥漫性小结节影，上中部较多部分有融合，颅脑 CT 示脑梗死。

5. 首先考虑诊断为

A. 血行播散性肺结核

B. 继发性肺结核

C. 细支气管肺泡癌

D. 特发性肺含铁血黄素沉着症

E. 肺内转移性癌

6. 患者使用常用药治疗后出现口周发麻、头晕，听力下降，应停用

A. 异烟肼   B. 利福平

C. 链霉素   D. 吡嗪酰胺

E. 顺铂

（7～12题共用题干）

患者男，32岁，因慢性肾炎、肾功能衰竭于5月前行同种异体肾移植，手术后维持抗排异治疗。近2周来发热38.5℃～39℃，轻咳伴气急。X线胸片示两肺弥漫性细小结节状影，约0.8mm大小，分布比较均匀，其中部分融合。拟诊血行播散性肺结核。

7. 为确诊，下列哪项检查最有价值

A. 结核菌素试验

B. 细菌学和（或）病理学检查

C. 血沉

D. CT 或 MRI

E. 肺功能测定

8. 该患者作结核菌素试验，预计可能出现下列不同情况，哪一项解析是错误的

A. 阳性表示结核感染

B. 强阳性可以支持结核病诊断

C. 阴性在本例可以排除结核病

D. 弱阳性可能表示卡介苗交叉反应

E. 本例因免疫抑制剂影响，其诊断价值有限

9. 本例抗结核治疗，宜选择下列哪一方案

A. 异烟肼、链霉素、乙胺丁醇联合，总疗程1年半（链霉素3个月）

B. 异烟肼、利福平、吡嗪酰胺、乙胺丁醇联合，疗程6个月，根据病情和免疫抑制剂使用情况可适当延长（吡嗪酰胺2个月）

C. 异烟肼、链霉素、利福平、乙胺丁

醇联合，6~9个月

　　D. 异烟肼、利福平、乙胺丁醇联合，6~9个月

　　E. 异烟肼、利福平、链霉素、吡嗪酰胺6个月

10. 假定经检查不能确定血行播散性肺结核，应首先考虑为

　　A. 其他病原体感染

　　B. 肺泡细胞癌

　　C. 肺泡蛋白沉着症

　　D. 特发性含铁血黄素沉着症

　　E. 排异反应

11. 如果各种辅助检查仍不能确诊，临床考虑细菌性感染，但不能除外结核，下列哪项处理比较合理

　　A. 先针对细菌感染，经验性应用抗生素治疗

　　B. 因为抗结核治疗高效、特异，故应先试抗结核治疗

　　C. 选择抗菌和抗结核双重作用的药物链霉素和利福平

　　D. 抗结核与抗细菌化学治疗同时进行

　　E. 因为免疫抑制和应用抗生素容易并发真菌感染，故抗生素应用同时联合抗真菌药物

12. 从结核病预防角度来说，在器官移植前应该对受者和供者作下列哪项必要的，而目前又被忽视的检查

　　A. 受、供者双方都作X线胸部摄片

　　B. 受、供者双方痰、尿标本结核杆菌检查

　　C. 受、供者双方结核菌素试验，阳性则手术后受者应接受预防性化学治疗

　　D. 受、供者双方接（补）种卡介苗

　　E. 受、供者双方常规预防性化学治疗

参考答案与解析

1. C　2. A　3. D　4. C　5. A　6. C

7. B　8. C　9. B　10. A　11. A　12. C

　　1. C。解析：胸片两肺可见细小等大、均匀分布的粟粒样阴影是急性血行播散性肺结核的特异性表现，而痰结核菌涂片阳性率比较低，一次阴性，不能排除结核，在临床上要求反复多次送检。

　　2. A。解析：急性血行播散性肺结核在胸片上显示病灶常需2~3周，表现为两肺野弥漫的分布、大小、密度相近，直径1~3mm的粟粒状阴影。

　　3. D。解析：眼底检查约1/3的患者可发现脉络膜结核结节。

　　4. C。解析：血行播散性肺结核多见于儿童和青少年，多为原发性肺结核发展而来。常发生于免疫力低下者。支气管淋巴结结核在血行播散性肺结核中具有重要的意义，如结核杆菌进入肺静脉或体循环的动脉，往往出现全身性血行播散性肺结核。

第三节　继发性肺结核

一、单选题：以下每道试题有五个备选答案，请选择一个最佳答案。

1. 患者男，28岁，吸烟，因低热、咳嗽2个月，痰中带血1周来院门诊。查体：

T 37.5℃，双侧颈后可触及多个可活动之淋巴结，右上肺可闻及支气管肺泡音。胸片示右上肺云雾状阴影。最可能的诊断是

　A. 原发性肺结核

　B. 血行播散性肺结核

　C. 浸润性肺结核

　D. 支气管肺癌

　E. 慢性纤维空洞性肺结核

2. 患者女，32 岁，咳嗽、间断咯血 3 周伴低热、乏力、食欲减退、进行性消瘦。胸部 X 线片右肺上叶虫蚀样空洞。该患者最可能的诊断是

　A. 浸润性肺结核

　B. 肺癌

　C. 肺脓肿

　D. 肺囊肿合并感染

　E. 支气管扩张

3. 下列最常见的继发性肺结核是

　A. 原发性肺结核

　B. 血行播散性肺结核

　C. 浸润性肺结核

　D. 慢性纤维空洞性肺结核

　E. 结核性胸膜炎

4. 成人肺结核最常见的类型是

　A. 结核性脑膜炎

　B. 急性粟粒性肺结核

　C. 原发性肺结核

　D. 继发性肺结核

　E. 结核性胸膜炎

5. 患者男，35 岁，低热伴咳嗽 3 周，咳少量白痰，使用多种抗生素治疗无效。胸部 X 线片示右下叶背段斑片状影，有多个不规则空洞，无气液平面。为明确诊断，应首先进行的检查是

　A. 痰涂片革兰染色

　B. 痰涂片抗酸染色

　C. 支气管镜

　D. 痰真菌培养

　E. 胸部 CT

二、共用备选答案单选题：以下提供若干组试题，每组试题共用试题前列出的五个备选答案，请为每道试题选择一个最佳答案。每个备选答案可能被选择一次、多次或不被选择。

（6～7 题共用备选答案）

　A. 淋巴播散

　B. 血行播散

　C. 支气管播散

　D. 淋巴道和支气管播散

　E. 血行播散和淋巴播散

6. 原发性肺结核的常见播散方式是

7. 继发性肺结核的常见播散方式是

三、案例分析题：为不定项选择题，试题由一个病历和多个问题组成。每个问题有六个及以上备选答案，选对 1 个给 1 个得分点，选错 1 个扣 1 个得分点，直扣至得分为 0。

（8～13 题共用题干）

　　患者女，21 岁，发热伴咳嗽、咳痰带血 3 周，有夜间盗汗，下肢关节痛。查体：体温 38℃，胸骨右侧第二肋间可闻及少许湿啰音；胸片：右肺上叶斑片状浸润影；血常规提示白细胞 $9.0 \times 10^9/L$。

8. 该患者最可能的诊断是

　A. 浸润性肺结核

　B. 急性粟粒性肺结核

　C. 肺炎

　D. 肺癌

　E. 支气管扩张

　F. 慢性阻塞性肺疾病

9. 确诊该病的主要方法是

　A. 经皮肺活检

　B. 纤维支气管镜检查

　C. 痰脱落细胞检查

　D. 痰结核分枝杆菌检查

　E. 结核菌素试验

F. 胸部 CT

10. 关于结核菌素试验描述正确的是
    A. 阴性可排除结核病
    B. 重症患者多为强阳性
    C. 硬结直径≤4mm 为阴性
    D. 硬结直径 10～19mm 为阳性
    E. 局部出现淋巴管炎为强阳性
    F. 硬结为非特异性变态反应，红晕为特异性反应
    G. 以测量所得红晕直径为依据
    H. 卡介苗接种者可为阳性
    I. 结核分枝杆菌感染后 2 周可呈阳性

11. 下列哪些药物对治疗该病有效
    A. 卡那霉素　　　 B. 阿米卡星
    C. 万古霉素　　　 D. 亚胺培南
    E. 氟康唑　　　　 F. 莫西沙星
    G. 加替沙星　　　 H. 美罗培南
    I. 阿奇霉素

12. 下列哪些药物属于抑菌剂
    A. 异烟肼　　　　 B. 利福平
    C. 吡嗪酰胺　　　 D. 卡那霉素
    E. 卷曲霉素　　　 F. 乙胺丁醇
    G. 链霉素

13. 若痰中查到抗酸杆菌，且该患者为初治病例，则最佳治疗方案为
    A. 2HRZSE/4～6HRE
    B. 2HRZE/4HR
    C. 2HRZ/4HR
    D. 3HRZE/4HR
    E. 1HRZE/4HR
    F. 1SHRZ/4HRS

参考答案与解析

1. C　　2. A　　3. C　　4. D　　5. B　　6. E
7. C　　8. A　　9. D　　10. CDEH
11. ABFG　12. DEF　13. B

1. C。**解析：** 浸润性肺结核患者常表现为午后低热、咳嗽、痰中带血，查体可表现为淋巴结肿大，上肺可闻及支气管肺泡音，胸片有特异性改变，表现为云雾状阴影。

2. A。**解析：** 青年患者，长期咳嗽，咯血，有结核中毒症状，肺上叶虫蚀样空洞，应诊断为肺结核。

3. C。**解析：** 继发性肺结核含浸润性肺结核、纤维空洞性肺结核和干酪性肺炎，其中最常见的是浸润性肺结核。

4. D。**解析：** 继发性肺结核是成人肺结核最常见的类型。

5. B。**解析：** 肺下叶背段是继发性肺结核的好发部位。青年患者长期低热、咳嗽、咳痰，胸片示右下叶背段斑片状影，空洞，应诊断为肺结核。应首先行痰涂片抗酸染色。

9. D。**解析：** 痰结核分枝杆菌检查是确诊肺结核的主要方法，也是制订化疗方案和考核治疗效果的主要依据，包括痰涂片、痰培养及药敏。

10. CDEH。**解析：** 硬结为特异性反应，红晕为非特异性反应，硬结直径≤4mm 为阴性，5～9mm 为弱阳性，10～19mm 为阳性，≥20mm 或局部出现水泡和淋巴管炎为强阳性，阴性不能除外结核病，结核分枝杆菌感染后 4～8 周才能建立变态反应，免疫抑制及重症患者常为阴性或弱阳性。

11. ABFG。**解析：** 卡那霉素、阿米卡星、莫西沙星、加替沙星均有抗结核作用。

12. DEF。**解析：** 异烟肼、利福平、吡嗪酰胺、链霉素为一线杀菌剂，乙胺丁醇、卡那霉素、卷曲霉素为抑菌剂。

13. B。**解析：** 初治涂阳肺结核治疗方案：2HRZE/4HR，复治涂阳治疗方案：2HRZSE/4～6HRE，初治涂阴肺结核治疗方案：2HRZ/4HR。

第二章 结核性胸膜炎

一、单选题：以下每道试题有五个备选答案，请选择一个最佳答案。

1. 结核性胸膜炎患者胸水中增加的细胞成分是
   A. 上皮细胞　　　B. 内皮细胞
   C. 间皮细胞　　　D. 淋巴细胞
   E. 中性粒细胞

2. 结核性胸膜炎患者胸痛的特点是
   A. 一般没有胸痛症状
   B. 开始没有胸痛，后期有胸痛
   C. 积液增多时候胸痛减轻或者消失
   D. 胸痛越重说明液体越多
   E. 胸痛一般位于上胸部

3. 符合结核性胸膜炎的是
   A. LDH 低于正常
   B. ADA >45U/L
   C. 中性粒细胞为主
   D. CEA 明显增高
   E. 蛋白质含量小于30g/L

4. 结核性胸膜炎胸水检查有诊断价值的是
   A. CEA 升高
   B. 胸水中多核细胞增加
   C. 胸水蛋白增加
   D. 间皮细胞增加
   E. ADA 及 γ 干扰素增加

5. 患者男，20 岁，14 天前始出现发热，体温 38℃ ~ 39℃，无寒战，伴右侧胸痛，轻度胸闷。查体：右侧第 4 前肋以下叩诊呈浊音；B 超提示右侧胸腔积液。最有可能的诊断是
   A. 脓胸　　　　　B. 结核性胸膜炎
   C. 细菌性肺炎　　D. 恶性胸腔积液
   E. 肺脓肿

6. 患者女，28 岁，午后低热 1 周伴干咳、左胸痛，活动后气急 2 天。胸透提示左侧胸腔积液，血白细胞 7.8 × 10⁹/L，胸水为淡血性渗出液，淋巴细胞0.65。最可能的诊断是
   A. 癌性胸腔积液
   B. 肺栓塞合并胸腔积液
   C. 细菌性肺炎伴胸膜炎
   D. 化脓性胸膜炎
   E. 结核性胸膜炎

7. 患者男，32 岁，既往有风湿关节炎史，因发热，胸痛，气急逐渐加重半个月入院，胸水为草黄色，李凡他试验（＋），比重 1.024，白细胞 300 × 10⁶/L，淋巴细胞 60%，X 线胸片右胸腔中等量积液，右肺门淋巴结肿大。最可能的诊断是
   A. 癌性胸腔积液
   B. 风湿性胸膜炎
   C. 漏出性胸腔积液
   D. 化脓性胸膜炎
   E. 结核性渗出性胸膜炎

二、共用题干单选题：以下提供若干个案例，每个案例下设若干道试题，每道试题有五个备选答案，请选择一个最佳答案。

（8 ~ 10 题共用题干）

患者男，35 岁，3 个月来低热、盗汗、消瘦，1 个月来劳累后气短。查体：T 37.6℃，右下肺触觉语颤减弱，叩诊呈浊音，呼吸音消失，心尖搏动向左移位，心音正常，心率 98 次/分，律整，无杂音，超声示右侧胸腔中等量积液。

8. 对患者进行初步诊断，首先考虑为
   A. 结核性胸腔积液
   B. 病毒性胸腔积液

C. 化脓性胸腔积液

D. 肿瘤性胸腔积液

E. 支原体性胸腔积液

9. 入院后应采取的最主要诊断措施是

　　A. 胸腔穿刺抽液检查

　　B. 血培养

　　C. PPD 试验

　　D. 胸部 CT 检查

　　E. 胸腔镜检查

10. 该患者还可能出现的体征是

　　A. 右侧肺底下移

　　B. 气管向左移位

　　C. 右上肺可闻管状呼吸音

D. 双侧胸廓肋间隙变窄

E. 肝界上移

参考答案与解析

1. D　2. C　3. B　4. E　5. B　6. E
7. E　8. A　9. A　10. B

　　1. D。**解析：**结核性胸膜炎时，因细胞免疫受刺激，故胸水中淋巴细胞明显增多。

　　2. C。**解析：**少量胸腔积液时胸痛明显，随着积液的增多，胸痛缓解，主要表现为呼吸困难。

第三章 结核性脑膜炎

一、单选题：以下每道试题有五个备选答案，请选择一个最佳答案。

1. 以下不属于结核性脑膜炎的临床表现的是
   - A. 头痛
   - B. 呕吐
   - C. 意识障碍
   - D. 癫痫
   - E. 呼吸困难

2. 结核性脑膜炎死亡的主要原因是
   - A. 脑疝
   - B. 癫痫
   - C. 失明
   - D. 意识障碍
   - E. 头痛

3. 以颅底病变为主的脑膜炎为
   - A. 化脓性脑膜炎
   - B. 结核性脑膜炎
   - C. 病毒性脑膜炎
   - D. 隐球菌性脑膜炎
   - E. 无菌性脑膜炎

4. 不是结核性脑膜炎的早期临床表现的是
   - A. 性情改变
   - B. 低热、食欲减退、盗汗、消瘦
   - C. 头痛、呕吐
   - D. 面神经瘫痪
   - E. 蹙眉皱额、凝视或嗜睡

5. 急性粟粒性肺结核，起病急，持续高热，中毒症状严重，50% 以上的患者合并
   - A. 骨结核
   - B. 肠结核
   - C. 结核性胸膜炎
   - D. 结核性脑膜炎
   - E. 肾结核

6. 关于结核性脑膜炎脑膜病变改变不正确是
   - A. 软脑膜充血、渗出并形成许多结核结节
   - B. 炎症易在蛛网膜上腔聚集
   - C. 颅骨或中耳与乳突结核病灶直接蔓延侵犯脑膜
   - D. 渗出物可见上皮样细胞、朗格汉斯细胞
   - E. 蛛网膜下腔大量积聚渗出物

7. 婴儿结核性脑膜炎中期的主要特征为
   - A. 嗜睡或惊厥
   - B. 脑膜刺激征
   - C. 喷射性呕吐
   - D. 前囟膨隆
   - E. 骨缝闭合延迟

8. 患儿男，3 岁。因感不适，家长领其来医院就诊。体检发现颈项强直（±），布氏征（±），脑脊液检查诊断为早期结核性脑膜炎。其最主要的临床特点是
   - A. 嗜睡，偶有惊厥
   - B. 性情改变
   - C. 低热、无力
   - D. 头痛、呕吐
   - E. 咳嗽、咳痰

9. 患儿女，6 岁，低热伴头痛 1 个月入院。查体：精神差，左眼外展受限，颈抵抗阳性，Kernig 征阳性，Brudzinski 征阳性；腰穿：脑脊液压力 210mmH$_2$O，蛋白 1.5g/L，糖 1.4mmol/L，氯化物 93mmol/L。最可能的情况是
   - A. 结核性脑膜炎，早期
   - B. 结核性脑膜炎，中期
   - C. 结核性脑膜炎，晚期
   - D. 隐球菌性脑膜炎
   - E. 脑脓肿

10. 下列不是结核性脑膜炎并发症的是
    - A. 脑出血
    - B. 脑积水
    - C. 继发性癫痫
    - D. 脑性瘫痪
    - E. 脑神经障碍

11. 患者男，30 岁，大学时期感染肺结核，最近发生总是头痛、呕吐、嗜睡。去医院检查脑脊液发现压力在 300mmH$_2$O，

脑脊液外观无色透明，细胞数为 $400 \times 10^6/L$，蛋白定量为 $2g/L$。考虑以下哪种疾病

A. 结核性脑膜炎

B. 化脓性脑膜炎

C. 流行性脑脊髓膜炎

D. 流行性乙型脑炎

E. 脑肿瘤

二、共用题干单选题：以下提供若干个案例，每个案例下设若干道试题，每道试题有五个备选答案，请选择一个最佳答案。

（12～14 题共用题干）

患儿男，4 岁。咳嗽、发热 20 天，头痛、呕吐 5 天，曾用多种抗生素治疗无效。查体：T 38℃，体重 20kg，神清，左侧鼻唇沟变浅，口角向右歪斜，颈抵抗（+），克氏征、布氏征（+）；脑脊液：外观微浑，WBC $560 \times 10^6/L$，N 30%，L 70%，蛋白质 $800mg/L$，氯化物 $88mmol/L$，糖 $1.18mmol/L$。

12. 最可能的诊断是

A. 病毒性脑炎

B. 新型隐球菌性脑膜炎

C. 化脓性脑膜炎

D. 结核性脑膜炎

E. 真菌性脑膜炎

13. 为确诊，需首选的检查是

A. 脑脊液培养

B. 脑脊液沉渣涂片抗酸染色找结核分枝杆菌

C. PPD 试验

D. 头颅 CT

E. 脑脊液免疫球蛋白检查

14. 应采用的治疗方案是

A. 异烟肼＋链霉素＋青霉素

B. 异烟肼＋吡嗪酰胺

C. 异烟肼＋链霉素

D. 青霉素＋氯霉素

E. 异烟肼＋利福平

🔍 **参考答案与解析**

1. E　　2. A　　3. B　　4. D　　5. D　　6. B

7. D　　8. B　　9. B　　10. D　　11. A　　12. D

13. B　　14. B

1. E。**解析**：结核性脑膜炎的临床表现：头痛、呕吐、脑神经损害、意识障碍、瘫痪、癫痫、失明、脑干功能障碍、脑疝。

2. A。**解析**：脑疝是结核性脑膜炎的严重并发症，也是结核性脑膜炎死亡的主要原因。临床上以小脑幕切迹疝和枕骨大孔疝多见。

3. B。**解析**：病理上结核菌使软脑膜弥漫充血水肿、炎性渗出，并形成许多结核结节，蛛网膜下腔大量炎性渗出物积聚，因为重力关系，再加之脑底池腔大，脑底血管神经周围毛细血管吸附作用等，使炎性渗出物容易在脑底池蓄积引起脑部病变。化脓性脑膜炎是全部脑组织的改变。病毒性脑膜炎时各脑区受累程度不一，不同病毒感染主要受累的脑组织也不同。

4. D。**解析**：面神经瘫痪为结核性脑膜炎（结核性脑膜炎）的中期症状，而其余选项均为初期症状。

5. D。**解析**：血行播散性肺结核的患者胸部检查常无明显的阳性体征，中晚期病变可融合，可闻及湿啰音，可有表浅淋巴结肿大和肝脾大，也可并发自发性气胸、肺外结核（如结核性脑膜炎、肝结核、脾结核、骨结核等），其中最常见的结核性脑膜炎。

6. B。**解析**：结核菌使软脑膜弥漫充血、水肿、炎性渗出，并形成许多结核结节。蛛网膜下腔大量炎性渗出无积聚，因为重力、脑底池腔大、脑底血管肾周围的

毛细血管吸附作用等，是以炎症渗出物易在脑底诸池聚集。渗出物中可见上皮样细胞、朗格汉斯细胞及干酪样坏死。

7. D。**解析：**典型结核性脑膜炎中期（脑膜刺激期）：①脑膜刺激征颈项强直，凯尔尼格征、布鲁津斯基征阳性。典型的脑膜刺激征年长儿多见，幼婴则常表现为前囟隆起紧张；②颅内压增高表现为剧烈头痛和呕吐，多呈喷射性呕吐，尖叫、惊厥或嗜睡，可伴有脑积水征；③脑神经和脑实质损害最常见的脑神经障碍有面神经、动眼神经、外展神经瘫痪等。脑实质损害（脑炎）多表现为肢体瘫痪、多动、失语、手足徐动或震颤等。患儿可有感觉过敏；④烦躁与嗜睡交替出现，以后逐渐进入昏睡状态。

8. B。**解析：**结核性脑膜炎早期（前驱期）病程为1~2周。主要表现为小儿性格和精神状态改变，如懒动、少言、易倦、精神呆滞、喜哭、易怒、睡眠不安等。

9. B。**解析：**结核性脑膜炎中期（脑膜刺激期）的表现：①脑膜刺激征：项强直、克氏征（kernig 征）、布鲁津斯基征（Brudzinski 征）阳性；②颅内压增高，表现为剧烈头痛和呕吐，多呈喷射性呕吐，尖叫、惊厥或嗜睡，可伴有脑积水征；③脑神经和脑实质损害：最常见的脑神经障碍有面神经、动眼神经、外展神经瘫痪等。脑实质损害（脑炎）多表现为肢体瘫痪、多动、失语、手足徐动或震颤等。患儿可有感觉过敏；④烦躁与嗜睡交替出现，以后逐渐进入昏睡状态。根据题干信息，患儿最可能为结核性脑膜炎，中期。

11. A。**解析：**结核性脑膜炎脑脊液常规检查：①脑脊液压力：半数以上压力增高，一般在200~400mmH$_2$O；②脑脊液外观：多为无色透明，蛋白含量增高时则为浑浊的毛玻璃甚至黄色；③细胞数：多为(300~500)×10^6/L，少数患者细胞数可在正常范围或高达1.5×10^9/L；④生化改变：结核性脑膜炎时蛋白定量多为1~3g/L，少数患者达5g/L以上，少数患者蛋白在正常范围。

第十篇

传染病学

第一章　传染病概论

单选题：以下每道试题有五个备选答案，请选择一个最佳答案。

1. 对于隐性感染，下列不正确的是
   A. 机体发生特异性免疫应答
   B. 不出现临床症状和体征
   C. 不引起或只引起轻微的组织损伤
   D. 病原体被完全清除，不会转变为病原携带状态
   E. 在大多数传染病中，是最常见的表现

2. 对于病原携带状态，下列不正确的是
   A. 机体有免疫反应，但不足以清除病原体
   B. 并非所有传染病都有病原携带者
   C. 并非所有的病原携带者都能排出病原体
   D. 是许多传染病的重要传染源
   E. 可以出现在显性感染后，也可出现在隐性感染后

3. 对于传播途径的描述，错误的是
   A. 手、玩具既可传播消化道传染病，也可传播呼吸道传染病
   B. 传播传染病的节肢动物是中间宿主
   C. 破伤风通过未经严格消毒的刀、剪传播，而污染土壤时不会造成传播
   D. 传染途径既可是单一因素，也可是外界多种因素组成
   E. 血液、血制品是乙型肝炎、丙型肝炎等的最主要传播途径

4. 对于传染病的治疗，下列不正确的是
   A. 一般治疗、对症治疗和特效治疗并重
   B. 对症治疗也很重要
   C. 治疗、护理和隔离、消毒并重
   D. 治疗方案应根据具体情况决定
   E. 病原治疗即合理恰当地应用抗生素

参考答案与解析

1. D　2. C　3. C　4. E

2. C。**解析**：所有传染病的携带者都能排出病原体。并非所有传染病都有病原携带者，如麻疹和流感的病原携带者极为罕见。

第二章　病毒感染

第一节　病毒性肝炎

一、单选题：以下每道试题有五个备选答
案，请选择一个最佳答案。

1. 被乙型肝炎患者血液污染针头刺破皮肤
后主要宜采取
   A. 局部碘酒、酒精消毒
   B. 注射干扰素
   C. 注射干扰素诱生剂
   D. 注射胎盘球蛋白
   E. 注射乙型肝炎免疫球蛋白

2. 急性重型病毒性肝炎病理变化是
   A. 肝细胞发生碎屑状坏死
   B. 肝细胞灶性坏死
   C. 毛细胆管淤胆
   D. 纤维组织增生
   E. 大量肝细胞坏死

3. 急性重型肝炎防治肝性脑病措施中，哪
项是不正确的
   A. 高蛋白饮食　　　B. 口服乳果糖
   C. 给以六合氨基酸　D. 口服乳梨醇
   E. 脱水治疗

4. 下列乙肝病毒标志物中反映 HBV 有活
动性复制和传染性的是
   A. 表面抗原（HBsAg）
   B. 表面抗体（抗 - HBs）
   C. e 抗原（HBeAg）
   D. e 抗体（抗 - HBe）
   E. 核心抗体（抗 - HBc）

5. 对于慢性乙型肝炎下列哪项不是干扰素
治疗适应证
   A. 血清 ALT 升高

B. HBeAg 阳性
C. HBV DNA 阳性
D. 有自身免疫性疾病
E. 血清胆红素正常

6. 乙型肝炎患者，其血化验中抗 - HBc 抗
体的出现，其意义是提示
   A. 患者系乙肝急性期，或慢性乙肝急
性发作
   B. 是属于乙肝恢复期抗体，表示预后
良好
   C. 提示病情恶化
   D. 表示过去已感染乙肝病毒的标志物
   E. 提示患者 2～56 因子重叠感染的指标

7. HBV 在复制过程中，下列哪种产物是
HBV 在体内长期存在难被清除的主要
原因
   A. HBsAg　　　　　B. HBV DNA
   C. mRNA　　　　　D. cccDNA
   E. HBeAg

8. 提示 HBV 处于复制状态的指标是
   A. HBsAg（+）、HBeAg（+）、HBV DNA
（-）
   B. HBsAg（+）、HBeAg（+）、HBV DNA
（+）
   C. HBsAg（-）、抗 - HBs（+）、抗 -
HBe（+）
   D. HBsAg（+）、HBeAg（-）、抗 - HBc
（+）
   E. HBsAg（-）、HBeAg（-）、HBV DNA
（+）

9. 下列关于乙型肝炎病毒抵抗力的描述，正确的是
   A. 100℃ 5 分钟灭活
   B. 煮沸 10 分钟灭活
   C. 60℃ 10 小时灭活
   D. −20℃可保存 10 天
   E. 可被紫外线灭活

10. 下列各项中哪一项不符合丙型肝炎病毒的特性
   A. HCV 为负链 RNA 病毒
   B. HCV 为变异较多的病毒
   C. HCV 属黄病毒科
   D. 电镜下 HCV 直径为 55nm
   E. 基因为 9.4kb 核苷酸

11. 近年来输血后肝炎主要由哪种病毒引起
   A. 甲型肝炎病毒　　B. 乙型肝炎病毒
   C. 丙型肝炎病毒　　D. 戊型肝炎病毒
   E. 丁型肝炎病毒

12. 以下内容正确的是
   A. 丁型肝炎病毒必须和乙型肝炎病毒在一起才可以感染人
   B. 戊型肝炎是通过输血或血液制品传播
   C. 戊型肝炎黄疸型较多
   D. 丙型肝炎危害最大
   E. 乙肝疫苗没有保护作用

13. 提示重症肝炎最有意义的指标是
   A. 血清胆红素水平升高
   B. ALT 明显升高
   C. 凝血酶原时间明显延长
   D. 血清白蛋白降低
   E. γ−谷氨酰转肽酶增高

14. 患者女，42 岁，厌食、乏力、肝区痛 5d 伴尿色加深来门诊。检查：ALT 400U，总胆红素 50μmol/L，诊断急性黄疸型病毒性肝炎。此时最主要的治疗措施是
   A. 卧床休息
   B. 口服维生素 C、复合维生素 B
   C. 静脉滴注 10% 葡萄糖液加 FDP
   D. 肾上腺皮质激素
   E. 抗病毒治疗

15. 患者男，51 岁，经常在外就餐，近 2 周自觉疲劳，10 天来食欲减退，尿色加深，近 3 天同事发现其眼黄来诊。实验室检查：ALT 766U/L，TBil 98μmol/L，抗−HBs（＋），抗−HEV IgG（＋），抗−HEV IgM（＋），抗−HAV IgG（＋）。该患者的诊断应考虑为
   A. 病毒性肝炎，甲型，急性黄疸型
   B. 病毒性肝炎，乙型，急性黄疸型
   C. 病毒性肝炎，戊型，急性黄疸型
   D. 病毒性肝炎，乙、戊型重叠感染，急性黄疸型
   E. 病毒性肝炎，甲、乙、戊型混合感染，急性黄疸型

16. 患者男，24 岁，乏力和明显食欲不振 1 周，4 周前有甲肝患者密切接触史。下列哪项有助于甲型肝炎的早期诊断
   A. 血清中查出甲型肝炎的抗体
   B. 血清中查出甲型肝炎抗原
   C. 粪便中查出甲型肝炎抗原
   D. ALT 升高
   E. 排除其他类型肝炎

二、共用题干单选题：以下提供若干个案例，每个案例下设若干道试题，每道试题有五个备选答案，请选择一个最佳答案。

（17～18 题共用题干）

患者男，49 岁，30 年前因输血感染丙肝，近半年出现食欲减低，乏力，右上腹

胀痛，各项指标均未达到失代偿期。

17. 此时如果抗病毒治疗，不能采用下列
治疗方案中的
A. PEG - IFNα 联合利巴韦林
B. 普通干扰素联合利巴韦林
C. 单用普通干扰素
D. 单用利巴韦林
E. 复合普通干扰素

18. 如果该患者处于肝功能失代偿期，可
行下列方案中的
A. 肝移植
B. 普通干扰素联合利巴韦林
C. 单用普通干扰素
D. 单用利巴韦林
E. 复合普通干扰素联合利巴韦林

(19～20 题共用题干)

患者男，62 岁，间断发热半月，尿黄
伴乏力、食欲缺乏 1 周，症状逐渐加重，
出现恶心、呕吐。既往体健，无肝病史，
病前无饮酒、服药史，病前 3 周曾去外地
旅游。查体：意识清楚，皮肤巩膜明显黄
染，肝肋下 2cm，脾肋下刚触及，腹水征
（－）；实验室检查：ALT 1500U/L，TBil
80μmol/L。

19. 该患者首先考虑的诊断是
A. 急性丙型肝炎   B. 急性丁型肝炎
C. 急性庚型肝炎   D. 急性乙型肝炎
E. 急性戊型肝炎

20. 正确的处理不包括
A. 卧床休息   B. 药物对症治疗
C. 补充维生素   D. 清淡饮食
E. 抗病毒治疗

(21～25 题共用题干)

患者女，30 岁，因二尖瓣狭窄做了手
术，术前肝功能正常。HBsAg（－），术中
输血 800ml，40 天后肝功能 ALT 2801U/L，
AST 1601U/L，TBil 18μmol/L。

21. ALT 及 AST 增高的原因可能为
A. 急性甲型病毒性肝炎
B. 急性乙型病毒性肝炎
C. 急性丙型病毒性肝炎
D. 急性丁型病毒性肝炎
E. 急性戊型病毒性肝炎

22. 为明确诊断应查哪一项
A. 抗 - HAV IgM
B. HBsAg
C. HCV RNA 和抗 - HCV
D. HDAg、抗 HDIgM
E. 抗 - HEV

23. 本病最主要的传播途径是
A. 粪 - 口途径   B. 输血
C. 性接触   D. 虫媒传播
E. 呼吸道

24. 哪一项为本病原的特点
A. 双股 DNA   B. 单股 DNA
C. 单股负链 RNA   D. 单股正链 RNA
E. 缺陷型 RNA

25. 最主要的预防措施是
A. 饮食卫生   B. 水源管理
C. 隔离患者   D. 严格血源管理
E. 预防注射

(26～27 题共用题干)

上海郊区某镇，于 1992 年 8 月份有一
批居民（200 余人）先后有短期发热，伴
食欲减退、乏力、恶心、呕吐。查体：大
部分患者皮肤黄染，肝脏轻度肿大，质中
有压痛，白细胞正常，尿检阴性。

26. 此次流行的疾病最大可能是
A. 急性甲型病毒性肝炎
B. 急性乙型病毒性肝炎
C. 非甲非乙型病毒性肝炎
D. 伤寒
E. 钩端螺旋体病

27. 此次疾病传播途径可能是
    A. 苍蝇　　　　　　B. 接触疫水
    C. 注射途径　　　　D. 食物污染
    E. 水源污染

(28~33题共用题干)

　　患者男，21岁，因乏力、食欲减退、恶心、右上腹不适4天来诊。既往无肝炎史。查体：皮肤、巩膜黄染，肝肋下2cm，质中有触痛，怀疑肝炎。

28. 应首先行下列哪项检查
    A. ALT、AST 测定
    B. 肝炎血清标志物检测
    C. 肝、胆、脾B超
    D. ALP、γ-GT 测定
    E. 凝血酶原时间、活动度

29. 查 ALT 2460U，诊断急性病毒性肝炎，此时最主要的治疗措施是
    A. 卧床休息
    B. 静脉滴注10%葡萄糖注射液 + 维生素C
    C. 口服维生素C、维生素 B_6
    D. 肾上腺皮质激素
    E. 口服维生素A

30. 住院后患者黄疸加深，近1~2天精神差，嗜睡。查体：皮肤可见瘀斑，考虑何诊断
    A. 急性重型肝炎
    B. 亚急性重型肝炎
    C. 淤胆型肝炎并发肝衰竭
    D. 慢性重型肝炎
    E. 慢性中度肝炎

31. 考虑为急性重型肝炎，应行哪项检查
    A. 腹部B超
    B. 肝功能
    C. 凝血酶原时间、活动度
    D. 血氨
    E. 血常规

32. 重型肝炎治疗中哪项不正确
    A. 输支链氨基酸　　B. 输血浆
    C. 输白蛋白　　　　D. 高蛋白饮食
    E. 口服乳果糖

33. 重型肝炎患者出血的主要原因是
    A. 脾功能亢进致血小板减少
    B. 骨髓造血功能受抑制致血小板减少
    C. 重型肝炎并发 DIC
    D. 维生素K吸收障碍
    E. 凝血因子生成障碍

三、共用备选答案单选题：以下提供若干组试题，每组试题共用试题前列出的五个备选答案，请为每道试题选择一个最佳答案。每个备选答案可能被选择一次、多次或不被选择。

(34~35题共用备选答案)
    A. 抗-HAV IgM　　B. 抗-HAV IgG
    C. 抗-HBc　　　　D. 抗-HBs
    E. 抗-HBe

34. 以上具有保护力的是
35. 以上具有早期诊断价值的抗体是

(36~37题共用备选答案)
    A. 注射、输血传播　B. 飞沫传播
    C. 唾液传播　　　　D. 粪-口传播
    E. 垂直传播

36. 甲型肝炎的主要传播途径是
37. 戊型肝炎的主要传播途径是

(38~39题共用备选答案)
    A. 输血及血制品传播
    B. 直接接触传播
    C. 呼吸道传播
    D. 消化道传播
    E. 虫媒传播

38. HBV 主要的传播途径是
39. HCV 主要的传播途径是

(40~42题共用备选答案)
    A. 细胞免疫功能正常，病毒数量多，

毒力强，较多肝细胞损害

B. 细胞免疫功能过强，大量肝细胞破坏或自溶

C. 细胞免疫功能低下，病毒不能彻底清除，肝细胞不断受损

D. 细胞免疫功能严重缺损，病毒持续繁殖，肝细胞几无损伤

E. 体液免疫反应过强，短时间内形成大量免疫复合物

40. 符合急性重症肝炎的是

41. 符合慢性活动性肝炎的是

42. 符合无症状肝炎病毒携带者的是

（43～44 题共用备选答案）

A. HBsAg（＋）、HBeAg（－）、HBV DNA（－）

B. HBsAg（＋）、HBeAg（＋）、HBV DNA（＋）

C. HBsAg（－）、抗－HBs（＋）、抗－HBc（＋）

D. HBsAg（＋）、HBeAg（－）、HBV DNA（＋）

E. HBsAg（＋）、HBeAg（－）、抗－HBc（＋）

43. 说明病毒已发生变异的指标是

44. 说明 HBV 感染已愈的指标是

（45～47 题共用备选答案）

A. 各临床类型均可发生、易演变为慢性肝炎与肝癌发生相关

B. 临床黄疸较深，妊娠妇女感染后病死率高

C. 易与乙肝病毒重叠感染，从而演变为重型肝炎

D. 无慢性化病变，无病毒携带者，临床症状轻，预后好

E. 感染后即发生重型肝炎

45. 甲型肝炎特征是

46. 丙型肝炎特征是

47. 戊型肝炎特点是

（48～49 题共用备选答案）

A. HBsAg（＋）、抗－HBs（－）、HBeAg（＋）、抗－HBe（－）、抗－HBc（＋）

B. HBsAg（＋）、抗－HBs（－）、HBeAg（－）、抗－HBe（＋）、抗－HBc（＋）

C. HBsAg（－）、抗－HBs（＋）、HBeAg（－）、抗－HBe（－）、抗－HBc（－）

D. HBsAg（－）、抗－HBs（＋）、HBeAg（－）、抗－HBe（－）、抗－HBc（＋）

E. HBsAg（－）、抗－HBs（－）、HBeAg（－）、抗－HBe（＋）、抗－HBc（＋）

48. 注射乙肝疫苗后的表现是

49. 乙型肝炎感染恢复，已产生免疫力的表现是

四、案例分析题：为不定项选择题，试题由一个病历和多个问题组成。每个问题有六个及以上备选答案，选对 1 个给 1 个得分点，选错 1 个扣 1 个得分点，直扣至得分为 0。

（50～52 题共用题干）

患者女，20 岁，1 周来发热、乏力、食欲减退、恶心、厌油。1 天来眼发黄，但体温已正常。ALT 1600IU/L，TBil 120μmol/L，DBil 65μmol/L，AFP 小于 25ng/L，血 WBC $4.2×10^9$/L。

50. 最可能的诊断为

A. 肝癌

B. 慢性胆囊炎、胆石症

C. 急性胆囊炎

D. 钩端螺旋体病

E. 急性黄疸型肝炎

F. 阿米巴肝脓肿

51. 进一步明确诊断，下列各项检查中帮助最小的是
   A. 抗 – HAV IgM   B. 尿红细胞检查
   C. B 超   D. HBV 二对半
   E. 抗 – HEV   F. 血清淀粉酶

52. 治疗措施中对患者不必要的是
   A. 静脉滴注葡萄糖＋强力宁＋维生素 C
   B. 高蛋白低脂肪饮食
   C. 地塞米松 10mg，iv，Bid
   D. 静脉滴注茵栀黄注射液
   E. 卧床休息
   F. 应用生长抑素

参考答案与解析

1. E 2. E 3. A 4. C 5. D 6. A
7. D 8. B 9. B 10. B 11. C 12. A
13. C 14. A 15. C 16. C 17. D 18. A
19. E 20. E 21. C 22. C 23. B 24. D
25. D 26. A 27. E 28. A 29. A 30. A
31. E 32. D 33. E 34. D 35. B 36. D
37. D 38. A 39. A 40. B 41. C 42. D
43. D 44. E 45. C 46. A 47. B 48. C
49. D 50. E 51. BF 52. CF

1. E。**解析：**被乙型肝炎患者血液污染针头刺破皮肤，患者就有被感染的可能，关键在于立刻阻断乙肝进展，而乙型肝炎免疫球蛋白是特异性针对乙肝病毒的抗体。B 是已经感染上乙肝，而且乙肝在体内复制的治疗药物。

2. E。**解析：**急性重型肝炎广泛的肝细胞坏死，该处的肝细胞消失，遗留网织支架。肝窦充血，有中性粒、单核、淋巴细胞及大量吞噬细胞浸润，部分残存的网状结构中可见小胆管淤胆。慢性活动性肝炎碎屑状坏死为主要特征，小叶内病变，

包括点状和（或）灶性坏死，甚或灶性融合性坏死，以及变性和炎症反应。

3. A。**解析：**高蛋白饮食会使氨的产生增多，诱发和加重肝性脑病。

4. C。**解析：**表面抗原（HBsAg）感染后首先在血中出现。表面抗体（抗 – HBs）于恢复期出现。e 抗体（抗 – HBe）阳性表示复制减少和传染性降低。e 抗体（抗 – HBe）为感染过的标志。e 抗原（HBeAg）表示病毒复制活跃且有较强的传染性。

5. D。**解析：**干扰素能诱发自身免疫性疾病：如甲状腺炎、血小板减少性紫癜、溶血性贫血、风湿性关节炎、红斑狼疮样综合征、血管炎综合征和 1 型糖尿病等，停药可减轻。故慢性乙型肝炎伴有自身免疫性疾病者，不宜使用干扰素。

8. B。**解析：**血清中检出 HBV DNA 和 HBeAg，说明病毒在复制，而 HBV DNA 为最敏感最直接的 HBV 复制的可靠指标。近年用聚合酶链反应（PCR）这一体外 DNA 扩增技术，使灵敏度提高 100 倍以上（10fg/ml），可测出极微量的病毒。

9. B。**解析：**乙型肝炎病毒（HBV）抵抗力较强，对热、低温、干燥、紫外线及一般浓度的消毒剂均能耐受，100℃ 10 分钟、65℃ 10 小时或高压蒸汽消毒可灭活。

10. A。**解析：**丙型肝炎病毒是正链 RNA 病毒。

11. C。**解析：**丙型肝炎病毒（HCV）已成为输血后肝炎的主要原因，大部分输血后肝炎由 HCV 引起。

12. A。**解析：**丁型肝炎病毒是缺陷性肝炎病毒。戊型肝炎病毒主要通过消化道途径传播，多因粪便污染水源所致，少数由不洁饮食引起。接种乙型肝炎疫苗是最有效的预防乙肝感染的方式。

13. C。**解析：**重型肝炎患者凝血酶原活动度<40%，若<20%提示预后较差。

14. A。**解析：**急性病毒性肝炎，患者经过适当休息，合理营养，大多数病例在3~6个月内恢复健康，在病程中适当给予高渗葡萄糖、维生素、肝泰乐（葡醛内酯）等药物有助于患者恢复，但过多用药反会增加肝脏负担，有害无利。肾上腺皮质激素用于急性肝炎治疗，易使患者病情复发及转为慢性，有弊无利。抗病毒药物一般用于慢性肝炎的治疗。

15. C。**解析：**抗－HBs 和抗－HAV IgG 是保护性抗体，代表对乙型和甲型肝炎病毒具有免疫力，抗－HEV IgM 和抗－HEV IgG 均是近期感染的标志。

16. C。**解析：**甲型肝炎病毒感染后潜伏期14~40d，平均为30d左右，甲型肝炎患者在潜伏期末及发病早期，粪便中排出病毒最多，因此粪便中查出甲肝抗原有助于早期诊断。ALT 在甲型肝炎早期亦开始升高，且较灵敏，但由于 ALT 广泛存在于肝、胆、心肌、肠、胰腺、肾脏、肌肉等多种组织中，各种原因肝损害及其他如胰腺炎、败血症、伤寒、出血热等数十种疾病均可引起 ALT 升高，因此特异性差，必须结合临床、生化和其他检查综合判断才能做出正确诊断。抗－HAV IgM 通常在发病后1周内开始上升，比粪便中排出甲肝抗原迟，而抗－HAV IgG 通常在甲型肝炎恢复期才出现阳性。它的存在表示过去曾受过 HAV 感染。

34~35. D、A。**解析：**抗－HBs 就是乙肝表面抗体，是乙肝的保护性抗体，即抗－HBs 阳性说明机体对乙肝病毒有了免疫力。具有早期诊断价值的抗体是抗－HAV IgM。

43~44. D、C。**解析：**HBsAg（＋）、HBV DNA（＋），表示病毒复制；HBeAg（－）可能是 C 区或前 C 区发生变异，HBeAg 不表达所致。HBsAg 转阴，并出现抗－HBs，说明 HBV 感染已愈，并获保护性免疫。

50. E。**解析：**AFP 小于 25ng/L，血 WBC 4.2 × 10⁹/L，可初步排除肝癌和炎症。钩端螺旋体病常有高热、腓肠肌疼痛、眼结膜充血等表现。

51. BF。**解析：**尿红细胞检查常提示有无血尿，对于肝炎的诊断无帮助。血清淀粉酶常为诊断急性胰腺炎的指标。

第二节 肾综合征出血热

一、单选题：以下每道试题有五个备选答案，请选择一个最佳答案。

1. 肾综合征出血热患者引起出血的机制不包括
   A. 血小板数目减少
   B. 肝素类物质减少
   C. 血管壁损伤
   D. 血小板功能异常
   E. DIC 导致的凝血机制异常

2. 肾综合征出血热的临床经过包含
   A. 发热期，脱水虚脱期，反应期，恢复期
   B. 发热期，低血压休克期，少尿期，多尿期，恢复期
   C. 发热期，极期，缓解期，恢复期
   D. 发热期，初期，脏器损害期，缓解期，恢复期
   E. 发热期，少尿期，多尿期，缓解期，

恢复期

3. 肾综合征出血热，少尿期，并伴高血容量，脉搏洪大，心率增快，明显呼吸困难，继而咯血，其原因是
   A. 肺感染
   B. 心衰、肺水肿
   C. 支气管扩张
   D. DIC
   E. 尿毒症酸中毒

4. 患者女，32岁，农民，7月在水利工地上突起发热，T 39.5℃，伴头痛，腰痛，眼眶痛。起病5天后就诊时体温已下降，血压 92/63mmHg，球结膜水肿，出血，胸背部见条索点状瘀点。就诊前1日24小时尿量320ml，对该患者治疗原则不包括
   A. 早发现
   B. 早诊断
   C. 早治疗
   D. 加强锻炼
   E. 少搬动

5. 患者男，30岁，因发热、咽痛、头痛伴腰痛6天而入院。体温在 38.5℃~39.5℃之间，经抗菌药物治疗无效。今发现皮肤有出血点及瘀点。查体：T 39.5℃，R 30次/分，BP 80/55mmHg。面部潮红，颈部、上胸部皮肤潮红，球结膜水肿；软腭有出血点，腋下和胸背部、腹股沟皮肤可见出血点、瘀点；颈部可触及1个花生粒大小淋巴结；双肺未闻及啰音，心律齐；腹平软，肝脾未触及。化验：血常规 WBC 12×10^9/L，中性粒细胞 0.90，血小板 65×10^9/L，尿常规：蛋白（++），余无异常。最可能的诊断是
   A. 急性上呼吸道感染
   B. 血小板减少性紫癜
   C. 肾综合征出血热
   D. 钩端螺旋体病
   E. 急性肾小球肾炎

二、共用题干单选题：以下提供若干个案例，每个案例下设若干道试题，每道试题有五个备选答案，请选择一个最佳答案。

（6~8题共用题干）

患者男，28岁，2天来发热、腹痛、腹泻，6小时来头痛于9月24日来诊。病前1周由外地出差回京。查体：T 36.5℃，BP 55/30mmHg，P 150次/分，神情淡漠，颈面部充血，皮肤散在多数出血点。Hb 170g/L，WBC 29×10^9/L，中性粒细胞 80%，单核细胞 10%，淋巴细胞 5%，异淋细胞 5%，尿蛋白（++），粪便镜检有大量 WBC，RBC 2~5个/HP。

6. 患者最可能的诊断是
   A. 菌痢
   B. 毒血症
   C. 流行性脑脊髓膜炎
   D. 传染性单核细胞增多症
   E. 肾综合征出血热

7. 对于确诊最重要的检查是
   A. 粪便培养
   B. 血培养
   C. 脑脊液培养
   D. EB 病毒抗体
   E. 汉坦病毒特异性抗体

8. 目前最重要的治疗是
   A. 应用大剂量抗生素
   B. 抗休克治疗
   C. 抗病毒治疗
   D. 纠正 DIC
   E. 应用糖皮质激素

（9~11题共用题干）

患者男，32岁，农民，10月30日高热、头痛、腰痛、呕吐、腹泻，连续发热4天，鼻出血1次。用对乙酰氨基酚后热退，但出现头晕、尿少、排尿痛。血常规：白细胞数 18×10^9/L，中性粒细胞 60%，

形态不正常的单核细胞 12%，淋巴细胞 23%，血小板 $50 \times 10^9/L$，尿中有膜状物。

9. 该疾病诊断为
    A. 败血症
    B. 肾综合征出血热
    C. 流行性脑脊髓膜炎
    D. 肾盂肾炎
    E. 钩端螺旋体病

10. 其热退后患者出现尿量少，24 小时尿量 <500ml，应首先采用下面何种措施
    A. 甘露醇加硫酸镁口服导泻
    B. 山莨菪碱静脉注射
    C. 20% 甘露醇静脉滴注
    D. 血管扩张剂酚妥拉明静脉注射
    E. 高渗葡萄糖液静脉推注

11. 经上述治疗后小便量仍在 100ml/24h 左右，应采取下列何种治疗措施
    A. 加大速尿剂量
    B. 腹膜透析
    C. 血液透析
    D. 加大口服导泻剂量
    E. 减少每日补液量

(12 ~ 13 题共用题干)

患者男，28 岁，农民，10 天前捕鼠时被鼠咬伤，发热、头痛、腰痛 3 日，最高体温 39.0℃，恶心，呕吐。查体：醉酒貌，背部及腋下可见搔抓样出血点；血常规：白细胞 $38 \times 10^9/L$，中性粒细胞 72%，血小板 $34 \times 10^9/L$。尿蛋白（＋＋＋）。

12. 该患者可能性最大的诊断是
    A. 登革热
    B. 肾综合征出血热
    C. 钩端螺旋体病
    D. 败血症
    E. 急性胃肠炎

13. 该患者病程中引起血压下降的主要原因是

A. 大出血　　　　B. 内毒素
C. 血浆外渗　　　D. 继发感染
E. 电解质紊乱

(14 ~ 16 题共用题干)

男，38 岁。发热 5 天，尿量减少 3 天，于 2015 年 1 月入院。查体：T 39℃，球结合膜充血，水肿，腋窝处皮肤可见条索状出血点，右臀部皮肤可见 5cm × 8cm 瘀斑，浅表淋巴结未见肿大。实验室结果：血小板 $21 \times 10^9/L$，BUN 34.5mmol/L。

14. 为明确诊断，下面哪项检查最重要
    A. 查异型淋巴细胞
    B. 肝功能检查
    C. 骨髓穿刺检查
    D. DIC 三项
    E. EHFV 特异 IgM 抗体检查

15. 患者目前最可能的临床诊断为
    A. 登革出血热
    B. 肾综合征出血热
    C. 恙虫病
    D. 败血症
    E. 流行性脑脊髓膜炎

16. 目前对此患者的处理，下列哪项不合适
    A. 维持酸碱平衡
    B. 透析治疗
    C. 酚妥拉明扩血管
    D. 复方氨基比林等药物迅速降温
    E. 应用利尿药促进排尿

三、案例分析题：为不定项选择题，试题由一个病历和多个问题组成。每个问题有六个及以上备选答案，选对 1 个给 1 个得分点，选错 1 个扣 1 个得分点，直扣至得分为 0。

(17 ~ 19 题共用题干)

患者男，42 岁，冬季发病，因发热，

头痛、眼眶痛、腰痛 3 天，体温在 40℃ ~ 40.6℃ 之间，急诊来某医院就诊。检查发现：血压 70/40mmHg，脉搏 110 次/分。面部潮红，眼球结膜充血水肿，软腭有网状充血并有出血点，腋下及胸前见散在出血点，心肺未见异常，双肾区叩击痛阳性；化验：血常规：Hb 75g/L，WBC 22×10^9/L，N 0.89，PLT 35×10^9/L，尿蛋白（＋＋）。

17. 值班医生接诊该患者后第一件应做的事

A. 请相关科室会诊明确诊断

B. 胸部拍片排除大叶性肺炎

C. 骨穿检查排除血液系统疾病

D. 静脉穿刺、补液、纠正休克

E. 进行 B 超检查

F. 进行 CT 检查

18. 急诊医生不需做下列哪项检查

A. 血气分析

B. 骨穿检查

C. 血型检查

D. 电解质

E. 化验血、尿常规、大便常规

F. 心电图检查

19. 在此休克治疗时不可用于扩容的液体是

A. 低分子右旋糖酐

B. 0.9% 氯化钠

C. 平衡盐液

D. 血浆

E. 人血白蛋白

F. 中分子右旋糖酐

🔍 参考答案与解析

1. B　2. B　3. B　4. D　5. C　6. E
7. E　8. B　9. B　10. A　11. C　12. B
13. C　14. E　15. B　16. D　17. D　18. B
19. A

1. B。**解析**：肾综合征出血热出血的机制有多种因素，包括血管壁的损伤、血小板数目减少及功能异常等，肝素类物质的增加可促进出血的发生。

2. B。**解析**：肾综合征出血热五期：发热期，低血压休克期，少尿期，多尿期，恢复期。

3. B。**解析**：少尿期多始于病程第 5 ~ 8 日，血压上升，尿量锐减甚至发生尿闭。重者尿内出现膜状物或血尿，此期常有不同程度的尿毒症、酸中毒及电解质紊乱（高钾、低钠及低钙血症等）的表现。伴有高血容量综合征者，脉搏充实有力，静脉怒张，有进行性高血压及血液稀释等。重者可伴发心衰、肺水肿及脑水肿。同时出血倾向加重，常见皮肤大片瘀斑及腔道出血等。本期一般持续 2 ~ 5 日。

4. D。**解析**：患者有头痛，腰痛，眼眶痛，出血，发热，并且在工地上，应该考虑是流行性出血热，尿量 24 小时 320ml，应该是少尿期，少尿期时禁止活动，所以应该绝对卧床休息。

5. C。**解析**：患者有发热、出血和肾脏损害三大主要特征，有全身中毒症状（三痛：头痛、腰痛、眼眶痛）；毛细血管损害（三红：颜面、颈、上胸部潮红）；肾损害（蛋白尿）等典型发热期特征，符合肾综合征出血热临床表现。

17. D。**解析**：患者为肾综合征出血热，典型表现为"三红"，"三痛"，即头痛、眼眶痛、腰痛以及面、颈、胸皮肤潮红，伴肾脏损害，皮肤黏膜出血点，血压下降、脉搏加快等休克表现。故值班医生接诊该患者后应静脉穿刺、补液、纠正休克。

18. B。**解析**：骨穿主要用于血液病诊断（传染病中伤寒诊断时，骨髓培养较血培养阳性率高，常在 90% 以上，阳性持续时间较长，适用于已采用抗菌治疗或血培养阴性者）。

19. A。解析：低分子右旋糖酐可影响血小板功能，加重出血，故不用于有出血倾向的患者。

第三节 艾滋病

一、单选题：以下每道试题有五个备选答案，请选择一个最佳答案。

1. 以下有关艾滋病治疗的叙述，正确的是
   A. 只要 HIV RNA 阳性就应该开始抗反转录病毒治疗
   B. 抗反转录病毒治疗的目标是彻底杀灭病毒
   C. 为避免产生耐药，目前主张联合用药
   D. 急性感染期的患者因症状多可自行缓解不必抗病毒治疗
   E. 核苷类反转录酶抑制剂通过作用于 HIV 反转录酶的某位点而使其失去活性

2. 艾滋病病毒主要侵害人体细胞中的
   A. T 淋巴细胞　　　　B. 淋巴细胞
   C. 抑制性 T 细胞　　D. 辅助性 T 细胞
   E. 巨噬细胞

3. 高危人群考虑诊断为艾滋病的情况不包括
   A. 马尔尼菲青霉菌感染
   B. 皮肤黏膜或内脏的卡波西肉瘤、淋巴瘤
   C. 反复发生的败血症
   D. 双侧腹股沟淋巴结肿大
   E. 反复出现带状疱疹或慢性播散性单纯疱疹

4. 无症状的 HIV 感染者实验室检查达到以下哪一标准时，可以诊断为艾滋病
   A. 白细胞数目

B. HIV RNA 阳性
C. CD4$^+$/CD8$^+$ ≤1.0
D. CD4$^+$T 淋巴细胞数目
E. CD4$^+$T 淋巴细胞数目

5. 艾滋病患者肺部机会性感染最常见的病原体是
   A. 白念珠菌　　　　B. 结核杆菌
   C. 疱疹病毒　　　　D. 巨细胞病毒
   E. 肺孢子虫

6. 下列有关 HIV 的描述错误的是
   A. HIV 为单链 RNA 病毒，属于反转录病毒科
   B. 可根据 env 基因核酸序列的差异性将 HIV-1 分为 3 个亚型组 13 个亚型
   C. gp120 是 HIV 核心的基质蛋白
   D. HIV 有 9 个开放性读框
   E. HIV 主要感染 CD4$^+$T 淋巴细胞

7. 艾滋病的主要病理变化是在
   A. 肺部　　　　　　B. 中枢神经系统
   C. 淋巴结、胸腺　　D. 消化道
   E. 皮肤黏膜

8. 艾滋病属于下列哪种类型的感染
   A. 急性病毒感染
   B. 持续性病毒感染
   C. 慢性病毒感染
   D. 潜伏病毒感染
   E. 慢发病毒感染

9. HIV 抗反转录病毒治疗的药物不包括
   A. 核苷类反转录酶抑制剂

B. 非核苷类反转录酶抑制剂

C. 蛋白酶抑制剂

D. 进入和融合抑制剂

E. 转录酶抑制剂

二、共用题干单选题：以下提供若干个案例，每个案例下设若干道试题，每道试题有五个备选答案，请选择一个最佳答案。

（10～11题共用题干）

患者男，40岁，曾在国外居住多年，3年前回国，近半年持续低热，伴乏力，周身淋巴结肿大，口腔黏膜反复感染，大量抗生素治疗效果不佳，近来体重减轻。血常规示白细胞低和贫血。

10. 此时应注意哪种疾病更合适

A. 艾滋病

B. 亚急性变应性败血症

C. 结核病

D. 白塞病

E. 传染性单核细胞增多症

11. 要诊断艾滋病还应做哪项检查

A. 抗－HBV　　　B. 病毒培养

C. 血沉　　　　　D. 抗－HIV

E. 嗜异性凝集试验

参考答案与解析

1. C　2. D　3. D　4. E　5. E　6. C
7. C　8. E　9. E　10. A　11. D

1. C。**解析：** 抗反转录病毒治疗是针对病原体的特异性治疗，目标是最大限度的抑制病毒复制，保存和恢复免疫功能，降低病死率和HIV相关疾病的罹患率，提高患者的生活质量，减少艾滋病的传播。核苷类反转录酶抑制剂通过选择性抑制HIV反转录酶，掺入正在延长的DNA链中，抑制HIV复制。非核苷类反转录酶抑制剂通过作用于HIV反转录酶的某位点而

使其失去活性。急性感染期的患者需要抗病毒治疗。无症状感染期的患者如CD4$^+$T淋巴细胞>35。

2. D。**解析：** 研究表明，艾滋病病毒对Th淋巴细胞（辅助性T细胞）有特别的亲和力，或者说，Th淋巴细胞就是艾滋病病毒的靶细胞。当艾滋病病毒附着在Th淋巴细胞上面后，便把内含物注入淋巴细胞中进行繁殖，借助反转录酶的作用，将病毒的RNA转化入DNA中，使该细胞成为带有病毒遗传信息的感染细胞。

3. D。**解析：** 有流行病学史，实验室检查HIV抗体阳性，加以下任何1项可诊断艾滋病：①原因不明的持续不规则发热1个月以上，体温高于38℃；②慢性腹泻1个月以上，次数大于每日3次；③6个月内体重下降10%以上；④反复发作的口腔真菌感染；⑤反复发作的单纯疱疹病毒或带状疱疹病毒感染；⑥肺孢子虫肺炎；⑦反复发生的细菌性肺炎；⑧活动性结核或非结核分枝杆菌病；⑨深部真菌感染；⑩中枢神经系统占位性病变；⑪中青年人出现痴呆；⑫活动性巨细胞病毒感染；⑬弓形虫脑病；⑭马尔尼菲篮状菌感染；⑮反复发生的败血症；⑯皮肤黏膜或内脏的卡波西肉瘤、淋巴瘤。艾滋病可见持续性全身淋巴结肿大，特点：除腹股沟外有2个或2个以上部位的淋巴结肿大；淋巴结直径≥1cm，无压痛及粘连；持续时间3个月以上。

5. E。**解析：** 肺孢子虫是一种机会性致病病原体，由其引起的感染世界各地均有报道，但各国及各地区的感染率和发病率不一。肺孢子虫常与HIV合并感染，也是造成AIDS患者死亡的主要原因。国外报道，卡氏肺孢子虫肺炎是艾滋病患者最常见的并发症，其中艾滋病成人患者感染率为59%，儿童患者为81%，是艾滋病患

者主要死亡原因之一。

6. C。解析：gp120 是 HIV 最外层类脂包膜内嵌有的外膜糖蛋白，它可与第一受体（CD4 分子）结合。

第四节　流行性乙型脑炎

一、单选题：以下每道试题有五个备选答案，请选择一个最佳答案。

1. 在流脑发病机制中起主要作用的物质是
   - A. 内毒素
   - B. 外毒素
   - C. 溶菌酶
   - D. 血浆凝固酶
   - E. 溶血素

2. 重型乙脑患者极期的特征性临床表现，较少见的是
   - A. 心功能衰竭
   - B. 高热
   - C. 抽搐
   - D. 呼吸衰竭
   - E. 意识障碍

3. 可用于流行性乙型脑炎早期诊断的实验室检查是
   - A. 补体结合试验
   - B. 血凝抑制试验
   - C. 中和试验
   - D. 特异性 IgM 抗体检测
   - E. 病毒分离

4. 下列关于流行性乙型脑炎的发病机制及病理改变的描述，哪项不正确
   - A. 主要为乙脑病毒对神经组织的直接侵袭
   - B. 神经细胞的死亡中细胞凋亡是普遍存在的
   - C. 可累及整个中枢神经系统
   - D. 在所有的损伤中脊髓的病变比较重
   - E. 病毒血症比较短暂

5. 造成流脑大流行的主要因素是
   - A. 人群免疫力下降，新的易感者增加
   - B. 菌群致病力增加
   - C. 菌群变异
   - D. 菌株增多
   - E. 细菌产生耐药

6. 患者女，15 岁，因发热伴剧烈头痛、频繁呕吐、抽搐 2 天，于 8 月 15 日来诊。家中住平房，蚊子多，周围有类似患者。查体：T 39.8℃，P 120 次/分，BP 150/90mmHg，意识不清，皮肤无皮疹，瞳孔等大等圆，对光反射存在，颈无抵抗，Kernig 征及 Babinski 征（+）；实验室检查：血 WBC 15×10^9/L，N 0.75；CSF 检查：压力 230mmH$_2$O，外观清亮，有核细胞数 200×10^6/L，单核 0.9，蛋白轻度升高，糖、氯化物正常。首先考虑的诊断是
   - A. 钩端螺旋体病
   - B. 肾综合征出血热
   - C. 流行性脑脊髓膜炎
   - D. 流行性乙型脑炎
   - E. 结核性脑膜炎

7. 患者女，20 岁，8 月中旬以"发热、腹泻 3 天，抽搐、意识不清 4 小时"为主诉入院。查体：BP 90/60mmHg，P 90 次/分，T 39.5℃，意识不清，呼之不应，双侧瞳孔不等大，颈强，心肺未见异常；化验末梢血：WBC 20×10^9/L，N 85%，L 15%。该患儿应立即给予下列哪种药物治疗
   - A. 甘露醇
   - B. 多巴胺
   - C. 头孢菌素
   - D. 糖皮质激素
   - E. 灌肠

二、共用题干单选题：以下提供若干个案例，每个案例下设若干道试题，每道

试题有五个备选答案，请选择一个最佳答案。

（8～9 题共用题干）

患儿男，13 岁，发热 2 天，伴头痛、神志不清 1 天，8 月中旬来诊。查体：T 39.5℃，神志不清，颈抵抗，克氏症、布氏症（+）。实验室检查：血 WBC 16×10^9/L。

8. 最可能的诊断是
   A. 钩端螺旋体病
   B. 流行性乙型脑炎
   C. 疟疾
   D. 中毒型菌痢
   E. 流行性脑脊髓膜炎

9. 为确诊应进行的检查是
   A. 血涂片找疟原虫
   B. 血培养
   C. 钩端螺旋体显微镜凝集试验
   D. 血清特异性 IgM 抗体
   E. 脑脊液常规及培养

（10～12 题共用题干）

患者男，50 岁，郊区农民，7 月 21 日入院。主诉：发热伴头痛 6 天，神志不清、烦躁不安 3 天。自患病以来大便每日 1～2 次，便中可见黏液，未见脓血。查体：神志不清，压眼眶有反应，颈强（+），克氏征（+），浅反射消失，深反射稍亢进。血常规：WBC 14×10^9/L，N 80%，L 15%，异型淋巴细胞 5%；CSF：细胞数 220×10^6/L，N 38%，L 62%，糖 3.5mmol/L，氯化物 120mmol/L，蛋白定量 0.5g/L；涂片检菌阴性，乙脑补体结合试验阴性，钩端螺旋体凝溶试验 1：100。

10. 该患者可能性最大的诊断是
    A. 脑型疟疾
    B. 中毒性菌痢
    C. 钩端螺旋体病（脑膜脑炎型）
    D. 流行性脑脊髓膜炎
    E. 流行性乙型脑炎

11. 入院后该患者出现双侧瞳孔不等大，呼吸节律不整，该患者呼吸衰竭的主要原因是
    A. 昏迷
    B. 脑缺乏氧
    C. 高热
    D. 呼吸肌麻痹
    E. 脑实质病变

12. 对于上述情况最重要的抢救措施是
    A. 低分子右旋糖酐静脉滴注
    B. 多巴胺静脉滴注
    C. 甘露醇静脉滴注
    D. 5% 葡萄糖静脉滴注
    E. 维生素 E 静脉滴注

（13～14 题共用题干）

患儿男，5 岁，8 月 10 日开始发热，头痛，恶心呕吐 1 次，次日稀便 3 次，精神不振，抽搐 1 次。查体：急性热病容，嗜睡状，颈强直（+），克氏征（++）。WBC 15.2×10^9/L。脑脊液为无色透明，白细胞 100×10^6/L，中性粒细胞 80%。

13. 该患儿哪种诊断的可能性最大
    A. 中毒性菌痢
    B. 流行性脑脊髓膜炎
    C. 结核性脑膜炎
    D. 流行性乙型脑炎
    E. 化脓性脑膜炎

14. 该患儿住院 2 天后，高热不退，反复抽搐，意识不清，呼吸节律不整，此时最重要的抢救措施是立即应用
    A. 脱水剂
    B. 呼吸兴奋剂
    C. 地塞米松
    D. 热退剂
    E. 镇静剂

（15～17 题共用题干）

患儿男，7 岁，因发热 3 天，头痛，喷射性呕吐 4 次，神萎，嗜睡，2005 年 8 月就诊。查体：体温 39.8℃，神萎，入睡

状，咽充血，颈有抵抗，心肺无异常。腹软，提睾反射未引出，膝反射亢进，克氏征、布氏征均阳性。

15. 该患儿询问病史的要点是
    A. 当地有无洪水、居住环境及周围有无鼠类
    B. 居住环境有无蚊虫及乙型脑炎疫苗接触史
    C. 有无皮肤感染，如疖、脓疱疮等
    D. 有无不洁饮食史或腹泻患者接触史
    E. 当地有无疟疾流行

16. 该患儿最可能的诊断是
    A. 流行性乙型脑炎
    B. 钩端螺旋体病
    C. 中毒性细菌性痢疾
    D. 病毒性脑炎
    E. 脑性疟疾

17. 为明确诊断应做的首要检查
    A. 脑脊液检查
    B. 血培养
    C. 血常规
    D. 大便常规及培养
    E. 血涂片找疟原虫

三、**案例分析题：为不定项选择题，试题由一个病历和多个问题组成。每个问题有六个及以上备选答案，选对 1 个给 1 个得分点，选错 1 个扣 1 个得分点，直扣至得分为 0。**

（18~20 题共用题干）

患儿男，8 岁，于 8 月 19 日开始发热，头痛，当时测体温 38℃，在外院诊断为上感，给予布洛芬退热，头孢菌素静脉滴注无效，8 月 22 日出现嗜睡，体温高达 40℃，8 月 23 日因昏迷伴抽搐入院。查体：神志不清，压眶有反应，体温 40.5℃，血压、呼吸正常，双瞳孔等大，皮肤黏膜无出血点，颈强阳性，克氏征及布氏征阴性。近期有结核患者接触史。

18. 为快速诊断应首选下列哪项检查
    A. 结核菌素试验　　B. 血常规
    C. 胸片　　　　　　D. 脑脊液常规
    E. 便常规　　　　　F. 头 CT

19. 该患儿入院后急查实验室检查结果：血常规示 WBC $14.5 \times 10^9/L$，N 87%；CSF 示细胞数 $286 \times 10^6/L$，蛋白 0.54g/L，糖 3.5mmol/L，氯化物 129mmol/L。下列哪项处理是正确的
    A. 物理降温为主，药物降温为辅，肛温控制在 38℃ 为宜
    B. 抗结核治疗
    C. 氨苄西林静脉滴注
    D. 室温宜维持在 30℃ 以上
    E. 应用红霉素静脉滴注
    F. 青霉素静脉滴注

20. 该患儿感染过程中出现最早的有诊断意义的抗体是
    A. 补体结合抗体　　B. 血凝抑制抗体
    C. 中和抗体　　　　D. Vi 抗体
    E. 特异性 IgM 抗体　F. IgA 抗体

参考答案与解析

1. A　2. A　3. D　4. D　5. A　6. D
7. A　8. B　9. D　10. E　11. E　12. C
13. D　14. A　15. B　16. A　17. A　18. D
19. A　20. E

3. D。**解析：**可用于流行性乙型脑炎早期诊断的实验室检查是特异性 IgM 抗体检测，IgM 是早期抗体。

4. D。**解析：**流行性乙型脑炎脑组织的病理改变中大脑皮层比较严重，脊髓损伤比较轻微。

6. D。**解析：**流行性乙型脑炎多为夏秋季发病，蚊子为其传播媒介，临床上以高热、意识障碍、抽搐、病理反射及脑膜

刺激征为特征，无瘀点、瘀斑。脑脊液压力增高，外观无色透明或微浑浊，白细胞计数多在（50～500）×10⁶/L，糖正常或偏高，氯化物正常。

7. A。**解析**：患儿夏季发病，发热，有明显的神经系统症状和体征，考虑乙脑，双侧瞳孔不等大，抽搐，意识不清，出现脑疝，应给予脱水剂。

18. D。**解析**：脑脊液常规检查有助于乙型脑炎的辅助诊断，并有助于除外其他疾病。

19. A。**解析**：控制高热对乙脑的治疗是重要的。

20. E。**解析**：补体结合抗体为 IgG 抗体，不能用于早期诊断；血凝抑制抗体可以出现假阳性；中和抗体和 Vi 抗体不能用于乙脑的诊断；特异性 IgM 抗体可作为流行性乙型脑炎早期诊断指标。

第三章　细菌感染

第一节　伤　寒

一、单选题：以下每道试题有五个备选答案，请选择一个最佳答案。

1. 伤寒后期诊断主要靠
   - A. 血培养
   - B. 血涂片
   - C. 骨髓培养
   - D. 抗体检测
   - E. CEA

2. 伤寒侵犯的主要部位是
   - A. 胃
   - B. 空肠
   - C. 回肠
   - D. 结肠
   - E. 全食管

3. 伤寒病理学的主要特点是
   - A. 小血管内皮细胞肿胀
   - B. 心肌坏死
   - C. 骨髓受抑制
   - D. 全身单核－巨噬细胞系统的增生性反应
   - E. 肝细胞广泛坏死

4. 治疗伤寒的首选药物是
   - A. 青霉素
   - B. 头孢类
   - C. 氟喹诺酮类
   - D. 复方磺胺甲噁唑
   - E. 阿莫西林

5. 伤寒发病第 1 周内阳性率最高的实验室检查是
   - A. 大便培养
   - B. 肥达反应
   - C. 血培养
   - D. 尿培养
   - E. 补体结合试验

6. 伤寒初期患者确诊依据是
   - A. 血培养伤寒杆菌生长
   - B. 便培养伤寒杆菌生长
   - C. 肥达反应 O 抗体 1：80（＋），H 抗体 1：320（＋）
   - D. 尿培养伤寒杆菌生长
   - E. 胆汁培养伤寒杆菌生长

7. 伤寒暴发流行的主要原因是
   - A. 日常生活接触
   - B. 蚊蝇传播
   - C. 食物污染
   - D. 空气污染
   - E. 水源污染

8. 伤寒患者排菌最多的时期是
   - A. 起病后第 1 周
   - B. 起病后第 2 ~ 4 周
   - C. 起病前 1 周
   - D. 起病后第 5 周
   - E. 起病后第 6 周

9. 伤寒的临床表现不包括
   - A. 发热
   - B. 消化道症状
   - C. 皮肤瘀点、瘀斑
   - D. 脾大
   - E. 相对缓脉

10. 预防和控制伤寒流行的最重要措施是
    - A. 早期隔离和治疗患者
    - B. 检出带菌者并进行隔离
    - C. 伤寒菌苗预防接种
    - D. 切断传播途径
    - E. 疫区消毒

11. 关于伤寒的病原学下列不正确的是
    - A. "Vi" 抗体有助于诊断
    - B. 属于沙门菌属的 D 群
    - C. 革兰染色阴性
    - D. 其内毒素是致病的重要因素

E. "O"与"H"有助于诊断

12. 伤寒杆菌从肠道感染后进入血液通过
    A. 动脉进入
    B. 肛门静脉进入
    C. 直接由肠壁穿过进入
    D. 由淋巴管进入，胸导管进入
    E. 毛细血管进入

13. 患者男，29岁，持续发热2周，食欲减退，腹胀，尿少、色黄。查体：巩膜轻度黄染，肺有少许湿啰音，肝肋下1cm，脾肋下1.5cm；血常规：WBC 2.8×10^9/L，N 40%，L 60%，ALT 180U/L，TBil 34.2μmol/L，HBsAg（－）；肥达反应：O抗体1：80，H抗体1：160。该患者最可能的诊断是
    A. 副伤寒
    B. 伤寒合并肝损害
    C. 革兰阴性杆菌败血症
    D. 病毒性肝炎
    E. 钩端螺旋体病

14. 患者女，31岁，持续高热伴右下腹痛、腹泻1周于8月2日就诊，大便每天3~4次，有黏胨，偶带鲜血。查体：体温40℃，心率92次/分，两肺（－），前胸可见3~4个红色皮疹，腹软，右下腹轻压痛，肝肋下2cm，脾肋下1cm。检验：WBC 4.2×10^9/L，N 0.60，L 0.36，M 0.04，大便光镜检WBC 2~4个/HP，RBC 0~2个/HP，大便培养（－）。最可能诊断是
    A. 急性肠炎　　　B. 阿米巴痢疾
    C. 伤寒　　　　　D. 细菌性痢疾
    E. 斑疹伤寒

15. 患者男，20岁，农民，4天前突然发冷、发热，最高体温达39℃以上，伴头痛。查体：T 39℃，结膜充血，皮肤散在充血性斑丘疹，肝、脾大，外

斐变形杆菌OX19，凝集试验阳性，出血热抗体试验阴性。最可能的诊断
    A. 流行性出血热
    B. 地方性斑疹伤寒
    C. 伤寒
    D. 钩端螺旋体病
    E. 恙虫病

16. 患儿女，7岁，因畏寒、发热8天，伴食欲减退、腹胀、腹痛，大便每天1~2次，略稀，当地医院用青霉素治疗热不退转来。查体：体温39.2℃，神志清，精神萎靡，表情淡漠，舌苔厚，心肺无异常，腹略胀，肝肋下2cm，脾肋下3cm，质软，经血培养证实为伤寒。关于伤寒，其典型的临床表现是
    A. 弛张热，脾肿大，玫瑰疹，间歇脉，白细胞降低
    B. 稽留热，脾肿大，玫瑰疹，奇脉，白细胞升高
    C. 持续发热，脾肿大，玫瑰疹，相对缓脉，白细胞计数减低
    D. 持续发热，脾肿大，瘀点，重脉，白细胞计数降低
    E. 不规则发热，脾肿大，瘀点、相对缓脉，白细胞计数升高

二、共用题干单选题：以下提供若干个案例，每个案例下设若干道试题，每道试题有五个备选答案，请选择一个最佳答案。

(17~18题共用题干)

患者男，30岁，发热10天，体温高达39.6℃，伴头痛，无咳嗽，无呕吐、腹泻，曾按"感冒"治疗，无好转。查体：贫血貌，表情淡漠，脉率64次/分，心肺未见异常，肝肋下未及，脾肋下刚触及，血白细胞计数 3.2×10^9/L，中性粒细胞

67%，淋巴细胞33%，胸片未见异常。

17. 最可能的诊断是
    A. 系统性红斑狼疮
    B. 淋巴瘤
    C. 恶性组织细胞病
    D. 伤寒
    E. 败血症

18. 对上述病例，首选治疗药物是
    A. 青霉素
    B. 利福平
    C. 喹诺酮类药物
    D. 头孢菌素类药物
    E. 磺胺类药物

三、共用备选答案单选题：以下提供若干组试题，每组试题共用试题前列出的五个备选答案，请为每道试题选择一个最佳答案。每个备选答案可能被选择一次、多次或不被选择。

（19～22题共用备选答案）
    A. 肠出血
    B. 肠穿孔
    C. 中毒性心肌炎
    D. 支气管肺炎
    E. 中毒性肝炎

19. 伤寒最严重的并发症是
20. 为伤寒较常见的并发症，多见于病程的第2～4周，严重者可导致血压下降的是
21. 为伤寒常见的并发症，可有黄疸的是
22. 多发于伤寒的极期和后期，常是继发性感染所致的是

（23～25题共用备选答案）
    A. 确诊伤寒患者
    B. 伤寒带菌者
    C. 斑疹伤寒
    D. 支持临床诊断伤寒
    E. 副伤寒

23. 长程发热，脾大，粒细胞减少，骨髓培养有伤寒杆菌生长，考虑
24. 慢性腹泻患者大便培养伤寒杆菌阳性，考虑
25. 持续发热2周，伴腹泻、脾大，血清肥达反应 H：1/320，O：1/320，OX19：1/80，考虑

参考答案与解析

1. C　2. C　3. D　4. C　5. C　6. A
7. E　8. B　9. C　10. D　11. A　12. D
13. B　14. C　15. B　16. C　17. D　18. C
19. D　20. A　21. E　22. D　23. A　24. B
25. D

3. D。解析：伤寒是由伤寒杆菌引起的急性传染病。病变的主要特点为全身单核－巨噬细胞系统增生，伤寒肉芽肿形成。

4. C。解析：氟喹诺酮类对伤寒杆菌有强大的抗菌作用，临床疗效较满意，为首选药物。

5. C。解析：血培养在伤寒病程第1～2周阳性率最高，可达80%～90%；尿培养及便培养在病程第2周起阳性率逐渐增加，第3～4周阳性率最高。

6. A。解析：伤寒患者的血培养和骨髓培养在病程第1～2周阳性率最高，尿培养及粪便培养在初期多为阴性。胆汁培养有助于带菌者的诊断。

7. E。解析：水源污染是伤寒的重要传播途径，并常是暴发流行的主要原因。

11. A。解析：伤寒杆菌属沙门菌属D组、革兰染色阴性，在含胆汁的培养基中更易生长。有脂多糖、菌体抗原（O抗原）、鞭毛抗原（H抗原），刺激机体产生IgM、IgG抗体，检测血清标本中的"O"与"H"抗体即肥达反应，有助于本病诊断。菌体裂解时释放的内毒素是致病的主要因素。不产生外毒素。

13. B。解析： 根据患者临床症状、肥达反应结果，以及白细胞降低等，可判断为伤寒。肝功异常因 HBsAg 阴性基本除外了病毒性肝炎，考虑为伤寒合并肝损害。

15. B。解析： 出血热抗体试验阴性排除流行性出血热；钩端螺旋体病除了发热、皮疹等临床表现外，应该还有浅表淋巴结肿大，与题干不符；外斐变形杆菌 OX19，凝集试验阳性支持地方性斑疹伤寒。

16. C。解析： 典型伤寒临床特征有持续性发热、玫瑰疹、脾大、腹部胀气、特殊中毒症状、白细胞减少等；副伤寒全身中毒症状较轻，预后较好。

第二节　细菌性痢疾

单选题：以下每道试题有五个备选答案，请选择一个最佳答案。

1. 中毒性菌痢最严重的临床症状是
　　A. 高热　　　　　　B. 惊厥
　　C. 循环衰竭　　　　D. 呼吸衰竭
　　E. 昏迷

2. 细菌性痢疾的病变主要位于
　　A. 小肠　　　　　　B. 横结肠
　　C. 回肠下端　　　　D. 直肠
　　E. 结肠

3. 细菌性痢疾的传播途径是
　　A. 呼吸道　　　　　B. 消化道
　　C. 虫媒传播　　　　D. 血液
　　E. 接触传播

参考答案与解析

1. C　　2. E　　3. B

　　3. B。解析： 细菌性痢疾简称菌痢。是志贺菌属（痢疾杆菌）引起的肠道传染病。

第三节　流行性脑脊髓膜炎

一、单选题：以下每道试题有五个备选答案，请选择一个最佳答案。

1. 对于脑膜炎双球菌，下列哪项正确
　　A. 我国流行菌群以 B 群为主
　　B. 共 13 群，以 XYZ 群最常见
　　C. 革兰阳性双球菌
　　D. 在外界抵抗力强
　　E. 内毒素是其重要致病因素

2. 脑膜炎奈瑟菌的特点是
　　A. 厌氧菌
　　B. 革兰阳性双球菌
　　C. 有鞭毛
　　D. 内毒素是其主要致病因素
　　E. 可形成芽孢

3. 流行性脑脊髓膜炎败血症期患者皮肤瘀点的主要病理基础是
　　A. 血管脆性增强
　　B. 弥散性血管内凝血（DIC）
　　C. 血小板减少
　　D. 小血管炎致局部坏死及栓塞
　　E. 凝血功能障碍

4. 流行性脑脊髓膜炎出现昏迷、潮式呼吸

和瞳孔不等大，此时最主要的抢救措施为

A. 肌内注射苯巴比妥

B. 20% 甘露醇静脉快速输入

C. 注射山莨菪碱（654-2）

D. 立即气管切开

E. 呼吸机辅助呼吸

5. 关于流行性脑脊髓膜炎的综合性预防措施，正确的是

A. 早期发现和隔离治疗患者

B. 流行期间儿童可以到拥挤的公共场所

C. 对接触者不必给予处置

D. 密切接触者需观察 3 天

E. 脑膜炎球菌 A 群多糖体菌苗保护率为 50%

6. 关于临床已确诊的流行性脑脊髓膜炎患者，处理不当的是

A. 及时填写传染病报告卡及隔离患者

B. 尽快转上级医院治疗

C. 密切监测病情变化

D. 惊厥时可用 10% 水合氯醛灌肠

E. 头痛剧烈者可予镇痛或高渗葡萄糖、用脱水药脱水

7. 治疗流行性脑脊髓膜炎首选的抗菌药物为

A. 大剂量青霉素

B. 诺氟沙星

C. 头孢菌素

D. 红霉素

E. 庆大霉素

8. 下列有关流脑休克型的治疗中，下列哪项是不妥当的

A. 积极扩容治疗

B. 纠正酸中毒

C. 及时治疗 DIC

D. 大剂量青霉素、氯霉素控制感染

E. 积极用脱水剂预防脑疝

二、共用备选答案单选题：以下提供若干组试题，每组试题共用试题前列出的五个备选答案，请为每道试题选择一个最佳答案。每个备选答案可能被选择一次、多次或不被选择。

（9~10 题共用备选答案）

A. 变质性炎

B. 浆液性炎

C. 纤维素性炎

D. 化脓性炎

E. 增生性炎

9. 流行性脑脊髓膜炎的病变性质为

10. 流行性乙型脑炎的病变性质为

参考答案与解析

1. E　2. D　3. D　4. B　5. A　6. B
7. A　8. E　9. D　10. A

1. E。**解析：**脑膜炎双球菌是革兰阴性双球菌，以 ABC 群最常见，外界抵抗力弱，我国流行菌群以 A 群为主。

2. D。**解析：**我国流行菌群以 A 群为主；专性需氧菌；革兰染色阴性；共有 13 个血清型，其中 A、B、C 群占 90% 以上；对外界抵抗力弱；能产生毒力较强的内毒素。

5. A。**解析：**流行期间儿童不可以到拥挤的公共场所。对接触者应给予隔离。密切接触者需观察至少 1 周。国内多年来应用脑膜炎球菌 A 群多糖体菌苗，保护率达 90% 以上。

6. B。**解析：**流行性脑脊髓膜炎发现并诊断明确后就地呼吸道隔离治疗。

第四章　钩端螺旋体病

一、单选题：以下每道试题有五个备选答案，请选择一个最佳答案。

1. 对钩端螺旋体病预防综合措施中，最主要的是
   A. 圈猪积肥，加强犬的管理
   B. 灭田鼠
   C. 改造疫源地，防止洪水泛滥
   D. 预防接种多价菌苗
   E. 做好个人防护

2. 钩端螺旋体病患者，在外周血中可找到钩端螺旋体的时间是
   A. 发病第 10 日
   B. 发病第 2 周内
   C. 发病第 3 周内
   D. 发病第 4 周内
   E. 发病第 5 周内

3. 钩端螺旋体病在病程缓解第 3~4 日后可能出现再次发热后发热是因为
   A. 复燃
   B. 复发
   C. 先后两批病原体侵入
   D. 青霉素治疗后反应
   E. 迟发型超敏反应

4. 钩端螺旋体病最多见的临床类型是
   A. 肺出血型
   B. 肾衰竭型
   C. 流感伤寒型
   D. 黄疸出血型
   E. 脑膜脑炎型

5. 钩端螺旋体病犬型的主要储存宿主是
   A. 猪
   B. 羊
   C. 狼
   D. 狗
   E. 鼠

6. 下列哪项不是钩端螺旋体病的后发病
   A. 后发热
   B. 肾小球肾炎
   C. 葡萄膜炎
   D. 反应性脑膜炎
   E. 闭塞性动脉炎

7. 钩端螺旋体病主要流行于

   A. 冬春季
   B. 夏秋季
   C. 秋冬季
   D. 夏季
   E. 春季

8. 患者女，26 岁，养猪场工人，因发热、全身酸痛 5 天，于 7 月 22 号入院。查体：T 40℃，眼结合膜充血，腹股沟淋巴结蚕豆大、有压痛，腓肠肌轻压痛，肝肋下可有轻叩痛，双肾区有叩击痛，尿蛋白（+），每高倍视野有 RBC 2~3 个，WBC 1~2 个。应首先考虑诊断为
   A. 流行性出血热
   B. 钩端螺旋体病
   C. 伤寒
   D. 斑疹伤寒
   E. 病毒性肝炎

9. 患者男，18 岁，农民，夏天在河塘游泳后出现稽留高热 4 天，伴畏寒发热，头痛，身痛乏力。查体：体温 39.8℃，巩膜及皮肤黄染，结膜充血，皮肤可见出血点，肝肋下 1.0cm，脾未及，腹下淋巴结如蚕豆大 4 个；血象：WBC 10.5×10^9/L，N 80%，ALT 280U/L，血清总胆红素 110μmol/L，尿胆红素（+），尿中可见 WBC 3~5 个/HP。诊断为
   A. 急性黄疸型肝炎
   B. 流行性出血热
   C. 钩端螺旋体病
   D. 伤寒
   E. 疟疾

10. 患者男，35 岁，干部，因洪水暴发下乡救灾，1 周后回市，第 5 天发热、头痛、全身酸痛，随后尿少，尿黄，鼻出血住院。查体：体温 39.6℃，巩膜明显黄染，肝肋下 2 指，有压痛，脾未及，腹股沟淋巴结肿大；检验：总胆红素 214μmol/L，ALT 200U/L，HBsAg（+），尿蛋白（+++），尿

RBC 满视野，肥达反应"O" 1：40，"H" 1：320，血清凝溶试验 1：400。患者的诊断是

A. 急性重症肝炎

B. 亚急性重症肝炎

C. 伤寒合并溶血尿毒综合征

D. 流行性出血热

E. 钩端螺旋体病黄疸出血型

二、共用题干单选题：以下提供若干个案例，每个案例下设若干道试题，每道试题有五个备选答案，请选择一个最佳答案。

(11~13 题共用题干)

患者男，26 岁，在收割稻谷后突然发热、畏寒、头痛、全身酸痛 3 天就诊。查体：体温 38.6℃，睑结膜充血，心率 90 次/分，两肺（－）。按"上感"治疗，3 天后症状未见好转。检验：WBC 21.6×10^9/L，N 90%，血清凝集溶解试验效价 1：400，诊断为钩端螺旋体病。

11. 本例临床类型是

A. 流感伤寒型   B. 肺出血型

C. 黄疸出血型   D. 脑膜炎型

E. 肾衰竭型

12. 钩端螺旋体病的主要临床表现是

A. 长期发热、皮肤黄染

B. 发热、头痛、鼻塞、咳嗽

C. 发热、头痛、结合膜充血，腓肠肌疼痛

D. 发热、恶心、呕吐，皮肤瘀点

E. 发热、皮肤黄染，浅表淋巴结肿大

13. 当用青霉素 800000U 及链霉素 0.5g 肌内注射后 30 分钟，患者寒战、高热、头痛、气急，血压 86/60mmHg，此时诊断和处理是

A. 青霉素过敏反应，立即停用

B. 为钩端螺旋体病原发症状，继续用

青霉素治疗

C. 为赫氏反应，立即用氢化可的松 300mg 静脉滴注

D. 为青霉素治疗有效证据，钩端螺旋体被杀灭，继续使用

E. 链霉素过敏反应，即刻停用

(14~17 题共用题干)

患者男，29 岁，3 天来发热、头痛、乏力、食欲减退，行走时小腿疼痛，伴有咳嗽。查体：体温 39.8℃，面色潮红，结膜充血，视力正常，双侧腹股沟淋巴结肿大，视力正常，腓肠肌压痛明显，无脑膜刺激征及病理反射，肝肋下 1.5cm，白细胞 12.7×10^9/L，N 0.74，L 0.21，E 0.03，M 0.02，发病前常参加水田劳动。

14. 对确诊有意义的实验室检查是

A. 肥达反应

B. 外斐反应

C. 钩端螺旋体凝集溶解试验

D. 血清出血热 IgM 抗体

E. 胸部 X 线检查

15. 可选的治疗药物是

A. 青霉素 G   B. 磺胺嘧啶

C. 吡喹酮   D. 阿苯达唑

E. 氟康唑

16. 病原治疗药物的应用原则是

A. 静脉滴注大剂量

B. 开始时肌内注射小剂量

C. 疗程 2 周以上

D. 每天只需用药 1 次

E. 退热后即可停药

17. 钩端螺旋体病凝集溶解试验阳性效价是

A. ≥1：100   B. ≥1：200

C. ≥1：300   D. ≥1：400

E. ≥1：800

参考答案与解析

1. D　　2. A　　3. E　　4. C　　5. D　　6. B
7. B　　8. B　　9. C　　10. E　　11. A　　12. C
13. C　　14. C　　15. A　　16. B　　17. D

2. A。解析： 钩端螺旋体不易着色，一般显微镜很难观察，必须采用暗视野显微镜直接查找，在发病10日内可从血液及脑脊液中分离出钩体。

5. D。解析： 钩端螺旋体病简称钩体病，是由致病性钩端螺旋体引起的动物源性传染病。鼠类及猪是主要传染源，呈世界性范围流行。钩端螺旋体病犬型的主要储存宿主是狗。

10. E。解析： 患者因洪水暴发下乡救灾后发病，表明发病是在夏季，通常为7～9月份，并有疫水接触史。患者是城市人，对传染病比当地人易感。在灾区1周，回市后第5天发病，疾病潜伏期是5～12d。主要表现足发热、肌肉痛、黄疸、尿少、血尿、鼻出血、淋巴结及肝大。总胆红素升高比ALT明显，血清凝溶试验1：400（＋），符合典型钩端螺旋体病黄疸出血型诊断。患者潜伏期短，无中枢神经系统表现，可排除急性或亚急性重症肝炎。伤寒潜伏期10d左右，可以有发热，肝肾功能损害，但本例肥达反应"O"效价正常。"H"效价升高可见于预防接种后，或是其他疾病引起的回忆反应，结合患者有高效价血清凝溶试验，亦可除外伤寒或副伤寒。流行性出血热可以有发热、头痛，出血及少尿，但从发病季节，临床表现及实验室检查均不支持出血热的诊断。

13. C。解析： 钩端螺旋体对青霉素十分敏感。在首剂注射青霉素800000U后，大量钩端螺旋体被杀死释放毒素。通常在注射30分钟至4小时，患者突然寒战、高热、头痛、全身酸痛、心率和呼吸加快，并伴有血压下降，四肢厥冷，此称为赫氏反应，此时处理是立即应用氢化可的松200～300mg静脉滴注，并给予镇静降温及抗休克等治疗。应注意与青、链霉素注射后的过敏反应相鉴别。为减轻或避免赫氏反应，首剂应用青霉素剂量不宜过大，通常以400000U为宜，每天用1200000U～1600000U，分4次注射。重症病例需加大青霉素剂量时，每天1600000～2400000U，分4次肌内注射，应同时应用肾上腺皮质激素。

14. C。解析： 符合钩端螺旋体病临床表现，钩端螺旋体凝集溶解试验为特异性诊断。

16. B。解析： 符合钩端螺旋体病临床表现，开始用药时应小剂量，防止钩端螺旋体大量崩解出现赫氏反应。

17. D。解析： 实验室检查：白细胞总数及中性粒细胞常轻度升高，尿常规可检出轻度蛋白尿，凝集溶解试验阳性（MAT试验）抗体效价≥1：400。临床诊断要依靠流行病学，临床的败血症发热中毒症状，特殊的器官损害表现。对散发病例极易误诊。确诊要靠检查分离出钩端螺旋体，或血清学试验。

第五章　疟　疾

一、单选题：以下每道试题有五个备选答案，请选择一个最佳答案。

1. 间日疟发作的间歇期是
   - A. 12 小时
   - B. 24 小时
   - C. 36 小时
   - D. 48 小时
   - E. 72 小时

2. 控制疟疾发作的首选药物是
   - A. 奎宁
   - B. 甲硝唑
   - C. 青蒿素
   - D. 氯喹
   - E. 伯氨喹

3. 平原地区间日疟传播的主要媒介是
   - A. 淡色库蚊
   - B. 中华按蚊
   - C. 三带喙库蚊
   - D. 刺扰伊蚊
   - E. 微小按蚊

4. 关于脑型疟疾，以下哪点处理是错误的
   - A. 应用肾上腺皮质激素
   - B. 输液，维持水，电解质与酸碱平衡
   - C. 对脑水肿患者给予脱水剂
   - D. 抽搐痉挛者给予止痉药物
   - E. 静脉快速推注盐酸氯喹注射液

5. 在疟疾的表现中（典型），下列哪项是错误的
   - A. 定时性，周期性寒热，大汗发作
   - B. 有完全缓解间歇
   - C. 脾肿大
   - D. 白细胞增多，中性粒细胞升高
   - E. 贫血

6. 脑型疟发病机制主要是
   - A. 疟原虫侵犯脑实质细胞
   - B. 受染红细胞黏附堵塞微血管
   - C. 红细胞破裂，裂殖子及代谢产物入血诱发免疫攻击
   - D. 体温过高致脑组织受损
   - E. 疟疾反复发作导致脑水肿

7. 能引起严重贫血的疟疾是
   - A. 间日疟
   - B. 三日疟
   - C. 卵形疟
   - D. 恶性疟
   - E. 输血后疟疾

8. 疟疾的发作周期长短取决于
   - A. 感染性子孢子进入人体血循环的数量
   - B. 裂殖子在红细胞内的数量
   - C. 子孢子在肝细胞内发育成裂殖体的时间
   - D. 裂殖体在红细胞内发育成熟的时间
   - E. 配子体的存活时间

9. 疟疾的主要传播途径是
   - A. 呼吸道传播
   - B. 消化道传播
   - C. 虫媒传播
   - D. 体液传播
   - E. 垂直传播

10. 对于判断疟原虫的种类最具意义的辅助检查是
    - A. 血常规
    - B. 尿常规
    - C. 薄血涂片
    - D. 血培养
    - E. 厚血涂片

11. 间日疟的典型发作中，不存在
    - A. 前驱期
    - B. 寒战期
    - C. 高热期
    - D. 大汗期
    - E. 间歇期

12. 疟疾预防措施不包括
    - A. 根治现症疟疾患者
    - B. 根治带疟原虫者
    - C. 高疟区健康人群及外来人群预防性服药
    - D. 灭蚊
    - E. 疫苗注射

13. 患者男，46 岁，典型发热 2 周，伴寒战、大汗，于 9 月 10 日就诊。发病前

10 天曾去泰国旅游，有蚊虫叮咬史。查体：T 40.5℃，P 100 次/分，R 23 次/分，BP 125/80mmHg。心肺未见异常，腹软，肝肋下未触及，脾肋下可触及；血常规：Hb 98g/L，RBC 2.4×10^{12}/L，WBC 8.5×10^9/L。该患者最可能的诊断是

A. 疟疾　　　　　B. 斑疹伤寒

C. 钩端螺旋体病　D. 伤寒

E. 流行性感冒

14. 患者女，27 岁，寒战，高热，大汗 1 周，于 9 月 20 日就诊。热型不规则。血涂片找到疟原虫，给予氯喹 + 伯氨喹治疗 2 天后热退，第 4 天又突然高热，伴腰痛，尿色呈深褐色。此时在体检时应该注意

A. 有无肝大及压痛

B. 有无黄疸及贫血

C. 有无脾肿大及压痛

D. 有无脑膜刺激征

E. 有无口唇疱疹

15. 患者男，30 岁，间歇性畏寒、寒战、高热、出汗 2 周余，于 10 月就诊。间歇期无明显不适。查体：体温 40.5℃，轻度贫血貌，口唇疱疹，心率 120 次/分、律齐，肝肋下 1cm，脾肋下 2cm，质软有触痛；化验：Hb 89g/L。最可能诊断是

A. 疟疾

B. 伤寒

C. 革兰阴性杆菌败血症

D. 钩端螺旋体病

E. 流行性出血热

16. 患者女，31 岁，发冷、寒战、高热、大汗后而缓解，反复发作半个月，隔日发作 1 次，已 10 天。查体：脾肋下 1.5cm，余未见异常；末梢血化验：WBC 5.8×10^9/L，N 0.68，L 0.32，

Hb 100g/L，血培养（－）。患者同年 8 月曾去海南旅游半个月。该患者发热最可能的原因是

A. 伤寒　　　　　B. 疟疾

C. 败血症　　　　D. 急性血吸虫病

E. 急性粒细胞白血病

17. 患者男，33 岁，因间日畏寒、发热、出汗 10 天就诊。化验：Hb 90g/L，WBC 4.0×10^9/L，外周血涂片找到恶性疟原虫。体检时不能发现的体征是

A. 淋巴结肿大　　B. 贫血

C. 肝大　　　　　D. 脾肿大

E. 口唇疱疹

二、共用题干单选题：以下提供若干个案例，每个案例下设若干道试题，每道试题有五个备选答案，请选择一个最佳答案。

（18～20 题共用题干）

患者男，30 岁，2 周前曾去南方出差，2 天前突然寒战高烧，体温最高达 39.5℃，4 小时后大汗淋漓，热退。

18. 该患应首先考虑为

A. 上呼吸道感染　B. 肺结核

C. 疟疾　　　　　D. 败血症

E. 流行性感冒

19. 为确定诊断应做哪项检查

A. 血常规

B. 血液涂片查便原虫

C. 骨髓象检查

D. 疟原虫抗体检查

E. 血细菌培养

20. 临床有典型的疟疾症状发作

A. 当疟原虫在有肝细胞与红细胞内增殖时

B. 红细胞破坏，大量裂殖子，疟色素与代谢产物释放入血

C. 一部分裂殖子侵入红细胞内增殖后

再释放入血

D. 一部分裂殖子侵入肝细胞内进行红细胞外期生活

E. 裂殖子经几代增殖后，一部分发育成雌或雄配子体

参考答案与解析

1. D　2. D　3. B　4. E　5. D　6. B
7. D　8. D　9. C　10. C　11. A　12. E
13. A　14. B　15. A　16. B　17. A　18. C
19. B　20. B

1. D。**解析：** 间歇期：系指前后2次发作的间隔时间。时间长短取决于虫种和免疫力。恶性疟病例很不规则，发作间歇期多是24～48小时；间日疟为48小时。

3. B。**解析：** 平原地区间日疟传播的主要媒介是中华按蚊。

5. D。**解析：** 红细胞和血红蛋白在多次发作后下降，恶性疟尤甚；白细胞总数初发时可稍增，后正常或稍低，白细胞分类单核细胞常增多，并见吞噬有疟色素颗粒。

7. D。**解析：** 恶性疟可是所有年龄段的红细胞受累，短时间内可使大量红细胞破裂，而引起严重贫血。

10. C。**解析：** 疟原虫的检出率在厚血涂片比薄血涂片高，但较难确定疟原虫的种类。

11. A。**解析：** 疟疾的典型症状为突发

性寒战、高热和大量出汗。寒战常持续20～60分钟。随后体温迅速上升，通常可达40℃以上，伴头痛、全身酸痛、乏力，但神志清醒。发热常持续2～6小时。随后开始大量出汗，体温骤降，持续时间为30分钟至1小时。此时患者自觉明显好转，但常感乏力、口干。各种疟疾的2次发作之间都有一定的间歇期。间日疟和卵形疟48小时，三日疟72小时，恶性疟36～48小时。

12. E。**解析：** 疟疾的自然传播媒介是按蚊，疟疾患者及带虫者是疟疾的传染源，在高疟区必须服药预防，一般自进入疟区前2周开始服药，持续到离开疟区6～8周。

13. A。**解析：** 患者发病前到过疟疾流行区泰国，有蚊虫叮咬史。2周来间断发热，大汗，贫血，脾肿大，应诊断为疟疾。

14. B。**解析：** 患者患疟疾，对氯喹及伯氨喹治疗有效，48小时症状消失。但在72小时以后再度高热，并有腰痛，尿色深褐，此为急性血管内溶血表现。患者可能为一特异质者，即红细胞有G-6-PD缺陷，有这种酶缺陷的红细胞抗氧化力降低，伯氨喹是一种氧化剂，导致红细胞内还原型谷胱甘肽减少，使红细胞破坏出现溶血，故体检时可有黄疸及贫血等。

16. B。**解析：** 间歇性寒战、高热、大汗，规律性发作为疟疾的典型表现。

第十一篇

风湿与临床
免疫学

第一章　风湿性疾病概论

单选题：以下每道试题有五个备选答案，请选择一个最佳答案。

患者女，36 岁，近 1 年反复低热，周身多关节疼痛，双手晨僵，近 1 周四肢散在红色皮疹，不痒。下列哪项检查对诊断最有意义

A. 血、尿常规　　　　B. 类风湿因子

C. 抗核抗体测定　　　D. 过敏原检测

E. 肝肾功能检测

参考答案与解析

C。**解析：**患者为年轻女性，有反复发热，皮疹，关节痛，首先应考虑结缔组织病，结缔组织病的特异性检查首选抗体谱检测，故首先应检查抗核抗体。

第二章 类风湿关节炎

一、单选题：以下每道试题有五个备选答案，请选择一个最佳答案。

1. 关于类风湿关节炎（RA）的诊断及病情监测最重要的影像学检查是
   A. CT
   B. MRI
   C. 心电图
   D. X线平片
   E. 全身骨扫描

2. 下列关于类风湿关节炎发病机制的叙述，错误的是
   A. 免疫紊乱被认为是类风湿关节炎主要的发病机制
   B. 类风湿关节炎的发病与遗传因素无关
   C. 类风湿关节炎是以对称性多关节炎为主要临床表现的异质性疾病
   D. 一些感染性因素可影响 RA 的发病和病情进展
   E. 对于 RA 的发病机制不是很清楚

3. 关于类风湿关节炎的治疗最重要的是
   A. 药物治疗
   B. 物理治疗
   C. 外科手术治疗
   D. 卧床休息
   E. 关节制动

4. 类风湿关节炎的主要表现是
   A. 游走性大关节肿痛
   B. 全身关节肿痛伴发热、皮疹
   C. 对称性小关节肿痛伴晨僵
   D. 多关节肿痛伴四肢末梢感觉障碍
   E. 腰骶痛伴晨僵

5. 关于类风湿关节炎的治疗，说法错误的是
   A. NSAIDs 可以改善关节炎症状，但不能控制病情
   B. 改变病情抗风湿药首选甲氨蝶呤
   C. MTX 的不良反应有肝损害、胃肠道反应和骨髓抑制等
   D. 在 RA 慢性发作时也可给予激素治疗
   E. 滑膜切除术可使病情得到一定缓解

6. 关于类风湿关节炎的辅助检查，说法正确的是
   A. 血沉降低和 C 反应蛋白增高有助于诊断
   B. RF 滴度与疾病的活动度无关
   C. 抗 CCP 抗体对中晚期患者最具诊断意义
   D. 肌肉骨骼超声技术对滑膜炎的诊断灵敏
   E. 关节穿刺对鉴别诊断无意义

7. 类风湿关节炎中与疾病活动性密切相关的最常见的关节外表现是
   A. 肺间质纤维化
   B. 类风湿结节
   C. 脾大
   D. 胸膜炎
   E. 上腹不适

8. 对类风湿关节炎关节畸形的产生，叙述有误的是
   A. 多见于晚期患者
   B. 手指可形成天鹅掌畸形
   C. 重症患者可呈纤维强直
   D. 可完全丧失关节功能
   E. 腕关节强直是常见畸形

9. 类风湿关节炎最基本的病理改变是
   A. 血管炎
   B. 肌炎
   C. 附着点炎
   D. 退行性变
   E. 滑膜炎

10. 能阻止类风湿关节炎骨关节破坏的药物是
    A. 选择性 COX-2 抑制剂
    B. 非选择性 NSAIDs
    C. 甲氨蝶呤

D. 丙种球蛋白

E. 泼尼松

11. 常作为类风湿关节炎病情活动指标的是
   A. 关节功能障碍　　B. 关节 X 线平片
   C. 晨僵　　　　　　D. 血沉
   E. 关节畸形

12. 类风湿关节炎最常受累的关节是
   A. 颞颌关节
   B. 远端指间关节
   C. 颈椎小关节
   D. 膝、髋、踝关节
   E. 腕、掌指关节，近端指间关节

13. 关于类风湿关节炎治疗的说法，错误的是
   A. 关节炎急性发作时可以应用激素治疗
   B. 可行手术治疗
   C. 早期诊断，早期治疗
   D. 关节炎发作时服用止痛药物，不发作时不需要治疗
   E. 尽早加用改善病情抗风湿药

14. 类风湿关节炎不常出现的血液系统改变是
   A. 正细胞正色素性贫血
   B. 小细胞低色素性贫血
   C. 大细胞贫血
   D. 血小板增高
   E. 白细胞减少

15. 患者女，46 岁，近 1 年来出现双手掌指、近端指间关节疼痛，肿胀，晨起时不能握拳，2 小时后症状可缓解。查体：无皮疹，浅表淋巴结不大，心肺无异常，双手近端指间关节呈梭形肿胀，活动稍受限；实验室检查：血常规示血小板 450×10^9/L，尿常规正常，

血清 ANA 阳性，RF 2561U/L。该患者的诊断首先考虑
   A. 系统性红斑狼疮　　B. 骨关节炎
   C. 类风湿关节炎　　　D. 反应性关节炎
   E. 脊柱关节病

16. 患者女，51 岁，双手腕关节肿痛 3 个月，双手第 3、4 指间关节肿痛，双手第 2 掌指关节肿痛 2 个月，晨僵 2 小时，低热。最可能的诊断是
   A. 系统性红斑狼疮
   B. 风湿性关节炎
   C. 骨关节病
   D. 类风湿关节炎
   E. 脊柱关节病

17. 患者女，60 岁，半年前诊为类风湿关节炎，应用甲氨蝶呤及羟氯喹治疗 4 个月。1 周前开始出现视力下降，视野缺损。化验：CRP 正常，RF 35U/L。考虑诊断为
   A. 类风湿血管炎
   B. 病情活动
   C. 甲氨蝶呤药物不良反应
   D. 羟氯喹药物不良反应
   E. 正常现象

18. 患者女，50 岁，反复低热 1 年，伴四肢大小关节肿痛。WBC 8.0×10^9/L，Hb 100g/L，ANA（－），RF（＋）。经多种抗生素正规治疗无效。可能的诊断是
   A. 系统性红斑狼疮
   B. 骨关节炎
   C. 结核菌感染引起的关节炎
   D. 风湿性关节炎
   E. 类风湿关节炎

19. 患者女，44 岁，患类风湿关节炎 5 年，近 2 周出现发热，下肢皮疹，溃疡。最可能合并的病变是

A. 干燥综合征　　　B. 血小板减少

C. 脂膜炎　　　　　D. 滑膜炎

E. 血管炎

二、共用题干单选题：以下提供若干个案例，每个案例下设若干道试题，每道试题有五个备选答案，请选择一个最佳答案。

（20~21题共用题干）

患者女，48岁，类风湿关节炎病史7年，治疗不正规。近3个月来感双手指关节加重，晨僵约1小时。查体：双手MCP2~4肿胀、左手PIP1~4肿胀，压痛明显，右手PIP2和PIP3肿胀伴压痛，双侧腕关节肿胀并伴屈伸明显受限；双手X线提示骨质疏松、双腕关节各骨骼融合，双手掌指关节和近端指间关节间隙变窄。

20. 此患者双手X线达到类风湿关节炎的分期是

　　A. Ⅰ期　　　　　B. Ⅱ期

　　C. Ⅲ期　　　　　D. Ⅳ期

　　E. 无法分期

21. 此患者的治疗方案中，除用非甾体抗炎药对症治疗外，应首选的慢作用抗风湿药是

　　A. 雷公藤多苷　　　B. 柳氮磺吡啶

　　C. 糖皮质激素　　　D. 金诺芬

　　E. 甲氨蝶呤

三、共用备选答案单选题：以下提供若干组试题，每组试题共用试题前列出的五个备选答案，请为每道试题选择一个最佳答案。每个备选答案可能被选择一次、多次或不被选择。

（22~24题共用备选答案）

　　A. 骨关节炎　　　　B. 感染

　　C. 痛风　　　　　　D. 假性痛风

　　E. 类风湿关节炎

22. 中年人，初发掌指、腕、近端指间关

节痛，并有晨僵、类风湿因子阳性，软组织肿胀，骨质疏松。诊断为

23. 老年人，初发单关节炎，尤其膝受累时，白天活动多加重，X线示膝关节有骨赘形成，骨缘唇样变及关节间隙狭窄，关节无强直。诊断为

24. 老年人，初发单关节炎，尤其膝受累时，关节液检查可见有焦磷酸盐结晶，X线检查有软骨钙化。诊断为

四、案例分析题：为不定项选择题，试题由一个病历和多个问题组成。每个问题有六个及以上备选答案，选对1个给1个得分点，选错1个扣1个得分点，直扣至得分为0。

（25~27题共用题干）

患者男，37岁，两年前曾有双手指关节肿痛，经对症治疗后症状缓解，以后虽有关节痛，但可照常工作，未作系统检查或治疗。2个月前出现发热38℃左右、乏力，逐渐出现气短、咳嗽不明显。查体：双手中指近指节梭形肿胀，双腕功能略差，有压痛，右肘关节不能完全伸直，伸面有一个1cm×1cm皮下结节；胸部X线片示右侧胸腔中等量积液，左侧胸腔少量积液，肺纹理略重，ESR 56mm/h，CRP增高，RF高滴度阳性。

25. 此患者双侧胸腔积液最可能的病因是

　　A. 结核性胸膜炎

　　B. 系统性红斑狼疮

　　C. 类风湿关节炎

　　D. 干燥综合征

　　E. 风湿热

　　F. 混合性结缔组织病

26. 下列哪项表现最能帮助确定病因

　　A. 双侧胸腔积液

　　B. 类风湿因子阳性

　　C. 皮下结节

D. 红细胞沉降率增快

E. 关节特点

F. CRP 增高

27. 本患者的首选治疗方案

A. 非甾体抗炎药

B. 青霉胺 + 阿司匹林

C. 糖皮质激素

D. 糖皮质激素 + 甲氨蝶呤

E. 异烟肼 + 利福平 + 乙胺丁醇

F. 丙种球蛋白

参考答案与解析

1. D	2. B	3. A	4. C	5. D	6. D
7. B	8. B	9. E	10. C	11. C	12. E
13. D	14. C	15. C	16. D	17. D	18. E
19. E	20. B	21. E	22. E	23. A	24. D
25. C	26. C	27. D			

1. D。**解析**：X 线平片对 RA 诊断、关节病变分期、病变演变的监测均很重要。

2. B。**解析**：RA 的发病与遗传因素密切相关。

3. A。**解析**：RA 的治疗措施包括一般性治疗、药物治疗、外科手术治疗，其中以药物治疗最为重要。

4. C。**解析**：RA 病情和病程有个体差异，从短暂、轻微的少关节炎到急剧进行性多关节炎均可出现，关节痛往往是最早的症状，多呈对称性、持续性；常伴有晨僵，晨僵可出现在 95% 以上的 RA 患者。

5. D。**解析**：在类风湿关节炎急性发作时，可给予短效激素。

6. D。**解析**：类风湿关节炎患者血沉多为升高；RF 滴度与疾病的活动度相关，特别是 3 倍以上高值；抗 CCP 抗体在早期患者中诊断意义最大。关节穿刺对鉴别其他关节炎具有一定的作用；肌肉骨骼超声技术是目前使用越来越广泛的检查，尤其

是对滑膜炎和骨侵蚀的检测非常敏感，对类风湿关节炎的诊断、判断疾病活动及指导治疗均有重要意义。

7. B。**解析**：皮下结节的出现提示疾病处于严重活动阶段，还有少数患者有淋巴结肿大和脾大。

8. B。**解析**：类风湿关节炎手指可形成天鹅颈畸形，而不是天鹅掌。

9. E。**解析**：滑膜炎是类风湿关节炎最基本的病理改变。

10. C。**解析**：非甾体抗炎药、激素、丙种球蛋白均不能控制病情进展，只能改善病情，抗风湿药才能控制病情，如甲氨蝶呤。

11. C。**解析**：晨僵出现在 95% 以上的 RA 患者，它常被作为观察本病活动的指标之一。

14. C。**解析**：类风湿关节炎患者可有轻中度贫血，通常是正细胞正色素性贫血或小细胞低色素性贫血，发病机制与服用非甾体抗炎药所致胃肠道慢性失血和慢性病性贫血有关。活动期常有血小板增高，当合并 Felty 综合征时表现为脾大、中性粒细胞减少、贫血。大细胞贫血原因为维生素 B_{12} 缺乏，在类风湿关节炎中不常见。

15. C。**解析**：该患者为中年女性，双手近端指间关节及掌指关节肿痛，实验室检查血小板增高提示类风湿关节炎活动期。

16. D。**解析**：该患者有晨僵，3 个以上关节肿，对称性关节肿和腕、掌指、近指关节肿，这 4 项异常，符合类风湿关节炎。根据病史确定。病史、症状及体征均比较典型。

17. D。**解析**：羟氯喹有眼毒性，引起视网膜色素沉着变化和视野缺损。

18. E。**解析**：类风湿关节炎最常以缓慢而隐匿的方式起病，低热后出现明显关节症状。实验室检查有轻、中度贫血。白

细胞及分类多正常。类风湿因子（RF）约见于70%的患者。风湿性关节炎，多累及四肢大关节。系统性红斑狼疮，ANA（+），RF（+）。骨关节炎多累及负重关节，RF（-）。结核菌感染引起的关节炎，多有原发病特点。

19. E。**解析：**类风湿关节炎患者可以出现全身血管炎性病变，在皮肤可表现为指端皮疹，溃疡等病变。

25. C。**解析：**中年男性，2 年关节疼痛史。查体有对称性多关节损害，肘关节畸变，并有皮下结节，RF 高滴度阳性，ESR 快，CRP 增高，发热，双侧胸腔积液，最可能是患类风湿关节炎，并处于活动期。结核性胸膜炎常有低热、盗汗、消瘦等结核中毒症状。系统性红斑狼疮常有特异性皮肤损害及其他特异性抗体阳性。干燥综合征患者骨骼肌肉关节痛较常见，

极少有关节骨破坏、畸形和功能受限。风湿热常表现为游走性大关节肿痛。

26. C。**解析：**类风湿结节是类风湿关节炎的诊断标准之一。类风湿因子阳性，所用方法正常人中不超过 5% 阳性，故诊断率低。红细胞沉降率增快虽然有助于判断该病情处于活动期，但特异性低。关节特点在诊断标准中要求病程至少持续 6 周才有诊断意义。因此有类风湿结节可第一时间确诊。

27. D。**解析：**非甾体抗炎药可迅速改善关节炎症状，但不能控制病情发展。糖皮质激素有强大的抗炎作用，能迅速缓解关节肿痛症状和全身炎症，该患者关节肿痛严重，并有胸腔积液，应选用糖皮质激素治疗，糖皮质激素只能快速缓解症状，不能控制病情发展，因此需要加用改变病情抗风湿药，首选甲氨蝶呤。

第三章　系统性红斑狼疮

一、单选题：以下每道试题有五个备选答案，请选择一个最佳答案。

1. 诊断系统性红斑狼疮（SLE）常用且有价值的病理检查是
   - A. 肾穿刺
   - B. 骨髓穿刺
   - C. 肺穿刺
   - D. 淋巴结活检
   - E. 皮肤狼疮带试验

2. SLE 患者不会出现的血液学异常是
   - A. 血红蛋白减少
   - B. 网织红细胞减少
   - C. 白细胞减少
   - D. 淋巴细胞减少
   - E. 血小板减少

3. 与系统性红斑狼疮血栓形成相关的自身抗体是
   - A. 抗 SSA 抗体
   - B. 抗 nRNP 抗体
   - C. 抗 dsDNA 抗体
   - D. 抗 Sm 抗体
   - E. 抗心磷脂抗体

4. 下列系统性红斑狼疮的临床特点中错误的是
   - A. 蝶形红斑和盘状红斑最具特征性
   - B. 关节痛和肌痛是其常见症状
   - C. 几乎所有患者都有肾脏病变
   - D. 脾脏肿大为主要体征
   - E. 常导致心包炎

5. 做免疫病理检查，几乎所有 SLE 患者均可出现病变的脏器是
   - A. 心脏
   - B. 肾
   - C. 肺
   - D. 肝
   - E. 胰腺

6. 关于系统性红斑狼疮的描述，不正确的是
   - A. 免疫复合物的形成及沉积是系统性红斑狼疮发病的主要机制

   - B. 补体 C3 升高
   - C. 几乎所有患者的肾组织均有病理变化
   - D. 约 80% 的患者在病程中有皮肤损害
   - E. 抗 Sm 抗体特异性高达 99%

7. 关于 SLE 关节病变，错误的是
   - A. 关节肿痛
   - B. 呈多关节对称性损害
   - C. 近端指间关节多受累
   - D. 关节软骨破坏，关节畸形
   - E. 大关节很少受累

8. SLE 临床表现多样，其中心血管系统最多见的疾病是
   - A. 心肌炎
   - B. 心包炎
   - C. 心梗
   - D. 心绞痛
   - E. 心包积液

9. 关于系统性红斑狼疮激素治疗的说法，错误的是
   - A. 激素治疗的同时应补充钙剂和活性维生素 D 治疗
   - B. 激素治疗控制病情后可逐渐减量，小量维持
   - C. 为避免骨质疏松，可以让患者经常晒太阳
   - D. 激素减量时应该缓慢
   - E. 激素治疗可能诱发或加重感染，应避免着凉及劳累

10. 下列哪项不是 SLE 的诊断标准
   - A. 盘状红斑
   - B. 光过敏
   - C. 口腔溃疡
   - D. 关节炎
   - E. 蛋白尿 <0.5g/d

11. 下列哪项不属于系统性红斑狼疮的特点
   - A. 属于自身免疫性疾病

B. 病情发展比较稳定

C. 机制与不能识别自身组织与外来抗原有关

D. 可并发狼疮肾

E. 可以蝶形红斑

12. 下列抗 dsDNA 抗体阳性率最高的风湿性疾病是

A. 皮肌炎

B. 硬皮病

C. 骨关节炎

D. 系统性红斑狼疮

E. 类风湿关节炎

13. 关于系统性红斑狼疮的说法，不正确的是

A. 是一种自身免疫性疾病

B. 可只表现为蛋白尿

C. 无肾功能不全表现

D. 好发于女性

E. 肾脏受累病理变化可轻可重

14. 患者女，22 岁，因关节肿痛伴发热 3 周来院就诊，起病以来逐渐出现双踝、膝关节肿胀，晨僵小于 10 分钟。实验室检查：WBC 3.0×10^9/L，Plt 90×10^9/L，24 小时尿蛋白定量0.9g，血沉50mm/h，血抗核抗体阳性，补体 C3 下降。考虑诊断为

A. 类风湿关节炎

B. 骨关节炎

C. 系统性红斑狼疮

D. 原发性干燥综合征

E. 系统性血管炎

15. 患者女，23 岁，不规则低热伴关节痛 1 个月，3 天来尿少、水肿，皮肤有瘀斑。化验：尿蛋白（＋＋），红细胞 10 个/HP，血 ESR 46mm/h，血抗 ANA 抗体（＋）。首先考虑的诊断是

A. 风湿性关节炎

B. 系统性红斑狼疮

C. 原发性肾病综合征

D. 类风湿关节炎

E. 急性肾小球肾炎

16. 患者男，27 岁，日晒后暴露皮肤出现皮疹，对称性关节痛。查血小板下降，尿蛋白阳性，血 ANA（＋）。最可能的诊断是

A. 日光性皮炎

B. 类风湿关节炎

C. 系统性红斑狼疮

D. 免疫性血小板下降

E. 急性肾小球肾炎

17. 患者女，18 岁，发热 1 个月，近 1 周双侧面颊出现对称性红斑，手指关节红肿。实验室检查：血红蛋白 90g/L，白细胞 3.0×10^9/L，尿蛋白（＋＋＋），抗 dsDNA 抗体阳性。应考虑诊断为

A. 缺铁性贫血

B. 慢性肾炎

C. 类风湿关节炎

D. 系统性红斑狼疮

E. 风湿热

18. 患者女，23 岁，确诊系统性红斑狼疮 2 年，一直口服激素治疗，近 1 周自觉头痛明显，1 天前突发抽搐，神志不清。化验血常规示血小板 34×10^{12}/L，白细胞 5.4×10^{12}/L。尿蛋白（＋＋＋），补体明显减少。对此患者最佳的治疗是

A. 糖皮质激素常规治疗

B. 糖皮质激素冲击治疗及环磷酰胺冲击治疗

C. 非甾体抗炎药

D. 甲氨蝶呤静脉治疗

E. 抗癫痫药治疗

二、共用题干单选题：以下提供若干个案

例，每个案例下设若干道试题，每道试题有五个备选答案，请选择一个最佳答案。

（19~20题共用题干）

患者女，21岁，发热伴关节和肌肉疼痛1个月，近1周来偶感口、眼发干。实验室检查尿蛋白（＋＋＋），颗粒管型6个/LP，抗SSA抗体阳性，抗双链DNA抗体阳性。

19. 诊断考虑
    A. 慢性肾炎急性发作
    B. 风湿热
    C. 系统性红斑狼疮合并干燥综合征
    D. 原发性肾病综合征
    E. 类风湿关节炎

20. 治疗上优先考虑
    A. 糖皮质激素＋环磷酰胺
    B. 糖皮质激素＋吗替麦考酚酯
    C. 甲泼尼龙冲击疗法
    D. 抗疟药
    E. 生物制剂

（21~22题共用题干）

患者女，16岁，发热伴面部皮疹半个月。近3天出现膝关节疼痛、肿胀，来院检查，心率140次/分，奔马律。胸片提示有胸腔积液，腹部B超提示有腹腔积液，尿常规显示尿蛋白（＋＋＋），血沉46mm/h，CRP正常。

21. 最有可能的诊断是
    A. 类风湿关节炎
    B. 亚急性感染性心内膜炎
    C. 系统性红斑狼疮
    D. 风湿热
    E. 感染后链球菌状态

22. 最有助于诊断的措施是
    A. 查血清抗链O
    B. 做血培养

    C. 做尿培养
    D. 做血清抗dsDNA抗体检测
    E. 做胸腔积液化验

（23~24题共用题干）

患者女，26岁。四肢肌肉疼痛4个月，伴口腔溃疡，光过敏，脱发。查体发现颧部红斑，双手、双膝关节、有压痛，双下肢凹陷性水肿。化验检查：血沉90mm/h，尿蛋白>0.5g/24h。

23. 该患者可能的诊断是
    A. 类风湿关节炎
    B. 系统性红斑狼疮
    C. 风湿性关节炎
    D. 急性肾炎
    E. 慢性肾炎

24. 该患者应采用的治疗措施是
    A. 中医中药   B. 抗生素治疗
    C. 甲氨蝶呤   D. 柳氮磺吡啶
    E. 非甾体抗炎药＋糖皮质激素

（25~28题共用题干）

患者女，42岁，诊断为系统性红斑狼疮3年，未定期复查，激素治疗不规律，近2个月停药。近半月来无诱因出现食欲缺乏、口腔溃疡、关节痛，发热3天，伴头痛、抽搐2次来诊。急诊头颅CT未见明显异常。

25. 该患者最可能的诊断是
    A. 颅内感染
    B. 低钙抽搐
    C. 系统性红斑狼疮复发，狼疮脑病
    D. 病毒感染
    E. 脑出血

26. 除实验室检查外，该患者急需做的检查是
    A. 腰椎穿刺查脑脊液常规、生化、病原体检测等
    B. 心脏多普勒超声

C. 肝胆脾彩超

D. 肺 CT

E. 头颅 MRI

27. 该患者可能出现的检查结果不包括

A. 脑脊液蛋白高、白细胞数高

B. 抗核抗体阳性

C. 血清补体低

D. 血清免疫球蛋白高

E. 脑萎缩

28. 对该患者适宜的治疗是

A. 常规激素治疗

B. 抗病毒治疗

C. 补钙治疗

D. 激素冲击 + 环磷酰胺治疗

E. 溶栓治疗

（29~32 题共用题干）

患者女，33 岁，间歇性发热、食欲减退，体温 37.6℃~39.2℃，伴腕、膝关节酸痛 1 个月余。查体：头发稀少，口腔有溃疡灶；左膝及右腕关节局部红肿，压痛明显，但无畸形；实验室检查：尿蛋白（＋），血白细胞 3.7×10^9/L，ALT 60U/L，红细胞沉降率 45mm/h，LE 细胞（－），抗 Sm 抗体（＋）。

29. 可能的诊断是

A. 风湿性关节炎

B. 类风湿关节炎

C. 系统性红斑狼疮

D. 急性肾小球肾炎

E. 病毒性肝炎

30. 如对上述患者作进一步实验室检查，可出现以下结果，哪项除外

A. 血小板减少

B. 抗核抗体阳性

C. 抗双链 DNA 抗体阳性

D. 丙种球蛋白下降

E. 补体 C3 下降

31. 上述患者目前应首选下列哪项药物治疗

A. 吲哚美辛　　　　B. 泼尼松

C. 硫唑嘌呤　　　　D. 环磷酰胺

E. 阿司匹林

32. 给上述患者进行正确的护理措施及保健指导，下列哪项不妥

A. 卧床休息

B. 安置在没有阳光直射的病室

C. 忌食芹菜、香菜

D. 服用避孕药避孕，防止疾病恶化

E. 口腔涂碘甘油等

三、共用备选答案单选题：以下提供若干组试题，每组试题共用试题前列出的五个备选答案，请为每道试题选择一个最佳答案。每个备选答案可能被选择一次、多次或不被选择。

（33~35 题共用备选答案）

A. 系统性红斑狼疮

B. 白塞病

C. 显微镜下多血管炎

D. 原发性干燥综合征

E. 系统性硬化病

33. 患者女，62 岁，口干、舌痛 3 年，并渐渐出现眼睛磨砂感，伴乏力、关节痛。1 年前出现双下肢紫癜，尿 pH 多次检查≥6.5；化验：RF 1：320 阳性，ANA 1：160 阳性，抗 SSA 抗体阳性，抗 SSB 抗体阳性。该患者最可能的诊断是

34. 患者女，32 岁，反复口腔溃疡 3 年，双眼球周围经常发红，伴飞蚊症，轻度关节痛。1 年前开始反复出现双下肢结节红斑。尿液检查示 RBC 3~5 个/HP。最可能的诊断是

35. 患者女，32 岁，反复发热伴下肢关节痛 2 月余，近 1 个月出现咳嗽、咳痰

及气促。查体：面部蝶形红斑，双下肺少量小水泡音；胸部 X 线片示双中下肺弥漫网格影。最可能的诊断是

四、案例分析题：为不定项选择题，试题由一个病历和多个问题组成。每个问题有六个及以上备选答案，选对 1 个给 1 个得分点，选错 1 个扣 1 个得分点，直扣至得分为 0。

(36～40 题共用题干)

患者女，17 岁，因高热、口腔溃疡、多关节痛 10 天来诊，伴劳累后胸闷气短。查体见面部蝶形红斑，手指指端红色痛性结节，浅表淋巴结轻度增大，双肺无干湿啰音，心率 70 次/分，心律齐，肺动脉区第二心音亢进，无杂音，双下肢无水肿，抗核抗体 1：1000 阳性，抗 dsDNA 阳性。

36. 该患者的诊断是
   A. 白塞病
   B. 风湿性关节炎
   C. 系统性红斑狼疮
   D. 混合性结缔组织病
   E. 天疱疮
   F. 类风湿关节炎

37. 该患者气短可能合并的病变是
   A. 狼疮肺炎　　　B. 肺动脉高压
   C. 肺间质纤维化　D. 肺内感染
   E. 心功能不全　　F. 心源性哮喘

38. 进一步应该做的检查不包括
   A. 唾液腺流率
   B. 肺动脉压力测定
   C. 尿蛋白定量
   D. 肺部 CT
   E. 心脏多普勒超声
   F. 骨扫描

39. 对该患者应首先进行的药物治疗是
   A. 免疫抑制剂　　B. 生物制剂
   C. 糖皮质激素　　D. 非甾体抗炎药

   E. 丙种球蛋白　　F. 抗生素

40. 治疗后患者体温正常，3 次尿蛋白定量结果大于 1.0g/d，首先应采取下列哪种治疗措施
   A. 加用丙种球蛋白
   B. 甲泼尼龙冲击治疗
   C. 血浆置换
   D. 加用生物制剂
   E. 加用免疫抑制剂
   F. 人造血干细胞移植

参考答案与解析

1. E　2. B　3. E　4. D　5. B　6. B
7. D　8. B　9. C　10. E　11. B　12. D
13. C　14. C　15. B　16. C　17. D　18. B
19. C　20. A　21. C　22. D　23. B　24. E
25. C　26. B　27. C　28. D　29. B　30. D
31. B　32. D　33. D　34. B　35. A　36. C
37. B　38. AF　39. C　40. E

1. E。解析：狼疮带试验指用免疫荧光法检测皮肤的真皮和表皮交界处是否有免疫球蛋白沉积带。SLE 阳性率约 50%，狼疮带试验阳性代表 SLE 活动性。肾活检病理检查对狼疮肾炎的诊断、治疗和预后估计均有价值，尤其对指导狼疮肾炎治疗有重要意义；但属于有创检查，不作首选。

2. B。解析：系统性红斑狼疮（SLE）是常见的自身免疫性疾病，可出现白细胞减少、红细胞（血红蛋白）减少、淋巴细胞减少和血小板减少。血细胞减少的机制主要是由于免疫性破坏过多的血细胞所致，因此骨髓造血是代偿性增加，这样代表骨髓造血情况的网织红细胞不是减少而是增加。

4. D。解析：在系统性红斑狼疮中，脾脏肿大的患者仅占少数约 15%，不是 SLE 的主要体征。

5. B。**解析**：SLE 后期常常出现狼疮肾炎，DNA 抗体可与肾组织直接结合导致损伤。

6. B。**解析**：系统性红斑狼疮患者常有补体 C3 降低，提示狼疮活动，阳性率约 80%。

7. D。**解析**：在 SLE 疾病中，约 85% 的患者在病程中有关节疼痛，最常见于指，腕，膝等关节，伴关节红肿者较为少见、偶有指关节变形、常见表现为对称的多关节痛，呈间歇性。关节 X 线片大多数正常，约 40% 可有肌痛，5% 可有肌炎。

8. B。**解析**：约 30% 有心血管的表现，以心包炎最常见。

9. C。**解析**：紫外线可诱发或加重狼疮，狼疮患者应避免阳光暴晒。

10. E。**解析**：系统性红斑狼疮的肾脏表现为尿蛋白 >（+++）或 >0.5g/d 或细胞管型。

11. B。**解析**：SLE 病情发展一般不稳定，病情缓解与急性发作常交替发生。

12. D。**解析**：系统性红斑狼疮患者抗 dsDNA 抗体的特异性为 95%，敏感性 70%，对确诊系统性红斑狼疮和判断其活动性有价值。

14. C。**解析**：患者青年女性，出现关节疼痛同时伴有血液系统、肾脏多系统受累，实验室检查抗核抗体阳性、补体下降，根据美国风湿病学会推荐的系统性红斑狼疮分类标准，首先考虑诊断系统性红斑狼疮。

15. B。**解析**：年轻女性，有发热、关节痛、尿蛋白阳性、血抗 ANA 抗体（+），首先考虑系统性红斑狼疮。

17. D。**解析**：根据患者的病史、临床症状、体征及实验室检查，尤其是抗 dsDNA 抗体阳性，首先考虑系统性红斑狼疮的诊断。

18. B。**解析**：患者已经确诊系统性红斑狼疮，出现神经系统症状，考虑合并神经系统损伤，应给予糖皮质激素冲击治疗及环磷酰胺冲击治疗。

36. C。**解析**：该患者口腔溃疡，多关节痛，蝶形红斑，抗核抗体和抗 dsDNA 抗体阳性，均是系统性红斑狼疮的表现。SLE 发病中可以伴有高热、淋巴结大等全身表现。

37. B。**解析**：劳累后气短，可能是继发肺部病变或心脏病变。患者肺部无啰音，心率正常，无下肢水肿等，排除心功能不全。肺内听诊无干湿性啰音，不支持肺内感染、肺间质纤维化等病变。肺动脉区第二心音亢进提示可能有肺动脉高压。

38. AF。**解析**：唾液腺流率一般用于干燥综合征患者检测唾液腺功能；行肺动脉压力测定以明确肺动脉高压程度；行尿蛋白定量以明确肾脏有无受累；行肺部 CT 以除外肺间质纤维化等病变；行心脏多普勒超声以明确有无心包积液和心功能情况。

39. C。**解析**：诊断 SLE，应进行药物治疗应首选糖皮质激素，可快速控制发热、关节痛等症状。

40. E。**解析**：发热控制后测尿蛋白定量 3 次，均大于 0.5g/d，说明该患者合并狼疮肾炎；应进一步行肾脏穿刺病理检查；治疗上首先考虑加用环磷酰胺等免疫抑制剂；激素及免疫抑制剂无效的患者可考虑血浆置换；有急性肾衰竭者可激素冲击治疗。

第十二篇
职业病学

第一章 职业中毒

第一节 急性一氧化碳中毒

一、单选题：以下每道试题有五个备选答案，请选择一个最佳答案。

1. 关于 CO 中毒的叙述，不正确的是
   - A. 老人和孩子易患
   - B. 老人应与脑血管意外鉴别
   - C. 严重中毒血液 COHb 浓度可高于 50%
   - D. 应立即原地抢救
   - E. 迟发性脑病恢复较慢

2. 化学性窒息性气体中毒后，皮肤、黏膜呈樱桃红色的原因主要是
   - A. 耗氧量增加
   - B. 静脉血氧含量下降
   - C. 动脉血氧含量增加
   - D. 动静脉血氧差下降
   - E. 心跳及血液循环加快

3. 对于一氧化碳中毒患者，皮肤黏膜呈
   - A. 黑色
   - B. 青紫色
   - C. 暗红色
   - D. 樱桃红色
   - E. 苍白色

4. 急性一氧化碳中毒的救治措施不包括
   - A. 高压氧治疗
   - B. 20% 甘露醇滴注
   - C. 胞磷胆碱滴注
   - D. 注射呋塞米
   - E. 亚甲蓝静脉注射

5. 对一氧化碳中毒的发病机制，描述错误的是
   - A. CO 与血红蛋白的亲和力比 O_2 大 250～300 倍
   - B. CO 与血红蛋白结合成碳氧血红蛋白

   - C. CO 与血液外的含铁蛋白发生不可逆性结合
   - D. 碳氧血红蛋白阻碍 O_2 的释放和传递
   - E. CO 与细胞色素 a_3 结合，抑制细胞呼吸

6. 一氧化碳中毒时，最容易损害的器官或组织是
   - A. 眼睛
   - B. 外周神经
   - C. 肝脏
   - D. 肾脏
   - E. 脑

7. 关于急性一氧化碳中毒的叙述，不正确的是
   - A. 血红蛋白氧解离曲线右移
   - B. COHb 增多
   - C. 脑水肿
   - D. 组织缺氧
   - E. 心肌内膜下多发性梗死

8. 患者男，32 岁，挖煤矿井工人，一人进入矿井进行爆破工作后便无联系，被人发现时属于昏迷状态，面色潮红，多汗，脉搏快，口唇黏膜呈樱桃红色。考虑是
   - A. 急性甲醛中毒
   - B. 一氧化碳中毒
   - C. 有机磷中毒
   - D. 硫化氢中毒
   - E. 氰化物中毒

9. 患者女，23 岁，急性一氧化碳中毒后被人送入医院急诊室，不久便咳出大量粉红色泡沫样痰液。最妥当的给氧原则是
   - A. 高流量酒精湿化给氧
   - B. 高流量持续给氧
   - C. 低流量持续给氧

D. 高压氧舱

E. 热湿氧疗

10. 患者男，56 岁，被发现昏倒在煤气热水器浴室内。查体：浅昏迷，血压 160/90mmHg，口唇樱红色，四肢无瘫痪，尿糖（＋＋），尿酮体（－）。首先考虑的诊断是

A. 脑出血

B. 急性心肌梗死

C. 糖尿病酮症酸中毒

D. 脑梗死

E. 急性一氧化碳中毒

11. 患者男，62 岁，煤气中毒 1 天后来院，深昏迷，休克、尿少、血 COHb 60%。此急性一氧化碳中毒的病情属

A. 轻度中毒

B. 中度中毒

C. 重度中毒

D. 极度中毒

E. 慢性中毒

12. 患者女，38 岁，煤气中毒 1 天后才被送往医院。到院时查体发现，昏迷状，两瞳孔等大，光反应弱，体温、血压正常，心听诊无异常，两肺呼吸音粗，腹部（－）、病理反射（－）、血尿常规无异常。进一步抢救首先为

A. 输注甘露醇

B. 地塞米松静脉注射

C. 高压氧治疗

D. 营养支持

E. 保护脑细胞

13. 患者女，56 岁，冬天煤炉取暖过夜。清晨被家人发现昏迷不醒急送医院。查体：口唇樱桃红色。对诊断最有帮助的检查是

A. 血胆碱酯酶活力

B. 血气分析

C. 血糖测定

D. 血 COHb 测定

E. 颅脑 CT

二、共用题干单选题：以下提供若干个案例，每个案例下设若干道试题，每道试题有五个备选答案，请选择一个最佳答案。

（14～16 题共用题干）

某患者，锅炉操作工人，在通风不良环境中连续工作 3～4 小时，突感头痛、头晕。查体：面色潮红，口唇呈樱桃红色，并伴有呼吸加快等表现。

14. 最可能导致患者症状的毒物是

A. 一氧化碳 B. 氰化物

C. 二硫化碳 D. 氮氧化物

E. 硫化氢

15. 对确诊无明确意义的检查是

A. 血中碳氧血红蛋白测定

B. 脑电图及大脑诱发电位检查

C. 工作环境空气成分分析

D. 肺部影像学检查

E. 细致的体格检查

16. 无明确意义的治疗手段是

A. 立即吸氧

B. 静脉滴注过氧化氢或使用静输氧等药物

C. 降低颅内压力

D. 脑细胞赋能剂

E. 心肺复苏

（17～19 题共用题干）

患者男，20 岁，家中安装煤气热水器，2 小时前在洗澡时昏倒在浴室内。送至医院时患者处于昏迷状态，小便失禁，瞳孔缩小，对光反射消失，角膜反射迟钝，呼吸浅快（32 次/分），心率 102 次/分，口唇樱红。拟诊"急性一氧化碳中毒"。

17. 此时患者血中碳氧血红蛋白浓度可能为

A. 5% 以下 B. 10%～20%

C. 30% ~40%　　　D. 50% 以上

E. 无法查到

18. 下列可使患者症状得到最迅速缓解的措施是

A. 面罩高流量给氧

B. 移入通风处用风扇吹

C. 进入高压氧舱

D. 甘露醇快速静脉滴注

E. 给予大剂量呼吸兴奋剂

19. 经多方积极抢救，患者病情有所好转，逐渐苏醒，部分反射恢复，但 3 天后突然发生口唇紧闭、四肢抽搐，检查肌张力增高，巴宾斯基征试验阳性。患者可能出现

A. 脑出血　　　　B. 癫痫大发作

C. 迟发性脑病　　D. 蛛网膜下腔出血

E. 急性颅内感染

（20 ~ 21 题共用题干）

患者女，28 岁，晨起发现神志不清，呼之不应，口唇呈樱桃红色，呼吸浅慢，面色潮红，室内发现煤气管道泄漏。

20. 该患者最可能的诊断是

A. 糖尿病酮症酸中毒

B. 急性亚硝酸盐中毒

C. 急性巴妥类中毒

D. 急性有机磷杀虫剂中毒

E. 急性 CO 中毒

21. 诊断该病后，首要的治疗方法是

A. 能量合剂

B. 氧气疗法

C. 20% 甘露醇 250ml 快速静脉滴注

D. 冬眠疗法

E. 血液透析

（22 ~ 23 题共用题干）

患者女，31 岁，被人发现昏迷且休

克，屋内有火炉，且发现有敌敌畏空瓶。查体：T 36℃，BP 90/60mmHg，四肢厥冷，腱反射消失；心电图示一度房室传导阻滞；尿糖（＋），尿蛋白（＋），血COHb 为 60%。

22. 该患者最可能的诊断是

A. 急性巴妥类中毒

B. 急性有机磷杀虫剂中毒

C. 急性 CO 中毒

D. 糖尿病酮症酸中毒

E. 急性亚硝酸盐中毒

23. 诊断该病后，首要的治疗方法是

A. 20% 甘露醇 250ml 快速静脉滴注

B. 冬眠疗法

C. 血液透析

D. 能量合剂

E. 氧气疗法

三、共用备选答案单选题：以下提供若干组试题，每组试题共用试题前列出的五个备选答案，请为每道试题选择一个最佳答案。每个备选答案可能被选择一次、多次或不被选择。

（24 ~ 25 题共用备选答案）

A. 静脉注射甘露醇、葡萄糖、呋塞米

B. 吸氧、高压氧舱疗法

C. 药物冬眠，给予 ATP 及细胞色素 C

D. 保持呼吸道通畅，翻身及抗生素的应用

E. 立即将患者移到空气新鲜的地方

24. 抢救急性 CO 中毒时防止脑水肿的方法是

25. 抢救 CO 中毒时纠正缺氧疗法的方法是

参考答案与解析

1. D　　2. D　　3. D　　4. E　　5. C　　6. E

7. A　　8. B　　9. D　　10. E　　11. C　　12. C

13. D　14. A　15. D　16. E　17. D　18. C
19. C　20. E　21. B　22. C　23. E　24. A
25. B

1. D。**解析**：救治措施：迅速将患者转移到空气新鲜的地方，卧床休息，保暖，保持呼吸道通畅。

2. D。**解析**：该窒息气体为一氧化碳，主要引起动脉血氧含量降低。

4. E。**解析**：亚甲蓝是高铁血红蛋白血症解毒药，对急性一氧化碳中毒无效。

5. C。**解析**：CO 与血液外的含铁蛋白的结合是可逆的。血红蛋白与 CO 的亲和力比对 O_2 的亲和力大，所以血液中如侵入 CO 时，血红蛋白即使已与 O_2 结合，也会由 CO 把 O_2 置换掉而使血红蛋白失去运输氧的能力。当 CO 的浓度降低后，CO 会与血红蛋白解离。

6. E。**解析**：CO 中毒最易受损的器官是对缺氧敏感的大脑和心脏。

8. B。**解析**：患者有职业接触史（矿井工人，在矿井中一氧化碳的主要来源是爆破、矿井火灾和煤炭自然），并且口唇为樱桃红，此为一氧化碳中毒的特征性临床表现。而氰化物中毒虽然皮肤黏膜为樱桃红，但是患者没有接触史。

10. E。**解析**：昏倒在煤气热水器浴室内，口唇樱桃红色，提示一氧化碳中毒。

13. D。**解析**：患者烧煤取暖，有一氧化碳接触史；结合昏迷、口唇黏膜呈樱桃红色等症状，可诊断为一氧化碳中毒。血碳氧血红蛋白升高是一氧化碳中毒诊断最有价值的依据。

14. A。**解析**：患者的工作环境通风不良，且口唇呈樱桃红色，考虑为一氧化碳中毒。

第二节　苯中毒

一、共用题干单选题：以下提供若干个案例，每个案例下设若干道试题，每道试题有五个备选答案，请选择一个最佳答案。

（1～3 题共用题干）

患者男，40 岁，职业是橡胶厂工人，常规体检中发现血常规异常，白细胞、血小板、血红蛋白均减少，来我院门诊就诊。

1. 首先考虑此患者是
   A. 急性苯中毒　　　B. 慢性苯中毒
   C. 甲苯中毒　　　　D. 白血病
   E. 再生障碍性贫血

2. 需做什么检查以鉴别
   A. 过敏原测定　　　B. 网织红细胞
   C. 骨髓穿刺　　　　D. 过敏原测定
   E. 贫血系列

3. 若考虑为苯中毒，对造血系统的损害作用机制不包括
   A. 苯及其代谢产物如酚类等通过自我氧化，酶的参与，微粒体混合功能氧化酶的细胞色素 P450 产生自由基，损伤造血细胞 DNA 合成
   B. 干扰微血管集合
   C. 抑制造血干细胞增殖
   D. 其代谢产物可抑制骨髓基质的产板巨细胞合成纤维细胞，减少集落刺激因子、生长因子的产生
   E. 可引起造血微环境的异常，增加造

血干细胞的分化成熟

（4~6题共用题干）

患者女，45岁，1981年6月~1990年10月从事油漆工作，作业环境无机械通风排毒设施及自然通风，个人无防毒口罩，穿单位统一着装的工作服工作。患者从1990年离岗以后未再从事过油漆工作。1993年8月20日，患者因自觉头痛、头昏、疲乏无力、眼痛、刷牙出血、月经异常、月经量增多等症状入院检查。入院后对该患者进行了全血、肝功能、心电图、B超、内科等检查，结果肝功能、心电图、B超均未见异常，全血WBC $3.6 \times 10^9/L$。

4. 要明确该患者的诊断，不需要进行的临床检查是
   A. 每1~2周复查全血，连续3个月
   B. 血苯测定
   C. 尿酚测定
   D. 尿对氨基酚含量测定
   E. 骨髓穿刺检查

5. 不可作为苯作业人员被列为观察对象的判别指标是
   A. 白细胞数（4~4.5）$\times 10^9/L$
   B. 血小板计数（60~80）$\times 10^9/L$
   C. 红细胞计数男性低于 $4 \times 10^{12}/L$，女性低于 $3.5 \times 10^{12}/L$
   D. 血红蛋白定量男性低于120g/L，女性低于110g/L
   E. 中性粒细胞比例降低，淋巴细胞比例降低

6. 以下苯中毒的临床表现中正确是
   A. 急性苯中毒表现为中枢神经系统的麻醉作用，患者出现兴奋、欣快感、步态不稳甚至意识模糊等症状

   B. 慢性苯中毒对神经系统的损害主要表现为头痛、头昏、记忆力增强等类神经症
   C. 慢性苯中毒还可引起感觉运动神经对称性混合损害，表现为手套、袜套样分布的肢端末梢神经炎、感觉异常
   D. 慢性苯中毒可损害造血系统，表现为点彩红细胞、网织红细胞、红细胞增多等
   E. 慢性苯中毒可引起消化系统损害，表现为食欲缺乏、隐性腹痛等症状

二、共用备选答案单选题：以下提供若干组试题，每组试题共用试题前列出的五个备选答案，请为每道试题选择一个最佳答案。每个备选答案可能被选择一次、多次或不被选择。

（7~8题共用备选答案）
   A. 血中COHb浓度升高
   B. 化学性肺水肿
   C. 主要表现中枢神经系统症状
   D. 造血功能异常
   E. 肝血管肉瘤

7. 急性苯中毒的表现是
8. 慢性苯中毒的表现是

🔍 **参考答案与解析**
....

1. B　2. C　3. E　4. D　5. E　6. A
7. C　8. D

7~8. C、D。**解析**：急性苯中毒以意识障碍等中枢神经系统症状为主要表现。慢性苯中毒以造血系统损害为主要临床表现。

第三节 甲醇中毒

共用题干单选题：以下提供若干个案例，每个案例下设若干道试题，每道试题有五个备选答案，请选择一个最佳答案。

（1~3题共用题干）

患者男，30岁，饮酒1天后出现头痛，乏力，意识模糊，眼前黑影，视力模糊症状，来医院就诊。

1. 来院后，我们首先考虑的疾病是
   A. 急性乙醇中毒　　B. 慢性乙醇中毒
   C. 急性甲醇中毒　　D. 戒断综合征
   E. Korsakoff 综合征

2. 需要查的指标以明确诊断的是
   A. 血液甲醇浓度　　B. 血液乙醇浓度
   C. 脑电图　　　　　D. 肌电图
   E. 测眼压

3. 若考虑该病为甲醇中毒，下列情况不是血液透析治疗指征的是
   A. 头晕乏力
   B. 血液甲醇浓度大于15.6mmol/L
   C. 视力严重障碍
   D. 急性肾衰竭
   E. 严重代谢性酸中毒

参考答案与解析

1. C　　2. A　　3. A

3. A。解析：甲醇中毒的血液透析指征：血液甲醇浓度 >15.6mmol/L 或甲酸 >4.34mmol/L；严重代谢性酸中毒；视力严重障碍或视盘视网膜水肿。出现急性肾衰竭提示病情严重，也应行血液透析。

第四节 急性有机磷杀虫剂中毒

一、单选题：以下每道试题有五个备选答案，请选择一个最佳答案。

1. 诊断有机磷杀虫剂中毒最重要的指标是
   A. 确切的接触史
   B. 出现毒蕈碱和烟碱样症状
   C. 血胆碱酯酶活性降低
   D. 阿托品试验诊断阳性
   E. 呕吐物和衣服有大蒜味

2. 急性有机磷杀虫剂中度中毒的主要表现是
   A. 浅昏迷
   B. 全血胆碱酯酶活性70%~50%
   C. 四肢肌无力
   D. 瞳孔缩小
   E. 肌束震颤

3. 重度有机磷杀虫剂中毒的表现是
   A. 瞳孔明显缩小、大汗、流涎、视力模糊、肌无力
   B. 瞳孔明显缩小、大汗、流涎、神志模糊、心动过速
   C. 瞳孔明显缩小、大汗、流涎、神志不清、发绀
   D. 瞳孔明显缩小、大汗、流涎、神志模糊、血压升高
   E. 瞳孔明显缩小、大汗、流涎、神志模糊、血压下降

4. 某农民被诊断为急性有机磷杀虫剂重度中毒，下列不支持该诊断的临床表现是
   A. 昏迷
   B. 瞳孔缩小
   C. 脑水肿
   D. 呼吸麻痹
   E. 肺水肿

5. 以下哪项不是急性有机磷杀虫剂中毒轻度、中度中毒的临床表现
   A. 瞳孔缩小
   B. 肌纤维颤动
   C. 流涎
   D. 视力模糊
   E. 肺部湿啰音

6. 急性有机磷杀虫剂中毒抢救治疗后，哪种杀虫剂可再发生昏迷或突然死亡
   A. 内硫磷
   B. 对硫磷
   C. 马拉硫磷
   D. 敌百虫（美曲膦酯）
   E. 百草枯

7. 以下哪项不是有机磷杀虫剂中毒的毒蕈碱样作用
   A. 肌肉强制性痉挛
   B. 心血管活动受抑制
   C. 瞳孔括约肌、睫状肌兴奋
   D. 消化道、呼吸道腺体兴奋
   E. 支气管、胃肠道平滑肌兴奋

8. 中间综合征常发生在有机磷中毒后
   A. 4~12 小时
   B. 24~96 小时
   C. 7~9 天
   D. 12~24 天
   E. 30~60 天

9. 关于有机磷杀虫剂抑制 AChE 的过程，描述错误的是
   A. AChE 丝氨酸羟基与活化的 OP 的 X 基团形成不稳定的共轭结合
   B. AChE 的丝氨酸残基被磷酰化
   C. 磷酰化酶部分恢复活性，取决于 OP 本身的结构、PH、亲核基团等
   D. 所有 OP 抑制的 AChE 都能复活

E. 磷酰基团上再脱烷基的过程称为老化

10. 解磷定治疗有机磷杀虫剂中毒的机制是
    A. 使胆碱酯酶恢复活性，消除或减轻烟碱样症状
    B. 解除有机磷杀虫剂中毒的毒蕈碱样症状
    C. 与有机磷结合排出体外
    D. 使有机磷氧化还原成无毒物质
    E. 解除有机磷杀虫剂中毒的烟碱样症状

11. 治疗有机磷杀虫剂中毒的有效解毒剂是
    A. 美蓝（亚甲蓝）
    B. 阿托品
    C. 乙酰胺
    D. 依地酸二钠钙
    E. 二巯丙磺钠

12. 下列遇碱毒性会增大的常用有机磷杀虫剂是
    A. 乐果
    B. 对硫磷
    C. 内吸磷
    D. 敌百虫（美曲膦酯）
    E. 马拉硫磷

13. 关于中度敌百虫（美曲膦酯）中毒患者的处理，不正确的是
    A. 立即静脉注射阿托品
    B. 立即用 2% $NaHCO_3$ 水 10000ml 彻底洗胃
    C. 及早用阿托品和双复磷
    D. 根据病情和治疗反应调整药物剂量
    E. 缓解后观察 3~5 天，注意病情变化

14. 急性有机磷杀虫剂中毒患者诊断为重度中毒，其全血胆碱酯酶活性应为
    A. 10%~30%
    B. 30%~50%
    C. 50%~70%
    D. 70%~80%

E. 80% ~ 90%

15. 急性有机磷中毒患者应用阿托品过量引起中毒时，解毒剂是
    A. 依地强钠钙　　　B. 毛果芸香碱
    C. 青霉胺　　　　　D. 甲蓝
    E. 二巯丙醇

16. 有机磷杀虫剂中毒出现毒蕈碱样症状的主要机制是
    A. 腺体分泌增加，平滑肌松弛
    B. 腺体分泌减退，平滑肌松弛
    C. 腺体分泌增加，平滑肌痉挛
    D. 腺体分泌减退，平滑肌痉挛
    E. 腺体分泌增加，运动神经兴奋

17. 患者男，32 岁，因口服敌敌畏重度中毒 1 小时入院，经阿托品、氯解磷定等各项治疗 3 天后神志清醒，中毒症状缓解，体征消失，再用阿托品口服维持 6 天后，查全血胆碱酯酶活力仍处于 80% 左右。其原因最可能是
    A. 系高毒类毒物中毒
    B. 胃、肠、胆道内仍有残毒在吸收
    C. 用解毒药剂量不足
    D. 肝脏解毒功能差
    E. 红细胞再生尚不足

18. 急诊室接诊某农民患者，家属说患者在施用有机磷杀虫剂时，出现恶心、呕吐、腹痛、腹泻、视力模糊等症状。在急诊室进行处理时，首选措施是
    A. 使用阿托品　　　B. 使用解磷定
    C. 吸氧　　　　　　D. 人工呼吸
    E. 补液治疗

19. 患者男，46 岁，以昏迷，尿失禁半小时被送入医院。多汗，流涎，血压 156/90mmHg，双瞳孔针尖样缩小，直径 1mm，全身肌颤动，双肺可闻及湿啰音，心率 78 次/分，律齐，无杂音，

全血胆碱酯酶活力测定 50%。患者最可能的诊断是
    A. 有机磷杀虫剂中毒
    B. 一氧化碳中毒
    C. 安眠药中毒
    D. 蛛网膜下腔出血
    E. 癫痫持续状态

20. 某患者，突然昏迷、抽搐、瞳孔缩小、皮肤湿冷、多汗、呼吸困难。应考虑下列哪种疾病可能性大
    A. CO 中毒
    B. 巴比妥类药物中毒
    C. 中暑
    D. 阿托品中毒
    E. 有机磷杀虫剂中毒

21. 患者女，36 岁，在对农作物喷洒杀虫剂后 4 小时，出现多汗、流涎、烦躁不安、瞳孔针尖样缩小，呼吸道分泌增多，面部肌肉痉挛。首先考虑的是
    A. 有机磷杀虫剂中毒
    B. 一氧化碳中毒
    C. 安眠药中毒
    D. 蛛网膜下腔出血
    E. 癫痫持续状态

二、共用题干单选题：以下提供若干个案例，每个案例下设若干道试题，每道试题有五个备选答案，请选择一个最佳答案。

（22 ~ 23 题共用题干）

患者女，28 岁，因服敌敌畏约 30ml 后出现呕吐、出汗、流涎、呼吸困难、意识不清 2h 被送医院急诊。

22. 患者作全血胆碱酯酶活力测定，可诊断为中毒的活力值为
    A. <80%　　　　　　B. <100%
    C. <70%　　　　　　D. <60%
    E. <50%

23. 患者如有肺水肿，首要的治疗措施是
    A. 静脉注射毛花苷丙
    B. 静脉注射呋塞米
    C. 静脉注射碘解磷定
    D. 静脉注射阿托品
    E. 静脉应用抗生素

（24～26题共用题干）

某患者，急性中毒有机磷杀虫剂中毒第3天，患者已清醒，维持阿托品化状态，出现抬头困难、抬臂困难，呼吸困难，无流涎，双瞳孔5mm大小，肺部无干湿啰音，监护示血氧饱和度下降。

24. 此时，该病例诊断应高度考虑
    A. 迟发性神经病
    B. 阿托品中毒
    C. 中毒反跳
    D. 阿托品用量不足
    E. 中间综合征

25. 首选的抢救治疗手段是
    A. 加大阿托品用量
    B. 气管插管，保持气道通畅，准备机械通气
    C. 应用呼吸兴奋剂
    D. 给予糖皮质激素治疗
    E. 减少阿托品用量

26. 该患者经抢救后脱险，1个月后出现四肢麻木，末梢感觉异常，有疼痛感，这是最有可能的诊断是
    A. 中间综合征　　　B. 迟发性神经病
    C. 中毒反跳　　　　D. 阿托品中毒
    E. 中毒性脑病

（27～29题共用题干）

某患者，因欲自杀服有机磷杀虫剂（乐果），被发现后急送医院。查体：昏迷状态，呼吸困难，皮肤湿冷，双瞳孔如针尖大小。

27. 该患者入院给予洗胃，最好选用的洗胃液是
    A. 1∶5000高锰酸钾液
    B. 硫酸铜溶液
    C. 碳酸氢钠溶液
    D. 生理盐水
    E. 清水

28. 在治疗本病时应用阿托品，阿托品治疗的有效指标不包括
    A. 口干、皮肤干燥
    B. 颜面潮红
    C. 心率加快
    D. 瞳孔较前缩小
    E. 肺部啰音减少或消失

29. 本病最主要的死因是
    A. 中毒性心肌炎
    B. 脑水肿
    C. 中毒性休克
    D. 急性肾功能衰竭
    E. 呼吸衰竭

三、共用备选答案单选题：以下提供若干组试题，每组试题共用试题前列出的五个备选答案，请为每道试题选择一个最佳答案。每个备选答案可能被选择一次、多次或不被选择。

（30～31题共用备选答案）
    A. 瞳孔散大、血压增高、心律失常
    B. 头晕、共济失调、谵妄、昏迷
    C. 瞳孔缩小、流涎、肺水肿
    D. 癫痫样抽搐、瞳孔不等大
    E. 肌肉震颤至全身抽搐，呼吸肌麻痹

30. 有机磷中毒烟碱样症状是

31. 有机磷中毒毒蕈碱样症状是

（32～33题共用备选答案）
    A. 酒味　　　　　　B. 苦杏仁味
    C. 烂苹果味　　　　D. 蒜臭味
    E. 腥臭味

32. 有机磷杀虫剂中毒时，患者的呼吸气

味可呈

33. 氰化物中毒时，患者的呼吸气味可呈

参考答案与解析

1. C	2. E	3. D	4. B	5. E	6. C
7. A	8. B	9. D	10. A	11. B	12. D
13. B	14. A	15. B	16. C	17. E	18. A
19. A	20. E	21. A	22. C	23. D	24. E
25. B	26. B	27. C	28. D	29. E	30. E
31. C	32. D	33. B			

1. C。解析：急性有机磷杀虫药中毒可根据有机磷杀虫药接触史。结合临床呼出气多有蒜味，瞳孔针尖样缩小，大汗淋漓，腺体分泌增多，肌纤维颤动和意识障碍等中毒表现，一般可做出诊断。如有全血胆碱酯酶活力降低，更可确诊。

3. D。解析：有机磷杀虫剂（OPI）中毒表现多样化。轻者以 M 样症状为主，中度者表现 M 和 N 样症状，重度者同时出现 M、N 样症状和中枢神经系统症状。瞳孔明显缩小、大汗、流涎是 M 样症状；血压升高是 N 样症状；神志模糊是神经系统症状。

4. B。解析：瞳孔缩小属于毒蕈碱样体征，不可根据此诊断为重度中毒。

5. E。解析：肺部出现湿啰音表示肺部有肺水肿，是重度中毒的表现。

6. C。解析：乐果和马拉硫磷口服中毒后，经急救后临床症状好转，可在数日至 1 周后突然再次昏迷，甚至发生肺水肿或突然死亡。症状复发可能与残留在皮肤、毛发和胃肠道的有机磷杀虫药重新吸收或解毒药停用过早或其他尚未阐明的机制所致。

7. A。解析：有机磷对人畜的毒性主要是对乙酰胆碱酯酶的抑制，引起乙酰胆碱蓄积，使胆碱能神经受到持续冲动，导致先兴奋后衰竭的一系列的毒蕈碱样、烟

碱样和中枢神经系统等症状。毒蕈碱样症状出现最早，主要是副交感神经末梢兴奋所致，类似毒蕈碱作用，表现为平滑肌痉挛和腺体分泌增加。临床表现先有恶心、呕吐、腹痛、多汗，后有流泪、流涕、流涎、腹泻、尿频、大小便失禁、心跳减慢和瞳孔缩小。支气管痉挛和分泌物增加、咳嗽、气急，严重患者出现肺水肿。烟碱样症状：乙酰胆碱在横纹肌神经－肌肉接头处过度蓄积和刺激，使面、眼睑、舌、四肢和全身横纹肌发生肌纤维颤动，甚至全身肌肉强直性痉挛。患者常有全身紧束和压迫感，而后发生肌力减退和瘫痪。呼吸肌麻痹引起周围性呼吸衰竭。

8. B。解析：少数病例在急性中毒症状缓解后和迟发性神经病变前，在急性中毒后 24~96 小时突然发生死亡，称"中间综合征"。中间综合征（IMS）主要由突触后神经－肌肉接头功能障碍引起四肢近端肌，Ⅲ、Ⅶ、Ⅸ、Ⅹ对颅神经支配的肌肉和呼吸麻痹的一组综合征。无躯体感觉障碍，呼吸肌麻痹是其主要危险，此时有不同程度的呼吸困难，呼吸频率增加，进行性缺氧致意识障碍、昏迷直至死亡，若对其认识不足，不能及时救治，病死率极高。

9. D。解析：自发水解而使磷酰化酶部分恢复活性，本步骤反应取决于 OP 本身的结构、PH、亲核基团等，并非所有 OP 抑制的 AChE 都能复活。

10. A。解析：解磷定是肟类化合物，其季胺基团能趋向与有机磷杀虫剂结合的、已失去活力的磷酰化胆碱酯酶的阳离子部位，其亲核性基团可直接与胆碱酯酶的磷酰化基团结合而后共同脱离胆碱酯酶，使胆碱酯酶恢复原态，重新呈现活力。被有机磷杀虫剂抑制超过 36 小时胆碱酯酶的复能作用效果甚差，对慢性有机磷杀虫剂中毒抑制的胆碱酯酶无复活作用。本品对有

机磷杀虫剂引起的烟碱样症状作用明显，对毒蕈碱样症状作用较弱，对中枢神经系统症状作用不明显。

11. B。解析：美蓝（亚甲蓝）是治疗苯胺中毒的解毒药；阿托品为有机磷杀虫剂中毒的解毒药；乙酰胺是有机氟杀虫剂氟乙酰胺中毒的解毒药；依地酸二钠钙在临床上主要用于治疗无机铅中毒，对铜、锌、铁、锰、镉、钒、钴及某些放射性元素如钍、铀、镭、钚等亦有一定的促排作用；二巯丙磺钠为促排汞的首选药。

12. D。解析：敌百虫（美曲膦酯）是一种有机磷杀虫剂，但遇碱能水解成毒性更强的敌敌畏，急性毒性 LD_{50} 值：大白鼠经口为 560~630mg/kg。

13. B。解析：不能用碱性溶液洗胃，因为敌百虫（美曲膦酯）会反应变成毒性更厉害的敌敌畏。可以用清水洗胃。

14. A。解析：轻度中毒：头晕，头痛，恶心，呕吐，出汗，胸闷，视力模糊，无力等，瞳孔可能缩小。全血胆碱酯酶活力下降到正常值的 50%~70%。中度中毒：除上述表现外，肌束震颤，瞳孔缩小，轻度的呼吸困难，大汗，流涎，腹痛，腹泻，步态蹒跚，神志清楚或模糊，血压可以升高。全血胆碱酯酶活力下降到正常值的 30%~50%。重度中毒：除上述表现外，神志不清，昏迷，瞳孔针尖大小，肺水肿，全身肌束震颤，大小便失禁，呼吸衰竭。全血胆碱酯酶活力下降到正常值的 30% 以下。

15. B。解析：毛果芸香碱（或新斯的明）能兴奋 M 胆碱受体，可迅速对抗阿托品中毒症状（包括谵妄和昏迷），因其在体内代谢迅速，患者可在 1~2 小时内再度昏迷，故需反复给药；阿托品中毒患者出现瞳孔明显扩大、神志模糊、烦躁、谵语、惊厥、昏迷和尿潴留等症状。应立即停用阿托品。

17. E。解析：敌敌畏属高毒有机磷杀虫剂，乙酰胆碱酯酶主要存在中枢神经系统灰质、RBC、交感神经节、运动终板。红细胞的乙酰胆碱酯酶被抑制后，一般不能恢复，需待数月，红细胞再生后全血胆碱酯酶活力才能恢复。

19. A。解析：患者多汗、流涎、瞳孔针尖样缩小，全血胆碱酯酶活力测定 50%，可诊断为有机磷杀虫剂中毒。

20. E。解析：患者突然昏迷、抽搐、瞳孔缩小、皮肤湿冷、多汗、呼吸困难。符合有机磷杀虫剂中毒出现的毒蕈碱样及烟碱样症状。

21. A。解析：患者有杀虫剂接触史，并且表现为毒蕈碱样和烟碱样症状，考虑是有机磷杀虫剂中毒。

第五节　急性氨基甲酸酯杀虫剂中毒

单选题：以下每道试题有五个备选答案，请选择一个最佳答案。

1. 氨基甲酸酯类杀虫剂中毒治疗的首选药物为
   A. 解磷定
   B. 氯磷定（氯解磷定）
   C. 东莨菪碱
   D. 糖皮质激素
   E. 毒扁豆碱

2. 轻度急性氨基甲酸酯类杀虫剂中毒时，首选的解毒方法是

A. 小剂量阿托品＋对症治疗

B. 单独大剂量使用阿托品，并达阿托品化

C. 阿托品和氯解磷定联合使用

D. 单独使用氯解磷定

E. 使用氯解磷定对症治疗

3. 有机磷杀虫剂中毒的机理

A. 乙酰胆碱活性降低，胆碱酯酶积聚

B. 胆碱酯酶活性增高，乙酰胆碱减少

C. 乙酰胆碱被水解为胆碱酯酶及乙酸

D. 乙酰胆碱活性及胆碱酯酶活性均降低

E. 胆碱酯酶活性降低，乙酰胆碱积聚

4. 有机磷杀虫剂中毒与其抑制下列哪项酶活性有关

A. 酸性磷酸酶　　　　B. 碱性磷酸酶

C. 胆碱酯酶　　　　　D. 转氨酶

E. 单胺氧化酶

参考答案与解析

1. C　　2. A　　3. E　　4. C

1. C。解析：氨基甲酸酯类杀虫剂中毒的首选药为抗胆碱能药，如阿托品、东莨菪碱。

第六节　亚硝酸盐中毒

一、单选题：以下每道试题有五个备选答案，请选择一个最佳答案。

1. 关于亚硝酸盐中毒的发病机制，描述正确的是

A. 亚硝酸盐不会引起组织缺氧

B. 使低铁血红蛋白发生转变

C. 使高铁血红蛋白发生转变

D. 亚硝酸盐使血管收缩

E. 肠道硝酸盐还原菌指的是链球菌

2. 小剂量美蓝（亚甲蓝）静脉注射用于

A. 重金属中毒　　　　B. 氰化物中毒

C. 亚硝酸盐中毒　　　D. 有机磷中毒

E. 急性一氧化碳中毒

3. 以下有关亚硝酸盐中毒的诊断描述错误的是

A. 流行病学特点及临床表现符合亚硝酸盐中毒

B. 有进食亚硝酸盐或含亚硝酸盐蔬菜史

C. 从中毒剩余食品或呕吐物中检出超过限量的亚硝酸盐

D. 测定血液中高铁血红蛋白含量超过10%

E. 饮食过程中感觉很咸

4. 亚硝酸盐中毒的特效解毒剂是

A. 美蓝（亚甲蓝）　　B. 镁乳

C. 阿托品　　　　　　D. 解磷定

E. 氯磷定（氯解磷定）

5. 亚硝酸盐食物中毒的特征临床表现是

A. 恶心、呕吐、腹痛、腹泻，伴发热

B. 头昏、恶心、呕吐及全身抽搐

C. 恶心、呕吐、腹痛，四肢麻木、阵发性抽搐

D. 皮肤黏膜呈典型的蓝灰、蓝褐或蓝黑色，血高铁血红蛋白含量明显升高

E. 恶心、呕吐、心率变慢、心律不齐、烦躁不安、血压降低

6. 患儿女，5岁，看到邻居丢弃的腐烂蔬菜，以为是零食，捡回家并和弟弟吃了

一部分，半个小时左右，两儿童均发生口唇青紫、呼吸困难、胸闷等症状，送到医院甚至发生休克。考虑最可能的诊断是

A. 亚硝酸盐中毒　　　B. 心衰

C. 有机磷中毒　　　　D. 酒精中毒

E. 上呼吸道感染

7. 对亚硝酸盐中毒患者来说毒物来源描述错误的是

A. 误食了硝酸盐

B. 存放过久的煮熟蔬菜

C. 用苦井水煮的食物

D. 腌制的肉类

E. 新鲜肉类

8. 某家工厂食堂，工人就餐 1 小时后，陆续出现唇、指甲以及全身皮肤青紫等症状。根据中毒症状，中毒的原因最可能是

A. 钡盐中毒　　　　　B. 有机磷中毒

C. 一氧化碳中毒　　　D. 亚硝酸盐中毒

E. 病毒感染

9. 患儿男，7 岁，偷吃家里腌制的咸菜，10 分钟后口唇、耳廓青紫，身边老人叙述是"乌鸦嘴"送到医院，首先给予的治疗是

A. 多饮水

B. 静脉滴注葡萄糖

C. 吸氧

D. 洗胃、催吐和导泻

E. 给镇静剂

二、共用题干单选题：以下提供若干个案例，每个案例下设若干道试题，每道试题有五个备选答案，请选择一个最佳答案。

（10～13 题共用题干）

一群孩子食用路边的烤串，半个小时候后，家长突然发现孩子的情况不对。原本活蹦乱跳的扬扬突然脸色发紫，气息加快，难受得直冒冷汗。不一会儿，还呕吐出了一大堆食物残渣，并且意识逐渐模糊。周遭路人说是"乌嘴病"，家长焦急万分，赶紧拦下一辆出租车，送孩子前往义乌中心医院抢救。

10. 结合小孩的病史及临床表现，首先考虑为

A. 癫痫　　　　　　　B. 急性胃炎

C. 病毒感染　　　　　D. 亚硝酸盐中毒

E. 急性苯中毒

11. 该物质中毒剂量为

A. 0.2～0.5g　　　　 B. 0.5～0.8g

C. 0.8～1.0g　　　　 D. 1.0～3.0g

E. 3g

12. 对于该病的治疗下列错误的是

A. 立即吸氧

B. 洗胃

C. 高渗葡萄糖提高血液渗透压

D. 大剂量、快速给予亚甲蓝

E. 必要时给予呼吸兴奋剂

13. 人体正常的血红蛋白中含有亚铁离子，若误食亚硝酸盐，则使血红蛋白中铁离子转化为铁离子而丧失其生理功能，临床证明服用维生素 C 可以解毒，下列叙述正确的是

A. 中毒反应中亚硝酸盐是还原剂

B. 中毒反应中铁离子是氧化剂

C. 维生素 C 能将亚硝酸盐氧化成硝酸盐，使其解毒

D. 维生素 C 将铁离子还原成亚铁离子，使其解毒

E. 维生素 C 结合亚硝酸盐形成沉淀物质排出体外

🔍**参考答案与解析**

1. B　　2. C　　3. E　　4. A　　5. D　　6. A

7. E　8. D　9. D　10. D　11. A　12. D
13. D

1. B。**解析**：亚硝酸盐能使血液中正常携氧的低铁血红蛋白氧化成高铁血红蛋白，失去携氧能力而引起组织缺氧。亚硝酸盐可作用于血管平滑肌使血管扩张、血压下降，发生休克甚至死亡。硝酸盐在肠道硝酸盐还原菌（以沙门菌属和大肠埃希菌为主）的作用下，可使大量硝酸盐还原为亚硝酸盐。

2. C。**解析**：小剂量亚甲蓝对化学物亚硝酸盐、硝酸盐、苯胺、硝基苯、三硝基甲苯、苯醌、苯肼等和含有或产生芳香胺的药物（乙酰苯胺、对乙酰氨基酚、非那西丁、苯佐卡因等）引起的高铁血红蛋白血症有效。对先天性还原型二磷酸吡啶核苷高铁血红蛋白还原酶缺乏引起的高铁血红蛋白血症效果较差。对异常血红蛋白M伴有高铁血红蛋白血症无效。对急性氰化物中毒能暂时延迟其毒性。

3. E。**解析**：流行病学特点及临床表现符合亚硝酸盐中毒，有进食亚硝酸盐或含亚硝酸盐蔬菜史，从中毒剩余食品或呕吐物中检出超过限量的亚硝酸盐；测定血液中高铁血红蛋白含量超过10%。

5. D。**解析**：通常中毒的儿童最先出现症状，表现为发绀、胸闷、呼吸困难、呼吸急促、头晕、头痛、心悸等。中毒严重者还可出现恶心、呕吐、心率变慢、心律不齐、烦躁不安、血压降低、肺水肿、休克、惊厥或抽搐、昏迷，最后可因呼吸循环衰竭而死亡。皮肤黏膜呈典型的蓝灰、蓝褐或蓝黑色，应高度怀疑为亚硝酸盐中毒。

6. A。**解析**：中毒表现的主要特点是由组织缺氧所发生的发绀现象。潜伏期短，如直接性亚硝酸盐引起的中毒为10～30min；腐烂蔬菜性亚硝酸盐中毒，一般为1～3min。主要中毒特征为口唇、耳廓、指（趾）甲青紫，尤以口唇青紫最为普遍（乌嘴病），并伴有头晕、头痛、乏力、胸闷与恶心，重者可有心悸、呼吸困难，甚至心律失常、惊厥、休克、昏迷，皮肤、黏膜明显发绀，继续加重可出现呼吸困难、昏迷不醒，并出现痉挛、血压下降与心律不齐，大小便失禁等症状，亦可发生循环衰竭及肺水肿，最后因呼吸麻痹而死亡。

7. E。**解析**：亚硝酸盐的来源：①新鲜的叶菜类；②亚硝酸盐多存在于腌制的咸菜、肉类、不洁井水和变质腐败蔬菜等；③苦井水含较多的硝酸盐，当用该水煮粥或食物，再在不洁的锅内放置过夜后，则硝酸盐在细菌作用下可还原成亚硝酸盐；④腌肉制品加入过量硝酸盐或亚硝酸盐；⑤误将亚硝酸盐当作食盐应用。

8. D。**解析**：亚硝酸盐中毒的临床特点：主要使血管扩张，并可形成高铁血红蛋白，从而使之不能与氧结合。潜伏期为1～3小时。临床表现为口唇、指甲以及全身皮肤青紫，重者呼吸衰竭而死。

9. D。**解析**：亚硝酸盐中毒表现的主要特点是由组织缺氧所发生的发绀现象。主要中毒特征为口唇、耳廓、指（趾）甲青紫，尤以口唇青紫（乌嘴病）最为普遍，并伴有头晕、头痛、乏力、胸闷与恶心等症状，临床治疗应及时洗胃、催吐和导泻，结合特效药亚甲蓝和维生素C等。

10. D。**解析**：该病为亚硝酸盐中毒，俗称"乌嘴病"。

12. D。**解析**：治疗方法：①吸氧；②洗胃；③解毒剂应用：美蓝（亚甲蓝）是亚硝酸盐中毒的特效解毒剂，能还原高铁血红蛋白，恢复正常输氧功能。用量一般为1～2mg/kg。高浓度亚甲蓝（5～10mg/kg）反而使亚铁血红蛋白转化为高铁血红蛋白，故应小剂量、慢速给药，避免加重缺氧反应。维生素 C 有较强的还原作用，可阻断体内亚硝酸盐的合成，与亚甲蓝协同作为治疗亚硝酸盐中毒的一线用药。同时高渗葡萄糖可提高血液渗透压，能增加解毒功能并有短暂利尿作用；④对症处理：对于有心肺功能受影响的患者还应对症处理，如用呼吸兴奋剂，纠正心律失常药等。

13. D。**解析：**由于亚硝酸盐会使 Fe^{2+} 转变为 Fe^{3+}，生成高铁血红蛋白而丧失与 O_2 结合的能力。服用维生素 C 可缓解亚硝酸盐中毒，是将 Fe^{3+} 重新转变为 Fe^{2+}，说明维生素 C 有还原性，能将铁离子还原成亚铁离子，使其解毒。

第七节　酒精中毒

一、单选题：以下每道试题有五个备选答案，请选择一个最佳答案。

1. 关于单纯性戒断综合征的描述，最正确的是
   A. 在减少饮酒后 6 ~ 24 小时发生，出现震颤、焦虑不安、兴奋失眠、心动过速、血压升高、大量出汗、恶心、呕吐
   B. 在减少饮酒后 48 小时后发生，出现震颤、焦虑不安、兴奋失眠、心动过速、血压升高、大量出汗、恶心、呕吐
   C. 饮酒时出现震颤、焦虑不安、兴奋失眠、心动过速、血压升高、大量出汗、恶心、呕吐
   D. 在减少饮酒后 6 ~ 24 小时发生，意识障碍
   E. 在减少饮酒后 10 ~ 24 小时发生，出现幻觉常有癫痫发作

2. 乙醇在消化道中被吸收入血，空腹饮酒则吸收更快。血中的乙醇由肝脏来解毒，其中哪两个酶起主要作用
   A. 乙醇脱氢酶，乙醛脱氢酶
   B. 乙醇脱氢酶，乙酸脱氢酶
   C. 乙醛脱氢酶，乙酸脱氢酶
   D. 乳酸脱氢酶，乙醇脱氢酶
   E. 乳酸脱氢酶，乙醛脱氢酶

3. 关于乙醇中毒以下说法错误的是
   A. 口服乙醇主要经胃吸收
   B. Wernicke 脑病
   C. 低血糖
   D. 可引起代谢性酸中毒
   E. 主要在肝脏代谢

4. 严重酗酒常伴有营养不良，这是因为半两酒精相当于 200 多卡的热量，但却没有营养价值，吸收大量的酒精意味着人体不再需要更多的食物，因此要补充营养成分，尤其是
   A. 维生素 A　　　　B. 维生素 B_1
   C. 维生素 B_2　　　D. 维生素 B_{12}
   E. 维生素 C

5. 对于酒精中毒处理的叙述，错误的是
   A. 急性吸入中毒者应立即脱离现场
   B. 急性口服中毒在 60 分钟内者可催吐
   C. 慢性中毒者彻底戒酒，加强营养，治疗贫血和肝功能损伤，给予其他对症治疗措施
   D. 戒断综合征应安静休息，保证睡眠。加强营养，补充 B 族维生素
   E. 重症戒断综合征患者可以适当给予镇静药物控制

6. 酒精急性中毒的临床表现中描述错误的是

A. 出现头痛、兴奋、欣快感、语言增多

B. 出现肌肉运动不协调

C. 出现言语含糊不清

D. 表现为昏睡、瞳孔扩大、体温降低、呼吸慢而有鼾声

E. 发生酒精中毒性心肌病

7. 酒精中毒的表现应与哪种中毒相鉴别，除了

   A. 急性苯中毒

   B. 急性甲醇中毒

   C. 急性药物中毒

   D. 急性乙二醇中毒

   E. 急性异丙醇中毒

8. 长期酗酒者在突然停止饮酒后出现精神错乱，则称为

   A. 脑出血

   B. 单纯性戒断反应

   C. 酒精性幻觉反应

   D. 戒断性惊厥反应

   E. 震颤谵妄状态

9. 酒精性幻觉反应出现幻觉，以下列哪项为主

   A. 幻视　　　　　B. 幻听

   C. 幻嗅　　　　　D. 迫害妄想

   E. 意识丧失

10. 某工人师傅，平均每天饮酒半斤至1斤，饮酒史约10年，最终出现肝硬化，在好友及家人的劝说下，决定忌酒，半天后他便出现焦虑不安，大量出汗，恶心呕吐，送往当地医院。入院后查体：心率128次/分，血压140/100mmHg。考虑患者为

   A. 脑出血

   B. 单纯性戒断反应

   C. 酒精性幻觉反应

   D. 戒断性惊厥反应

E. 震颤谵妄状态

11. 某聚会中，5人饮白酒6瓶后感觉不够尽兴，又喝啤酒24瓶，期间一人，开始出现说胡话、叫嚷、乱跑、乱跌、躁动不安、语无伦次、呕吐，不听他人劝阻；呕吐完毕后出现意识不清，伴头痛，嗜睡，怕冷。到医院就诊，血气分析为代谢性酸中毒。此患者考虑为

   A. 甲醇中毒　　　　B. 急性乙醇中毒

   C. 异丙醇中毒　　　D. 药物中毒

   E. 急性颅脑损伤

12. 患者男，56岁，长期酗酒，最近出现步态不稳，眼球震颤和外直肌麻痹，精神错乱，显示无欲状态。引起此症状的病因可能为

   A. 大脑白质受损

   B. A族维生素的缺乏

   C. 糖异生受阻

   D. 维生素 B_1 的缺乏

   E. 体内酮体蓄积

13. 患者男，40岁，长期酗酒，在戒酒1天后出现震颤、焦虑不安、失眠、大量出汗等症状。此时应给予患者的治疗是

   A. 安静休息，加强营养，补充B族维生素

   B. 给予镇静药物

   C. 给予4－甲基吡唑

   D. 血液透析

   E. 催吐

14. 患者男，25岁，失恋后心情低沉，自己在家喝了1000g白酒，在家里大喊大叫，大声歌唱，肌肉运动不协调，之后甚至站立倒地后昏睡，呼吸慢而有鼾声，推之不醒，家人将其送入医院，考虑有酒精中毒的指征。以下哪

项处理最合适

    A. 在 30 分钟内可催吐

    B. 静脉滴注葡萄糖

    C. 无需治疗

    D. 注意保暖

    E. 血液透析

15. 患者男，48 岁，酗酒史 25 年，一天最少饮用 200g 白酒。最近检查发现患有肝硬化，家属嘱其不许饮酒，之后患者出现幻觉，医生考虑患者出现酒精戒断症状。下列不属于酒精戒断症状的表现是

    A. 焦虑不安　　　　B. 恶心、呕吐

    C. 血压升高　　　　D. 心跳缓慢

    E. 精神错乱、谵妄

二、共用备选答案单选题：以下提供若干组试题，每组试题共用试题前列出的五个备选答案，请为每道试题选择一个最佳答案。每个备选答案可能被选择一次、多次或不被选择。

（16~19 题共用备选答案）

    A. 呼吸表浅

    B. 情绪不稳定

    C. 步态不稳

    D. 记忆力严重丧失

    E. 头晕、乏力

16. 急性酒精中毒兴奋期可表现为

17. 急性酒精中毒共济失调期可表现为

18. 急性酒精中毒意识障碍期可表现为

19. Korsakoff 综合征可表现为

参考答案与解析

1. A　　2. A　　3. A　　4. B　　5. B　　6. E

7. A　　8. E　　9. B　　10. B　　11. B　　12. D

13. A　　14. A　　15. D　　16. B　　17. C　　18. A

19. D

  1. A。**解析：** 单纯性戒断反应在减少饮酒后 6~24 小时发生，出现震颤、焦虑不安、兴奋失眠、心动过速、血压升高、大量出汗、恶心、呕吐。

  2. A。**解析：** 饮酒后，乙醇在消化道中被吸收入血，空腹饮酒则吸收更快。血中的乙醇由肝脏来解毒，先是在乙醇脱氢酶作用下转化为乙醛，又在乙醛脱氢酶作用下转化为乙酸，乙酸再进一步分解为水和二氧化碳。全过程需 2~4 个小时。

  3. A。**解析：** 口服的乙醇 80% 由十二指肠和空肠吸收，其余由胃吸收。

  4. B。**解析：** 嗜酒患者缺乏维生素 A、复合维生素 B 和维生素 C、肉碱、镁、硒、锌，以及必要的脂肪酸和抗氧化剂。补充营养成分，特别是维生素 B_1 有助于戒酒和康复治疗。一项研究发现当采取营养疗法时，康复治疗的效果将增加一倍。

  5. B。**解析：** 急性口服中毒在 30 分钟内者可催吐。

  6. E。**解析：** 慢性酒精中毒可发生酒精中毒性心肌病。

  7. A。**解析：** 急性乙醇中毒需要与药物中毒，甲醇、异丙醇、乙二醇相鉴别，还要与颅脑外伤和脑膜炎鉴别。

  9. B。**解析：** 患者意识清醒，出现幻觉，以幻听为主，也可出现幻视、错觉、有时出现迫害妄想，一般持续 3~4 周后缓解。

  11. B。**解析：** 患者有大量饮酒史，患者表现有兴奋期、共济失调期和意识障碍期。

  12. D。**解析：** 维生素 B_1 主要从饮食中摄取。酒精中毒所致的营养不良主要是维生素 B_1 缺乏，引起 Wernicke 脑病，此病主要是血管受损，累及脑室与灰质。表现为眼球震颤、视力障碍、共济失调、急性期言语增多，以后逐渐精神迟钝、嗜睡，个别发生木僵或昏迷。

  13. A。**解析：** 患者为戒断综合征中的单纯性戒断反应，应安静休息，保证睡眠；

加强营养，补充 B 族维生素。重症患者可适当给予镇静药物。血液透析与催吐适用于急性中毒患者。4 - 甲基吡唑适用于急性乙二醇中毒的解毒治疗。

14. A。**解析：**有关酒精急性中毒的处理：吸入中毒者立即脱离现场。口服中毒者在 30 分钟内可催吐。一般轻症患者无需治疗，注意保暖和防止吸入性肺炎。重度中毒患者给予对症和支持治疗，重点是维持重要脏器功能，严重者可使用血液透析治疗。

第二章　中　暑

单选题：以下每道试题有五个备选答案，请选择一个最佳答案。

1. 中暑最常见的临床类型为
   A. 劳力型热射病
   B. 非劳力型热射病
   C. 中暑痉挛
   D. 中暑衰竭
   E. 日射病

2. 患者女，35 岁，从事高温作业 4 小时后，感觉剧烈头痛，并迅速进入浅昏迷状态，体温 39.5℃，则其最可能的中暑类型是
   A. 机体蓄热　　　B. 热射病
   C. 热痉挛　　　　D. 热衰竭
   E. 中度中暑

3. 热射病的首要治疗措施是
   A. 降温　　　　　B. 吸氧
   C. 抗休克　　　　D. 治疗脑水肿
   E. 纠正水、电解质紊乱

4. 体温仍处于正常状态的中暑病是
   A. 日射病　　　　B. 热射病
   C. 热痉挛　　　　D. 热衰竭
   E. 中暑先兆

5. 中暑的原因不包括

A. 环境温度过高
B. 从事重体力劳动
C. 体型偏瘦
D. 散热障碍
E. 汗腺功能障碍

参考答案与解析

1. D　　2. B　　3. A　　4. C　　5. C

1. D。**解析**：此题考查的是中暑的临床类型。中暑可分为热射病（中暑高热）、日射病、热衰竭（中暑衰竭）和热痉挛（中暑痉挛）四种类型，其中热衰竭是最常见的一种类型。

3. A。**解析**：中暑类型和病因不同，但基本治疗措施相同。快速降温是治疗的基础，迅速降温决定患者预后。

4. C。**解析**：热痉挛主要表现明显肌痉挛，伴收缩痛。好发活动较多的四肢肌肉及腹肌等，尤以腓肠肌为著，常呈对称性，时而发作，时而缓解。患者意识清，体温一般正常。

5. C。**解析**：中暑的原因包括环境稳定过高，产热增加，散热障碍，汗腺功能障碍。

第十三篇

医疗机构从业人员行为规范与医学伦理学

第一章 医疗机构从业人员行为规范

单选题：以下每道试题有五个备选答案，请选择一个最佳答案。

1. 医技人员在临床工作过程中应注意的事项不包括
   A. 积极配合临床诊疗
   B. 尊重患者
   C. 提出明确治疗措施
   D. 实施人文关怀
   E. 保护患者隐私

2. 医疗机构从业人员行为规范适用人群不包括
   A. 乡村医生
   B. 患者
   C. 中医
   D. 药师
   E. 心电技师

3. 医学的根本任务和职业特征是
   A. 救死扶伤，防病治病
   B. 尊重患者，一视同仁
   C. 文明礼貌，关心体贴
   D. 谨言慎行，保守医密
   E. 扶伤济世，厚德载物

4. 下列哪项是医务人员共同的义务和天职
   A. 维护患者和社会公益
   B. 维护医务人员和医疗机构的声誉
   C. 维护医院人员和医疗机构的自身利益
   D. 维护医务人员和医疗机构的经济利益
   E. 彼此平等，相互尊重

🔍 参考答案与解析

1. C   2. B   3. A   4. A

1. C。**解析：**医技人员在临床工作过程中应做到认真履行职责，积极配合临床诊疗，实施人文关怀，尊重患者，保护患者隐私。

2. B。**解析：**根据《医疗机构从业人员行为规范》规定，本规范适用于各级各类医疗机构内所有从业人员，包括①管理人员；②医师；③护士；④药学技术人员；⑤医技人员；⑥其他人员：指除以上五类人员外，在医疗机构从业的其他人员，主要包括物资、总务、设备、科研、教学、信息、统计、财务、基本建设、后勤等部门工作人员。

3. A。**解析：**救死扶伤，防病治病是医学的根本任务和职业特征，是医务人员的神圣职责，是医务人员实现为人民健康服务的途径和手段。

4. A。**解析：**维护患者利益和社会公益是医务人员的神圣职责和奋斗目标，在维护患者利益时要注意维护社会公益。

第二章　医学伦理道德

单选题：以下每道试题有五个备选答案，请选择一个最佳答案。

1. 在医患关系中表现出来的同情和关心患者、尊重患者的人格与权力、维护患者利益、珍视人的生命价值和质量的伦理思想和权利观念属于
   A. 医学人道观　　　B. 生命神圣观
   C. 医学公益观　　　D. 人道主义观
   E. 科学技术观

2. 不属于医德基本原则的意义有
   A. 揭示了医德的本质特征
   B. 为医务人员的医德活动规定了总方向
   C. 是所有医德规范和范畴的总纲
   D. 推动了医学的发展
   E. 调整医患关系

3. 社会主义职业道德的核心规范是
   A. 爱岗敬业　　　B. 奉献社会
   C. 为人民服务　　D. 集体主义
   E. 忠于职守

4. 既是社会主义道德建设的核心和原则在公共生活领域的体现的，也是人道主义的要求，应在公共生活中倡导哪种精神
   A. 文明礼貌　　　B. 助人为乐
   C. 爱护公物　　　D. 保护环境
   E. 诚信礼让

5. 下列哪项不属于医德的基本范畴
   A. 医德权利与医德义务
   B. 医德尊重与医德自主
   C. 医德情感与医德良心
   D. 医德审慎与医德保密
   E. 医德笃行与医德情感

6. 下列哪项是构成医患信托关系的根本前提

A. 医师的敬业精神
B. 现代医学服务是完全可以信赖
C. 患者求医行为中包含对医师的信任
D. 患者在医患交往中处于被动地位
E. 医患交往中加入一些特殊因素

7. 医德评价应坚持依据的辩证统一指的是
   A. 动机与目的、效果与手段的统一
   B. 动机与效果、目的与手段的统一
   C. 动机与手段、目的与效果的统一
   D. 目的与效果、目的与手段的统一
   E. 目的与动机、动机与效果的统一

🔍 参考答案与解析

1. A　2. D　3. C　4. B　5. B　6. C
7. B

1. A。解析：医学人道观是指在医学活动中，特别是在医患关系中表现出来的同情和关心患者、尊重患者的人格与权力、维护患者利益、珍视人的生命价值和质量的伦理思想和权利观念。

2. D。解析：根据《医德的基本原则和规范》，医德基本原则作为调整医患关系、医医关系和医社关系所遵循的基本准则，意义包括①最集中地揭示了医德的本质特征；②为医务人员的医德活动规定了总方向；③是所有医德规范和范畴的总纲。

3. C。解析：社会主义道德建设要以为人民服务为核心，以集体主义为原则，以爱祖国、爱人民、爱劳动、爱科学、爱社会主义为基本要求，开展社会公德、职业道德、家庭美德教育，在全社会形成团结互助、平等友爱、共同前进的人际关系。

4. B。解析：在社会公共生活中倡导助人为乐精神，是社会主义道德建设的核心和原则在公共生活领域的体现，也是社

会主义人道主义的基本要求。

5. B。**解析**：医学道德的基本范畴包括①权利与义务；②情感与良心；③笃行和荣誉；④审慎与保密。

6. C。**解析**：医患关系的本质是一种信托关系。信任在先，托付在后。患者看病求医，本身就隐含着对医生的信任，相信医生会把患者的利益放在优先地位。医患信托关系的根本前提是患者求医行为中包含对医师的信任。

7. B。**解析**：目的与手段是对立统一的，目的决定手段，手段服从目的，没有目的的手段是毫无意义的。在医德评价时，要坚持从目的与手段对立统一的观点，从医德原则出发依据医学目的，选择医学手段。动机是指人们行为所趋向的一定目的的主观愿望或意向，是人们为追求各种预期目的的自觉意识。效果是指人们的行为所产生的客观后果，在医德评价时，必须分析医疗实践的整个过程，进行全面辩证分析，避免只强调动机或只强调结果的片面性。